第1章 救急患者の診療にあたって	1
第2章 救急診療の進め方	2
第3章 救急蘇生法	3
第4章 症候からみた救急疾患	4
第5章 外傷・熱傷	5
第6章 中毒・環境障害	6
第7章 各科救急	7
第8章 救急治療手技	8
第9章 救急検査	9
第10章 救急医療関連事項	10
資料	資料

救急レジデントマニュアル

第6版

監修
堀 進悟 前慶應義塾大学教授

編集
佐々木 淳一 慶應義塾大学教授・救急医学

医学書院

救急レジデントマニュアル

発　行	1993年11月15日	第1版第1刷
	1997年10月1日	第1版第3刷
	1998年5月1日	第2版第1刷
	2002年7月1日	第2版第15刷
	2003年4月15日	第3版第1刷
	2008年4月1日	第3版第4刷
	2009年3月15日	第4版第1刷
	2011年9月15日	第4版第4刷
	2013年10月15日	第5版第1刷
	2017年3月1日	第5版第5刷
	2018年5月15日	第6版第1刷Ⓒ
	2020年3月15日	第6版第2刷

監　修　堀　進悟（ほり　しんご）

編　集　佐々木淳一（ささき　じゅんいち）

発行者　株式会社　医学書院

　　　　代表取締役　金原　俊

　　　　〒113-8719　東京都文京区本郷1-28-23

　　　　電話　03-3817-5600（社内案内）

組　版　ビーコム

印刷・製本　日経印刷

本書の複製権・翻訳権・上映権・譲渡権・貸与権・公衆送信権（送信可能化権を含む）は株式会社医学書院が保有します．

ISBN978-4-260-03539-2

本書を無断で複製する行為（複写，スキャン，デジタルデータ化など）は，「私的使用のための複製」など著作権法上の限られた例外を除き禁じられています．大学，病院，診療所，企業などにおいて，業務上使用する目的（診療，研究活動を含む）で上記の行為を行うことは，その使用範囲が内部的であっても，私的使用には該当せず，違法です．また私的使用に該当する場合であっても，代行業者等の第三者に依頼して上記の行為を行うことは違法となります．

JCOPY 〈出版者著作権管理機構　委託出版物〉

本書の無断複製は著作権法上での例外を除き禁じられています．複製される場合は，そのつど事前に，出版者著作権管理機構（電話 03-5244-5088，FAX 03-5244-5089，info@jcopy.or.jp）の許諾を得てください．

＊「レジデントマニュアル」は株式会社医学書院の登録商標です．

［執筆者一覧］

(2018年5月15日現在)

慶應義塾大学医学部救急医学(五十音順)

上野　浩一	清水千華子	本間康一郎
宇田川和彦	多村　知剛	松岡　　義
栗原　智宏	豊崎　光信	山元　　良
佐々木淳一	林田　　敬	吉澤　　城
渋沢　崇行		

慶應義塾大学医学部(五十音順)

相川　直樹（名誉教授）　　　　　　　藤島清太郎（総合診療教育センター）
莇生田整治（歯科・口腔外科学）　　　堀　　進悟（前教授）
多喜　　萌（小児科学）　　　　　　　正岡　建洋〔内科学(消化器)〕
武田　利和（泌尿器科学）　　　　　　宮越　　敬（産婦人科学）
新村　秀人（精神・神経科学）　　　　山岸　敬幸（小児科学）

(五十音順)

安倍　晋也（新東京病院救急科）　　　武田　英孝（山王メディカルセンター
五十棲一男（足利赤十字病院神経内科）　　　　　　　神経内科）
伊藤　壮一（麻生総合病院救急総合診療科）田島　康лов（藤田保健衛生大学病院救急科）
内田　敦郎（クリーブランドクリニック　中村　岩男（日野市立病院循環器内科）
　　　　　コール眼研究所）　　　　中谷　宣章（埼玉医科大学病院救急科）
岡沢　　啓（けいゆう病院消化器内科）並木　　淳（国家公務員共済組合連合会
金子　　靖（平塚市民病院救急科）　　　　　　　　立川病院救急科）
鯨井　　大（済生会宇都宮病院救急科）羽生　　昇（国家公務員共済組合連合会
小泉　　淳（東海大学医学部付属病院　　　　　　　立川病院耳鼻咽喉科）
　　　　　画像診断科）　　　　　　船曳　知弘（済生会横浜市東部病院救急科）
小林　陽介（済生会中央病院　　　　　前島　克哉（済生会横浜市東部病院
　　　　　一般・消化器外科）　　　　　　　　　放射線診断科）
佐藤　幸男（平塚市民病院救急科/マサ　前谷　和秀（済生会福岡総合病院
　　　　　チューセッツ総合病院外科）　　　　　　救命救急センター）
志賀光二郎（盛岡友愛病院呼吸器外科）宮武　　諭（済生会宇都宮病院救急科）
城下　晃子（しろした医院）　　　　　山口　啓二（一宮西病院神経内科）
鈴木　　昌（東京歯科大学市川総合病院　山口　雅也（慶應義塾大学病院薬剤部）
　　　　　救急科）　　　　　　　　山崎　元靖（済生会横浜市東部病院
関根　和彦（済生会中央病院　　　　　　　　　　　救命救急センター）
　　　　　救命救急センター）　　　　葉　季久雄（平塚市民病院救急科・救急外科）
田熊　清継（川崎市立川崎病院
　　　　　救命救急センター）

薬剤査読

松元　一明（慶應義塾大学薬学部薬効解析学講座）

［第6版の序］

「救急レジデントマニュアル」は1993年11月に黒い箱入りの初版が上梓された後に版を重ね，このたび第6版が出版されることとなりました．初版の序で，「救急医学・医療は大きく変わろうとしている」と書かれていましたが，この四半世紀で救急医学はまさしく大きな発展を遂げ，急性期医療の中心としてその専門性が確立したことは間違いありません．全国の大学医学部において救急医学の講義が行われるようになり，新医師臨床研修制度では必須診療科として3か月以上の救急研修が課せられ，救急科は新専門医制度における19基本領域診療科の1つと位置づけられています．

マニュアル(manual)とはラテン語で「手が動く」という意味があり，具体的に現場でどう行動するかを示したものです．世界国家を作ったローマ人は，行動がすべてであること，その行動が戦争に勝つか負けるかを決定するのは「一定の標準的機能の遂行ができるか」であることを知っていました．この遂行の可否が勝敗を分けたポイントであったといえます．マニュアル化とは「暗黙知」を「形式知」に置き換えることだと言われます．組織に属する人が暗黙のうちに持っている知識・知恵を，マニュアルに明示化・固定化することによって業務の「標準化」が果たされます．マニュアルは単なる取扱説明書だけではなく，1人ひとりが持っている知識を共有し，「伝える」ためのツールであるといえます．編者も初版から執筆を担当しておりますが，救急医療の現場で働く医療関係者の実用的な視点が常に要求されながらも，最新のエビデンスを盛り込んだ医学ツールとしての水準を維持するために，推敲を繰り返したものです．本書を担当した歴代の編者や執筆者の熱意は脈々と受け継がれ，版を重ねるに連れて，この分野における定番書籍となり，多くの読者を獲得で

きていることに繋がっていると考えています．

　2018年は我々の教室創設30年にあたり，第6版を企画立案するに際し，これまで救急医療の現場で苦楽を共にした先生方に広く執筆をお願いしました．大まかな構成は前版を踏襲していますが，項目立てについては新規・廃止・復活も含め議論を重ねました．その結果，総頁数が増加することになったため，いくつかの工夫により，これまでの本書のコンパクトさを維持するように努めました．例えば，1つの章の中では項目ごとの改頁をやめました．また，海外の教科書や論文に倣い「など」という記載を極力省略し，薬剤の一般名も簡略表記としました．一方で，薬剤師の立場による専門的な監修もお願いし，マニュアルとしての質にこだわりました．

　救急医学・医療は，「医」の原点として，医師臨床研修の充実のためにも，その必要性は明らかです．Common diseaseに対する診断・治療を提供するだけではなく，緊急事態を抱えるすべての患者に対する初期対応を教えるのが救急医学であり，緊急時に的確な初期対応ができる医師を育てることにも繋がります．正しい救急医学の理論に基づいた救急医療の実践は，社会のセーフティーネットおよびリスクマネジメントの視点からも非常に重要です．本書が，救急医療の現場で日々奮闘する医療関係者に真のマニュアルとして広く活用され，自信をもってより質の高い救急医療を提供できるための「ツール」になることを期待しています．

2018年4月

慶應義塾大学教授　佐々木　淳一

［初版の序］

　西暦2000年に向けてわが国の救急医学と救急医療は大きく変わろうとしている．

　国立大学医学部・国立医科大学の全てに救急部門の設置が完了し，人口100万に1施設の割合で配置されてきた救命救急センターを倍増する計画も進行中である．医師国家試験のガイドラインが全面改訂されて，救急医学関連の出題も多くみられるようになった．卒後研修医制度が，研修病院認定から救急部門などへのローテーションを含む研修プログラム認定へ移行すると，数年後にはほとんどの医師に救急の臨床トレーニングを受ける機会が与えられるようになる．国家資格である救急救命士制度も発足した．救命救急センターや病院の救急部門に専従する医師数は増加しつつあり，日本救急医学会の認定医数も現在1,700人を超えている．

　このような変革は救急医療に対する社会のニーズを反映している．救急患者には軽症から救命対応を要するものまで様々あるが，診療時間外だからとか専門外だからといって，おざなりの診療が許される時代ではなくなった．救急患者を扱う医師には，従来の診療科の専門性の枠を越えた，高いレベルの知識と技術が求められている．

　救急患者は病名の書かれたゼッケンを付けて来院するものではない．意識障害などでコミュニケーションの取りにくい患者も多い．このような救急患者の重症度と治療の緊急性を適正に判断し，全身管理を含めた診断・治療を迅速かつ整然と施行するためのガイドとしてこのマニュアルをまとめた．

　各臓器の疾患ごとにまとめられた従来のテキストでは対応しにくいのが救急診療の特徴であるが，このマニュアルでは，症候からのアプローチと「まず何をすべきか」を最初に示し，問題解決型の思考

過程を重視した．DOAやショック，心性危機，意識障害，急性中毒，多発外傷，重症熱傷などは，救急専任医が最も力を発揮できるところであり，その治療計画と手順の実際の解説に力を注いだ．コントラバーシャルなものは，敢えてわれわれの考えだけを示すこととした．

本書は慶応義塾大学病院救急部で救急患者の診療を実際に担当してきた医師達のチームワークの結晶でもある．次世紀の医療を担う若手の臨床医達にこのマニュアルが役立つことを期待したい．

1993年10月15日

慶應義塾大学教授　相川 直樹

目次

第1章 救急患者の診療にあたって 1

第2章 救急診療の進め方 6

1. トリアージ … 6
2. 病歴の取り方 … 7
3. バイタルサイン・身体所見 … 8
4. 神経学的所見 … 9
5. 救急における感染症診療の基本 … 14
6. 診療記録の書き方 … 17
7. 入院・帰宅の判断(Disposition) … 18

第3章 救急蘇生法 20

1. BLS(一次救命処置) … 20
2. ALS(二次救命処置) … 25

第4章 症候からみた救急疾患 31

1. 上気道閉塞 … 31
2. ショックの鑑別と緊急処置 … 33
3. 心原性ショック … 37
4. 低容量性ショック … 39
5. 閉塞性ショック … 43
6. セプシス(敗血症)/セプティックショック(敗血症性ショック) … 45
7. アナフィラキシーショック … 50
8. 神経原性ショック … 53

9	意識障害の鑑別と緊急処置	55
10	脳血管障害	61
11	代謝性脳症	70
12	髄膜炎，単純ヘルペス脳炎	79
13	頭痛	84
14	痙攣	89
15	失神	92
16	めまい	95
17	転倒	102
18	胸背部痛の鑑別と緊急処置	103
19	急性冠症候群	107
20	急性大動脈解離	110
21	気胸，胸膜炎，帯状疱疹	113
22	不整脈	117
23	呼吸困難の鑑別と緊急処置	124
24	心不全	127
25	気管支喘息	133
26	肺炎	138
27	ARDS（急性呼吸促迫症候群）	144
28	肺血栓塞栓症	147
29	過換気症候群	150
30	喀血	153
31	腹痛の鑑別と緊急処置	156
32	急性腹膜炎	161
33	腸閉塞，腸管麻痺	165
34	急性虫垂炎	168
35	胆道疾患	171
36	急性膵炎	176
37	腸間膜動脈血行不全	180
38	吐血，下血	183
39	消化管異物	188
40	尿路結石	190

- 41 尿閉, 乏尿, 無尿 ······ 192
- 42 急性陰嚢症 ······ 195
- 43 発熱(成人) ······ 197
- 44 脱水 ······ 199
- 45 電解質異常 ······ 202
- 46 高血圧緊急症 ······ 211
- 47 高血糖緊急症, 低血糖症 ······ 213
- 48 甲状腺機能異常 ······ 218
- 49 急性副腎不全(副腎クリーゼ) ······ 222
- 50 痛風発作 ······ 223
- 51 食中毒 ······ 226
- 52 皮膚・軟部組織感染症, 破傷風 ······ 231

第5章 外傷・熱傷　237

- 1 重症外傷患者の初期治療(JATEC) ······ 237
- 2 頭部外傷 ······ 243
- 3 顔面外傷 ······ 249
- 4 胸部外傷 ······ 254
- 5 腹部外傷 ······ 262
- 6 脊椎・脊髄損傷 ······ 269
- 7 四肢外傷 ······ 272
- 8 骨盤外傷 ······ 288
- 9 血管損傷(四肢血管外傷) ······ 290
- 10 虫刺症, 動物咬創 ······ 292
- 11 熱傷 ······ 296
- 12 電撃傷 ······ 304
- 13 化学損傷 ······ 307

第6章 中毒・環境障害　310

- 1 薬物中毒 ······ 310

- 2 農薬中毒 ······ 314
- 3 一酸化炭素中毒 ······ 317
- 4 アルコールと救急疾患 ······ 320
- 5 熱中症 ······ 325
- 6 低体温（偶発性低体温） ······ 326
- 7 溺水 ······ 328
- 8 急性高山病 ······ 330
- 9 減圧症（潜函病，潜水病） ······ 332

第7章 各科救急 335

- 1 小児科 ······ 335
- 2 精神科 ······ 350
- 3 眼科 ······ 356
- 4 耳鼻咽喉科 ······ 362
- 5 産婦人科 ······ 367
- 6 泌尿器科 ······ 374
- 7 歯科・口腔外科 ······ 379

第8章 救急治療手技 386

- 1 止血法 ······ 386
- 2 創処置 ······ 388
- 3 バッグバルブマスク換気 ······ 392
- 4 酸素療法 ······ 393
- 5 気管挿管 ······ 395
- 6 輪状甲状間膜穿刺・切開 ······ 398
- 7 気管切開 ······ 401
- 8 人工呼吸器（NPPV含む） ······ 405
- 9 気管支鏡 ······ 408
- 10 直流除細動（DC） ······ 410
- 11 人工ペーシング ······ 412

- **12** 経皮的心肺補助法（PCPS） ... 415
- **13** 動脈穿刺・動脈ライン ... 417
- **14** 中心静脈カテーテル ... 419
- **15** 胸腔ドレーン ... 424
- **16** 心嚢穿刺 ... 426
- **17** イレウス管挿入 ... 427
- **18** 腹腔穿刺 ... 429
- **19** 腰椎穿刺 ... 431
- **20** 関節穿刺 ... 434
- **21** 血液浄化 ... 436
- **22** 輸血 ... 438

第9章 救急検査　444

- **1** 12誘導心電図 ... 444
- **2** 単純X線 ... 450
- **3** 心臓超音波 ... 457
- **4** 腹部超音波 ... 463
- **5** 頭部CT・MRI ... 469
- **6** 胸部CT・腹部CT ... 472
- **7** 血管造影・IVR ... 478
- **8** その他の緊急画像検査 ... 480
- **9** 血液・生化学検査 ... 481
- **10** 頭部緊急手術の要否判断 ... 488
- **11** 胸腹部緊急手術の要否判断 ... 491

第10章 救急医療関連事項　494

- **1** インフォームド・コンセント ... 494
- **2** 脳死判定基準 ... 497
- **3** 災害医療，DMAT ... 502
- **4** 医療安全 ... 508

5 法医学的知識 …… 511
6 感染対策 …… 514

資料　517

1 JCS と GCS …… 518
2 改訂 長谷川式簡易知能評価スケール(HDS-R)と MMSE …… 519
3 APACHE Ⅱ …… 522
4 SOFA スコア …… 523
5 TIMI リスクスコア …… 525
6 ISS (Injury Severity Score) …… 525
7 酸・塩基平衡異常に関する計算式 …… 527
8 NIH Stroke Scale (NIHSS) …… 528
9 クモ膜下出血の重症度分類 …… 533
10 緊急時の髄液検査 …… 533
11 慢性呼吸器疾患における息切れの程度の分類 …… 535
12 脂肪塞栓症候群の診断基準 …… 536
13 食道・胃静脈瘤内視鏡所見記載基準 …… 537
14 急性膵炎重症度判定基準 …… 538
15 日本外傷学会臓器損傷分類 …… 539
16 静脈血栓塞栓症(VTE)の予防と治療 …… 541
17 DIC 診断基準 …… 543
18 抗菌薬一覧(注射) …… 546
19 抗菌薬一覧(経口) …… 550
20 抗真菌薬一覧 …… 554
21 妊娠と薬剤 …… 556

■ 索引 …… 558

第1章

救急患者の診療にあたって

POINT

- 患者を自らの家族と思い診療にあたる．
- 生命危機，急病，外傷などで受診する救急患者は，病態，緊急度，重症度も多様で，疼痛，処置や重症化への不安や死の恐怖などのストレス下にある．意識障害や興奮状態の患者も多く，突然の入院による社会的・経済的問題を抱えている．
- 救急患者の診療にあたるレジデントは，救急診療にかかわる基本的知識と技術を習得しておくとともに，医療現場で患者と親族に適切に対応し，病状や治療に理解を得る能力が求められる．ここでは，レジデントとしての救急科専門医を目指す医師の心得を示す．

1 レジデントの心構え

1）救急医療におけるレジデントのかかわり

- 救急業務に従事することで，その社会的使命を自覚し，基本的診断・治療にかかわる知識と技術を習得すべきである．
  - ▶ 救急患者に最初に接する医師（First Doctor）はレジデントである場合が多い．レジデントの判断・緊急処置・鑑別診断の適否が予後を左右する．
  - ▶ レジデントは救急現場で最前線に立ち，しばしば単独で診療し，責任を負う．
  - ▶ 救急患者の傷病・病態・緊急度・重症度は多様で，レジデントが初めて遭遇するものも多い．漠然とした知識や，実際にできない手技は役立たない．
- 救急医療にかかわるメリット
  - ▶ 救急診療を通して得る多彩な経験は，迅速に判断し適切に対応する臨床能力を著しく向上させる．
  - ▶ 救急現場では生命危機にある患者，苦痛を訴える患者，不安におののく患者，社会的・経済的に恵まれない患者が多い．時に患者の突然の死を家族に告げることもレジデントの役目となる．このような経験は，医師の自覚を深め，人格の涵養に役立つ．

2）医師の応召義務

- 医師法第19条には「診療に従事する医師は，診察治療の求めがあった場合には，正当な事由がなければ，これを拒んではならない」と，医師の応召義務が定められている．
  - ▶「数日前の発症なのに深夜に受診するのはけしからん」「患者が酩酊しているから診療しない」などは正当な事由にあたらない．
  - ▶ 応召義務に違反しない範囲で救急患者の診療を断ることは簡単であるが，自分の実力と施設の対応能力が許す限り，まず救急患者を受け入れ診療する積極的態度が求められる．

3）救急業務にあたって

- 救急業務は，休日夜間の初期救急施設における診療から三次救急業務まで多様である．レジデントは，自分の行うべき救急医療の範囲をあらかじめ確認しておく．
- 自分の実力とともに，同僚医師・看護師・技師などの救急チームの能力，設備，備品を把握し，どのレベル・種類の業務に対応可能かを把握しておく．
- 救急患者が受診してから診療の準備を始めるという考えは慎むべきである．
- 経験の浅いレジデントは，代表的な救急傷病について，患者搬入から救急処置までの流れをシミュレーションしておく．

2 患者への対応と説明の仕方

1）レジデントの態度

(1) 身だしなみ

- 当直中や深夜でも，乱れた髪，無精ひげ，パジャマ姿で診療したり，親族に対応してはならない．
- 清潔な白衣や術衣を着用し，血液や吐物で汚れた着衣は着替えておく．
- アルコールを飲んだ状態で勤務してはならない．

(2) 態度と言葉使い

- 動作はキビキビと，会話は相手の目を見て，ややゆっくりと話す．
- 難解な医学用語を避け，平易な言葉を用いる．専門用語は簡単に説明する．重要なポイントは繰り返す．
- 質問には丁寧に答える．時間的余裕がない場合は，あとでゆっく

り話す旨を伝える．

2) 患者への対応と説明・同意
- 年齢と意識レベルから，理解，判断能力を評価する．説明・同意については，事後でも構わないので，必ずカルテに記録を残す．

(1) 意識障害のある患者・乳児
- JCS 10〜20 程度の意識障害患者には，血管穿刺，胃管挿入，気管挿管など苦痛を伴う処置の前に，その旨を説明する．
- 乳児，昏睡患者への説明は不要．
- 病歴聴取，病状と救急処置の説明，インフォームド・コンセントの手続きは親族や同伴者を対象とする．インフォームド・コンセントの内容は書面で記録に残す．

(2) 興奮状態，意識障害(JCS 1 桁)，認知症などで理解・判断能力の乏しい患者および小児
- 処置をすればよくなることを伝え患者を安心させる．
- 病歴聴取，病状説明，インフォームド・コンセントの手続きは患者と親族の両者に行う．親族の同席は情報を正確にし，患者の不安も少なくする．

(3) 理解・判断能力のある成人患者
- 医師は，自分の氏名と立場を患者に伝える．
- 病状，すぐに行うべき処置について話す．可能であれば親族の 1 人を同席させる．
- 今後の治療の見通し，合併症，予後については，救急処置が一段落してから話す旨を伝えておく．

(4) 意識清明な未成年
- (3)に準じるが，説明は患者と許諾権のある親族(保護者)の両者に行い，了解は保護者から得る．

3) 親族への対応と説明・同意

(1) 対応すべき親族の決め方
- 「親族」とは血縁あるいは姻戚関係にある人で，同居の親族を「家族」という．対応する親族として，誰が適切かは事例により異なる．
- 親族が多数来院した場合，病状一般についてはなるべく親族全員に同時に話す．判断や了解を要する事項は，配偶者，一親等の直系血族(父母，子)，優先順位の高い 1〜3 人を対象に話す．親族

同士で代表を決めてもらうのもよい．

(2) 対応の仕方

- 緊急処置を優先し，親族には，その後に話すことを告げておく．それまでは，診療時の声が聞こえない待合室に待機させる．
- 心肺停止や死亡リスクの高い患者の場合には，その旨を親族に話し，近親者に至急に連絡させる．
- 緊急治療が一段落したら，親族に会い，その時点での重症度を簡潔に述べる．
- 次いで，親族の氏名，続柄，同居の有無を聞き，主に誰を相手に対応すべきかを判断する．
- 患者の状態が許せば，数分間でも近親者，家族に面会させる．
- 必要な診断，治療が一段落したら病状説明を行う．この対応は上司とともに行い，看護師も同席するとよい．重症患者の場合には診療側が1人での説明はなるべく避ける．
- 親族を同伴しない救急患者であれば，親族に電話連絡し，相手を確認後，病状について簡単に話し，至急に来院させる．

4）患者・親族への説明・了解事項の記録

- 説明の内容をカルテに記載する．内容は，説明の日時，場所，説明医師と同席者氏名，説明を受けた人(全員)の氏名，説明内容，了解事項．

3 注意事項

1）心肺停止患者

- 搬入時に心肺停止であったことを親族，同伴者に話す．
- 救命のためにできる限りの蘇生術を施していることを話し，同意を得る．
- 蘇生術中にも適時その状況を伝える．
- 死亡の場合，最善の努力をした旨を含めて死亡確認を行う．
- 心拍再開の場合，その旨を話すが，予後の説明は慎重に行う．

2）患者の死亡確認

- 死亡確認は死亡を判断した医師が行うことが原則．上級医や主治医が死亡直前に患者を診察し，同席していれば，複数の医師立会いの下に死亡確認を行う．
- 死亡時刻を分単位で正確に告げる．死因については死亡確認時には言及しない．

- 優先順位の高い親族1~2人に向かい，真摯な態度で死亡確認を行う．
- 心肺停止や事故など「異状死」の場合は，死亡確認後しばらくしてから，警察の調べ(検死など)がある可能性を親族の代表者に説明する．

3）予後について
- 初療時には，予後について断定的な話はしないほうがよい．患者，親族への説明は簡潔にし，詳細はのちに話すこととする．
- 患者には不安を助長しないように言葉を選ぶ．親族にはリスクをはっきり話す．

4）救急患者の転送
- 患者を入院させる病床がない場合，外来で初期診療のみ行い，転送する可能性がある旨を，受け入れ要請の時点で話しておく．
- 高次施設での治療が必要と判断したら，その理由を患者，親族に話す．転送先施設と連絡を密にし，転送中に緊急処置が必要となる患者では，医師同乗の転送も考慮する．
- 脳挫傷，脊椎損傷などで長期入院する病床がない場合，「急性期が過ぎたら他施設に転院してもらう可能性がある」ことを，入院前に断っておく．

5）患者の友人・同僚・報道などへの対応
- 同伴した友人，同僚，上司などに安易に患者の個人情報を漏らさない．
- 患者が了解した人以外からの問い合わせには，患者あるいは親族に説明している旨を伝える．
- 相手が確認できた特定の親族を除き，電話での病状問い合わせには応じない．親族でも緊急時以外は面談を原則とする．
- 事故・事件で報道から被害者の氏名，重症度などの問い合わせがあった場合は，警察に問い合わせるように指示し，安易に対応しない．

〔相川直樹，堀 進悟〕

第2章 救急診療の進め方

1 トリアージ

1 トリアージ(triage)とは

- 傷病者(患者)の緊急度判定として診療における優先順位を選別することである．多数患者への対応が必要な救急外来部門，災害・多数傷病者発生時に行われる．バイタルサインと簡単な問診から緊急度を迅速に評価し，優先順位をつけ診療効率を上げる．トリアージによる優先順位は，絶対的なものではなく，状況が変われば優先順位も変わる．

2 救急外来部門でのトリアージ

- 患者の緊急度を看護師などが評価し，実情に合わせた診療順位や診療チームを決定する．統一基準はないが，JTAS(Japanese Triage and Acuity Scale)2017[1]では以下の緊急度分類を提唱している．

レベル1 (蘇生)	生命または四肢を失う恐れ(または差し迫った悪化の危険)があり，積極的治療がただちに必要な状態．
レベル2 (緊急)	潜在的に生命や四肢の機能を失う恐れがあるため，医師による迅速な治療介入が必要な状態．
レベル3 (準緊急)	重篤化し救急処置が必要になる潜在的な可能性がある状態．強い不快な症状を伴う場合があり，仕事を行ううえで支障がある．または日常生活にも支障がある状態．
レベル4 (低緊急)	患者の年齢に関連した症状，苦痛と感じる，潜在的に悪化を生じる可能性のある症状で，1〜2時間以内の治療開始や再評価が望ましい状態．
レベル5 (非緊急)	急性期の症状だが緊急性のないもの，および増悪の有無にかかわらず慢性期症状の一部である場合．

3 災害・多数傷病者発生時におけるトリアージ

- 現場処置，搬送順位，搬送先施設などを決定するためにトリアージを行う．現場では，主にSTART(Simple Triage and Rapid Treatment Triage)法トリアージを行い，4段階分類のトリアージ・タグを傷病者につけ，手際よく傷病者を分類，誘導する(黒は死亡，赤は重症，黄色は中等症，緑は軽症)．処置は気道の確保

や止血など簡単な手技でできることに限って行うのが原則である（☞p502）.

文献
1）日本救急医学会，他(監)：緊急度判定支援システム　JTAS2017 ガイドブック．へるす出版，2017

(佐々木淳一)

2 病歴の取り方

1 医療面接のルール
- 意識清明の患者では，簡潔に自己紹介をしてから病歴聴取．緊急度が高くなければ，腰掛けて話す．可能な限り，患者と同じ高さの目線になることが大切．

2 ポイント
- いつ，誰が，何をしているときに，どのように，何が起こったか，を聴く．症候により質問の事項が異なる(べきである)が，そこが腕の見せ所である．鑑別診断を考え，要領よく聴取する．
- 救急隊情報，主訴，バイタルサイン，既往歴，内服薬の有無，そして直接に聴取した病歴を総合して，緊急度の高い病態から鑑別する(assume the worst).
- 緊急度の高い場合は，ポイントのみ聴取して治療を開始し，全身状態安定後に詳しい病歴を聴取する．不適切な病歴聴取は誤診の原因．

3 患者以外からも
- 救急診療では，患者からの病歴聴取が困難な場合がある(意識障害，失神，痙攣，呼吸困難，強い苦痛，乳幼児，認知機能低下など)．関係者である家族，目撃者，救急隊員からも聴取する．

4 まとめる力
- 聴取した病歴をまとめ，診断に結びつける．問題点が多ければリストを作成する．

> 例) 維持透析を受けている85歳の一人暮らしの男性が，自宅で意識障害となっているところを訪れた友人に発見された．
> E1V2M4　呼吸 8 回/分　心拍数 30 回/分　血圧 60/36 mmHg

> 体温 28℃
> ①低体温, ショック, ②血液透析, 慢性腎不全, ③高齢, 独居

(佐々木淳一)

3 バイタルサイン・身体所見

1 バイタルサイン

- 意識レベル(JCS, GCS), 呼吸数, 脈拍数, 血圧, 体温(口腔, 鼓膜, 腋窩, 直腸など測定部位も記載)からなり, 全患者で記録することを原則とする.

2 身体所見

- 緊急度が高ければ重要項目のみを評価. **鑑別診断を考えて診察**する. 男性医師が女性患者を診療する場合は, 可能な限り女性医療従事者を同席させる.

成長・栄養状態	・低身長	・るい痩	
外傷	・外出血 ・創傷	・血腫 ・変形	・陥凹 ・関節運動制限
頭部と顔面	・眼球結膜(黄疸) ・眼瞼結膜(貧血) ・視力	・瞳孔(径, 対光反射) ・眼球運動 ・眼瞼下垂	・眼球突出 ・聴力障害 ・口腔(開口障害, 舌咬傷)
頸部	・内頸静脈怒張 ・総頸動脈(血管雑音)	・甲状腺腫 ・項部硬直	・リンパ節腫脹(頸部, 耳介後部, 鎖骨上)
心臓	・触診(parasternal heave, 心尖拍動) ・心臓聴診(S_1, S_2, S_3, S_4, 心雑音[*1])		
肺	・肺聴診(異常呼吸音[*2], 呼気延長, 呼吸音減弱など)		
腹部	・腸蠕動音 ・圧痛 ・筋性防御	・反跳痛 ・腹部膨満 ・腹水(波動)	・臓器腫大(肝臓, 脾臓, 腎臓) ・拍動性腫瘤
背部・腰部	・CVA叩打痛	・圧痛	
四肢	・麻痺(Barrè徴候を含む) ・浮腫 ・腫脹	・発赤 ・爪 ・筋力 ・運動痛	・知覚低下 ・関節腫脹 ・圧痛 ・Straight Leg 検査

動脈触診	・両側頸動脈 ・上腕動脈	・橈骨動脈 ・大腿動脈	・膝窩動脈 ・足背動脈
会陰部	・腫瘤 ・発赤	・陰嚢 ・直腸診	・腟内診

※1, ※2：以下の記述を参照.

- 心雑音は部位, 時相, 強度を記載.
  - ▶ 例）MR 雑音：$S_1・S_2$ 正常, S_3 上昇, $S_4(-)$, 4LSB〜Apex 収縮期逆流性雑音 3/6.
- 異常呼吸音の記載.

連続音	低音性 rhonchus（グーグー）
	高音性 wheeze（ピーピー）
断続音	水泡音 coarse crackle（ボコボコ）
	捻髪音 fine crackle（プチプチ, バリバリ）
	胸膜摩擦音 pleural friction rub（ギューギュー）

- ▶ 例）呼吸音, 右前中下肺野で減弱, 左後中下肺野で吸気時に断続音（fine crackle）を聴取.

(佐々木淳一)

4 神経学的所見

POINT

- 搬入後ただちに, 意識レベル・瞳孔所見・運動反応をチェック.
- 合わせてファーストタッチでは, 主訴にかかわる神経所見のみ, 簡潔に診察.
- 中枢神経系疾患を鑑別・除外診断する際には, 詳細な神経学的所見を診察.

1 最初にとるべき所見

- **意識レベル**：GCS（☞p518）.
- **瞳孔所見**：瞳孔径（瞳孔不同の有無）, 対光反射（☞p244）.
- **運動反応**：両上下肢徒手筋力検査（MMT：Manual Muscle Testing, 表1）, 昏睡患者では痛覚刺激に対する除脳・除皮質姿勢.

表1 徒手筋力検査(MMT)

MMT	四肢の筋力
5	正常(強い抵抗を与えても,完全に運動が可能).
4	若干の抵抗に打ち勝って,運動が可能.
3	重力に抗して,完全に運動が可能.
2	重力を除外すれば,完全に運動が可能.
1	筋のわずかな収縮は起こるが,関節は動かない.
0	筋の収縮が全くみられない.

2 ファーストタッチでとるべき所見(主訴にかかわる)

1) 脳卒中の疑い(言語障害,片側顔面麻痺,片側の上肢の麻痺のいずれか1つ以上)

(1) 言語:失語(aphasia/dysphasia)と構語障害(dysarthria)を区別.

- **失語**:非流暢性(質問に対してたどたどしい話し方),喚語(物を見せて何であるか言わせると,名詞が言えずに用途やジェスチャーで説明する),錯語(物の名詞の言い間違い,一字の違いや別の名詞を言う),言語復唱(単語や短い文章を復唱させる),言語了解(単純な命令に応じさせる).
- **構語障害**:発語に関係する神経・筋の障害(不明瞭な言語,パ行・ラ行がうまく発音できない,嗄声),小脳失調による協調運動障害〔ゆっくり,抑揚がおかしい(ataxic),区切りがない(slurred),とぎれとぎれの言葉〕.

(2) 顔面筋の麻痺

- **前頭筋**:額のしわ寄せ(末梢性では一側でしわが消失,中枢性では正常).
- **眼輪筋**:兎眼(lagophthalmos:軽い閉眼で眼瞼を閉じあわせることができない),強い閉眼(検者の指で開けて収縮力を左右で比較).
- **口輪筋**:安静時の非対称性(麻痺側で鼻唇溝は浅く,口角下垂),「イー」と歯をむき出しにする(口角は健側に引っ張られる),頬を膨らませる(検者の指で押すと麻痺側からは空気が漏れる).

(3) 四肢の運動麻痺

- **上肢**:両上肢の挙上(近位筋の脱力では万歳ができない),Barré徴候〔両腕を手掌を上にして指を伸ばし前方に水平に挙上させ,

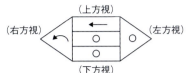

図1 眼振の記載
上方視で右向き急速相，右方視で右向き回転性眼振の場合．

閉眼させてそのままの位置に保つように命じると，軽い麻痺では手指が曲がり手が回内しながら下垂する（原法では手背を上にして指を開く）〕，握力（検者の手をギュッと握らせると，遠位筋の脱力では力が入らない）．

- **下肢**：Mingazzini徴候（仰臥位で大腿を上に90°，膝を前方に90°曲げて保持させると，軽い麻痺では徐々に落下してくる）．

2）中枢性もしくは末梢性めまいの疑い（めまい，嘔吐）

(1) **構語障害**：小脳失調による協調運動障害（前述）．
(2) **眼振**：正面視，上下・左右注視時の，一方向にゆっくりと逆方向に急速に動く眼球の運動（急速相の向きを矢印で，回転性では半円矢印で示す，図1）．
(3) **聴覚**：聴力の低下（耳孔近くで検者の爪をカチカチ鳴らして小さな音を聞かせる），耳閉感，耳鳴．
(4) **四肢の運動失調**
- **上肢**：DDK（Dysdiadochokinesis：両手で「きらきら星」のように回内・回外を早く続けさせる），Nose-Finger-Nose試験（鼻指鼻試験：患者の示指で自分の鼻先を触らせ，次いで患者の眼前40～50 cm先に置いた検者の指先，再び患者の鼻先を交互に触るように命じる．検者の指は1回ごとに位置を変える．これを左右の示指で行わせる）．
- **下肢**：Heel-Shin試験（かかと膝試験：仰臥位のまま，一方のかかとを他方の膝にのせ脛に沿って足背まで滑らせるように命じ，これを繰り返させる）．

3）顔面外傷

(1) **視覚**
- **視力**：1 m指数弁（患者の眼前の約1 mに示した検者の指の数を答えさせる），さらに視力が悪いときは手動弁（患者の眼前で検者の手を動かして，それがわかるか聞く），もっと視力が悪いときは

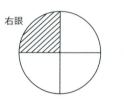
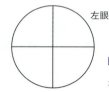

図2 対座法による視野欠損の記載
右眼の上外側 1/4 半盲の場合.

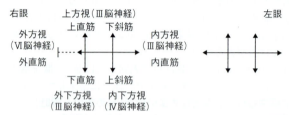

図3 眼球運動制限の記載
右眼の外転制限の場合.

光覚弁(部屋を暗くしてペンライトで光を患者の眼にあて,それがわかるか聞く)の有無.
- **視野**:対座法(confrontation 試験:患者の正面約 80 cm に検者が対座し,片眼を患者の手で覆わせ,検者は両手を患者と検者の中間で左右に広げて自分の視野の左右両端に置き,片方の手を動かして,その動きがわかるか患者に問う.それを上下の視野でも行う)による視野の欠損(図2).

(2) **眼球運動と複視**:左右方向・左注視時の上下方向・右注視時の上下方向の眼球運動制限(検者は片方の手で患者の頭が回転しないように軽く抑え,眼前約 50 cm においたもう一方の示指を,「眼だけで追ってください」と命じ,6 方向に動かして患者に追視させる,図3),自覚的な複視の有無.

(3) **顔面筋の麻痺**:前述.

(4) **顔面の感覚**:前額部(Ⅴ脳神経第 1 枝領域),頰部(同第 2 枝領域),下顎部(同第 3 枝領域)の感覚障害(左右同時に検者の指や綿棒でなぞり,触覚の左右差をみる.異常があれば痛覚も調べる).

3 中枢神経系疾患の鑑別・除外診断に必要な詳細診察

1) 頭蓋内病変(脳卒中,頭部外傷,てんかん,脳炎・髄膜炎,脳腫瘍,頭痛,意識障害など):Ⅰ~Ⅻ脳神経,運動,感覚,反射,小脳症状.

2) 脊髄病変(脊髄損傷,脊髄血管障害など):正常な感覚と運動機能(MMTで3以上)が維持されている最も尾側の髄節レベルを,脊髄の損傷高位とする.ASIA sheet(ASIAホームページからダウンロード可)に記入.

(1) 運動:Key muscles(図4)の運動をMMT(表1)で表記.肛門については肛門括約筋の緊張を触診.

(2) 感覚:Key sensory points(図4)の触覚および痛覚を,0(消失)・1(低下)・2(正常)の3段階で評価.肛門については肛門周囲を触れたときの肛門収縮を観察.

Key Muscles		Key Sensory Points	
		C4	肩鎖関節
C5	肘の屈曲	C5	三角筋
C6	手首の伸展	C6	母指
C7	肘の伸展	C7	中指
C8	指の屈曲	C8	小指
T1	小指の外転		
		T4	乳頭
		T8	剣状突起
		T10	臍
		T12	恥骨
L2	股関節の屈曲		
L3	膝の伸展		
L4	足関節の背屈	L4	下腿内側
L5	第2趾の伸展		
S1	足底の屈曲	S1	足外側
		S4・5	肛門周囲

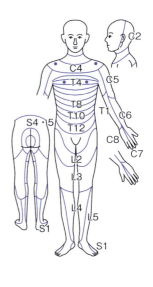

図4 脊髄高位診断
〔堀進悟(監),並木淳(著):救急白熱セミナー 頭部外傷実践マニュアル.p44,中外医学社,2014から引用改変〕

参考文献
1) 田崎義昭, 他：ベッドサイドの神経の診かた 第18版. 南山堂, 2016
2) ASIA (American Spinal Injury Association)：http://asia-spinalinjury.org/

(並木 淳)

5 救急における感染症診療の基本

- 救急外来部門では，**感染防御対策**と**感染症治療**を同時に行う必要がある．

1 救急外来部門における感染防御対策の特徴

1) 救急外来部門は医療機関の門戸として非常に重要である．
2) 救急患者は，さまざまな背景をもつ．また，来院形態が多岐にわたる．
- ウォークイン，現場から救急車による搬送，他医療機関からの転院搬送，海外からの医療搬送．
3) 救急患者がどのような感染リスクをもっているかを事前に知ることは極めて困難である．
- 救急外来は患者が感染性病原体を有しているか不明の状態で，患者の受け入れ・診療を行わねばならず，感染防御対策上のリスクは極めて高い．
4) 患者の重症度・緊急度は極めて多彩であり，その診療には日常的に早急な判断が求められる．
- 初療時の患者情報が乏しい中で，各種の病原体の感染が疑われる患者をいかに効率よく抽出し，患者-患者間や患者-医療従事者間の感染防止対策を講じる必要がある．すなわち，「自身を含めた医療従事者および患者の双方を守る」という視点が不可欠となる．
5) 新興・再興感染症も含め救急受診を必要とする感染症は，その勢いを増している．
- 感染防御対策面で世界のボーダーレス化が進行し，急速に高齢化が進むわが国において社会的脅威となっている．

2 医療従事者のリスクとその対策

1) 患者の感染に関する情報を事前把握できないままに診断と治療が同時進行で開始されていく．
- 救急外来部門では，血液および体液曝露の機会は極めて多いとい

う認識をもつ.
2) 感染防御対策上で問題が生じ得る各ウイルスの免疫獲得状況を各自が把握しておく.
- 抗体を獲得できていない場合は,ワクチン接種は必須である.
- 例えば,HBs抗原・HBs抗体・HCV抗体・QFT(QuantiFERON-TB)・ムンプスウイルスIgG(EIA)・麻疹ウイルスIgG(EIA)・風疹ウイルス(HI)・水痘帯状ヘルペスウイルスIgG(EIA)を就業前にチェックすることを義務化する.
3) 救急外来部門では,針刺し事故のリスクが非常に高い.
- 鋭利器材(穿刺針,メス)を使用時は,患者・周囲のスタッフに周知する.
- 自分の手が届く範囲内に廃棄容器を準備してから穿刺する.
- 使用後は使用者の責任で廃棄容器に廃棄する.

3 救急外来部門における対策

1) **感染防御対策の大原則**:すべての患者の血液および体液には,何かしら感染性病原体が含まれていると想定して対応する.
- 標準予防策(standard precaution,表1,2)の確実な実践.
2) 併せて,救急外来部門の特殊性を考慮に入れた感染防御対策が必要である.
- 病原体の院内伝播防止を目的とした各種サーベイランスによる早期認知と情報共有.
- 感染経路別予防策(transmission-based precaution,表3)による交差感染の防止.
  ▶ 感染経路別に感染リスクをその場で即座に評価する「トリアージ」という視点で感染防御対策を行う.

表1 標準予防策(standard precaution)

・手洗い ・手指消毒	・個人防護具:手袋,ガウン,マスク・ゴーグル・フェイスシールド

表2 手指衛生5つのタイミング(WHO)

1)患者に触れる前 2)清潔/無菌操作の前 3)体液に曝露された可能性のある場合	4)患者に触れた後 5)患者周辺の物品に触れた後

表3 感染経路別予防策(transmission-based precaution)とその適応疾患

空気(飛沫核)感染予防策	麻疹(はしか),結核,水痘(みずぼうそう)など.
飛沫感染予防策	ジフテリア,インフルエンザ,髄膜炎菌感染症,流行性耳下腺炎(おたふくかぜ),百日咳,ペスト,風疹(三日はしか),コロナウイルス感染症など.
接触感染予防策	抗菌薬耐性菌(MRSA,MDRP,クロストリジウム・ディフィシルなど),炭疽症,B型肝炎,C型肝炎,ヒト免疫不全ウイルス(HIV)感染症,狂犬病,痘瘡,ウイルス性出血熱(ラッサ,マールブルグ,エボラ,クリミアコンゴ)など.

表4 救急領域の患者にみられる感染症

救急来院の原因となった急性感染	髄膜炎,市中肺炎,結核,腹膜炎,胆嚢炎,腎盂腎炎,壊死性筋膜炎,敗血症.新興・再興感染症.
非感染性救急疾患や外傷・熱傷・手術に続発する感染	外傷創・熱傷創の二次感染症,術後感染症(創感染症,肺炎,膿胸,腹腔内膿瘍,尿路感染症,骨髄炎).
入院中の医療関連感染(院内感染)	カテーテル関連血流感染,人工呼吸器関連肺炎,尿路感染症,感染性褥創.

- 咳・くしゃみの有無,痰の性状,発疹の有無,激しい下痢・嘔吐の有無,発熱の程度,渡航歴の有無,感染症の既往歴などをすばやく情報収集する.
- 咳やくしゃみなどの呼吸器症状:咳エチケット(口と鼻のカバー,マスク着用,とっさのときは袖でカバー,手洗い)の指導.
- 空気感染・飛沫感染が疑われる場合,隔離や待合エリアの分離,優先診療を行う.特に結核が疑われる場合は陰圧空調設備のある個室に患者を隔離し,接触する医療従事者はN95マスクを着用する.

- 環境・医療器材の消毒管理.
- 抗菌薬適正使用による耐性菌発現の防止.
- アクセスしやすい消毒薬・個人防護具の配置.
- 整理整頓を促進する医療環境の整備.

3) 良好なチームワークと平素からの教育が不可欠である.
- 現場スタッフとICT(infection control team)との連携の下に行われる多面的な対策が効果的である.

4) 他医療機関への転院搬送:感染リスクに関する情報を診療情報提供書などに加えることで,予期せぬ二次感染を防ぐことがで

きる.

4 救急領域の患者にみられる感染症
- 表4のように大別することができる.

(佐々木淳一)

6 診療記録の書き方

- 近年,多くの医療現場に電子診療録(カルテ)が導入されている.しかし,原則は手書きによる紙カルテと何ら変わらない.

1 基本事項
- 「他人が読んでわかる」ように診療内容を正確に記録し,署名する.訂正する場合には二重線で抹消し捺印する.電子カルテでは,署名・捺印の代替として,自分のIDでログイン(ログオン),ログアウト(ログオフ)を確実に実行する.
- 救急では通常の診療記録と異なり,救急隊情報,診療行為の時刻,患者処遇を記録し,常に時間経過がわかるように工夫する.

2 診療記録のスタイル
- 以下を経時的に記録する.

バイタルサイン	救急搬入患者では救急隊によるバイタルサインも併せて記録.
主訴	状況をイメージしやすいように記録する. 例)自宅で倒れていたところを発見された,突然の後頭部痛など.
経過	「生来健康な54歳の銀行員」「糖尿病加療中の48歳主婦」など,生活歴を冒頭に記載すると患者のイメージが浮かびやすい.経過には新聞記事と同様に5W(いつ,どこで,誰が,何を,なぜ)と1H(どのように)をもれなく記録する.
既往歴	過去の傷病,手術歴,入院歴,投薬歴,アレルギー歴,最近の渡航歴,喫煙歴,飲酒歴など.
家族歴	医学的に重要なものを記録.罹患時の年齢も重要.
身体所見	重要な陰性所見も必ず記載する.
神経学的所見	☞p9参照.
来院後の経過	処置・検査など医療行為と時刻,病態変化,検査結果とその評価,鑑別診断などを記録.他科へのコンサルテーションも医療行為に含める.
診断名	確定しない場合は,その旨がわかるように記載する.

患者への説明	誰が(同席者の有無も含めて),誰に対して,いつ行ったかわかるように記載する.
処方 (投薬する場合)	「なし」の場合もわかるようにする.
患者処遇	帰宅,入院,転院など(☞次項).

3 緊急性の高い場合:ホワイトボードなどの活用

- 心肺停止,多発外傷など,多数の医師,看護師が診療に参加する場合は,リアルタイムの診療記録作成が困難である.ベッドサイドにホワイトボードなどを用意し,記録係が次々に記録し,あとからカルテに整理する.ホワイトボードを使用すると医療従事者全員が診療内容を共有できる.

(佐々木淳一)

7 入院・帰宅の判断(Disposition)

1 患者処遇とは

- 患者処遇は,救急外来の診療が終了した患者を,入院させるか帰宅させるかの判断を行うことである.目的は,帰宅後の患者急変を減らし,不必要な入院を減らすことである.
- 診断や治療と同様に,患者処遇も根拠に基づいて決定すべきである.
- 入院する場合は,集中治療室と一般病棟を区別して適応を決める.入院が必要だが満床,あるいは必要な検査や治療の続行が不可能な場合には,適切な医療機関・施設に転送する.

2 帰宅の場合

1) 帰宅許可を出すことが,最も難しいと認識すべきである.以下の条件が満たされること必要.

- 診断が確定し,帰宅後の病状悪化の可能性が少ない.
- 自宅での生活が可能な身体条件である(バイタルサインが許容範囲,立位・歩行が可能,苦痛がない).
- さらに病態,共存疾患,患者背景(年齢,同居者)を考慮する.

2) 帰宅時には,患者指導(症状再発時の対応,投薬,通院,生活上の注意)を行う.

▶ 例）アナフィラキシー：エピネフリンを投与した患者は救急外来で6〜8時間，経過を観察．その後に，独居，心肺疾患などの重症な共存疾患がなければ帰宅を許可．

3 判断がつかない場合

- 判断がつかない場合，無理な入院・帰宅を決めると，不要な入院，誤診，帰宅後の病状悪化が増加する．その場合には，救急外来で経過観察を継続し，病態に応じたプロトコルに従い評価を繰り返す．迷ったら入院させるということではない．
- 一般に，経過観察患者の2割は入院，8割は帰宅となる．経過観察の有用性が高い症候は，胸背部痛，呼吸困難，腹痛，嘔吐，痙攣，失神など．

〈佐々木淳一〉

第3章

救急蘇生法

1 BLS（一次救命処置）

POINT

- 強く，速く，絶え間ない胸骨圧迫が重要．
- すばやく自動体外式除細動器（AED）を要請し，AED 到着後は AED の音声指示に従う．

- BLS アルゴリズムを図1に示す．

1 心肺蘇生法（CPR）

- 倒れている人に遭遇したら，周囲の安全を確認し，以下を行う．

1）意識の確認・救急通報・AED の要請

- **意識の確認**：傷病者の肩を叩きながら大声で呼びかけて意識の有無を確認する．乳児では足底を叩いて確認する．
- **救急通報・AED の要請**：意識がなければ周囲に救援を求め，救急通報（119番）と AED を持ってくるよう依頼する．

2）呼吸・脈拍の確認

- 胸部と腹部の動きをみて呼吸を確認，同時に頸動脈を触知して脈拍を確認する．脈拍の有無の判断に自信がもてない場合，呼吸の異常（呼吸停止，または死戦期呼吸）は心停止と判断する．脈拍・呼吸の確認は10秒以内で行う．脈拍の確認のために心肺蘇生（CPR）開始を遅れさせてはならない．
- 小児（1歳～思春期）では頸動脈または大腿動脈で，乳児（1歳未満）では上腕動脈で脈拍を確認する．

3）胸骨圧迫

- CPR は胸骨圧迫から開始する．胸骨下半分中央に手掌基部を置き，両手を重ねる．肘関節を伸ばし両手の上に肩を位置させる．毎回 5～6 cm の深さで圧迫．1分あたり 100～120 回の速さで強く，速く押し，圧迫は1回ごとに完全に解除する（図2）．
- 乳児，小児では胸郭前後径の少なくとも 1/3 の深さで圧迫．乳児

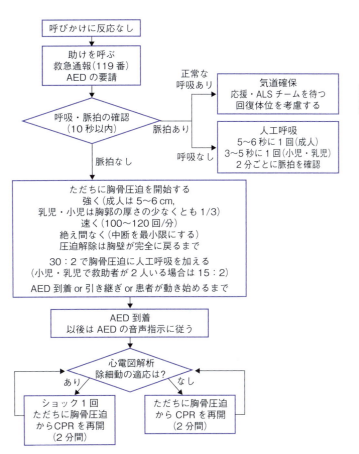

図1 BLSアルゴリズム

では脈拍60回/分以下かつ循環不良の徴候（チアノーゼ，末梢冷感）を伴う場合も胸骨圧迫を開始する．乳児では救助者が1人の場合は指2本法，2人の場合は胸郭包み込み両母指圧迫法で行う（図3）．小さな小児では片手，両手のいずれでも構わない．

4) 気道確保

- 頭部後屈顎先挙上法で気道確保する．片方の手掌を傷病者の前額

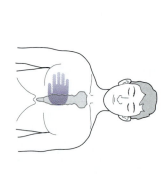
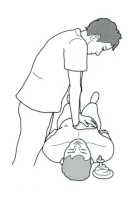

図2 胸骨圧迫の位置と姿勢
(以下の図2~7はすべて BLS for Healthcare Providers, American heart Association, 2011 より改変)

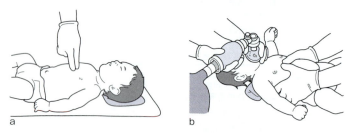

図3 指2本法(a, 救助者が1人の場合)と胸郭包み込み両母指圧迫法(b, 同2人の場合)

部に当て頭部を後方に傾け,同時に他方の手の示指と中指を顎先に置いて下顎を前方に持ち上げる(図4).

5)人工呼吸(口対口)

- 気道確保したまま傷病者の鼻をつまみ,傷病者の口を自分の口で覆う.乳児,小さな幼児では傷病者の口と鼻を自分の口で覆う.1回1秒かけて,2回息を吹き込む.胸郭の挙上が確認できる程度とし,過剰な吹き込みを避ける.

6)胸骨圧迫と人工呼吸※

- 胸骨圧迫と人工呼吸の比は30:2で行う.胸骨圧迫の中断を最小限に抑える.救助者が2人以上の場合は5サイクル,または2分

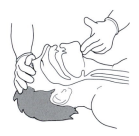

図4 頭部後屈顎先挙上法

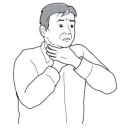

図5 万国共通の窒息サイン（チョークサイン）

ごとに胸骨圧迫を交代する．乳児，小児では救助者が2人の場合15：2で行う．

7）除細動
- AEDが到着したら電源を入れ，以後は音声指示に従う．
- 右前胸部と左側胸部にパッドを装着する．
- 未就学児には小児用パッドを用いるが，成人用での代用も可能である．
- 成人に対して小児用パッドを用いてはならない．
- リズム解析中は傷病者から離れる．
- 除細動（ショック）の指示があれば周囲の安全を確認してショックを行う．
- ショック後はただちに胸骨圧迫からCPRを再開する．
- ショックの指示がなければ胸骨圧迫からCPRを再開する．
- 以後2分ごとのAEDの指示に従う．

8）BLSの継続
- 傷病者に正常な呼吸や目的のある動作が出現するまで，または二次救命処置が可能な救助者に引き継ぐまで継続する．
- 自己心拍が再開したが呼吸がない，または不十分な場合は，人工呼吸を成人では5～6秒に1回，乳児および小児では3～5秒に1回の割合で行う．

※：市民救助者では胸骨圧迫のみのCPRが容認される．ただし窒息，溺水，気道閉塞，目撃のない心停止，小児の心停止では人工呼吸を組み合わせたCPRが望ましい．

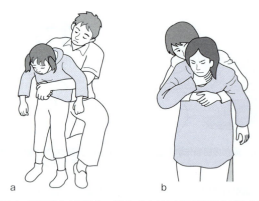

図6 腹部突き上げ法(a, Heimlich法)と胸部突き上げ法(b)

- 循環も呼吸も十分に回復した場合は，気道を確保した状態で応援の到着を待つ．

2 異物による気道閉塞

- 気道閉塞を認識することが大切．
- 部分閉塞では弱い咳，吸気時の異常呼吸音，呼吸困難を認める．咳をしているときは続けるように促す．
- 完全閉塞では話せず吸気ができない．
- 万国共通の窒息サイン(チョークサイン，図5)を知っておく．
- 以下の処置でただちに異物を除去する．

1) 意識のある傷病者

(1) 成人・小児

- 異物が排出されるか，傷病者の意識がなくなるまで，腹部突き上げ，胸部突き上げ，背部叩打を組み合わせて繰り返す．
- 腹部突き上げ法(Heimlich法)は傷病者の後ろに立ち，片側の手で拳を作る．拳の親指側を傷病者の腹部中央で胸骨から十分下の臍やや上に押し当てる．もう一方の手で握り拳をすばやく内上方に圧迫する(図6a)．
- 妊婦や肥満者では同様の方法を胸部で行う(胸部突き上げ法，図6b)．

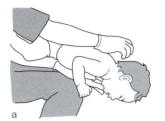 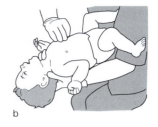

図7 乳児に対する背部叩打法(a)と胸部突き上げ法(b)

(2) 乳児
- 前腕の上に腹臥位で乳児を置き,頭部を少し下にして背中の中央部を最大5回叩打する(背部叩打法,図7a).
- ひっくり返して胸骨を下に向かって最大5回圧迫する(胸部突き上げ法,図7b).
- 異物が除去されるか乳児が反応を示さなくなるまで背部叩打法と胸部突き上げ法を繰り返す.

2) 意識をなくした傷病者
- 救急通報を依頼する.脈拍の確認は行わずに胸骨圧迫からCPRを開始する.人工呼吸をするたびに口を開けて異物を探す.異物が見えて容易に取り除けるようであれば指でそれを取り除く.

〔多村知剛〕

2 ALS(二次救命処置)

POINT

- 必要な資源(人員・資器材・スペース)を迅速に準備し,リーダー(責任医師)を中心に役割分担を明確にする.
- 時間経過,処置内容,モニター情報をはじめとした必要な情報の記録.
- 質の高い心肺蘇生(CPR,☞p20)の継続と心停止の原因検索および治療.
- 蘇生処置中止に対する見解.
- 家族に対する配慮.

1 資器材の準備

A(気道)と B(呼吸)	・気管挿管のための資器材一式 ・カプノモニター(EtCO$_2$ モニター) ・リザーバー付きバックバルブマスク	・酸素 ・人工呼吸器
C(循環)と D(除細動)	・心電図モニター ・静脈路確保(場合によっては骨髄輸液路)のための資器材一式 ・薬剤(アドレナリン,アミオダロン)	・マニュアル式除細動器 ・必要があれば自動胸骨圧迫装置(LUCAS™ 心臓マッサージシステム)
D(鑑別診断)	・ポータブル超音波 ・簡易血糖測定器など(point-of-care)	
その他	・記録のための用紙やホワイトボード ・時間管理のための時計やストップウォッチ	

2 蘇生チームの役割分担

- チームリーダー(通常は責任医師)を中心に以下の役割を分担.必要に応じ(胸骨圧迫に伴う疲労を含む)役割を順次交代.

> ・AとBの管理
> ・CとDの管理(モニター,除細動,胸骨圧迫,静脈路確保と薬剤投与)
> ・記録と時間管理
> ・その他の必要事項管理(検査オーダー,検体管理,連絡など)

3 ALS のアルゴリズム

- 図1にJRCガイドライン2015アルゴリズムに基づいた改変フローチャートを示す.

4 ALS に関する記録

- 以下を必ず含める.

病院前の 記録	・心停止の目撃の有無 ・発生時刻 ・Bystander CPR の有無 ・初期調律 ・119番通報時刻	・救急隊が患者に接触した時刻 ・電気ショックを施行した場合にその時刻 ・病院搬送までの状態変化
病院での 記録	・来院時間と心蘇生にかかわる処置を行った時刻 ・初期調律 ・体表観察上の異状の有無	・病態の変化とその時刻・経過(自己心拍が再開した場合にはその時刻とバイタルサインを含む)

5 家族への配慮

- 家族には電話で死亡は伝えない.

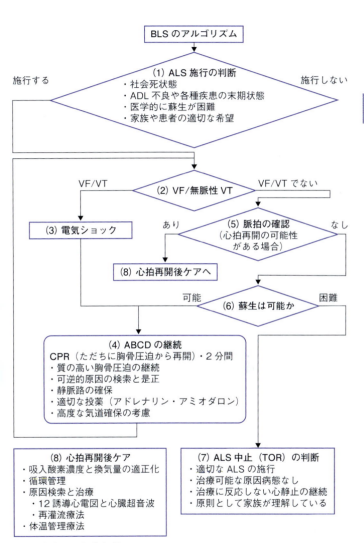

図1 ALSのアルゴリズム
〔日本蘇生協議会(監):JRC蘇生ガイドライン2015. 医学書院, 2016より〕

- 家族来院後,プライバシーの保てる部屋に案内し,死に至った状況を簡潔に説明.
- 精神的ショックを受け入れる時間を与える.

6 患者が死亡した場合

- 異状死は,所轄の警察署に連絡(医師法).
- 死亡診断書を発行できない旨を家族に説明(☞p511).

7 体温管理療法

1) 対象患者

- 非外傷性心停止後蘇生患者
- 蘇生後遷延する意識障害患者〔自己心拍再開(ROSC)から20分後にGCS<8〕

2) 除外基準

- 侵襲的な低体温管理を行う場合には以下を除外.36℃(平温)管理では除外しなくてもよい.

> - 心停止の原疾患が外傷や末期がん,大動脈解離など著しく予後不良な場合
> - 発症前の日常生活動作(ADL)が不良
> - 消化管出血など明らかな出血傾向

3) 心拍再開直後(ER)

- 心原性心停止の場合,速やかに冠動脈インターベンション(PCI)に.
- **鎮静・鎮痛・筋弛緩**

    1) 温度計付き尿道カテーテル挿入
    2) プロポフォール(ディプリバン®注) 5 mL/時(最大20 mL/時) 点滴静注
    3) フェンタニル注 0.5 mL/時 点滴静注

表1 鑑別のためのHsTs

Hs	Ts
Hyper/Hypokalemia(高/低カリウム血症)	Tamponade(心タンポナーデ)
Hypoglycemia(低血糖)	Tension pneumothorax(緊張性気胸)
Hypovolemia(脱水・出血)	Thrombosis-coronary(急性冠症候群)
Hydrogen ion(アシドーシス)	Thrombosis-pulmonary(肺血栓塞栓症)
Hypo/Hyperthermia(低/高体温)	Trauma(外傷)
Hypoxemia(低酸素血症)	Tablets/Toxin(中毒)

4) ロクロニウム（エスラックス®注）　初回 3 mL　静注　その後 2～3 mL/時　点滴静注
- 体温＞36℃の場合，4℃細胞外液 2 L までを急速輸液（すでに体温＜36℃であれば冷却輸液不要）．
- **昇圧薬**
  1) ノルアドレナリン（ノルアドリナリン®注）を第 1 選択として適切に血圧維持（例：収縮期血圧＞90 mmHg）
- **人工呼吸器設定**

  - 1 回換気量：10 mL/kg（目安 500 mL）
  - 呼吸数：12 回/分
  - 呼気終末陽圧換気（PEEP）：≧5 cm
  - FiO_2：SpO_2＝95％を目指す
  - SpO_2：95％を目標として調節

4）病棟入室後

- **鎮痛・鎮静・筋弛緩継続**
  ▶ 鎮痛・鎮静・筋弛緩の維持期間：36℃に復温まで使用（36℃で体温管理を行う場合には 72 時間）．
  ▶ デクスメデトミジン（プレセデックス®）を併用してもよい．
- **動脈血ガス分析（4 検）**：目標は pH 7.30～7.45，PaO_2 80 Torr，$PaCO_2$≧35 Torr．
- **血糖管理（4 検）**：血糖＞150 mg/dL でスライディングスケール開始．
- **輸液**
  ▶ 3 号輸液を基本に 1,000 mL/日を基本にして尿量などに応じて調整．
  ▶ 総合ビタミン製剤を必ず投与．
- **電解質補正**
  ▶ 下記のいずれかを症状に応じて用いる．
  1) K＜3.4 mEq/L で補正開始　KCL 40 mEq＋5％ブドウ糖液 50 mL/6 時間
  2) Mg＜1.8 mEq/L で補正開始　$MgSO_4$ 20 mEq＋5％ブドウ糖液 50 mL/6 時間
  3) IP＜2.5 mEq/L で補正開始　リン酸 Na 10 mmol＋5％ブドウ糖液 50 mL/6 時間
- **胃潰瘍予防**：初日からプロトンポンプ阻害薬（PPI）投与．
- **深部静脈血栓症（DVT）予防**：弾性ストッキング着用．

- **感染管理**
  - 第1病日から3日ごとに喀痰培養(抜管まで).
  - 胸部単純X線撮影はICU/HCU入室期間毎日.
  - 抗菌化学療法:アンピシリン/スルバクタム(ユナシン®-S) 1.5 gを6時間ごと静注.
  - 感染が強く示唆される場合には血液培養2セット・尿培養を追加.
- **体温管理**
  - 目標体温:32~36℃
    - 例:血行動態が安定している場合:34℃
    - 不安定な患者や積極的低体温維持が困難と考える場合:36℃
  - 冷却(体温管理):可及的速やかに目標体温に到達させる(8時間以内).
    - Arctic Sun™, Thermogard™ などを用いる.
    - 冷却維持期間:目標体温に到達から24時間以上.
  - 復温:48時間かけて36℃まで復温し,維持する.いずれの目標体温でも自己心拍再開から72時間以上にわたって,体温が36℃を超えないように管理.

(鈴木 昌)

第4章

症候からみた救急疾患

1 上気道閉塞

POINT

- 上気道閉塞を疑うポイント
  - ▶**意識(呼吸)のない患者**:食事中に発生した意識障害,蘇生中にバッグバルブマスクで換気が困難な場合.
  - ▶**意識のある患者**:呼吸困難で発声不能,あるいは嗄声,チョークサイン.
- 窒息(上気道の完全閉塞による低酸素血症)が始まると,患者はパニックとなり,意識を失い,やがて心肺停止となる.すぐに気道確保(喉頭展開と Magill 鉗子,輪状甲状間膜切開,気管支鏡)したうえで救命処置が必要.
- 不完全閉塞では患者は呼吸困難を訴え,頸部に吸気時の気道狭窄音を聴取する(聴取しなくとも否定はできない).

1 最初の処置

1) 上気道の完全閉塞(窒息)では,まず気道の確保!

意識のない患者	喉頭展開し声門を観察.異物を認めれば,Magill 鉗子で異物を除去.喉頭浮腫による気道閉塞では輪状甲状間膜切開.
意識のある患者で完全閉塞(窒息)	輪状甲状間膜切開で迅速に気道を確保.

- **禁忌**:気管切開(時間を要するため),鎮静薬(自発呼吸の停止).
- **輪状甲状間膜切開**:バッグバルブマスクが接続可能なチューブ(成人で内径 4 mm 以上)を使用する(☞ p398).小児では気道狭窄をつくる危険がある.

2) 意識のある患者で不完全閉塞を疑う場合

- 診療中に完全閉塞に移行する場合がある(口腔,咽頭の観察がきっかけとなる)ので,窒息への対処を準備.検査のために患者を救急室から出すのは危険.
- バイタルサイン,酸素投与,静脈路確保,呼吸の観察,病歴聴

取，胸部 X 線(ポータブル)．

3) 上気道閉塞の原因に応じた治療

- **異物**：異物の部位，材質，形状を評価．
  ▶ 頸椎側面 X 線(ポータブル)，気管支鏡．十分な準備のもとに，気管支鏡もしくは全身麻酔下に硬性鏡にて異物摘出．
- **アナフィラキシー**(喉頭浮腫)：ショック患者には 2)を，それ以外の患者には 1)，2)のいずれかを選択する(☞ p51)．
  1) アドレナリン(ボスミン®注)　1 回 0.3～0.5 mg　大腿前外側に筋注．臨床的改善を認めなければ，5～15 分後に同量を再投与可
  2) アドレナリン(ボスミン®注)　1 回 1 mg　500 mL の生理食塩液に溶解　0.5～2 mL/分(1～4 μg/分)で側管から点滴静注．血圧に応じて漸減
- **急性喉頭蓋炎**：内視鏡(咽頭ファイバーもしくは気管支鏡)で喉頭蓋の炎症・浮腫を診断．閉塞の程度により気道確保の方法を選択(経過観察，気管挿管，輪状甲状間膜切開など)．ICU にて経過観察．
- **外傷**：喉頭への直接的損傷，喉頭内への出血，咽喉頭周囲の血腫の場合．口腔内に貯留した血液の誤嚥により，呼吸状態が増悪することもあり，気道確保が必要．気道確保のあと，引き続き外傷の評価．

2 重症度の判定

- すべての上気道閉塞は緊急性が高い．気道確保後の重症度は原疾患と合併症(低酸素血症，誤嚥性肺炎など)による．

3 その後の処置

- 輪状甲状間膜切開から気管切開への変更，原因となる病態の治療の継続．

4 入院・帰宅の判断

- 原疾患により判断(各項参照)．

5 その他の注意点

- 気管に入ったピーナッツは水分を吸収し膨張するので気管支鏡もしくは硬性鏡(全身麻酔下)で緊急に除去．

(葉　季久雄)

2 ショックの鑑別と緊急処置

POINT

- ショックは循環不全による組織低灌流状態で,組織代謝に見合った血流の得られない状態.
- 組織低灌流の指標は血中乳酸値(>2 mmol/L).
- 血圧値でショックは定義できないが,収縮期血圧<90 mmHg または普段の収縮期血圧から 30 mmHg 以上の低下で疑う.ショック初期は仰臥位で血圧低下がなくても立位で血圧低下する.
- ショックに対する治療は基礎疾患に基づく.
- ポータブル超音波による RUSH(rapid ultrasound in shock)は病態の把握と鑑別に有用.

1 病態の把握

- 病態に対応した分類を示す(表1).
- 以下にショックに伴う ABC の変化を挙げるが,病態によって異なることに留意.

1) 意識
- 脳血流低下をきたす重症ショックで,不穏・興奮・傾眠傾向になる.
- 血行動態と意識レベルとを経時的に記録する.

2) 呼吸
- 一般に重症ショックでは大呼吸・頻呼吸になる.
- 把握すべきは,ショックに伴う代謝性アシドーシスの代償,吸気時胸腔内圧の低下を利用した前負荷の代償,低酸素血症に対する代償である.低酸素血症は SpO_2 モニターで容易に判断できる.pH,$PaCO_2$,乳酸値は動脈血液ガス分析で評価する.

3) 循環
- 一般に頻脈となるが,β受容体遮断薬をはじめとする内服薬に留意する.
- ショックは血圧値で定義されないが,一般に収縮期血圧<90 mmHg になる.ただし,普段の血圧との比較と内服薬の影響を考慮する.普段の収縮期血圧から 30 mmHg 以上の低下をきたしていればショックを疑う.仰臥位で血圧低下がなくても,立位

表1 ショックの分類

分類	血行動態のイメージ	原因	病態	治療
参考(正常)	右心系（ポンプ）／左心系／循環血液量（タンク）／パイプ	左図においてRUSHにおけるポンプ，タンク，パイプをイメージする		
低容量性		・出血 ・脱水	・血管容量低下 ・心収縮上昇 ・心拍数上昇 ・末梢血管抵抗上昇	・輸液 ・輸血 ・止血
分布性		・炎症・敗血症 ・血管拡張 ・アナフィラキシー ・脊髄損傷	・血管容量一定/低下 ・心収縮上昇 ・心拍数上昇 ・末梢血管抵抗低下	・輸液 ・血管収縮薬
閉塞性		・心タンポナーデ ・緊張性気胸 ・肺血栓塞栓症	・血管容量→静脈系に偏在 ・心収縮一定/上昇 ・心拡張期径縮小 ・心拍数上昇 ・末梢血管抵抗上昇	・輸液 ・閉塞解除
心原性		・ポンプ失調 ・心筋梗塞 ・不整脈	・血管容量上昇/一定 ・心収縮低下 ・心拍数(それぞれ) ・末梢血管抵抗上昇	・循環補助 ・陽性変力薬 ・不整脈治療

で血圧低下と頻脈をきたせばショック状態と認識する．収縮期血圧≦60 mmHgに至れば容易に心停止に移行する．
- 爪床血流充填時間(CRT)の延長は循環状態をよく反映する．12誘

表2 RUSH観察項目

観察部位	観察項目		RUSH分類
肺	・胸水 ・肺水腫(コメット徴候)	・気胸(スライディング徴候)	タンク
心臓	・心囊液 ・左室・右室径 ・左室・右室壁厚 ・左室・右室壁運動	・右室負荷 ・弁膜異常 ・血栓	ポンプ
大血管 (動脈)	・大動脈瘤	・大動脈解離	パイプ
大血管 (静脈)	・下大静脈径 ・呼吸性変動	・血栓	タンク(パイプ)
腹腔	・腹水		タンク

導心電図を記録する.

4) 体表観察

- 皮膚は冷たく蒼白で冷汗を認めるが,分布性ショック初期では皮膚は温かく赤みがかる.
- 体温評価は腋窩をはじめとした体表温は不正確であり中枢温計測を要する.
- 頸静脈の怒張や虚脱,呼吸性変動を観察する.

2 診断の進め方

- ショックの分類(表1)に従って病態を把握する.ポータブル超音波を用いたRUSHは有用(表2,3).
- ショックの分類から適切な鑑別を挙げ,それぞれに特異的な検査を進める.
- 下大静脈評価は相対的循環血液量評価と輸液の評価に有用(表4).

3 重症度の判定

- 以下の項目について評価.経時的評価は治療効果判定に有用.

評価項目	例
血流不全に伴う臓器障害の重症度	意識レベル,尿量
血流不全をきたす血行動態	血圧,出血量,血行動態パラメータ,RUSH
血流不全の原因となる基礎疾患の重症度	心筋梗塞,肺塞栓,敗血症
組織低灌流の評価	血中乳酸値,塩基過剰

表3 ショックの分類とRUSH所見

分類	ポンプ	タンク	パイプ
低容量性	・左室収縮増強	・下大静脈虚脱 ・腹水/胸水貯留	・大動脈瘤 ・大動脈解離
分布性	・左室収縮増強〜低下	・下大静脈虚脱 ・腹水/胸水貯留	・正常
閉塞性	・心タンポナーデ ・右室負荷 ・左室収縮低下	・下大静脈緊満 ・下大静脈呼吸性変動減弱 ・肺スライディング消失	・深部静脈血栓
心原性	・左室収縮低下	・下大静脈緊満 ・下大静脈呼吸性変動減弱 ・肺水腫(コメット徴候) ・胸水貯留	・正常

表4 下大静脈観察の目安と右房圧の推定

下大静脈観察				右房圧(推定)
径		呼吸性変動による径変化		
>2 cm	≦2 cm	>50%	≦50%	
	○	○		0〜5 mmHg
○			○	10〜20 mmHg

4 最初の処置

- 病態別処置は各病態の項を参照すること.
- 確実な静脈輸液路を確保.
- **輸液**:心原性ショック以外では,年齢や体格,基礎疾患に応じて晶質液(リンゲル液)を急速輸液して心拍数と血圧の変化を観察.
  1)酢酸リンゲル液(ヴィーン®F注) 500〜1,000 mL 急速輸液
- **昇圧薬**:病態に応じて血管収縮薬を準備.
  1)ノルアドレナリン(ノルアドリナリン®注) 原液5 mgを5%ブドウ糖液45 mLに溶解 3 mL/時から開始 経静脈投与
- **気道確保と人工呼吸**:SpO₂を参考に酸素化を図る.
  ▶ 低容量性ショックや閉塞性ショックの一部では陽圧換気はショックを悪化させうる.また,気管挿管に伴う鎮痛・鎮静は血管抵抗減少によってショックを悪化させうるので注意.

(鈴木 昌)

3 心原性ショック

POINT

- 心臓の機能不全によって心拍出量が低下して起こるショックで,死亡率が高い.
- 原因検索に心電図と心臓超音波が必須.
- 急性冠症候群(ACS)が原因であれば,できるだけ早く冠動脈インターベンション(PCI)を行う.

1 最初の処置

1) 心電図装着,バイタルサイン測定.
2) 酸素投与,静脈路確保,血液検査〔血算,生化学,心筋バイオマーカー,脳性ナトリウム利尿ペプチド(BNP),凝固系・Dダイマーを含む〕,血液ガス分析(乳酸値はショックの評価に有用).
3) 12誘導心電図(全例で受診から10分以内に評価,下壁梗塞なら V_{4R} も記録).
(1) ST上昇型心筋梗塞はただちに循環器科にコンサルトしPCIの準備を開始.
(2) 血行動態不安定の頻脈もしくは高度徐脈なら,不整脈の治療(☞p117).
  ▶ 血行動態不安定の頻脈ならば,同期下カルディオバージョン.
  ▶ 高度徐脈では,硫酸アトロピン 0.5 mg 静注→無効なら経皮ペーシングを開始して経静脈ペーシングを準備.
4) **病歴聴取(簡潔に)**:発症経過,胸痛・背部痛の有無,冠危険因子の有無,心血管系疾患の既往と服薬内容.
5) **身体所見**:貧血,皮膚湿潤・冷汗(ショックの徴候),胸部聴診でラ音・喘鳴(肺水腫の所見),心雑音(弁膜症の所見),頸静脈怒張や下腿浮腫(右心不全所見)を評価.
6) **心臓超音波**:左室収縮能を評価.冠血管支配に一致する局所壁運動異常はACSを示唆.重症の弁膜症,心嚢液貯留,右室負荷所見の有無を観察.下大静脈の呼吸性変動(血管内容量・右房圧を反映)を評価.

7) 胸部X線：肺うっ血・肺水腫の有無．他に心拡大，縦隔拡大，胸水貯留の有無をみる．

2 重症度の判定

- 心原性ショックはすべて重症と判断．
- 専門医（循環器科医・心臓血管外科医）と連携し，初期治療から根本治療までが円滑に行われるようにする．

3 病態の把握，診断の進め方

- 心電図および心臓超音波所見から心原性ショックの可能性を判断し，その原因疾患を鑑別する．
- 重症冠動脈病変（3枝病変，左冠動脈主幹部病変）によるACSでは，典型的な心電図変化（ST上昇）をきたさないことがあり注意．心筋バイオマーカーはACSの診断に有用だが，時間経過を含めて判断する．また，ACSであれば，心臓超音波で機械的合併症（急性僧帽弁逆流症，心室中隔穿孔，左室自由壁破裂）の有無を評価．
- 心臓超音波で心嚢液貯留や大動脈内のflap，胸部X線で縦隔拡大を認めれば，急性大動脈解離を疑う．心臓超音波で右室負荷所見と低酸素血症があれば肺血栓塞栓症を疑う．急性大動脈解離や肺血栓塞栓症が疑われたら，造影（ダイナミック）CTを行う．

4 引き続き行うべき救急処置

1) ACSによる心原性ショックでは冠血行再建術

▶ 循環器科へコンサルトし，できるだけ早期にPCIを行う．PCI前に下記を投与．

1) アスピリン（バイアスピリン®錠）　1回200 mg　噛み砕いて経口
2) プラスグレル（エフィエント®錠）　1回20 mg　経口
3) 未分画ヘパリン（ヘパリンNa注）　1回5,000単位　静注

▶ 機械的合併症を伴う場合は，心臓血管外科へコンサルトし，機械的合併症の修復術＋冠動脈バイパス手術（CABG）を行う．

2) その他の処置

呼吸管理	酸素マスクで酸素化が保てなければ，非侵襲的陽圧換気療法（NPPV）を行うか，気管挿管して侵襲的人工呼吸を開始する．多くは気管挿管の適応となる．

血行動態モニタリング	・動脈ラインを留置して観血的動脈圧モニタリングを開始. ・動脈圧波形による心拍出量連続モニタリングシステムや肺動脈(Swan-Ganz)カテーテルによる血行動態モニタリングは集中治療管理に有用.
輸液療法	右室梗塞を合併したショックでは,急速輸液負荷を行う.
薬物療法	ショックが持続する場合は昇圧薬・強心薬を開始する.心原性ショックではノルアドレナリン(0.03〜0.3μg/kg/分)が第1選択.
機械的循環補助 (IABP, PCPS)	・昇圧薬・強心薬を投与しても血行動態を維持できなければ機械的循環補助〔大動脈内バルーンポンプ法(IABP),経皮的心肺補助(PCPS)〕を考慮. ・劇症型心筋炎では,致死的不整脈が治療に反応しなければ速やかにPCPSを導入.低心拍出状態についても段階的にPCPS導入の必要性を判断する.

5 合併症とその対策

- **致死的心室性不整脈〔心室頻拍(VT)/心室細動(VF)〕**:除細動.
  1) アミオダロン(アンカロン®注)　300 mg　静注
- 難治性であればPCPSの導入を考慮.
- 心原性ショックでは,常に急変のリスクに備える.

6 入院・帰宅の判断

- 集中治療室へ入院.
- 自施設で治療困難な場合は高次医療機関へ転送.

(宮武 諭)

4 低容量性ショック

POINT

- 血液または血漿喪失に起因する循環血液量減少によるショック.
- 静脈還流減少に伴い1回拍出量は減少し,心拍数増加による代償がない限り心拍出量は減少する.
- 原因・病態により補充液の種類を考慮.

1 最初の処置

- バイタルサインを手早く把握し患者がショック状態であることを

早期に認識する．この際，血圧値の評価には注意する．
- 静脈路輸液確保・採血を行い細胞外液による輸液を開始．急速輸液を行う必要がある場合には加温輸液が望ましい．
- 外傷患者のショックでは出血性ショックである可能性が高く，輸液開始とともに出血源の検索を行う．

2 重症度の判定

- 低容量性ショックのみを単独で評価する共通した重症度分類はない．
- ほかのショックと同様に血中乳酸値は組織灌流の指標となることが多い．
- 急速出血以外ではHb，Ht，TP，血中電解質のデータが参考になることがある．
- 加えて，患者のバイタルサイン・輸液に対する反応から重症度を推測する．測定可能な患者では中心静脈圧(CVP)，肺動脈楔入圧(PCWP)も有用な目安となる．

3 病態の把握，診断の進め方

- 診断と治療を同時進行する必要があるが，治療により病態が修飾されうる．的確な病態把握には経時的に患者の状態・データを評価することが重要．

血液の喪失	胸腹腔内や後腹膜・消化管・四肢の隠れた部分の出血に注意．特に高齢者では心機能低下に伴い，皮下出血のようなわずかな出血でもショックを呈する場合がある．
血漿成分の喪失	広範囲熱傷．
消化液の喪失	嘔吐・下痢．
高張性脱水	尿崩症や熱中症．発汗亢進，極端な水分摂取不足や過剰排泄，発熱時の不感蒸泄亢進．
血管透過性亢進による組織・体腔への喪失	腸閉塞，高度炎症によるいわゆる「サードスペース」の形成．

- 低容量性ショックがほかのショックとともに生じている可能性を常に考慮する．外傷では閉塞性ショック・神経原性ショックが，小児・高齢者の脱水では敗血症性ショックが隠れていることも多い．

4 引き続き行うべき救急処置

- 出血性ショックでは確実な止血が最重要．また，抗凝固薬や抗血小板薬の内服患者では，ビタミンKや新鮮凍結血漿，血小板製

剤の使用を考慮する.
- ショックが遷延すると,血管透過性亢進によって「サードスペース」への体液移動が増加し低容量性ショックが悪化するという悪循環に陥る.細胞外液による初期輸液に続いて病態により以下の製剤の使用を考慮し,可及的速やかにショックを離脱する.

代用血漿剤	・輸血が準備できるまで,あるいは輸血回避や減量目的にて使用されるが,限定的なものである. ・出血傾向・網内系抑制の副作用を有する.
アルブミン製剤	細胞外液補充液のみで循環血漿量の不足を是正できない場合に用いる.
輸血製剤 濃厚赤血球	・急速な出血では Hb 値の変化は小さく,その値のみで輸血開始の時期を遅らせるべきではない. ・通常は最終 Hb 値が 7〜8 g/dL あれば組織への十分な酸素供給が可能だが,心疾患あるいは肺機能障害や脳循環障害のある患者では 10 g/dL 程度を目標に輸血を行う.
輸血製剤 新鮮凍結血漿	・大量輸液・輸血に伴い,臨床的出血傾向とともに凝固線溶系異常を認める場合に用いる. ・ただし重症多発外傷などの急速出血を認める患者では,出血傾向や採血上の異常値が認められてからの投与では遅く,濃厚赤血球投与と同時に準備を開始して投与する.
輸血製剤 血小板製剤	急速出血により循環血液量相当量以上の大量輸血が行われ,臨床的出血傾向とともに血小板減少(5万/μL以下)を認める場合に用いる.

- アシドーシスは赤血球の酸素親和性を低下させるが,末梢組織における酸素授受からみると生体にとって有利に働く.心機能に影響を与えるような極端なアシドーシス以外に補正の必要はない.
- 高用量のカテコールアミンは血圧を上昇させるが,末梢血管の収縮による組織低灌流のため,末梢組織は酸素不足に陥りアシドーシスを悪化させる.適切な輸液・輸血のあとにショックを離脱できない場合に考慮してもよいが,可能な限り低用量・短時間にとどめる.
- 出血患者における輸液・成分輸血療法の適応を図1に示す.ただし,重症多発外傷などの急速出血を認める患者ではそれぞれの製剤を,より少ない出血の段階で使用することが多い.

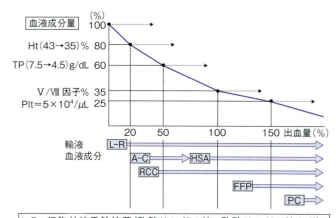

図 1　出血患者における輸液・成分輸血療法の適応
〔日本赤十字社：血液製剤の使用指針(改訂版)，p75，2009 より〕

5 合併症とその対策

肺水腫・ うっ血性心不全	大量輸液・輸血によりしばしば生じる．ショック離脱直後から，回復期の血管透過性亢進が改善する時期までさまざまな段階で起こりうる．呼吸状態・胸部Ｘ線・血液ガス分析を参考に人工呼吸器管理の必要性を検討する．
出血傾向	大量輸液・輸血による出血傾向の可能性を念頭に置く．早期に臨床的出血傾向を認知し，凝固線溶系検査・血小板値を確認する．
電解質異常	特に大量輸液，輸血を要する場合，Na，K，Ca の値に注意する．

6 入院・帰宅の判断

- 状態が改善しても，入院管理が原則．ショックが継続する場合は集中治療管理が必要．

(栗原智宏)

5 閉塞性ショック

POINT

- 右心充満が阻害され,心拍出量が減少する病態.
- 閉塞性ショックをきたす原因として,心タンポナーデ,緊張性気胸,肺血栓塞栓症がある.
- ショックを伴う心タンポナーデや緊張性気胸は緊急な蘇生を要する(胸腔穿刺・ドレナージ/心囊穿刺).
- 肺血栓塞栓症は,臨床経過や身体所見からまず本症を疑うことが肝要.

1 最初の処置

- ABC,バイタルサインの評価,静脈路(20 G 以上の静脈路を 2 本)を確保し急速輸液の開始.
- 心タンポナーデには心囊穿刺,緊張性気胸には胸腔穿刺・ドレナージ.
  - ▶ 大動脈解離が原因の心タンポナーデでは心囊穿刺により閉塞が解除されることで血圧が上昇し解離を悪化させるリスクがある.輸液などの初期治療で循環動態が比較的安定している際には手術を優先させる.
- 肺血栓塞栓症には禁忌を除外しヘパリン Na 投与開始.

2 重症度の判定

- ショック状態となったこれらの疾患はいずれも最重症と判断され,心肺停止に陥る可能性が高く,可及的速やかな蘇生・治療を要する.

3 病態の把握,診断の進め方

- 閉塞性ショックとは胸腔内圧や心囊内圧の上昇,肺高血圧などにより右心充満が阻害され心拍出量が減少することによりもたらされる病態である.

1)心タンポナーデ

- 心囊内に貯留した液体または空気により心臓の拡張運動が拘束され,心室への血流還流が阻害される(心囊液の貯留 ≠ 心タンポナーデ).
- 急性の場合は少量(60〜100 mL)の血液や凝血塊の貯留でも心タンポナーデになる.

- 胸部外傷, Stanford A 型大動脈解離や急性心筋梗塞後の心破裂などが原因で発症することが多い.
- 臨床症状の特徴は以下. 胸部 X 線, 超音波などで診断.

> - Beck の三徴(頸静脈怒張, 血圧低下, 心音減弱)
> - 奇脈(自発呼吸時の収縮期血圧の生理的低下が 10 mmHg を超える)
> - Kussmaul 徴候(自発呼吸時の吸気時の中心静脈圧上昇)
> - 中心静脈圧上昇にもかかわらず 30 mmHg 以下の脈圧

2) 緊張性気胸

- 肺もしくは胸壁の損傷が一方弁となって, 空気が胸腔内に閉じ込められて発症.
- 胸腔内圧が上昇し, 静脈還流が障害され循環不全に陥るとともに, 患側肺が虚脱する一方で, 対側肺も縦隔の偏位で圧排されるため呼吸不全も生じる(致死的になる原因は循環障害であるとされる).
- 外傷や人工呼吸管理中に生じることが多い.
- 胸痛, 呼吸促迫とともに, 頻脈, 低血圧となる.
- 身体所見では患側の胸部膨隆, 頸静脈怒張, 一側呼吸音の減弱・消失, 皮下気腫, 頸部気管偏位, 打診で鼓音を特徴とする.
- 身体所見からの診断・治療が望ましく, X 線検査により治療が遅れてはならない.

3) 肺血栓塞栓症

- 静脈, 心臓内で形成された血栓が遊離して, 急激に肺血管を閉塞することによって生じる疾患.
- 急速に低酸素血症, 肺高血圧を生じ, 重症な場合は呼吸不全, ショック, 突然死を呈する.
- 長期臥床などの危険因子, 胸痛, 低 CO_2 血症を伴う低酸素血症, 低血圧, 心電図所見(S_1Q_{III} パターン, II・III 誘導で陰性 T 波, 肺性 P 波, 右軸偏位), 心臓超音波で右心負荷所見などから本症を疑い, 確定診断にはダイナミック CT や肺血流シンチグラフィ(バイタルサイン安定時)が有用. D ダイマー<0.5 μg/mL では本症はほぼ否定的.

4 引き続き行うべき救急処置

- **心タンポナーデ**:心嚢穿刺は一時的な救命処置であるため, 根本治療のために原因に対してただちに手術が必要なことが多い.
- **緊張性気胸**:胸腔穿刺/ドレナージによりショックから脱したら,

X線やCTなどで画像評価し,ドレーンの位置や肺の再膨張,外傷の場合は他の胸部外傷の合併の有無や手術適応について検討する.
- **肺血栓塞栓症**:重度のショックが持続する場合や心肺停止(CPA)に陥った場合には経皮的心肺補助(PCPS)の適応.抗凝固療法(ヘパリンNa:初回80単位/kgまたは5,000単位),血栓溶解療法〔t-PA:モンテプラーゼ(クリアクター®)13,750〜27,500 IU/kg〕,カテーテル治療,外科的血栓除去を検討する.

5 合併症とその対策

- 胸腔穿刺/ドレナージ,心嚢穿刺の合併症や抗凝固療法,血栓溶解療法の出血傾向の合併症に注意.肺血栓塞栓症治療中の出血に対し抗凝固療法中止のみで対処不能な場合はプロタミン硫酸塩の投与を考慮.

6 入院・帰宅の判断

- 原則的に全例ICUへの入院が望ましい.

(上野浩一)

6 セプシス(敗血症)/セプティックショック(敗血症性ショック)

POINT

- 来院早期に心原性ショック,閉塞性ショックなどとの鑑別を行う.
- 感染症が疑われる場合,qSOFA(Quick Sequential Organ Failure Assessment)スコアを用いて,セプシスの早期の診断が重要.
- セプシスもしくはセプティックショックであれば,最初の3時間以内に最低30 mL/kgの晶質液を投与する.その後は,利用可能な身体所見〔心拍数(HR),血圧,PaO_2,呼吸数(RR),体温(BT),尿量〕を用いて繰り返し循環動態を評価し,追加輸液を検討する.
- セプシスもしくはセプティックショックと診断して1時間以内に,可能な限り早く,抗菌薬投与を開始.すべての可能性のある原因微生物(細菌,真菌,ウイルス)をカバーするため,1種類以上の経験的広域抗菌薬を投与する.

1 定義(Sepsis-3, 2016年)

- 「感染症によって重篤な臓器障害が引き起こされる状態,生命を脅かす臓器障害」.

- セプティックショックは「敗血症の一部であり,急性循環不全により細胞障害および代謝異常が重度となり,死亡率を増加させる可能性のある状態」.

2 最初の処置(早期発見が重要!)

1) **[重要]** qSOFAスコアの3項目(呼吸数≧22回/分,GCS<15,収縮期血圧≦100 mmHg,☞p524)のうち,2項目以上を満たせば,敗血症と診断する.
2) 酸素投与,モニタリング(心電図,血圧,SpO₂),静脈路確保・採血,血液ガス分析(乳酸値を含む),胸部X線,腹部X線など.

   [重要] 適切な輸液負荷を行ったにもかかわらず,平均血圧65 mmHg以上を維持するのに昇圧薬が必要であり,かつ乳酸が2 mmol/L,あるいは18 mg/dL以上であればセプティックショックと診断する.

3) **病歴(手早く)**:先行感染の有無,感染場所(市中発症か院内発症か),感染巣の推定,糖尿病の既往.
4) **身体所見(手早く)**:項部硬直,HEENT(Head, Eyes, Ears, Nose, Throat),心雑音,肺雑音,腹部所見,毛細血管再充満時間の延長,斑状皮疹.
5) **12誘導心電図**:[鑑別]心筋梗塞,肺塞栓.
6) **気管挿管の適応判断**:意識障害,低酸素血症,呼吸不全,低血圧,高乳酸血症など.
7) 観血的動脈ライン挿入,経時的血液ガス分析施行.
8) **心臓超音波検査(状況に応じて)**

   [鑑別]急性心筋梗塞,心タンポナーデ,急性大動脈解離,肺塞栓,低容量性ショック

   [検査所見] ①下大静脈径,②局所心室壁運動異常,③心室中隔平坦化,右室拡大,④心囊液貯留,大動脈弁閉鎖不全症(AR),⑤左室収縮能低下

3 病態の把握・診断の進め方

1) セプシス/セプティックショックは緊急病態であり,蘇生と治療を迅速に行う.病態に伴う低灌流がある場合,最初の3時間以内に,晶質液を最低30 mL/kg投与する.初期蘇生輸液のあとに追加の輸液をするかは,循環動態を繰り返し評価し判断す

る．再評価は利用可能な身体所見（HR，血圧，PaO$_2$，RR，BT，尿量）の評価と臨床検査を用いて行う．
2）原因検索：胸部 X 線，腹部 X 線，頭部 CT，胸部・腹部造影 CT，尿検査，必要があれば髄液検査，深在性真菌感染症が疑われる場合には β-$_D$-グルカン測定も検討．
- 血液培養（最低 2 セット）採取後，来院 1 時間以内に経験的抗菌薬の投与（表 1，2）．初回投与時には，腎機能に関係なく通常量を投与する．

3）感染源コントロール（source control）
- 膿瘍，腹膜炎，胆道感染症などは，超音波ガイド下または手術的にドレナージ．感染壊死組織は切除．
- 中心静脈カテーテル留置例では抜去．
- その他，感染部位の異物抜去（気管チューブ，膀胱留置カテーテルなど）．

4 引き続き行う処置

1） ショックの種類が明確に診断できない場合は，さらに循環動態評価（心機能など）を行う．輸液反応性を評価するために，利用可能であれば静的指標〔中心静脈圧（CVP）や血圧など〕より動的指標〔脈拍や 1 回拍出量の呼吸性変動（SVV），受動的下肢挙上（PLR）〕を用いる．

2） 血管作動薬を必要とするセプティックショックの場合は 平均動脈血圧（MAP）＞65 mmHg を最初の目標とする．

3） 乳酸値上昇がある患者では組織低灌流の指標として，乳酸値の正常化を目指した蘇生輸液を行う．

4） セプティックショックに対して抗菌薬の併用療法を行った場合は，臨床的改善もしくは感染の改善の根拠をもって最初の数日以内に併用療法を中止し，de-escalation する．原因菌が検出された場合（培養が陽性）も，経験的治療の場合（培養が陰性）でも適用される．

5 血液培養の取り方

1） 穿刺部をアルコール含有クロルヘキシジン，あるいはアルコール清拭後に水溶性 10％ポビドンヨードで消毒する．

2） 静脈穿刺により，1 セットあたり 20 mL を 2 セット以上（感染性心内膜炎を疑う場合には 3 セット）採取する．

表1 市中発症のセプシス/セプティックショックを起こしやすい感染臓器と起因菌,経験的抗菌薬の投与例

感染臓器別		起因菌	経験的抗菌薬(例)
市中肺炎		肺炎球菌,インフルエンザ桿菌,レジオネラ,マイコプラズマ	タゾバクタム・ピペラシリン,イミペネム・シラスタチン,メロペネム または セフトリアキソン(セフォタキシム)＋クリンダマイシン ＋ シプロフロキサシン,アジスロマイシン,バンコマイシン(MRSAが疑われる場合)
尿路感染症		大腸菌,クレブシエラ,プロテウス,エンテロバクター,腸球菌	セフトリアキソン,シプロフロキサシン または アンピシリン＋ゲンタマイシン
市中発症腹腔内感染症		バクテロイデスなどの嫌気性菌,大腸菌などのグラム陰性桿菌	イミペネム・シラスタチン,メロペネム,タゾバクタム・ピペラシリン
複雑性皮膚軟部組織感染症	市中発症で下記のリスクなし	A群溶血性レンサ球菌,MSSA,クロストリジウム	ベンジルペニシリン＋クリンダマイシン
	糖尿病壊疽,虚血肢,医療行為関連	黄色ブドウ球菌,緑膿菌などの病院型グラム陰性桿菌	タゾバクタム・ピペラシリン,イミペネム・シラスタチン,メロペネム,ドリペネム ± バンコマイシン,ダプトマイシン
市中発症髄膜炎		肺炎球菌,髄膜炎菌,インフルエンザ桿菌,リステリア	高用量セフトリアキソン(2gを12時間ごと),高用量セフォタキシム(2gを4時間ごと) ＋ 高用量バンコマイシン(20 mg/kgを12時間ごと)
市中発症感染巣不明		肺炎球菌,髄膜炎菌および大腸菌などのグラム陰性桿菌	セフトリアキソン(セフォタキシム),イミペネム,メロペネム,ドリペネム,タゾバクタム・ピペラシリン

表2 院内発症のセプシス/セプティックショックを起こしやすい感染臓器と起因菌,経験的抗菌薬の投与例

感染臓器別	起因菌	経験的抗菌薬(例)
院内肺炎,人工呼吸器関連肺炎,医療行為関連肺炎	肺炎球菌,インフルエンザ桿菌,MSSA,大腸菌や肺炎桿菌	セフトリアキソン(セフォタキシム)またはスルバクタム・アンピシリン
	緑膿菌リスクあり:上記に加えて,緑膿菌を含む病院型グラム陰性桿菌	セフェピム,タゾバクタム・ピペラシリン,イミペネム・シラスタチン,メロペネム,ドリペネム + レボフロキサシン(ニューキノロン薬を使用していない場合),アミカシン
	MRSAリスクあり	上記に加えて,バンコマイシンまたはリネゾリド併用
医療行為関連尿路感染症	大腸菌,緑膿菌,腸球菌	タゾバクタム・ピペラシリン,イミペネム・シラスタチン,メロペネム,ドリペネム,シプロフロキサシン ± ゲンタマイシンまたはアミカシン
院内発症腹腔内感染症	バクテロイデスなどの嫌気性菌,大腸菌などのグラム陰性桿菌,緑膿菌などの病院型グラム陰性桿菌	タゾバクタム・ピペラシリン,イミペネム・シラスタチン,メロペネム,ドリペネム ± バンコマイシン ± フルコナゾールまたはミカファンギン
脳外科術後髄膜炎	MRSAを含む黄色ブドウ球菌,緑膿菌を含む病院型グラム陰性桿菌	高用量バンコマイシン(20 mg/kgを12時間ごと) + 高用量セフェピム(2 gを8時間ごと)または高用量メロペネム(2 gを8時間ごと)
カテーテル関連血流感染症	表皮ブドウ球菌,黄色ブドウ球菌(MRSAも含む),緑膿菌を含む病院型グラム陰性桿菌	バンコマイシン + セフェピム,タゾバクタム・ピペラシリン,イミペネム・シラスタチン,メロペネム ± ゲンタマイシンまたはアミカシン ± フルコナゾールまたはミカファンギン
院内発症感染源不明	緑膿菌などの病院型グラム陰性桿菌,MRSAを含む黄色ブドウ球菌	セフェピム,タゾバクタム・ピペラシリン,イミペネム・シラスタチン,メロペネム,ドリペネム + バンコマイシン ± アミカシン

3） カテーテル関連血流感染症を疑う場合，1セットはカテーテルから採血する．
4） 好気・嫌気培養ボトルに分注する際には，培養ボトルのゴム栓は，注入前に皮膚同様の消毒を行う．

6 入院・帰宅の判断

- すべて ICU 入院，集中治療管理．
- ICU のない施設では，血液培養採取後に経験的抗菌薬投与を行い，並行して高次医療機関への転院搬送を検討．

参考文献
1) Rhodes A, et al：Surviving Sepsis Campaign：International Guidelines for Management of Sepsis and Septic Shock：2016. Crit Care Med 45(3)：486-552, 2017
2) Singer M, et al：The Third International Consensus Definications for sepsis and septic shock(Sepsis-3). JAMA 315(18)：801-810, 2016

（林田 敬）

7 アナフィラキシーショック

POINT

- アナフィラキシー(IgE や補体系を介さないアナフィラキシー様反応を含む)を認識したら，早期治療をすべてに優先する．
- 重症例は致死的(喉頭浮腫・窒息，ショック，喘息発作)で，治療には二次心肺蘇生法(ACLS)(蘇生法，輪状甲状間膜切開など)が必須．
- 治療の第1選択はアドレナリン筋注(それ以外の治療はエビデンスなし)．

1 最初の処置(アナフィラキシーの認識と初療)

- 急性発症で，全身皮膚紅潮を伴う呼吸器または循環器系症状などは，アナフィラキシーを考える．可能なら原因物質を除去し，ただちに ABC を評価．
1） バイタルサイン，酸素投与，静脈路確保，心電図モニター，血液ガス分析．
2） **病歴(手早く)**：現病歴(推定される原因物質，曝露からの経過時間，食事や運動との関連)，既往歴(アレルギー歴，喘息・心疾

患・高血圧），内服薬（β遮断薬など）．
3) **身体所見(手早く)**：皮膚紅潮，蕁麻疹，舌・口唇の腫脹，嗄声，喘鳴．

2 重症度の判定

- ショック，呼吸困難（喘息発作，喉頭浮腫による窒息）は重症．

3 病態の把握，診断の進め方

1) 早期診断が重要．現病歴・既往歴から原因物質を推定する．小麦・甲殻類など摂取後の運動によって誘発される食物依存性運動誘発性アナフィラキシーにも注意する．
2) 下記のいずれかに当てはまればアナフィラキシーと診断．
- 急性発症の皮膚粘膜症状を伴う呼吸器または循環器系症状．
- 既知のアレルゲン曝露後の低血圧．
- 推定される原因物質への曝露後に生じた2系統以上の症状（詳細下記）．

皮膚粘膜系	皮膚の紅潮・蕁麻疹・瘙痒感．舌の腫脹，目・鼻・口の粘膜の血管拡張・浮腫．
呼吸器系	くしゃみ，喉頭浮腫による呼吸困難や嗄声，喘息様発作．
循環器系	低血圧（血管拡張・透過性亢進による），心筋虚血，不整脈．
神経系	失神，めまい，意識障害．
消化器系	嘔気，嘔吐，腹痛，下痢．

4 引き続き行うべき救急処置

- 治療の基本はアドレナリン・輸液・酸素投与．

1) First line treatment

(1) アドレナリン筋注が第1選択（静脈路確保前や非熟練医の場合）
 1) アドレナリン注（1 mg/A） 0.3～0.5 mL 大腿前外側に筋注
  （改善がなければ5～15分後に同量を再投与可）
- 熟練医または筋注無効時は 2) を考慮．
 2) アドレナリン注 1 mg/A を 500 mL の生理食塩液に溶解．
  小児用点滴で 30～120 mL/時（1～4 μg/分）で点滴静注．血圧の反応をみて漸減．過量投与による副作用に注意
- 心肺停止（CPA）に至った場合は ACLS に準じて治療（☞p50）．

(2) 輸液：生理食塩液など細胞外液の急速点滴静注．

(3) 酸素投与：高流量で酸素投与．必要に応じて気管挿管．時機を

逸すると喉頭浮腫のため気管挿管が困難となる．その場合は輪状甲状間膜切開（☞p398）．

2）Second line treatment
(1) 抗ヒスタミン薬（H_1 受容体拮抗薬）
1）クロルフェニラミン（クロダミン注）　10〜20 mg　静注
- 経験的に皮膚粘膜症状の軽減には有効．現時点では H_2 受容体拮抗薬の使用を推奨できる根拠はない．

(2) コルチコステロイド
1）メチルプレドニゾロンコハク酸エステル（ソル・メドロール®注）　125 mg　静注
- 作用発現には数時間かかる．現時点では二相性反応の抑制に有効とする根拠に乏しい．

(3) その他：グルカゴン（アドレナリンが無効の患者．特に β 遮断薬を投与されている患者に有効）．吸入 β アドレナリン作用薬（気管支喘息発作を生じた患者には短時間作用型気管支拡張薬の吸入が有効）．

5 合併症とその対策
- ショックや喉頭浮腫による気道閉塞から CPA に至る可能性あり．症状が改善するまで観察する．

6 入院・帰宅の判断
- 二相性反応の発症の正確な予測はいまだ困難．
  - よって重症アナフィラキシーの患者は少なくとも 6〜8 時間の経過観察が必要．年齢，症状遅延，心肺疾患などの重症な併存疾患，その他必要に応じてより長時間（または入院で）の観察を考慮する．
- 日常生活でアナフィラキシーの原因（ハチ毒，食物，薬物など）の曝露が避けられない可能性がある場合，自己注射用のアドレナリン（エピペン®）の処方を考慮．処方にはエピペン®処方登録医制度あり．

参考文献
1) Simons FE, et al : World Allergy Organization guidelines for the assessment and management of anaphylaxis. World Allergy Organ J 4(2) : 13-37, 2011
2) 日本アレルギー学会（監）：アナフィラキシーガイドライン．日本アレルギー学会, 2014 年 11 月発行 http://www.jsaweb.jp/modules/journal/index.php?content_id=4

〈関根和彦〉

8 神経原性ショック

POINT

- 血液分布異常性ショックの1つであり,著明な血管拡張によって相対的に血管内容量が減少する.
- 他の血液分布異常性ショック(敗血症性ショックやアナフィラキシーショック)と異なり,徐脈を呈することが多い.
- 輸液と昇圧薬がともに有効である.

1 最初の処置

- 気道確保,呼吸の確認,酸素投与,静脈路確保.
- バイタルサイン,心電図.
- **輸液**:乳酸リンゲル液など細胞外液の急速点滴静注.ショック体位は呼吸循環を改善させないためとらない.むしろ,神経原性ショックの疑いがある場合,原因が診断されるまでは,仰臥位での全脊柱固定を継続する.

2 重症度の判定

- 神経原性ショックは重症度,緊急度が高い疾患である.
- **末梢循環不全の評価**:低血圧の程度よりも,不穏,意識障害,尿量低下などの血流不全による症状をとらえる.
- **乳酸値(lactate)の測定**:血液ガス検査でも測定可能.乳酸値が2 mmol/Lを超えるときは,末梢循環不全が示唆される.乳酸値が4 mmol/L以上で重症である.

3 病態の把握,診断の進め方

1) 脊髄損傷(spinal cord injury)

- 脊髄にある自律神経の損傷によって起きる.
- 外傷患者に神経原性ショックを疑った場合,出血性ショックの合併に注意する.活動性の出血がないことが確定するまでは,神経原性ショックと断定しない.
- 画像検査の前に,身体所見で正常な機能を認める最も低位の脊髄レベルを記録する.この診察は必要に応じて繰り返す.
- 損傷が疑われる脊髄レベルに関係なく,全脊柱固定を継続する.
- ショック改善後,CTによる脊椎の外傷と,MRIによる脊髄の外

傷の画像診断を行う.

2）脳幹部障害
- 延髄にある循環調節中枢の障害によって神経原性ショックとなる.
- 脳幹部の脳梗塞, 脳出血, 腫瘍, あるいは脳ヘルニアが原因となる.
- 神経原性ショックの主病態である著明な血管拡張に加えて, 心拍出量が減少する. 呼吸中枢障害による呼吸不全を伴うことが多い.
- 病巣に合わせて脳神経症状, 錐体路症状, 感覚障害, 小脳症状が出現するため, 神経学的所見を記録する.
- 頭部 CT や頭部 MRI にて診断する.

3）脊椎麻酔に伴う神経原性ショック
- 脊椎高位のクモ膜下腔に流入した局所麻酔薬により起こる.
- 局所麻酔薬を注入してから数分〜15分程度で起こることが多く, 原因が明らかなため診断が容易である.
- 脊椎麻酔後の低血圧を認めた場合, 末梢循環不全の有無を評価する. 必要に応じて乳酸値の測定を行う.

4 引き続き行うべき救急処置
- **輸液**：乳酸リンゲル液など細胞外液の点滴静注. 適正補液量に対する議論は多いが, 30 mL/kg の投与は妥当である.
- **昇圧薬**

> - ノルアドレナリン(ノルアドリナリン® 注)0.01〜0.5 μg/kg/分の持続投与. 徐脈を認める場合はドパミン(イノバン® 注)2〜20 μg/kg/分の持続投与も可.
> - 平均動脈血圧 65 mmHg 以上を目標とする. 脊髄損傷の場合, 平均動脈血圧 85〜90 mmHg 以上を目標とすることもある. 脳幹部障害の場合, 脳圧に合わせて目標の血圧を定める.

- 画像検査はショック改善後に行う.

5 合併症とその対策
- 神経原性ショックによる末梢循環不全が進行すると, 臓器不全を発症する. 急性腎不全, 肝不全, 脳梗塞, 急性冠症候群などの発症に注意する. それぞれに対して評価, 治療を行う.
- 脊髄損傷の場合, その他の外傷の合併に注意する. 特に出血性ショックの併存は見逃してはならない. また, 呼吸筋麻痺を認めた場合には人工呼吸器を使用する.
- 脳幹部障害の場合, 呼吸中枢の障害による呼吸不全や, 神経原性

肺水腫を合併する．肺水腫に対しては，利尿薬や人工呼吸器を使用する．

6 入院・帰宅の判断

- 神経原性ショックは集中治療管理が必要な病態であり，入院が必要である．

(山元 良)

9 意識障害の鑑別と緊急処置

POINT

- 意識障害は中枢神経疾患のみでなく，全身性の要因でも生じる．
- まず ABC を確認し，バイタルサインを安定化させる．
- 緊急性の高い疾患から除外する．
- 原因は多岐にわたるうえ重複する場合もあるので，決められた手順に従い診察，検査を行い見落としなく診療する．

1 最初の処置

- 意識レベル確認：JCS，GCS(☞p518)．
- ABC 確認，酸素飽和度チェック，簡易血糖測定．

心肺停止(CPA)	二次心肺蘇生法(ACLS)
ABC 異常	気道確保，呼吸・循環管理，静脈路確保，心電図
SpO_2 低下	動脈血液ガス分析，SpO_2 モニタリング，酸素投与
嘔吐	側臥位(意識障害が高度なら気道確保を考慮)
体温異常	40℃以上→クーリング，低体温→復温
痙攣	ジアゼパム(セルシン®)5〜10 mg 緩徐に静注
低血糖(60 mg/dL 以下)	50%ブドウ糖 40 mL 静注
頭部外傷	頸椎保護

2 重症度の判定

- 一般に意識障害が高度であるほど重症と判断するが，高度でも適切な治療で速やかに改善する場合もある．原因を明らかにし，疾患の重症度により判定する．

表1　意識障害をきたす原因と診断法

全身性	バイタルサイン	・血圧：低下(→ CPA，ショック)，高値(→脳卒中，高血圧性脳症，褐色細胞腫) ・体温：高体温，低体温
	(簡易)血糖	低血糖，非ケトン性高浸透圧性昏睡
	血液ガス	低酸素血症，CO_2 ナルコーシス
	血液検査	・貧血(高度) ・臓器不全：肝性脳症，尿毒症 ・電解質異常：高 Na，低 Na，高 Ca ・凝固異常：血栓性微小血管障害症，トルソー症候群 ・内分泌異常：下垂体機能障害，甲状腺クリーゼ，橋本脳症，粘液水腫，副腎不全 ・膠原病：中枢神経系ループス，結節性多発動脈炎 ・栄養障害：ビタミン B_1 欠乏，ニコチン酸欠乏 ・感染：重症感染症，敗血症
	病歴	・中毒：アルコール，薬物，毒物，CO ・環境障害：寒冷曝露，高温環境(→体温異常)
	身体所見	・外傷(→ショック，低酸素血症)：胸腹部，骨盤外傷
中枢性	画像検査	・脳血管障害：脳梗塞，脳出血，クモ膜下出血，脳静脈血栓症，中枢神経限局性血管炎 ・頭蓋外血管障害：内頸動脈閉塞，急性大動脈解離→造影CTなど ・脳腫瘍：神経膠腫，髄膜腫，悪性リンパ腫，転移性脳腫瘍 ・PRES(posterior reversible encephalopathy syndrome) ・頭部外傷：硬膜下血腫，硬膜外血腫，脳挫傷，びまん性軸索損傷 (＋髄液検査) ・脱髄疾患(ADEM)，自己免疫性脳炎 ・中枢神経系感染症：髄膜炎，脳炎，脳膿瘍 (＋脳波) ・てんかん
その他		精神疾患

3 病態の把握・診断の進め方

- 意識障害の原因は全身性，中枢性と多岐にわたる(表1)．原因となる疾患・病態が重複する場合もあるので見落としのないよう網羅的に評価する．
- 以下に述べるポイントを参考に，診察を行うとともに，ルーチン検査を実施する．意識障害をきたす全身性の要因については一般身体所見とルーチン検査で鑑別を進め，中枢性の要因については

表2 一過性意識障害の鑑別

失神	起立性低血圧	• 自律神経障害（多系統萎縮症, Parkinson 病, レビー小体型認知症, 糖尿病, アミロイドーシス） • 薬剤（降圧薬, 抗 Parkinson 病薬）, アルコール • 循環血液量減少（出血, 下痢などによる脱水）
	神経調節性失神症候群	• 血管迷走神経反射 • 頸動脈過敏症候群 • 状況失神（咳嗽, 嚥下, 排便, 排尿, 食後） • 舌咽・迷走神経痛
	心原性	• 不整脈（徐脈性, 頻脈性） • 器質的心疾患・心肺疾患：狭窄性弁膜症, 急性心筋梗塞, 閉塞性肥大型心筋症, 心房粘液腫, 心タンポナーデ, 急性大動脈解離, 大動脈弁狭窄症, 肺血栓塞栓症, 肺高血圧症 • 脳血管性：盗血症候群（subclavian steal syndrome）, 過呼吸, クモ膜下出血
失神以外で一過性意識障害をきたす病態		• 代謝性疾患：低血糖, 低酸素血症 • てんかん • 中毒（急性アルコール中毒を含む） • 脳震盪 • 椎骨脳底動脈系の一過性脳虚血発作
失神とよく似ているが, 意識障害を伴わない病態		• 転倒 • 脱力発作症候群（cataplexy syndrome） • 転倒発作（drop attack） • 心因反応 • 頸動脈起源の一過性脳虚血発作

神経学的所見と頭部画像検査を中心に鑑別を進める．これらの過程で必要と判断したら，適宜，追加の検査を実施して診断を確定する．

- 意識障害が一過性の場合には失神を中心に鑑別を進める（表2）．

1）診察

- 病歴，バイタルサイン・一般身体所見，神経学的所見から病態，疾患を想起する．

(1) 病歴

発見時の状況	薬の空き瓶, シート	薬物中毒
	農薬	有機リン中毒
	火災現場, ガス吸入	CO 中毒
	抗血栓薬	頭蓋内出血, 脳梗塞

現病歴	前駆症状（冷汗，眼前暗黒感），顔面蒼白，臥位にて短時間で意識回復	失神
	激しい，経験したことのない頭痛	クモ膜下出血
	頭痛＋一過性意識障害	クモ膜下出血
	後頚部痛（特に片側，拍動性）	椎骨動脈解離
	回転性めまい	小脳出血，脳幹梗塞
	嘔吐	小脳出血，頭蓋内圧亢進，薬物中毒
	痙攣，失禁，外傷・咬舌	てんかん
	発熱，頭痛	髄膜炎，脳炎，急性散在性脳脊髄炎（ADEM）
	胸背部痛・腹痛	大動脈解離
	アルコール多飲，栄養障害	Wernicke 脳症（ビタミン B_1 欠乏）
既往歴・基礎疾患・家族歴	パーキンソニズム，認知症	レビー小体型認知症
	片頭痛	家族性片麻痺性片頭痛，脳幹性前兆を伴う片頭痛
	甲状腺疾患	甲状腺クリーゼ，橋本脳症，粘液水腫
	心房細動（AF）	脳塞栓症，脳出血
	慢性閉塞性肺疾患（COPD）	CO_2 ナルコーシス
	肝硬変	肝性昏睡
	糖尿病	低血糖，高血糖
	慢性腎不全	透析性脳症（透析例），尿毒症
	担癌患者	転移性脳腫瘍，高 Ca 血症，傍腫瘍性辺縁系脳炎

(2) バイタル・一般身体所見

呼吸	呼吸数減少	中毒（モルヒネ，バルビツール酸系薬剤），CO_2 ナルコーシス
	呼吸数増加	低酸素血症，アシドーシス，高体温，中毒（エタノール，サリチル酸）
	Cheyne-Stokes 呼吸	大脳半球深部，間脳，橋上部の両側性障害
	Kussmaul 呼吸	代謝性アシドーシス
	失調性呼吸	延髄の障害
脈拍	徐脈	頭蓋内圧亢進，房室ブロック，洞不全症候群
	頻脈	ショック，発熱，中毒，不整脈

血圧	ショック	心原性,循環血液量減少性,アナフィラキシー,敗血症性,神経原性
	血圧>200/120 mmHg	脳卒中,高血圧性脳症,慢性腎臓病,褐色細胞腫
体温	高体温	感染症(敗血症,髄膜炎,脳炎),熱中症,悪性高熱症
	低体温	低血糖,感染性ショック,副腎機能不全,甲状腺・下垂体機能低下,バルビツール酸系中毒
皮膚所見	蒼白	貧血,出血性ショック
	発汗	低血糖,心不全,ショック,甲状腺クリーゼ
	乾燥	脱水,糖尿病性昏睡
	黄疸	肝性脳症
	色素沈着	Addison病
	紫斑,動悸,呼吸困難	血栓性微小血管障害症
	耳介後側の皮下血腫	頭蓋底骨折
	舌の咬傷・両側手背の擦過傷	てんかん
	注射痕	麻薬中毒
口臭	アルコール臭	急性アルコール中毒
	アセトン臭	ケトアシドーシス
	アンモニア臭	肝性脳症
その他	腹水,羽ばたき振戦	肝性脳症
	浮腫	心不全,肝硬変,腎障害,甲状腺機能低下症,低栄養

(3) 神経学的所見

瞳孔	両側散瞳	中毒(アルコール,バルビツール酸系薬剤,アンフェタミン,アトロピン)
	両側縮瞳	中毒(ヘロイン,モルヒネ,有機リン)
	両側針先瞳孔	橋出血
	片側散瞳	鉤ヘルニア,IC-PC動脈瘤,中脳病変,緑内障
眼位	共同偏倚	テント上病変では病巣側,てんかんやテント下病変では健側偏倚
	両眼内下方共同偏倚	視床出血
	斜偏倚(一側の眼球が下転,他側が上転)	後頭蓋窩病変(脳幹梗塞,橋・小脳出血)

眼球運動	眼球彷徨(水平方向にゆっくりさまよう動き)	脳幹機能が保たれていることを示す
	眼球浮き運動(急速な下方偏位→ゆっくり正常位)	脳幹障害があることを示す
脳幹反射	対光反射消失	反射弓(II → III)の障害
	角膜反射消失	反射弓(VI → VII)の障害
	頭位変換眼球反射消失	反射弓(VIII → III, IV, VI)の障害
運動系	除脳硬直(四肢伸展回内位)	脳幹障害,高度な代謝性脳症
	除皮質硬直(上肢屈曲内転,下肢伸展位)	広範な大脳半球の障害
	麻痺	眼窩上縁圧迫試験,腕落下試験,下腿落下試験で判定
感覚系		痛覚刺激に対する反応で感覚障害を判定
反射		腱反射の左右差,病的反射の有無で錐体路障害を評価
髄膜刺激徴候(項部硬直, Kernig徴候)		髄膜炎,クモ膜下出血,脳室内出血

2) **ルーチン検査**:血糖,血算,生化学,心電図,(胸部X線,動脈血液ガス分析,頭部CT).失神の場合にはカッコ内の検査は省略可.

3) **追加検査**:ルーチン検査では診断が困難な病態,疾患が想起された場合には,追加検査を行って診断を確定する.

CO中毒	COHb測定	髄膜炎,脳炎	髄液検査,頭部MRI(造影)
薬物中毒	薬物中毒検出用キット(トライエージDOA®).	Wernicke脳症	ビタミンB_1,頭部MRI
てんかん	乳酸,NH_3,脳波	肝性脳症	NH_3,脳波,頭部MRI
脳梗塞	頭部MRI(拡散強調像含む),MRA	大動脈解離	体部CT(単純,造影)

(山口啓二)

10 脳血管障害

POINT

- 意識障害，言語障害，片麻痺，半身感覚異常，歩行障害があれば本症を疑う．
- 非典型的症状（異常行動，頭痛，視野欠損，一過性意識障害など）に注意．
- 急性期脳梗塞では再灌流療法を検討し，発症 4.5 時間以内に治療可能なら血栓溶解療法（rt-PA 静注療法），6 時間以内なら血栓回収療法を考慮．

1 最初の処置

1）バイタルサイン確認，酸素飽和度チェック，簡易血糖チェック
→緊急処置考慮．

低酸素血症	酸素投与（SpO_2 > 94%に維持）
低血糖（60 mg/dL 以下）	50%ブドウ糖 20 mL 静注
嘔吐	側臥位
痙攣	ジアゼパム（セルシン® 注）5～10 mg を緩徐に静注

2）問診

病歴，症状の確認	激しい頭痛	クモ膜下出血考慮
	胸背部痛	大動脈解離考慮
	後頭部痛	椎骨動脈解離考慮
最終健常確認時刻の確認：再灌流療法可能な時間→脳卒中専門医，家族に連絡	rt-PA 静注療法	発症 4.5 時間以内に治療可能なら考慮
	血管内治療	発症 6 時間以内に治療可能なら考慮

3）身体所見：大まかな神経所見確認．

- 言語（構音障害，失語）
- 視野（半盲など）
- 瞳孔（不同，縮瞳）
- 眼球（共同偏視，眼球運動障害）
- 顔面麻痺（鼻唇溝狭小化）
- 運動系（Barré 徴候，膝立て）
- 感覚系（知覚低下）
- 歩行障害

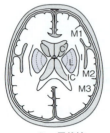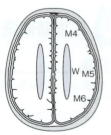

ASPECTS (CT画像で評価)	C：尾状核 I：島皮質 L：レンズ核 IC：内包（膝，後脚のみ） M1：ant MCA	M2：lat MCA M3：post MCA M4：sup M1 M5：sup M2 M6：sup M3	
		Total score 0〜10	
ASPECTS-DWI (MRIの拡散強調像で評価)	W：深部白質（放線冠）	Total score 0〜11	

図1 ASPECTS, ASPECTS-DWI score

4）検査

採血，静脈路確保	・末梢血 ・凝固〔活性化トロンボプラスチン時間（APTT），PT-INR，Dダイマー〕	・生化学〔肝・腎機能，アミラーゼ，電解質，トリグリセリド（TG），LDL，HDL，血糖，HbA1c，C反応性蛋白（CRP），脳性ナトリウム利尿ペプチド（BNP）〕
頭部CT	出血なし→頭部MRI	
胸部X線，心電図		

2 重症度の判定

- 高度の意識障害を認めたら一般に予後不良．
- 脳梗塞

NIH stroke scale （☞p528）	点数が高いほど重症．26点以上ではrt-PA静注療法の出血リスクが特に高い．
ASPECTS score（図1）	点数が低いほど脳梗塞が大きく重症．7点がMCA領域の1/3に相当．

- **脳出血**：出血部位，血腫量，脳ヘルニアの有無で総合的に判断．
- **クモ膜下出血**：重症度分類（表1）のグレードが高いほど重症．

表1 クモ膜下出血の重症度分類

1) WFNS(世界脳神経外科連合)分類

Grade	GCS score	主要な局所神経症状(失語あるいは片麻痺)
I	15	あり
II	14〜13	なし
III	14〜13	あり
IV	12〜7	有無は不問
V	6〜3	有無は不問

2) Hunt and Hess 分類

Grade I	無症状か,最小限の頭痛および軽度の項部硬直をみる.
Grade II	中等度から強度の頭痛,項部硬直をみるが,脳神経麻痺以外の神経学的失調はみられない.
Grade III	傾眠状態,錯乱状態,または軽度の巣症状を示すもの.
Grade IV	昏迷状態で,中等度から重篤な片麻痺があり,早期除脳硬直および自律神経障害を伴うこともある.
Grade V	深昏睡状態で除脳硬直を示し,瀕死の様相を示すもの.

3 病態の把握・診断の進め方

- 病歴,診察→脳卒中,合併症の想定,基礎疾患の確認.
- 頭部 CT →脳卒中病型診断.

CT 高吸収域あり	出血性脳卒中(脳出血,クモ膜下出血)→再灌流療法対象外		
CT 高吸収域なし (脳梗塞疑い)	早期虚血性変化 →急性期脳梗塞	脳虚血所見	レンズ核構造の消失,島皮質の消失,皮髄境界不鮮明化,脳溝の消失
		血管閉塞所見	hyperdense MCA sign, MCA dot sign

- 採血,胸部 X 線,心電図→合併症の確認.

4 引き続き行う救急処置

1) 脳梗塞

(1) 検査

- 頭部 MRI(拡散強調画像,FLAIR など),MRA →脳梗塞病型・病態把握.

拡散強調画像:高信号域あり	脳梗塞,高信号域なし→ TIA(一過性脳虚血発作)
MRA:主幹動脈閉塞あり	血栓回収療法考慮

- NIHSS(☞p528)→神経学的重症度評価.
- 心臓超音波
- 頸動脈超音波
- 発作性心房細動疑い→24時間以上の心電図モニター(ホルター心電図など)
- 大動脈解離の疑い→胸部造影CT

(2) 治療

① rt-PA静注療法

- **対象**:発症4.5時間以内に治療開始可能な脳梗塞.
- **診療手順**

対象患者と判明	脳卒中医診療要請		
脳保護療法	エダラボン(ラジカット®点滴静注バッグ) 30 mgを30分で点滴静注		
チェックリスト確認	☞表2		
適応の判断	禁忌項目あり	適応なし	
	禁忌項目,慎重投与項目なし	適応あり	
	禁忌項目はないが慎重投与項目あり	脳卒中チームで合議し適応を判断	
投与の最終決定	「リスクとベネフィット」の説明		
	患者ないしは代諾者の同意の取得	慎重投与項目なし	可能な限り同意を取得
		慎重投与項目あり	十分な説明に基づく同意が必要
rt-PA静注療法開始	アルテプラーゼ(アクチバシン®注) 0.6 mg/kg(最大60 mg)を生理食塩液に希釈し,10%を1〜2分で静注,残りをシリンジポンプで1時間かけて持続静注.		
投与後の管理	脳卒中ケアユニット(SCU)あるいはそれに準じた病棟で管理		
	血圧管理	収縮期血圧180 mmHg,拡張期血圧105 mmHg以下に降圧	
	神経学的評価	症状が増悪したら頭部CT	

② 血栓回収療法

対象	rt-PA静注療法が無効/不十分/適応外で,発症6時間以内に治療開始可能な主幹動脈閉塞による急性期脳梗塞.
方法	Penumbraシステムやステント型脳血栓回収機器による血栓除去.

③ **その他の急性期治療**：再灌流療法を行わない場合には以下の治療を行う．

a. 抗血栓療法

	対象	投与法
アルガトロバン(アルガトロバン注)	発症48時間以内のアテローム血栓性脳梗塞	60 mgを輸液で希釈し24時間で持続点滴
オザグレルナトリウム(カタクロット®注)	発症5日以内の脳血栓症	80 mgを電解質液あるいはブドウ糖液に溶解して点滴静注　1日2回
アスピリン(バイアスピリン®錠)	発症48時間以内の脳梗塞	160〜300 mg/日内服
ヘパリン(ヘパリンNa注)	心原性脳塞栓症で出血性変化がない場合に考慮	ヘパリン原液500単位/時前後で持続投与開始．APTTが前値の1.5〜2倍に調節

b. 脳保護療法

対象	発症24時間以内の脳梗塞で重篤な腎機能障害がない場合．
投与法	エダラボン(ラジカット®点滴静注バッグ)30 mgを30分かけて点滴静注，1日2回

c. 脳浮腫に対する治療

対象	頭蓋内圧亢進を伴う大梗塞
投与法	濃グリセリン・果糖(グリセオール®注)200 mLを1時間で点滴静注，1日2〜4回

d. 血圧管理(rt-PA静注療法未施行例)

左記の場合には慎重に降圧	・収縮期血圧>220 mmHgまたは拡張期血圧>120 mmHgが持続 ・大動脈解離，急性心筋梗塞，心不全，腎不全の合併
	ニカルジピン(ペルジピン®注)(10 mg/10 mL)1 Aを生理食塩液50 mLに希釈し，10 mL/時で点滴静注(前値の85〜90%程度を目標に適宜調節)．

e. 脂質異常症の治療：スタチン，EPA．

表 2　rt-PA 静注療法のチェックリスト

1. 適応外（禁忌）
- 1 項目でも「適応外」に該当すれば実施しない．

【発症～治療開始時刻】
発症時刻（最終未発症確認時刻）［　：　］，治療開始時刻［　：　］
- □ 治療開始（予定）時刻が発症 4.5 時間を超える

【既往歴】
- □ 非外傷性頭蓋内出血
- □ 1 か月以内の脳梗塞（TIA は含まない）
- □ 3 か月以内の重篤な頭部脊髄の外傷あるいは手術
- □ 21 日以内の消化管あるいは尿路出血
- □ 14 日以内の大手術あるいは頭部以外の重篤な外傷
- □ 治療薬の過敏症

【臨床所見】
- □ クモ膜下出血（疑）
- □ 急性大動脈解離の合併
- □ 出血の合併（頭蓋内，消化管，尿路，後腹膜，喀血）
- □ 収縮期血圧（降圧療法後も 185 mmHg 以上）
- □ 拡張期血圧（降圧療法後も 110 mmHg 以上）
- □ 重篤な肝障害
- □ 急性膵炎

【血液所見】
- □ 血糖異常（＜50 mg/dL，または＞400 mg/dL）
- □ 血小板 100,000/mm³ 以下
- □ PT-INR＞1.7
- □ APTT の延長〔前値の 1.5 倍（目安として約 40 秒）を超える〕

【CT/MRI 所見】
- □ 広汎な早期虚血性変化
- □ 圧排所見（正中構造偏位）

2. 慎重投与
- 1 項目でも「慎重投与」に該当すれば，適応の可否を慎重に検討．
- 特に下線をつけた 4 項目に該当する患者に対して発症 3 時間以降に投与する場合は，より慎重な検討が必要．
- 治療を実施する場合には患者本人・家族に「リスクとベネフィット」を正確に説明し同意を得る必要がある．
- 「慎重投与」項目に 1 つも該当しない場合は治療の適応であるが，「リスクとベネフィット」について，可能な限り患者ないしは代諾者に説明し，同意を得たうえで投与することが望ましい．

【年齢】
- □ <u>81 歳以上</u>

【既往歴】
- □ 10 日以内の生検・外傷

- ☐ 10 日以内の分娩・流早産
- ☐ 1 か月以上経過した脳梗塞(特に糖尿病合併例)
- ☐ 3 か月以内の心筋梗塞
- ☐蛋白製剤アレルギー

【神経症候】
- ☐ NIHSS 値 26 以上
- ☐軽症
- ☐症候の急速な軽症化
- ☐痙攣(既往歴などからてんかんの可能性が高ければ適応外)

【臨床所見】
- ☐脳動脈瘤・頭蓋内腫瘍・脳動静脈奇形・もやもや病
- ☐胸部大動脈瘤
- ☐消化管潰瘍・憩室炎, 大腸炎
- ☐活動性結核
- ☐糖尿病性出血性網膜症・出血性眼症
- ☐血栓溶解薬, 抗血栓薬投与中(特に経口抗凝固薬投与中)
- ☐月経期間中
- ☐重篤な腎障害
- ☐コントロール不良の糖尿病
- ☐感染性心内膜炎

2) TIA

非心原性 TIA	アスピリン(バイアスピリン®錠)160〜300 mg/日	
心原性 TIA	非弁膜症性心房細動	直接作用型経口抗凝固薬(表3), 適応外ならヘパリン
	その他	ヘパリン(ヘパリン Na 注)

3) 脳出血

(1) 保存的治療

血圧管理		ニカルジピン(ペルジピン®注, 10 mg/10 mL)2 A を生理食塩液 100 mL に希釈して点滴静注(収縮期血圧<140 mmHg を目標に適宜調節)
脳浮腫に対する治療	頭蓋内圧亢進を伴う脳出血	濃グリセリン・果糖(グリセオール®注)200 mL を 1 時間で点滴静注, 1 日 2〜4 回
消化性潰瘍予防	重症脳出血, 高齢者	ヒスタミン H_2 受容体拮抗薬(ガスター®)あるいはプロトンポンプ阻害薬(PPI, タケプロン®)を投与

表3 直接作用型経口抗凝固薬の用法用量

	用法用量	
ダビガトランエテキシラート(プラザキサ® カプセル)	1回150 mg 1日2回投与.右記に該当すれば1回110 mg 1日2回を選択.	• Ccr 30～50 mL/分 • P-糖蛋白阻害薬(ワソラン®, アミオダロン®, プログラフ® など)を併用 • 70歳以上の患者 • 消化管出血の既往を有する患者
リバーロキサバン(イグザレルト® 錠)	1回15 mg 1日1回投与.右記に該当すれば1回10 mg 1日1回に減量.	• Ccr 30～49 mL/分
アピキサバン(エリキュース® 錠)	1回5 mg 1日2回投与.右記の2項目以上に該当すれば1回2.5 mg 1日2回に減量.	• 80歳以上 • 体重60 kg以下 • Scr 1.5 mg/dL以上
エドキサバン(リクシアナ® OD錠)	1回60 mg 1日1回投与.右記の項目に該当すれば1回30 mg 1日1回に減量.	• 体重60 kg以下 • キニジン,ベラパミル,エリスロマイシン,シクロスポリンの併用. • Ccr 30～50 mL/分

(2) 外科的治療
- 開頭血腫除去術および血腫吸引術

適応	被殻出血	神経学的所見が中等症で,血腫量31 mL以上かつ血腫による圧迫所見が高度の場合に考慮.JCS 20～30程度の場合には定位的脳内血腫除去術が推奨.
	皮質下出血	脳表からの深さが1 cm以下の場合には考慮可.
	小脳出血	血腫径が3 cm以上で神経症候の増悪している場合や,脳幹圧迫による水頭症を合併した場合に考慮.

- 脳室ドレナージ:急性水頭症合併例.

4) クモ膜下出血
(1) 保存的治療

鎮静	ジアゼパム(セルシン® 注)5～10 mgを緩徐に静注
鎮痛	ペンタゾシン(ペンタジン® 注)15 mgを緩徐に静注
血圧管理	ニカルジピン(ペルジピン® 注,10 mg/10 mL)2Aを生理食塩液100 mLに希釈して点滴静注(収縮期血圧<160 mmHgを維持するように適宜調節)

(2) 動脈瘤評価：3D-CTA, MRA→脳血管撮影.
(3) 外科的治療
①再出血予防
a. 適応：クモ膜下出血の重症度分類(表1)に基づき考慮.

重症でない(Grade Ⅰ〜Ⅲ)	基本的に適応.
比較的重症(Grade Ⅳ)	年齢，動脈瘤の部位を考え判断.
最重症(Grade Ⅴ)	原則適応なし(ただし，脳内血腫や水頭症の外科的処置で改善が見込める場合には考慮可).

b. 治療法(発症72時間以内に施行)

開頭を伴う外科的治療(クリッピング術など)	頸部の広い動脈瘤，巨大動脈瘤など，血管内治療が不向きな症例で考慮.
血管内治療	外科的治療が困難な場合(後方循環系の動脈瘤，前床突起近傍の内頸動脈瘤，高齢者)，多発動脈瘤，手術・全身麻酔リスクの高い症例で考慮.

② 合併する頭蓋内病態に対する治療：外科的処置で症状の改善が見込める場合に考慮.
- 急性水頭症→脳室ドレナージ
- 脳内血腫→血腫除去術

5 合併症とその対策

- 急性期は脳卒中の進展リスクが高いばかりでなく，特に重症脳卒中では，心不全，不整脈，肺炎やその他の感染症，消化管出血などをしばしば合併するので，診療に適した病棟，病室(SCUなど)に入院させて管理する.

6 入院・帰宅の判断

- 急性期はTIAを含め原則入院.

(山口啓二)

11 代謝性脳症

A 総論

POINT

- 代謝性脳症は可逆的(治療により意識障害が改善)であることが多く,迅速に診断して治療を開始することが重要.
- 意識障害において,血糖値はバイタルサインの1つと考えるべき(必ずチェックする).

1 最初の処置

- 意識レベルを含めたバイタルサインの確認.
- ABC(気道・呼吸・循環)に問題があれば,呼吸・循環管理.
- 静脈路確保と簡易血糖値の測定(低血糖があれば50%ブドウ糖液40 mL 静注).

2 重症度の判定

- 意識障害の程度だけでなく,原因疾患の重症度で判断する.
- 代謝性脳症の種類(表1).

3 病態の把握・診断の進め方

- **病歴聴取**:意識障害の発症様式が参考になる.代謝性脳症では徐々に発症する場合が多い.糖尿病・腎不全・肝不全・呼吸器疾患・心不全の既往歴,内服薬の情報も重要.
- **身体所見**:原因疾患を示唆するヒントを得る(例:黄疸・腹水・羽ばたき振戦→肝性脳症,呼吸音減弱・喘鳴・ラ音・バチ状指→肺性脳症,アンモニア臭→尿毒症性脳症,発汗→低血糖).

表1 代謝性脳症の種類

・低血糖 ・高浸透圧性(高血糖など)☞p215 ・電解質異常(低 Na 血症,高 Na 血症,高 Ca 血症)☞p202	・臓器不全 ▶肝性脳症 ▶尿毒症性脳症 ▶肺性脳症(低酸素血症,高 CO_2 血症) ▶内分泌性(甲状腺機能異常,副腎不全) 　☞p218, 222

- **神経学的所見**

瞳孔所見	瞳孔不同はなく,対光反射は保たれることが多い.
神経学的局所徴候	代謝性脳症では,神経学的局所徴候を伴わないことが多い(ただし,低血糖では片麻痺を呈することがあり注意).

- **血液検査**:血算,生化学(BUN, Cr, Na, K, CL, Ca, ALB, TB, ALT, AST, NH₃, Glu, CRP),凝固系(PT, APTT, FNG).
  ▶ 臓器不全(腎不全・肝不全),電解質異常,血糖値異常をスクリーニング.
- **動脈血液ガス分析**:呼吸状態のみでなく,酸塩基平衡,電解質異常が迅速にわかる.
- **画像検査(頭部 CT・MRI)**:頭蓋内病変を除外するために施行.
- **その他の検査**:必要に応じて,髄液検査,薬物尿中定性検査,脳波検査.

4 引き続き行うべき救急処置
- 原因疾患に対する治療を行う.

5 合併症とその対策
- 原因疾患により異なる.

6 入院・帰宅の判断
- 低リスクの低血糖は帰宅可能.それ以外は原則入院.

B 低血糖性昏睡

POINT
- 意識障害の患者では,必ず血糖値をチェックする.
- 低血糖は治療可能で,治療の遅れで脳に不可逆的な障害をきたしうる.
- 糖尿病治療薬だけが原因か? 低血糖の原因・誘因となった疾患を見逃さない.

1 最初の処置
- 総論に準じる.
- 簡易血糖測定で低血糖があれば,50%ブドウ糖 40 mL 静注(簡易血糖測定ができず,低血糖が疑われるときは,診断的治療としてブドウ糖を投与).

2 病態の把握・診断の進め方

- **病歴聴取**：原因のほとんどが医原性(糖尿病治療薬による). このため処方薬(インスリン量・経口血糖降下薬の種類)の情報を得ることが大切.

- **症状・身体所見**
  - ▶ 典型的には交感神経活性化の症状(発汗, 振戦, 悪心, 動悸)を呈し, 血糖がさらに低下すると神経糖欠乏症状(めまい, 発語困難, 眠気, 異常行動, 意識障害, 痙攣)を呈する.
  - ▶ 低血糖では, 片麻痺, 除皮質硬直などの神経学的局所徴候をきたすことがある(このため, 脳血管障害が疑われる場合でも血糖値を必ず確認する).

- **血液検査**：低血糖と判断する明確なカットオフ値は存在しない(ブドウ糖投与で意識レベルが回復すれば意識障害の原因が低血糖であったと判断). また, 血糖値以外のスクリーニングの血液検査を行う.

- **低血糖の誘因・原因の検索**
  - ▶ 糖尿病治療薬による低血糖では, 低血糖の誘因(食事摂取不良, 薬の過剰投与, 感染症合併)を検索する.
  - ▶ 糖尿病治療薬が関与しない低血糖では, 原因(表2)の検索が重要.

3 引き続き行うべき救急処置

- 治療後の反応性の低血糖がありうるため, 血糖値が安定するまで30分ごとに血糖値を再検.
- 経口摂取が可能になれば, 炭水化物を含む食事を摂らせる.
- 低血糖が遷延する場合は, 10%ブドウ糖液の持続点滴を開始.
- 静脈路確保ができない状況では, 下記を投与.

　1)グルカゴン(グルカゴンGノボ注)　1回1mg　筋注

表2　低血糖の原因

・糖尿病治療薬(インスリン, 経口血糖降下薬(SU薬, DPP-4阻害薬))	・内分泌疾患(インスリノーマ, 副腎不全, 下垂体機能不全)
・敗血症	・肝不全
・アルコール	・反応性(ダンピング症候群など)
・低栄養状態	・その他の薬剤　など

- スルホニル尿素薬(SU 薬)による低血糖が遷延する場合には,下記を投与.
  1) オクトレオチド(サンドスタチン® 皮下注用) 50~100 μg 皮下注 (保外)
- 糖尿病治療薬が関与しない低血糖で,原因疾患があれば,その初期治療を開始する.

4 合併症とその対策
- 低栄養状態(特にアルコール依存症)がある場合は,Wernicke 脳症の予防のためブドウ糖投与前にビタミン B_1 100 mg 静注.

5 帰宅・入院の判断
- 経口血糖降下薬(特に SU 薬)による低血糖は遷延しやすいため入院を考慮.
- 血糖値が上昇しても意識障害が遷延している場合は入院.
- 糖尿病治療薬が関与しない低血糖は入院.
- インスリンによる低血糖で,低血糖が遷延せず,経口摂取可能であれば,インスリン投与量を調節する指示を行ったうえで帰宅可能.

Ⓒ 肝性脳症

POINT
- 肝疾患(肝硬変)の既往がある患者の意識障害では鑑別に含める.
- 血中アンモニア(NH_3)値の上昇は診断の参考になるが,診断はあくまでも除外診断.
- 肝性脳症の増悪因子(脱水,感染症,消化管出血など)を見逃さずに治療する.

1 最初の処置
- 総論に準じる.

2 重症度の判定(表 3)
- 肝硬変の重症度評価(Child-Pugh 分類)(表 4)

3 病態の把握・診断の進め方
- 意識障害の原因のスクリーニングは総論に準じる.
- **病歴聴取**:肝疾患の既往,飲酒歴,内服歴(処方薬,漢方薬,健

食品を含む).
- **身体所見**:黄疸,肝性口臭,腹水,羽ばたき振戦(短時間の筋緊張の消失によるもので肝性脳症の所見として有名だが,尿毒症性脳症など他疾患でも認める),下腿浮腫,手掌紅斑,くも状血管腫.
- **血液検査**
  - ▶ **スクリーニング**:血算,生化学(NH_3を含む),凝固系(PT),感

表3 肝性脳症の昏睡度分類(犬山分類 1972 年)

昏睡度	精神症状	参考事項
Ⅰ	・睡眠-覚醒リズムの逆転 ・多幸気分,ときに抑うつ状態 ・だらしなく,気にとめない態度	・後方視的にしか判定できない場合が多い
Ⅱ	・指南力(時,場所)障害,物を取り違える(confusion) ・異常行動(例:お金をまく,化粧品をごみ箱に捨てるなど) ・時に傾眠状態(普通のよびかけで開眼し,会話ができる) ・無礼な言動があったりするが,医師の指示に従う態度をみせる	・興奮状態がない ・尿・便失禁がない ・羽ばたき振戦あり
Ⅲ	・しばしば興奮状態またはせん妄状態を伴い,反抗的態度をみせる ・嗜眠傾向(ほとんど眠っている) ・外的刺激で開眼しうるが,医師の指示に従わない,または従えない(簡単な命令には応じる)	・羽ばたき振戦あり(患者の協力が得られる場合) ・指南力は高度に障害
Ⅳ	・昏睡:痛み刺激に反応	・刺激に対して払いのける動作,顔をしかめるなどがみられる
Ⅴ	・深昏睡:痛み刺激にも全く反応しない	

表4 Child-Pugh 分類

	1点	2点	3点
肝性脳症	なし	軽度	ときどき昏睡
腹水	なし	少量	中等量
血清ビリルビン (mg/dL)	<2	2〜3	>3
血清アルブミン (g/dL)	>3.5	2.8〜3.5	<2.8
プロトロンビン時間 (%)	>70	40〜70	<40

Grade A:5〜6点,Grade B:7〜9点,Grade C:10〜15点

染症(HBs 抗原，抗 HCV 抗体).
- ▶ **血中 NH₃ 値**：診断の参考になるが，正常でも肝性脳症を否定できず，他の病態でも高値となりうる．また，NH₃ 上昇の程度と意識障害の程度は相関しない．
- ▶ 急性肝障害では，ウイルス検査(IgM-HA，IgM-HBc)，自己抗体(ANA，抗平滑筋抗体，IgG)を追加．
- **腹部超音波/CT**：肝硬変の状態の評価(肝萎縮，肝腫瘍，門脈血栓，側副血行路，腹水の有無)あるいは急性肝障害の原因検索で行う．
- **脳波検査**：緊急で行われることは少ないが，三相波が特徴的．
- 肝硬変に伴う肝性脳症の増悪因子(表5)の有無を評価する．
- **急性肝障害に伴う肝性脳症**：急性肝障害に肝性脳症と凝固障害を合併した場合は急性肝不全と診断．
- ▶ **劇症肝炎の定義**：肝炎の症状発現8週間以内に昏睡度Ⅱ以上の肝性脳症＋PT＜40％．

4 引き続き行うべき救急処置

1）肝硬変による肝性脳症

- 特殊組成アミノ酸
  1) 肝不全用アミノ酸製剤(アミノレバン® 注)　500 mL　点滴静注(3時間以上で)(肝性脳症の覚醒効果は肝予備能に依存する)
- 合成二糖類
  1) ラクツロースシロップ　30〜90 mL を3回に分けて　経口(NH₃ を低下させる)
- 肝性脳症の増悪因子(表5)の治療(例：脱水→輸液，細菌性特発性腹膜炎→抗菌薬投与)．

2）急性肝不全による肝性脳症
劇症肝炎であれば人工肝補助療法(血漿交換＋持続血液濾過透析)などの集中治療．専門医が不在の施設では転院搬送．

表5 肝性脳症の増悪因子

・脱水	・鎮静薬(ベンゾジアゼピン系)
・消化管出血	・低 K 血症/代謝性アルカローシス
・感染症(特発性細菌性腹膜炎を含む)	・血管閉塞(門脈血栓症，肝静脈血栓症)
・便秘	

5 合併症とその対策

- 肝硬変の合併症の治療に準じる.
- 急性肝不全は全身臓器の合併症をきたしうるため集中治療が必要.

6 帰宅・入院の判断

- 原則入院.

D 尿毒症性脳症

POINT

- 急性腎不全(重症), 末期腎不全の患者の意識障害で原因の鑑別におく.
- 診断は除外診断.
- 透析導入の適応の1つ.

1 最初の処置

- 総論に準じる.

2 病態の把握・診断の進め方

- 意識障害のスクリーニングで行うことは総論に準じる.
- **病歴聴取**:腎疾患の既往, 内服薬.
- **身体所見**:貧血, アンモニア臭, 胸部聴診のラ音, 浮腫.
- **神経症状**:特異的なものはない. 見当識障害, 記憶障害, 構音障害, 羽ばたき振戦.
- **血液検査**:血算, 生化学, 凝固系.
- **尿検査**:急性腎不全では, 尿沈渣, 尿Na・Cr(FENa※を算出), 尿浸透圧.
- **胸部X線**:肺水腫の有無を評価.
- **動脈血液ガス分析**:代謝性アシドーシス, 低酸素血症の有無を評価.
- **腹部超音波**:水腎症(腎後性を示唆), 下大静脈の虚脱(腎前性を示唆), 腎萎縮・皮質の輝度上昇(慢性腎臓病を示唆), 膀胱尿貯留の有無を評価.
- **透析の適応判断**:尿毒症性脳症の出現は, 急性腎不全, 慢性腎臓

※:FNa(%)=(尿Na×血清Cr)/(血清Na×尿Cr)×100
 〔FENa(%)<1 であれば腎前性腎不全〕

病(末期腎不全)のいずれにおいても透析導入の判断基準の１つである．

3 引き続き行うべき救急処置
- 透析施行医へコンサルト．緊急透析を行う．
- 透析が施行できない施設では転院搬送を検討する．

4 合併症とその対策
- 尿毒症性脳症以外の腎不全の合併症(高 K 血症, 肺水腫, 代謝性アシドーシス)も透析で治療される．

5 帰宅・入院の判断
- 原則入院．

(E) 肺性脳症

POINT

- 呼吸器疾患の既往がある患者の意識障害で原因の鑑別におく．
- SpO_2 だけで呼吸状態を評価せず, 動脈血液ガス分析を行う．
- 非侵襲的陽圧換気療法(NPPV)の適応があれば, まず NPPV を試みる．

1 最初の処置
- 総論に準じる．
- 肺性脳症を疑ったら, ただちに動脈血液ガス分析を行う．
- 気管挿管・侵襲的人工呼吸の適応を判断する(重症呼吸不全で NPPV が施行困難であれば気管挿管を選択)．

2 重症度の判断
- 呼吸不全をきたした原疾患の重症度による．

3 病態の把握・診断の進め方
- 総論に準じる．
- **動脈血液ガス分析**：高 CO_2 血症＋呼吸性アシドーシス and/or 低酸素血症を認める．$PaCO_2$ は絶対値でなく, pH, HCO_3^- と合わせて評価する．pH 低下(代謝性代償の HCO_3^- 上昇を大きく上回り $PaCO_2$ 上昇)しているかがポイント．
- **病歴聴取**：発熱, 咳嗽, 呼吸困難の有無. 慢性閉塞性肺疾患(COPD), 気管支拡張症, 気管支喘息, 肺結核, 塵肺, 間質性肺

炎などの呼吸器疾患，心不全の既往．
- **身体所見**：胸部聴診(呼吸音の減弱・左右差，乾性・湿性ラ音，喘鳴，心雑音，過剰心音)，右心不全徴候(頸静脈拡張，浮腫)，その他(チアノーゼ，バチ指)．
- **神経症状**：特異的なものはない．錯乱状態，傾眠，昏睡，痙攣．
- **血液検査**：血算，生化学(CRP，BNP を含む)，凝固系(Dダイマーを含む)．
- **胸部 X 線・胸部 CT**：肺炎像，肺うっ血，胸水，気胸の有無を評価．
- **心電図・心臓超音波検査**：心不全による呼吸不全が鑑別となる場合に行う．

4 引き続き行うべき救急処置

- NPPV．

> - COPD の急性増悪では第 1 選択．
> - 急性心原性肺水腫で血行動態が保たれていれば第 1 選択．
> - NPPV の相対的禁忌：重症の意識障害[※]，血行動態不安定，装着に協力できない，気道保護ができない，喀痰排出困難，誤嚥のリスクが高いなど．
> - NPPV の効果がない場合：NPPV を行っても呼吸状態・意識レベルの改善がなければ，気管挿管による人工呼吸を行う．

- **酸素投与量の調節**：慢性呼吸不全があり高 CO_2 血症を認めるが，NPPV や気管挿管が必要なければ，$PaO_2>60$ Torr，$SpO_2>90\%$ を維持できる最少の酸素投与とする．
- 原疾患の治療を行う〔COPD(☞p124)，気管支喘息(☞p133，342)，心不全(☞p127)，肺炎(☞p138)の各項を参照〕．

5 合併症とその対策

- **気胸**：胸腔ドレーン留置．
- 慢性呼吸不全が基礎疾患にある場合，人工呼吸から離脱困難となりやすい．開始前に家族へ説明を行い，同意を得てから実施することが望ましい．

6 帰宅・入院の判断

- 原則入院．

(宮武 諭)

[※]：COPD による II 型呼吸不全や CO_2 ナルコーシスでは，意識障害があっても成功率が高く使用可能とされる．

12 髄膜炎，単純ヘルペス脳炎

Ⓐ 髄膜炎

POINT

- 髄膜炎を疑うときは，髄液検査（腰椎穿刺）をためらわない．
- 細菌性髄膜炎が疑われるときは，速やかに適切な抗菌薬治療を開始する．

1 最初に行う処置

- バイタルサインの確認．
- ABC（気道，呼吸，循環）に問題があれば迅速に対応する．

2 重症度の判定

- 細菌性髄膜炎が否定できないときは重症と判断．迅速な対応が必要．

3 病態の把握・診断の進め方

1）症状

- 発熱，頭痛，悪心・嘔吐，意識障害．

2）身体所見

- 上記の症状が複数あり，髄膜刺激症状があれば強く疑う．
- 身体診察に時間をかけずに培養検体採取と治療（特に細菌性髄膜炎を疑う場合の適切な抗菌薬投与）を急ぐ．

(1) 髄膜刺激症状

- Jolt accentuation of headache（head jolt 徴候）：1秒間に2〜3回の速さで頭部を左右に振って頭痛が増悪する現象．ほかの髄膜刺激症状と比較して感度が高いとされる．
- 項部硬直，Kernig 徴候，Brudzinski 徴候：髄膜刺激症状として感度が低い．
- 髄膜刺激症状はいずれも感度が低く除外診断には使えない．

(2) その他

- 神経学的局所徴候，乳頭浮腫，副鼻腔炎・中耳炎，皮疹の有無を確認する．

3）検査

(1) 血液培養：細菌性髄膜炎の60〜80％で血液培養が陽性と報告さ

表 1 髄液の正常値と各種髄膜炎の髄液所見

	正常値		細菌性	ウイルス性	結核性
	小児・成人	乳児			
初圧（mmH$_2$O）	50〜180	100	＞180	＜180	＞180
細胞数（/mm^3）	≦5	≦8	1,000〜5,000	100〜1,000	25〜500
多核球比率（％）	0	60	≧80	0	＜50
髄液蛋白（mg/dL）	≦45	20〜170	100〜500	50〜100	＞50
髄液糖（mg/dL）	45〜80	34〜119	≦40	正常	≦40
髄液糖/血糖比	0.6	0.81	＜0.4	＞0.6	＜0.5

れている．2 セット採取は必須．

(2) 腰椎穿刺（髄液検査）

- 初圧，細胞数と分画，髄液糖/血糖比，蛋白量，グラム染色，髄液培養．
- 必要に応じて検査を追加する．

肺炎球菌性疑い	髄液中肺炎球菌抗原
結核性疑い	結核菌 PCR と抗酸菌培養
真菌性疑い	墨汁染色
ウイルス性疑い	各種ウイルス抗体価と PCR

- 髄液所見（表 1）．

(3) 頭部 CT

- ルーチンで頭部 CT 検査を行う必要はない．
- 意識障害，神経学的局所徴候，痙攣，中枢神経疾患の既往，免疫不全，60 歳以上のいずれかがある場合
  ▶ 脳ヘルニアの高リスクと判断し腰椎穿刺の前に頭部 CT を撮影．

4 引き続き行うべき救急処置

1）細菌性髄膜炎が疑われる場合

抗菌薬投与	・病態および年齢から抗菌薬（表 2）を投与． ・血液培養採取後，腰椎穿刺前にステロイドおよび抗菌薬投与を開始してよい．
ステロイド	・抗菌薬投与前もしくは同時にデキサメタゾンリン酸エステルナトリウム（デカドロン® 注）0.15 mg/kg を 6 時間ごと投与． ・抗菌薬投与後にはステロイドの投与は行わない．

表2 年齢・病態別抗菌薬選択

年齢・病態		抗菌薬
非外傷性	<1か月	アンピシリン ＋セフォタキシムまたはアミノグリコシド
	1か月〜50歳	バンコマイシン ＋セフトリアキソンまたはセフォタキシム
	>50歳	バンコマイシン ＋アンピシリン ＋セフトリアキソンまたはセフォタキシム
病態		抗菌薬
頭部外傷	鋭的頭部外傷	バンコマイシン ＋セフトリアキソンまたはセフォタキシム
	頭蓋底骨折	バンコマイシン ＋セフェピムまたはセフタジジムまたはメロペネム
脳外科手術後		
髄液シャント		

表3 代表的な経験的抗菌薬1日量〔投与間隔(時間)〕

抗菌薬	新生児(生後日数)		乳幼児・小児	成人
	0〜7	8〜28		
アンピシリン	150 mg/kg(8)	200 mg/kg(6〜8)	300 mg/kg(6)	12 g(4)
セフトリアキソン	—	—	80〜100 mg/kg(12〜24)	4 g(12〜24)
バンコマイシン	20〜30 mg/kg(8〜12)	30〜45 mg/kg(6〜8)	60 mg/kg(6)	30〜45 mg/kg(8〜12)
ゲンタマイシン	5 mg/kg(12)	7.5 mg/kg(8)	7.5 mg/kg(8)	5 mg/kg(8)

※：表中の用量は1日投与量であることに注意

- 原因菌判明後は，感受性を元に抗菌薬を再検討(de-escalationを含む)．治療期間は成書を参照．

2) ウイルス性髄膜炎が疑われる場合

- 単純ヘルペスウイルスによる髄膜炎・脳炎が疑われる場合(☞p79)を除いて対症療法が原則．

5 合併症とその対策

低 Na 血症	低張液の点滴を避ける
痙攣	ジアゼパム(セルシン® 注)5〜10 mg 静注，ホスフェニトイン(ホストイン® 注)18 mg/kg(痙攣重積の場合は 22.5 mg/kg)点滴静注
頭蓋内圧亢進	グリセリン点滴静注，頭位挙上

- 感染症法に基づく届出の義務．

5 類感染症（7 日以内）	・肺炎球菌性髄膜炎(侵襲性肺炎球菌感染症)（例外；ただちに届出) ・髄膜炎菌性髄膜炎(侵襲性髄膜炎菌感染症)
5 類感染症（基幹定点医療機関のみ）	・細菌性髄膜炎(髄膜炎菌，肺炎球菌，インフルエンザ菌を除く) ・無菌性髄膜炎(ウイルス性)

6 入院・帰宅の判断

- 軽症のウイルス性髄膜炎を除いて原則入院．

B 単純ヘルペス脳炎

POINT

- 発熱＋急性意識障害(覚醒度の低下や幻覚・妄想，錯乱などの意識変容)を認める場合に必ず鑑別する．
- 治療可能であるが，治療が遅れれば後遺症を遺す重篤な疾患．
- 疑う場合は一刻も早くアシクロビルの投与を開始する．

1 最初に行う処置

- バイタルサインの確認．
- ABC(気道，呼吸，循環)に問題があれば対応する．

2 病態の把握・診断の進め方

- 症状：発熱，頭痛，嘔吐，髄膜刺激症状，意識障害(覚醒度の低下，人格変化，幻覚・妄想や異常行動などの意識変容)，痙攣，不随意運動，失調，脳神経症状など多彩．

• 神経学的所見

髄膜刺激症状	項部硬直，head jolt 徴候，Kernig 徴候
神経学的局在徴候	失語，聴覚障害，視野障害，記銘障害，運動麻痺，異常行動など

• 腰椎穿刺（髄液検査）

1) 脳炎を疑ったら迷わず腰椎穿刺を行う．
2) 髄液所見：髄液初圧上昇，単球優位の細胞数上昇，髄液糖は正常，赤血球・キサントクロミーを認めうる（表1）．
3) 髄液中の単純ヘルペス(HSV)-DNA が PCR 法で検出されれば診断確定．結果を待たずに治療を開始する．抗ウイルス薬投与後はウイルス量が減少し，検出感度以下になるため，投与前あるいは投与初期の髄液で診断することが重要．

• 補助検査

頭部 CT	急性期には異常を検出できないことが多い．
頭部 MRI	片側性の側頭葉下部，島，海馬などに異常（T_2 強調画像や FLAIR 画像，拡散強調画像で高信号）を認める．MRI 拡散強調画像は発症初期の変化を捉えることができるとされる．
脳波	ほぼ全例で異常を認める．局在性の異常は多くの症例でみられるが，比較的特徴とされる周期性一側てんかん型放電(PLEDS)は約30%の症例で認めるに過ぎない．

3 治療

1) アシクロビル（ゾビラックス®注） 10 mg/kg 8 時間ごとに点滴静注．腎機能に応じて減量

4 合併症とその対策

- **頭蓋内圧亢進**：グリセリン点滴静注，頭位挙上．

- **痙攣**
  ▶ 痙攣している場合：まず 1) を静注し，引き続き 2) を点滴静注する．痙攣が自然に停止した場合：2) を点滴静注する．
  1) ジアゼパム（セルシン®注） 5〜10 mg 静注
  2) ホスフェニトイン（ホストイン®注） 18 mg/kg 点滴静注（痙攣重積の場合は 22.5 mg/kg）

- MRI が正常，髄液細胞数 5/mm³ 未満，神経学的異常所見なし，HSV-DNA PCR が陰性のすべてを満たせば，単純ヘルペス脳炎

の可能性は1%未満. 単純ヘルペス脳炎が否定されるまでアシクロビル(ゾビラックス®)の投与は継続する.
- 5類感染症(基幹定点医療機関のみ). 感染症法に基づき7日以内の届出が必要.

5 入院・帰宅の判断
- 脳炎を疑う場合は入院.

(多村知剛)

13 頭痛

POINT
- 頭痛を主訴に救急外来を受診される患者は多い. 一次性頭痛か二次性頭痛かを迅速かつ的確に判断する.

1 最初の処置

1) 病歴および頭痛の発生様式の聴取
- 頭痛の原因はさまざまである. いつ, どこで, 何をしているときに発生したのか, 発症は急性か慢性か, 強弱, 部位, 持続時間を十分に聴取する.

2) バイタルサインのチェック
- 病歴聴取と同時に意識レベルを確認し, 清明でなければ, 安静を指示し, その他のバイタルサインを測定する. 症状からクモ膜下出血が強く疑われる場合には, 発症直後はできるだけ安静を保ち, 侵襲的な検査や処置は避けることが望ましい.
- 再出血予防のためには, 十分な鎮痛, 鎮静が必要であり, 積極的に降圧薬を投与する. 具体的な降圧目標値として, 収縮期血圧160 mmHg 未満にすることが AHA/ASA ガイドラインで提案されており, ニカルジピン(ペルジピン®)1〜2 mg 静注を行う.
- 激痛が持続している場合, 鎮痛目的にペンタゾシン(ソセゴン®)15 mg もしくはフェンタニル(フェンタニル)0.1 mg の静注を行う.

3) クモ膜下出血を疑うべき臨床診断基準
- 以下の6項目が挙げられ, 6項目すべてが当てはまらない場合は, 全例クモ膜下出血ではなかったと報告されている.

① 40歳以上	④労作時の発症
②頸部もしくは項部硬直あり	⑤雷鳴頭痛
③意識消失あり	⑥頸部屈曲制限

2 重症度の判定

①意識障害を伴う
②突発性発症
③経験をしたことがないような頭痛
④激しい運動とともに発症する頭痛
⑤髄膜刺激症状を伴う
⑥50歳以上に初発の頭痛
⑦頭痛の程度や部位も重症度の指標になるが,痛みの感じ方や表現の仕方は個人差があり注意を要する(歩いて来院するほど軽い頭痛でもクモ膜下出血や脳出血の場合がある)

3 病態の把握,診断の進め方

- 頭痛を,ほかの疾患のない「一次性頭痛」と,ほかの疾患に起因する「二次性頭痛」の2つのタイプに分けて考える.

1) 一次性頭痛

- 慢性頭痛といわれる頭痛で,頭痛患者の9割に相当する.診断は,問診と診察にて器質的疾患を否定することで行う.一次性頭痛には,片頭痛,緊張型頭痛,三叉神経・自律神経性頭痛(TACs)に大きく分けられる.

片頭痛	月に1回~数回,1日中継続,拍動性,片側性もしくは両側性,嘔気,光や音,においに敏感になるなどの頭痛以外の症状を伴う.前駆症状(閃輝暗点)を伴うことがある.
緊張型頭痛	数十分~数日間継続,圧迫感もしくは絞扼感,両側性,随伴症状なし,動作による増悪なし.
三叉神経・自律神経性頭痛(TACs)	短時間,激痛,片側性で,しばしば頭痛と同側で一側性の顕著な頭部副交感神経系の自律神経症状(涙,鼻水,結膜充血)を伴う.

2) 二次性頭痛

- 原因がある器質的疾患による頭痛である.二次性頭痛は全体の1割程度であるが,原因として,クモ膜下出血のような「死につながる頭痛」が含まれるため,危険な頭痛を迅速に鑑別すべきである.

①突然発症の激烈な頭痛が,生まれて初めて起きたとき.
②元来頭痛もちの患者であっても,今までと性質の異なった頭痛が起き,急速に増悪するとき.

③頭痛が意識障害・神経学的異常所見・嘔吐のいずれかを伴うとき.
> ▶①〜③に該当：頭蓋内疾患を疑い，全身状態・神経学的症状の評価を把握後，ただちに頭部単純CTを撮影する．CTを撮影できない施設ではこの時点で専門施設に転送する．
>
> ④頭痛に先行する発熱・感冒症状があり，髄膜刺激症状が認められるとき：髄膜炎・脳炎を疑い腰椎穿刺を施行．採取した髄液をただちに検査室(細胞数・生化学・培養)に提出．
>
> ⑤担癌患者・免疫不全患者で片麻痺の神経症状を伴う場合，脳腫瘍・脳膿瘍を疑いさらに造影CTを追加する．

- 問診・臨床症状より①〜④に該当せず，重症度項目にも一致しない場合：一次性頭痛である可能性が高いが，以下の点に注意して診察し二次性頭痛を見落とすことがないように注意する．

既往歴	・抗凝固・抗血小板薬(ワーファリン®，バファリン，バナルジン®)，血液透析中，重症肝硬変などの出血傾向の患者では，直前の外傷の既往がなくても亜急性の外傷性頭蓋内血腫の可能性がある．数日内の頭部外傷の有無を聴取． ・50歳以上の患者で，数週間から数か月前に頭部外傷の既往があれば，慢性硬膜下血腫を疑う．脳外科手術の既往の有無についても聴取．
薬物歴	頭痛の副作用として起こし得る薬物の服用(硝酸薬，経口避妊薬，ACE阻害薬).
神経学的検査	意識レベル，瞳孔(不同，対光反射の有無)，眼球の位置，眼底所見，運動麻痺の有無，髄膜刺激症状の有無をチェックする．異常があれば，頭蓋内病変を疑い，頭部CTを撮影.
一般検査	血液検査	経過観察や入院する可能性のある患者には，静脈路確保と同時に血液検査を行う．脳卒中を強く疑う場合，凝固検査も同時に行う.
	画像検査	頭部CT検査の適応は，二次性頭痛を疑う場合，あるいは，病歴・神経学的検査から頭蓋内疾患が否定できない場合に行う．頭部CT検査の注意点として，一部の脳腫瘍(特に髄膜腫)や慢性硬膜下血腫(特に両側性)は，単純CTで等吸収域に描出されることがある．病変がはっきりしない場合は，脳室・脳槽の変形や圧排，脳溝の描出不良などの所見に注意する.
	腰椎穿刺	腰椎穿刺は，侵襲を伴う検査であるため，患者もしくは家族に十分に説明し同意書をとってから行う．その際，禁忌(血小板減少症，凝固異常，抗血小板薬の内服)の有無を確認する．できれば腰椎穿刺の前に頭部CTにおいて頭蓋内圧亢進の所見がないかを確認する．また，頭部CTに明らかな異常所見を認めない場合も，クモ膜下出血を強く疑う場合には，腰椎穿刺を行う.

4 引き続き行うべき救急処置

1）頭蓋内疾患の存在が CT や腰椎穿刺により明確な場合
- ただちに専門医（脳神経外科・神経内科）に相談.

(1) クモ膜下出血：再破裂防止のため積極的降圧＋鎮静を行う.

降圧	・収縮期血圧 160 mmHg 未満を目標にニカルジピン（ペルジピン®）1〜2 mg 静注を行う．あるいはジルチアゼム（ヘルベッサー®）10 mg＋生理食塩液 10 mL 静注を行う． ・ただし，脳卒中治療ガイドライン 2015 においても明確な降圧の基準は確立されていない． ・特に重症例においては，頭蓋内圧が上昇している場合の不用意な降圧は脳灌流圧の低下を招き，逆に脳虚血を増悪させる場合があるため，降圧薬の慎重投与を促している．
鎮痛	・意識レベル判定後，ペンタゾシン（ソセゴン®）15 mg もしくはフェンタニル（フェンタニル）0.1 mg の静注を行う．
鎮静	・血圧の安定を目的に，意識レベル判定後に，ミダゾラム（ドルミカム®），プロポフォール（ディプリバン®）を使用する． ・その際，無呼吸，呼吸抑制，血圧低下に注意し，十分な呼吸・循環管理に努める．

(2) 脳内出血：出血増大防止のため降圧を行うことが多い．脳出血急性期の血圧は，できるだけ早期に収縮期血圧 140 mmHg 未満を目標に降圧する．降圧薬としては，Ca 拮抗薬であるニカルジピン（ペルジピン®），ジルチアゼム（ヘルベッサー®）や硝酸薬であるニトログリセリン（ミリスロール®），ニトロプルシド（ニトプロ®）の微量点滴静注を行う．

2）頭蓋内疾患が明らかでない場合
- 問診や随伴症状から頭痛の原因を鑑別する．救急受診の頻度の多い，頭蓋内疾患以外の原因の頭痛を以下に示す．

一次性頭痛	片頭痛，緊張型頭痛，三叉神経・自律神経性頭痛（TACs）
急性緑内障	頭痛とともに眼痛や視力障害を訴え，眼球結膜の充血や瞳孔散大の所見があれば疑う．
側頭動脈炎	高齢者（特に女性）で，浅側頭動脈に一致した圧痛を認めれば考える．約半数に視力障害を認める．
副鼻腔炎（上顎洞炎，前頭洞炎）	前額部や顔面の持続痛で発症．膿性の鼻汁を伴うことが多い．発熱は必ずしも伴わない．

5 治療

1) 一次性頭痛

片頭痛	・薬物療法が主体．片頭痛急性期治療薬には，①アセトアミノフェン，②NSAIDs，③エルゴタミン，④トリプタン，⑤制吐薬があり，片頭痛の重症度に応じた治療を行う． ・軽症～中等症は，アスピリン，ナプロキセン(ナイキサン®)などのNSAIDsを使用する． ・中等症～重症もしくは軽症であっても過去にNSAIDsで効果がなかった場合，スマトリプタン(イミグラン®)を使用．
緊張型頭痛	・緊張型頭痛は，精神的な緊張や，頭頸部の器質的な過度の筋緊張という2つの要因により起こりうる頭痛． ・治療には，筋肉の緊張緩和を目的とした治療とともに，精神的な病態を把握し，治療することが重要． ・鎮痛薬としてNSAIDsを使用し，頭頸部や肩の筋肉の緊張をやわらげる筋弛緩薬〔チザニジン(テルネリン®錠)3～6 mg/日〕や，不安やストレスを取り除く抗不安薬〔アルプラゾラム(コンスタン®錠)0.4～1.2 mg/日〕を用いることがある．
TACs	・群発頭痛では，急性期(発作期)治療として，スマトリプタン皮下注射および酸素吸入(毎分7 L以上)が有効である． ・発作性片側頭痛や持続性片側頭痛では，インドメタシンカプセル1回25 mg，1日3回の内服から始める．

2) 二次性頭痛

クモ膜下出血	再破裂防止のため積極的降圧＋鎮静とただちに専門医(脳神経外科・神経内科)に相談．
脳内出血	出血増大防止のため降圧を行いながら，ただちに専門医(脳神経外科・神経内科)に相談．
髄膜炎	腰椎穿刺後に髄膜炎が細菌性かウイルス性かを診断するとともに，内科・神経内科に相談し，速やかに抗生物質，抗ウイルス薬を投与する．
急性緑内障	ただちに眼科に相談．必要に応じて，浸透圧利尿薬〔濃グリセリン・果糖(グリセオール®注)200 mL点滴静注1時間〕や縮瞳薬点眼〔ピロカルピン(サンピロ®点眼液)1回1～2滴点眼〕を行う．
側頭動脈炎	副腎皮質ステロイドホルモンで治療〔プレドニゾロン(プレドニン®錠)40～60 mg/日で開始〕．早期にリウマチ・膠原病内科外来受診を指示．
副鼻腔炎	・起炎菌の多くは肺炎球菌・インフルエンザ菌である． ・抗菌薬〔アモキシシリン(サワシリン®カプセル)750 mg/日もしくはアンピシリン(ビクシリン®カプセル)1,000～2,000 mg/日〕と鎮痛薬〔ロキソプロフェン(ロキソニン®錠)180 mg/日〕の内服投与を行い，早期に耳鼻咽喉科外来受診を指示．

6 入院・帰宅の判断
1）入院の適応
- 専門的緊急治療を要する頭蓋内疾患の存在.
- 頭蓋内疾患がなくとも,重症化が疑われる.
- 急性緑内障ではただちに専門医の診察を要する.
- 頭痛が強く帰宅が困難であるとき.

2）帰宅時の注意点
- 帰宅後,症状が増悪した場合は再受診するように指示.症状により専門医の外来を受診することを勧める.

(前谷和秀)

14 痙攣 (小児の痙攣☞p338)

POINT
- 痙攣が持続しているときは,薬剤で速やかに痙攣を停止させる.
- 初発の痙攣では原因疾患を検索することが重要.

1 最初の処置
1）痙攣が持続している場合
(1) 用手的気道確保,酸素投与開始(必要によりバッグバルブマスクで補助換気).
(2) 静脈路確保(できれば同時に採血と簡易血糖測定),心電図装着,バイタルサインのチェック.
(3) 低血糖,もしくは血糖値不明の場合.
  1) ビタミン B_1(アリナミン®F注) 100 mg 静注＋50％ブドウ糖液 40 mL 静注
(4) 下記を投与する.
  1) ジアゼパム(セルシン®注) 10 mg 緩徐に静注.無効なら5分後に同量を追加(最大20 mg)
  2) ホスフェニトイン(ホストイン®注) 22.5 mg/kg 点滴静注(150 mg/分以下の速度).もしくは,フェニトイン(アレビアチン®注) 5〜20 mg/kg 点滴静注(50 mg/分以下の速度),無効なら5 mg/kgを追加

- 3) オプションとして 1), 2)が無効, もしくは 2)の代わりに, フェノバルビタール(ノーベルバール® 静注用) 15～20 mg/kg 点滴静注(100 mg/分以下の速度). 呼吸抑制に注意

(5) 上記で痙攣が停止しなければ難治性. 下記のいずれかの薬剤で全身麻酔. 薬剤投与時に気管挿管で気道確保.

- 1) プロポフォール(ディプリバン® 注) 1～2 mg/kg 静注, (その後)2～5 mg/kg/時で持続静注
- 2) ミダゾラム(ドルミカム® 注) 0.1～0.3 mg/kg 静注, (その後)0.05～0.4 mg/kg/時で持続静注
- 3) チオペンタール(ラボナール® 注) 3～5 mg/kg を痙攣が停止するまで緩徐に静注

2) 痙攣が停止している場合

(1) 心電図モニター装着, バイタルサインのチェック.
(2) 静脈路確保, 採血, 簡易血糖測定, 血液ガス分析.
(3) 下記を投与する.

- 1) ホスフェニトイン(ホストイン® 注) 750 mg 点滴静注(15分以上かけて), もしくはフェニトイン(アレビアチン® 注) 250 mg 点滴静注(50 mg/分以下の速度)

(4) 経過観察中に, 痙攣が起こったら「1)痙攣が持続している場合」の対応へ.

2 重症度の判定

1) てんかん重積状態(痙攣発作が 5 分以上持続, もしくは発作を反復し, その間の意識が回復しない)は重症と判断.
2) 急性疾患に関連して発生した痙攣(急性症候性発作)では, 原因疾患の重症度を評価.

3 病態の把握, 診断の進め方

1) 初発の痙攣では原因疾患の検索を行い, 急性症候性発作と非誘発性発作を鑑別する.

2) 病歴聴取(本人と目撃者から聴取)

目撃者から	発作時の状況(どの部位から始まったか, 顔色, 眼球偏倚の有無, 強直性・間代性などの性状), 持続時間, 発作後の状態(意識回復に要した時間).
本人から	前駆症状と誘因, 発作前後の記憶(意識障害の持続時間を推定できる), 発作後の症状.

既往歴	てんかんの既往があれば,発作の頻度,最終発作,抗てんかん薬の処方内容と服薬状況を確認.その他に,頭蓋内疾患(脳血管障害,頭部外傷など),精神科疾患,アルコール依存症(離脱症状の痙攣を示唆)の有無.

3) 身体所見・神経学的所見

- 外傷合併の有無,舌咬傷(失神ではまれ)や失禁(一過性意識障害があったことを示唆),瞳孔所見,髄膜刺激症状,神経学的局所徴候の有無を観察.
- 脳内テント上のてんかん焦点では,共同偏視の向き(発作時)と片麻痺(Todd麻痺)が同側(病変と対側)となる.

4) 頭部画像検査(頭部 CT・MRI)

適応	・初発の痙攣,もしくは未治療の患者 ・意識障害の遷延,神経学的異常所見がある	・てんかん重積状態 ・頭蓋内疾患の既往 ・痙攣時に頭部外傷を合併
CT・MRIの選択	緊急 MRI 検査が可能な施設では,MRI ファースト.ただし,てんかん重積状態で不安定な場合,頭蓋内出血が疑われる場合,頭部外傷合併の評価では CT を選択.	

5) **血液ガス分析**:代謝性アシドーシスは全般発作後を示唆.
6) **血液検査**:血算,生化学(Na, K, Cl, Ca, BUN, Cr, TB, ALT, AST, NH_3, Glu, CRP),内服中の抗てんかん薬の血中濃度.
7) **12誘導心電図**:不整脈による意識消失・痙攣(Adams-Stokes症候群)の除外.
8) **脳波検査**:てんかんの診断に最も有用な検査だが,緊急で施行できる施設は限られる.1回の脳波検査が正常であっても否定はできず,睡眠賦活を含めた複数回の検査が必要.意識障害が遷延し,無痙攣性てんかん重積状態が疑われる場合は,できるだけ早期に脳波検査を行う.
9) **その他の検査**:脳炎・髄膜炎による痙攣が疑われる場合には髄液検査.中毒の疑いがあれば,尿中薬物定性検査.

4 引き続き行う救急処置

- 急性症候性発作で,急性の原因疾患(脳血管障害,代謝性脳症,頭部外傷,脳炎・髄膜炎,中毒・離脱症状)があれば,初期治療を開始して,専門科へコンサルテーション.

5 合併症とその対策

- てんかん重積状態では誤嚥を合併しうる．気道保護ができなければ気管挿管．胸部X線で誤嚥の有無を評価．

6 入院・帰宅の判断

1）入院適応

- てんかん重積状態．
- 入院治療を要する原因疾患がある（急性症候性発作）．
- 意識障害の遷延，神経学的異常所見がある．

2）帰宅の判断と注意点

- 上記の入院適応の所見がなく，様子をみてくれる人がいれば帰宅可能．
- 初発の非誘発性発作であれば，原則，抗てんかん薬は開始しなくてもよい．発作が2回目以降であれば開始を考慮する．
  1）バルプロ酸（デパケン®錠，200 mg）　1回1錠　1日3回
- 抗てんかん薬を服用中の場合の薬剤調整は，血中濃度を参考に，かかりつけ医・専門医と相談．
- 帰宅後の具体的なフォローアッププラン（脳波検査の予約，専門医へ紹介）を立てる．
- 自動車運転，高所作業など発作が起きると危険な行動の禁止を指導．

参考文献
1) 「てんかん治療ガイドライン」作成委員会（編）：てんかん治療ガイドライン2010．医学書院，2010
2) 「てんかん治療ガイドライン」作成委員会（編）：てんかん治療ガイドライン2010 追補版（2012年度）．https://www.neurology-jp.org/guidelinem/tenkan_tuiho.html

（宮武 諭）

15 失神

POINT

- 失神は全脳虚血（低血圧による脳低灌流）による一過性意識障害（T-LOC：Transient loss of consciousness）．
- 心原性失神を見逃さないように注意する．
- 立位発症では転倒して頭部・顔面外傷を合併する．

1 最初の処置

1) バイタルサイン，心電図

2) 病歴
- 目撃者から発作時の顔色や痙攣の有無を聞く．
- 前駆症状に胸痛（心筋梗塞など）や頭痛（クモ膜下出血）を認めれば危険なサイン．
- 以下を詳細に聴取．

  - 発作直前の行動（排尿，排便，嚥下，咳嗽，運動）
  - 発作時の体位
  - 前兆（眼前暗黒感，動悸，胸痛）
  - 黒色便
  - 吐血
  - 既往歴（心疾患，てんかん，失神）
  - 内服薬（降圧薬，抗不整脈薬）

3) 身体・神経所見
舌側縁咬傷や四肢擦過傷はてんかんを疑う．失神の前方転倒では舌先端に咬傷を受傷する．心音（P2 上昇），心雑音〔大動脈弁狭窄症（AS）など〕，四肢の動脈触診（急性大動脈解離）に注意．

4) 12 誘導心電図（必須）（表1）
心原性失神の多くは不整脈による失神であるが，不整脈が心電図に記録される場合は少ない．不整脈の基盤となる心疾患を心電図から疑う．

5) 血液検査，症例により血液ガス分析など
- 立位負荷（10分間）：心電図・血圧モニターを装着し，安静臥位5

表1 心原性を示唆する心電図異常

急性心筋虚血	・ST 上昇/低下 ・T 波増高/陰転	・Q 波
右室負荷	・肺塞栓，原発性肺高血圧症	
不整脈による失神	・洞徐脈（<40/分），洞停止（>3秒） ・Mobitz II 型または3度房室ブロック	・上室性または心室頻拍 ・心停止をきたすペースメーカー不全
不整脈による失神の可能性	・2束ブロック ・心室内電動遅延（QRS 幅>0.12秒） ・2度房室ブロック（Wenckebach 型） ・洞徐脈（<50/分），洞停止（>3秒）	・期外収縮 ・QT 延長 ・Brugada 症候群 ・心筋梗塞を示唆する Q 波

表2 失神の原因

神経起因性	・血管迷走神経性失神 ・頸動脈洞過敏症候群	・状況失神：咳嗽，消化管刺激（嚥下，排便，内臓痛），排尿，運動後など
起立性 低血圧	・純粋自律神経失調症 ・Parkinson症候群 ・食後性（高齢者） ・薬剤：降圧薬，硝酸薬など	・アルコール ・体温上昇：感染症，熱中症（熱失神） ・低容量：出血，脱水
不整脈	・病的洞症候群 ・房室ブロック ・発作性上室頻拍 ・QT延長	・Brugada症候群 ・ペースメーカー・植込み型除細動器の故障 ・薬剤による不整脈誘発
器質的 心疾患	・AS ・急性心筋梗塞（AMI） ・心筋炎 ・肥大型閉塞性心筋症	・急性大動脈解離 ・心タンポナーデ ・肺塞栓・肺高血圧
脳血管疾患	・鎖骨下動脈盗血症候群	

分のあとに立位をとらせる．血圧低下（収縮期血圧低下＞50 mmHgまたは症候性低血圧＞30 mmHg）または徐脈（RR間隔＞3秒）を認めれば陽性と判断．
・陽性時の心拍数から失神の原因を推定可能．低容量による失神では心拍数が30％増加，慢性の起立性低血圧による場合は心拍数不変，血管迷走神経性失神では徐脈傾向となる．

2 重症度の判定
・心原性失神は重症（表1）．

3 病態の把握・診断の進め方
・T-LOCの鑑別：失神，てんかん，クモ膜下出血，転倒，頭部外傷（逆行性健忘），過換気症候群，低血糖，一過性脳虚血発作（TIA），解離性障害．
・失神の原因を鑑別（表2）．

4 引き続き行う処置
・頭蓋内病変評価（外傷，クモ膜下出血など）目的のCT．失神自体にはCTの適応はない．

5 入院・帰宅の判断
・入院適応は，①心原性失神，②器質的疾患（消化管出血，感染症など），③失神による重症外傷．

〈堀 進悟〉

16 めまい

POINT

- 中枢性か末梢性かをすばやく見極める．末梢性が多いが，施設により頻度は異なる．中枢性は高齢者で増加し，突然死の可能性もある．
- 主なめまい疾患について特徴を熟知しておく．末梢性で最多の良性発作性頭位めまい(BPPV)については，診断手技の Dix-Hallpike 法および耳石置換法の Epley 法についても習熟が必要．

1 最初の処置

- 臥位など患者の楽な体位で診療する(前庭性めまいは患側を下，小脳性めまいは健側を下にすると楽になる).
- 移乗の際など，患者の四肢の運動状態に注意する(運動麻痺・小脳失調の簡便な評価).
- 症状の強い場合は静脈路を確保．
- 処方：下記を症状に応じて適宜用いる．
  1) 乳酸リンゲル液(ラクテック®注) 500 mL または維持液(ソリタ®-T3号) 500 mL 点滴静注
  2) 悪心・嘔吐の強い場合，メトクロプラミド(プリンペラン®注) 2～3 A 点滴静注，追加で 1 A の静注も可
  3) 心疾患の既往がある場合，5%ブドウ糖液 250 mL 点滴静注
  4) めまいが強い場合，ヒドロキシジン(アタラックス®-P 注) 25 mg 筋注あるいはジアゼパム(セルシン®) 5 mg 筋注

2 重症度の判定

- 中枢性は末梢性に比べ重症度が高い．
- 難聴・耳鳴を伴うものは聴覚を含めた機能予後が不良と考える．
- 中枢性めまいの鑑別は，めまい以外の神経学的所見(複視，構音障害，小脳失調など)のほか，以下に注意する．

- 血圧高値(来院時血圧が 180～200/90～120 mmHg 以上)
- 血管障害のリスクファクター(高血圧，糖尿病など)
- 高齢者(60 歳以上．迷路・半規管の虚血によるものが少なくない)
- 四肢・体幹の平衡機能障害が眼振に比べ高度(脳幹小脳病変の可能性)

3 病態の把握・診断の進め方

1) 頻度の高い疾患から除外する.

2) バイタルサイン・意識レベル：顔面蒼白や貧血, 発汗, 心肺所見のチェック.

- 高齢者で来院時血圧が 180～200/90～120 mmHg 以上, 上記血管障害のリスクファクターを 2 つ以上有する際は脳血管障害による中枢性めまいを疑う. 安易に降圧せず, 収縮期血圧 200 mmHg 以上または拡張期血圧 120 mmHg 以上の場合のみ降圧薬を用い緩徐な降圧を図る.
- 貧血は, 血液検査で評価. 出血性疾患に注意.
- 不整脈, 心雑音に注意.
- 進行性の意識障害は中枢性めまいと考え, ただちに頭部 CT または頭部 MRI を施行し専門医に相談する. バイタルサインの急変に注意.
- 発汗の著明な意識障害では出血性ショックや低血糖発作を考慮.

3) 心電図検査：不整脈は心電図モニター.

4) 詳細な病歴聴取と診察

(1) 初期対応後に, いま一度**主訴が間違いなく「めまい」か否か**を確認する.

(2) 「めまい」を 3 種類に分類する

回転性 (vertigo)	「ぐるぐる回る」「景色が一方向へ流れる」など. 半規管・前庭から脳幹前庭神経核, あるいはさらに中枢にかけての主に片側性障害.
非回転性 (動揺性, dizziness)	「何となくふらふらする」「船に乗った感じ」など. 脳幹・小脳の正中部あるいは両側性中枢障害, または両側内耳障害.
失神性 (presyncope/faintness)	「気が遠くなる感じ」「立ちくらみのような」「血の気が引く感じ」など. 全脳血流の減少.

(3) めまい以外の随伴症状の有無を見極める.

① **めまい単独**：BPPV, 前庭神経炎, 椎骨脳底動脈循環不全(VBI), 小脳・脳幹部梗塞あるいは(小)出血, 頸性めまい, 神経血管圧迫症候群(前庭発作症).

② **胸痛, 動悸, 呼吸困難, 腹痛, 腰痛, 嘔吐, 便色変化**：心血管疾患, 出血性疾患. 失神性めまいに合併しやすい.

③ **神経症候**：一般身体所見のほかに以下を確認すれば，中枢性めまいの鑑別に十分．

患者の訴え	四肢・顔面の動きにくさやしびれ感，呂律が回らない（構音障害），ものが二重に見える（複視），頭痛．
他覚的所見	Horner 症候群，視標の追視（眼球運動），構音障害（「パタカ」を繰り返す），上肢 Barré 徴候，感覚障害，反復拮抗運動，鼻指鼻試験，起立・歩行障害（Romberg 試験，Mann 試験，片足立ち，歩行偏倚，継ぎ足歩行）．

(4) 血圧を考慮しながら3種類のめまいの鑑別診断を行う．

① 回転性(vertigo)

- 90%は末梢性，10%が中枢性．中枢性は血圧の高いことが特徴．以下の場合は中枢性めまいを考え，頭部 CT のあと可能なら拡散強調画像を含めた頭部 MRI/MRA を行う．

  - 血圧高値
  - 高齢者
  - 初発の回転性めまい
  - 持続時間が長い（数分〜数時間以上）
  - 安静で軽快しない
  - 脳血管障害の危険因子
  - 随伴神経症候
  - 顕著な眼振がないにもかかわらず起立・歩行が極めて困難
  - 周期性に嘔吐を繰り返す

- 鑑別診断を表1にまとめた．

表1 回転性めまい(vertigo)の鑑別診断

	中枢性	末梢性
頭痛を伴う	小脳出血，クモ膜下出血，椎骨脳底動脈解離，片頭痛性めまい，緊張型頭痛に伴うめまい	
聴覚障害を伴う	脳幹部梗塞（橋外側），神経血管圧迫症候群	Ménière 病，突発性難聴
随伴症状がない	小脳出血・梗塞，脳幹部梗塞（延髄外側），椎骨脳底動脈循環不全，多発性硬化症，神経 Behçet 病，Wernicke 脳症，神経血管圧迫症候群，鎖骨下動脈盗血症候群，頸性めまい（bow hunter 症候群，Powers 症候群），前庭性てんかん	BPPV，前庭神経炎
頭部外傷後	内耳振盪	

〔寺澤秀一：救急外来でのめまい，肥塚泉（編）："知りたい"めまい"知っておきたい"めまい薬物治療．pp2-11, 全日本病院出版会，2012 を一部改変〕

② 非回転性(dizziness)

- 回転性，失神性の両方の要素が含まれる．**初発か否か**が重要で，初発は積極的な検索を要する．まず心血管疾患あるいは出血性疾患を，次に中枢神経疾患を考え鑑別を進める．頭部画像診断は積極的に行う．
- ふらつきや浮動感が主体の浮動性めまいでは，肩こり・緊張型頭痛によるめまいが最も多く(25%)，次いで耳鼻科的疾患，陳旧性脳血管障害，片頭痛性めまい，頸椎症，薬剤性，神経症が原因として挙げられる[1]．
- 薬剤性では降圧薬，抗ヒスタミン薬，テトラサイクリン系・アミノグリコシド系薬，抗てんかん薬などの服用歴に注意する．

③ 失神性(presyncope/faintness)
血圧が低く，多くは血管迷走神経反射によるものだが，心血管性疾患や出血性疾患など緊急度の高いものも含まれる．

5) 診療の流れ：図1のアルゴリズムを用い中枢性めまいと末梢性めまいの代表的疾患(BPPV，前庭神経炎)を積極的に診断する．眼振および起立歩行障害の特徴に注意．

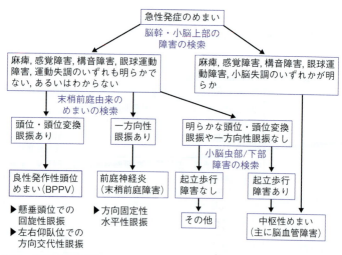

図1 めまい診療の流れ
〔城倉健：脳卒中とめまい．日本医師会雑誌 134(8)：1485-1490, 2005 を一部改変〕

(1) BPPVと前庭神経炎の特徴

- BPPVには後半規管型と水平半規管型があり,前者が多い.前半規管型はまれ.
- 後半規管型BPPVは,坐位から障害側(右または左)を下にした懸垂頭位への体位変換(Dix-Hallpike法)で障害側に向かう回旋性眼振がみられる(図2).
- 水平半規管型BPPVは,仰臥位で右下⇔左下頭位の変換(supine roll法)で眼振の方向が逆転する水平性眼振(方向交代性眼振)がみられる(図3).眼振の方向が下向き(地面方向)なら半規管結石症,上向き(天井方向)ならクプラ結石症と考える.
- 前庭神経炎などの一側性末梢前庭障害では,頭位によらない一方向性の水平性眼振(方向固定性水平性眼振)がみられる.回旋性成分が混じることもある.また頭部強制回転試験では障害側にすばやく頭を振ると前庭動眼反射の消失がみられる.

(2) 具体的な診療の流れ

① めまい以外の神経症候(麻痺,感覚障害,構音障害,眼球運動障害,小脳失調)がある場合

- 中枢性(ほとんどが脳幹・小脳の障害)を疑う.この段階で,脳幹および小脳半球/上部の障害はほとんどスクリーニングできる.

② めまい以外の神経症候がない,あるいはよくわからない場合

- 圧倒的に頻度の多い末梢前庭障害を鑑別する.

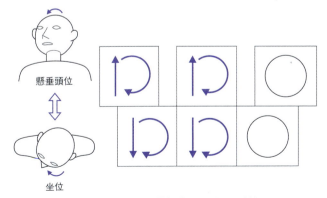

図2 右後半規管型BPPVでみられる眼振(Dix-Hallpike法)

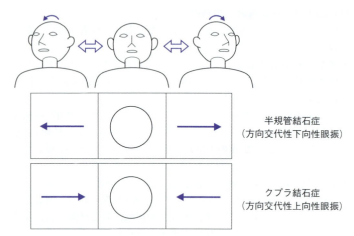

図3 水平半規管型 BPPV でみられる眼振（supine roll 法）

- 上記 Dix-Hallpike 法での回旋性眼振，supine roll 法での方向交代性眼振がみられればBPPV（前者は後半規管型，後者は水平半規管型），supine roll 法での方向固定性水平性眼振がみられれば前庭神経炎と診断できる．

③ めまいが強いにもかかわらず上記の眼振がみられない場合

- 小脳虫部/下部障害の可能性を検索する．患者をゆっくり立たせ，歩かせる．
- 片足立ちが可能なら中枢性障害の可能性は低い．このとき眼振もチェックする．
- 一般に末梢性めまいで起立歩行が困難な場合は，眼振も起立歩行で増悪する．一方，垂直性眼振のある場合または眼振が目立たない（増悪しない）にもかかわらず起立歩行が困難・不可能な場合は，小脳虫部/下部障害の可能性が高い．

(3) 例外のチェック

- 難聴，耳鳴などの蝸牛症状を伴う場合は耳鼻科的疾患の可能性が高い．中枢性障害では，前下小脳動脈（AICA）領域の梗塞で難聴をきたす（患側の失調や顔面麻痺を伴う）．
- VBI では，症状が一過性かつ持続が短い場合があり診断が困難

なこともある．経過を追うことが重要．

4 入院・帰宅の判断，引き続き行う救急処置，専門医への相談

- 中枢性めまい：入院加療，専門医に相談．
- 末梢性めまい
  ▶ 以下の処置後，耳鼻咽喉科専門医に相談．症状が遷延あるいは重篤な場合，難聴・耳鳴を伴う場合は入院のうえ加療．
  ▶ 救急外来で症状が改善すれば原則として帰宅，近日中に耳鼻咽喉科受診を指示してもよい．

1）迷路・内耳循環改善が目的：下記を併用する．炭酸水素ナトリウム注射液（メイロン®静注7％）についてはエビデンスがなく，使用する必要はない．
  1) ヒドロキシジン（アタラックス®-P注）　25 mg　静注（あるいは生理食塩液50～100 mLに混注し点滴静注）
  2) 維持液（ソリタ®-T3号注）　200 mL＋アデノシン三リン酸（アデホス®-L注）　40 mg＋メコバラミン（メチコバール®注）1 A　1～2時間で点滴静注

2）症状が改善し帰宅可能な場合は以下を処方し，翌日耳鼻咽喉科を受診するよう指示：下記を併用する．
  1) ベタヒスチン（メリスロン®錠，6 mg）またはジフェニドール塩酸塩（セファドール®錠）　1回2錠　1日3回
  2) アデノシン三リン酸（アデホス®顆粒）　1日180 mgを3回に分けて投与
  3) メコバラミン（メチコバール®錠）　1日1,500 μgを3回に分けて投与

3）緊張型頭痛を伴う頸性めまいでは，以下の処置を行ってもよい：ヒドロキシジン（アタラックス®-P注）との併用も可．
  1) ジアゼパム（セルシン®注）　5～10 mg　筋注

4）症状が改善すれば，以下を処方し帰宅させてよい：下記を併用してもよい．
  1) ベタヒスチンメシル酸塩（メリスロン®錠，6 mg）　1回2錠　1日3回
  2) チザニジン（テルネリン®錠）　3錠，またはジアゼパム（セルシン®錠）　6 mgを3回に分けて投与

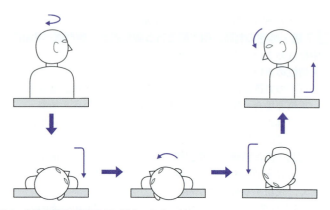

図 4 右後半規管型 BPPV に対する Epley 法
患側耳が下になるように頸部を 45°捻転させ懸垂頭位とし，30 秒〜3 分後に顔が対側を向くよう 90°頸部を捻転，さらに 30 秒〜3 分後に体幹を 90°回転，そのまま坐位に戻り顎を引き下を向いたままの姿勢を保持する．

5）BPPV の場合，耳石置換法で症状を改善させることも可能

後半規管型 BPPV	半規管結石症では Epley 法(図 4)を行う．
水平半規管型 BPPV	Lempert 法

文献
1）福武敏夫：どこまでの症状をめまいとよぶのか？診断と治療 95(8)：1136-1141，2007

(武田英孝)

17 転倒

POINT

- 適切な病歴聴取(転倒は高齢者の救急要請の最多原因)．
- 外傷の評価．
- 失神や内因性疾患の鑑別．

1 最初の処置

- バイタルサイン
- **病歴聴取**：転倒時の状況だけでなく，それ以前に身体的な変化がなかったかも確認．

身体因子	転倒以前の状態	発熱, 食思不振, 疼痛, 飲酒, 日常生活動作(ADL)
	転倒前後の状態	失神, 脳震盪の有無
	基礎疾患	脳血管障害, Parkinson 病, 末梢神経障害, 骨関節疾患, 認知症, 視野障害
	服薬	降圧薬, 睡眠薬
	転倒歴	転倒は再発リスクが高い
環境因子	場所	路上, 自宅, 階段, 段差
	状況	床が濡れていた, 滑りやすい靴, 荷物を持っていた

- **外傷の評価**：受傷部位から転倒の状況を考えながら診察する．意識障害, 健忘, 認知症を伴う高齢者では重症度を上げて考える．
- **一般身体所見, 神経学的所見**：病歴を参考にして, 転倒の誘因となった身体的異常がないかを評価する．受傷後に発生した神経学的異常がある場合には頸椎カラーを装着し, 頭頸部精査．

2 重症度の判定
- 外傷の程度と転倒の原因による．

3 引き続き行う処置・検査
- 外傷の評価と処置, 受傷部位の画像撮影．
- 身体因子の関与を疑う場合は, 心電図, 立位負荷, 血液検査．

4 入院・帰宅の判断
- 外傷の程度と転倒の原因による．

(小林陽介)

18 胸背部痛の鑑別と緊急処置

POINT
- 致死的疾患は急性冠症候群(ACS), 急性大動脈解離(AAD), 肺塞栓(PE), 緊張性気胸である．
- 致死的疾患が除外されるまでは緊急症として扱う．
- 致死的疾患であっても症状が軽度である場合がある(見逃しに注意)．
- 下顎から臍上部までの痛みは胸痛として扱う．背部痛は大動脈解離に多い．

1 鑑別

1）致死的疾患

(1) 原則として緊急処置を要する〔ACS→冠動脈インターベンション(PCI)，Stanford A 型急性大動脈解離→緊急手術，緊張性気胸→胸腔ドレーン〕．

(2) 診療は，緊張性気胸の検索（身体所見のみから診断）→ ACS の検索→その他の致死的疾患の検索→非致死的疾患の検索の順に進める．

(3) 患者来院後，バイタルサインのチェック，ポイントを絞った病歴聴取と身体診察，末梢静脈路の確保と心筋マーカー，D ダイマーを含む血液検査，12 誘導心電図（来院から 10 分以内），ポータブル胸部 X 線撮影を速やかに行う．

(4) 血行動態が不安定であれば，原因が致死的疾患であると考えるべきである．

(5) 来院時ショック状態で，気管の偏位，胸郭運動の左右差（視診），呼吸音の左右差（聴診），打診上鼓音，皮下気腫（触診）を認めれば，緊張性気胸と診断し，ただちに脱気する（胸部 X 線は不要）．

(6) 12 誘導心電図から ST 上昇型心筋梗塞(STEMI)の有無を判定，なければ心筋マーカーとの組み合わせ，経過観察後の心電図，心筋マーカーの変化から非 ST 上昇型急性冠症候群(NSTE-ACS)の有無を判定する．

(7) 既往歴・家族歴，疼痛の性状（突然発症，裂けるような痛み），身体所見（脈拍の欠損，収縮期血圧の左右差，神経学的欠損所見，心雑音，血圧低下，ショック）から AAD を疑う場合は，造影ダイナミック CT を撮影する．

(8) リスク〔先天性血栓性素因，長期臥床，悪性腫瘍，骨折，薬剤（ステロイド，経口避妊薬，エストロゲン），長期旅行〕，呼吸困難，右室負荷所見（心電図，心臓超音波）から PE を疑う場合は，造影ダイナミック CT を撮影する．

2）非致死的疾患

(1) 致死的疾患を含めた原因と臨床的特徴，検査を**表 1** に示す．

(2) **持続時間**：胸背部痛が 20 分以上続いていれば狭心症ではなく急性心筋梗塞(AMI)を疑う．来院時に症状が消失していても

表1 胸背部痛の原因

原因	臨床的特徴	検査
急性心筋梗塞	通常は30歳以上,放散痛のみの場合,疼痛なしの場合あり	心電図,心臓超音波,心筋マーカー
急性大動脈解離	激痛,痛みに間欠期あり,四肢動脈拍動低下,多部位の痛みのみ,疼痛なしで神経症状のみの場合あり	超音波,CT,Dダイマー
肺塞栓	呼吸困難,失神を主訴とする場合が多い,長期臥床,下肢静脈瘤,悪性疾患	血液ガス分析,胸部造影CT,肺動脈造影,Dダイマー
気胸	聴診(呼吸音低下),打診(鼓音)	胸部X線
心膜炎	胸背部痛は呼吸により増悪,発熱,心膜摩擦音	心電図,心臓超音波
胸膜炎	痛みは呼吸により増悪,発熱	胸部X線
肺炎	発熱,呼吸困難,痛みは呼吸により増悪	胸部X線
食道炎	胸やけ,仰臥位で増悪	内視鏡
胃・十二指腸潰瘍	上腹部に圧痛	内視鏡
胆石症,胆囊炎	右上腹部に圧痛	腹部超音波
整形外科的疾患	圧痛,運動痛	
帯状疱疹	皮膚疹(不明の場合あり)	

軽症とは限らない.

- (3) **痛みの性状**:ACSの胸痛は前胸部を締めつける感じ,あるいは圧迫感.「痛み」と表現されることは少ないので患者への聞き方に注意する.大動脈解離は突然発症の引き裂くような痛み,間欠的,移動痛を伴うことが特徴.患者が疼痛部位を指で示せば胸壁痛(軽症)の可能性が高い.
- (4) **身体所見**:特に心音,呼吸音,四肢動脈触診時の左右差に注意.
- (5) **12誘導心電図**:STEMIの診断を目的に,来院から10分以内に記録する.下壁(Ⅱ,Ⅲ,aVF)でST上昇を認めた場合は右側胸部誘導(V_{3R}, V_{4R})を記録して右室梗塞の有無を確認,純後壁梗塞を疑う場合は背側胸部誘導(V_7~V_9)を記録する.
- (6) **胸部X線**:気胸,縦隔拡大,心拡大,肺うっ血,胸膜肥厚を確認.
- (7) **血液ガス分析**:PaO_2低下,$PaCO_2$低下では肺塞栓,心不全を疑う.ACSが疑われる場合は,心臓カテーテル検査(CAG)/

PCIを施行する可能性を考え，低酸素血症が疑われなければ動脈血採血を行うべきではない(CAG/PCIを施行する際のアプローチサイトが減ってしまう).
- (8) **血液検査**：AMI発症早期には心筋マーカーは上昇しない(高感度トロポニンは通常1時間以内に上昇する). DダイマーはAAD, PEの除外に有用なことがある.
- (9) **心臓超音波**：左室壁運動異常，心嚢貯留液の有無，大動脈解離，右室拡大，心室中隔扁平化を評価.

2 緊急処置

- **1)** バイタルサインの確認(大動脈解離を疑う場合は血圧の左右差に注意)，簡潔な病歴聴取(突然発症か否か，持続時間，労作との関連，移動の有無)を行う.
- **2)** SpO₂<94%であれば酸素投与，心電図装着，静脈路確保(ACSを疑う場合，なるべく右上肢を避ける)，採血(心筋マーカー，Dダイマーを含む)を行う.
- **3) 12誘導心電図**：STEMIの診断を目的に，来院から10分以内に記録する．純後壁梗塞，新規発症の完全左脚ブロックにも注意(STEMIとして扱う). STEMIなら循環器内科医をコールしPCI.
- **4)** 致死的疾患を診断したらただちに専門医にコンサルト.
- **5) 疼痛処置**：強い胸背部痛に対しては下記を投与する.
  1) モルヒネ塩酸塩水和物注　2〜4 mgを緩徐に静注　[副作用] 呼吸抑制，血圧低下
- **6) 血圧管理**：AAD, ACSは高血圧緊急症を呈することがあり，ただちに降圧治療を開始しなければならない.
- (1) **AAD**：下記1), 2)を単独，または併用で投与する.
  1) ニカルジピン(ペルジピン®注)　1 μg/kg/分で開始　点滴静注
  2) ニトログリセリン(ミオコール®注, 5 mg/A)　2.5 μg/分で開始　点滴静注
  ▶ 収縮期血圧100〜120 mmHgを目標にする.
- (2) **ACS**
  1) ニトログリセリン(ミオコール®スプレー)　口腔内2噴霧を3〜5分ごとに3回まで

効果不十分であれば,続いてニトログリセリン(ミオコール®注,5 mg/A) 5〜100 μg/分で持続点滴静注を開始
▶ 収縮期血圧 140 mmHg 未満を目標にする※.
7) **経過観察**:ACS が否定できないときには心電図,心筋マーカー(高感度トロポニン)を2時間後に再検して判断する.致死的疾患が除外できるまで,経過観察を続ける.

(吉澤 城)

19 急性冠症候群

POINT

- 急性冠症候群(ACS)は急性心筋梗塞(AMI, ST 上昇型急性心筋梗塞(STEMI),非 ST 上昇型急性心筋梗塞(NSTEMI)),不安定狭心症,ならびに心原性心停止.
- 胸背部痛,特に虚血性胸痛では ACS が高頻度であり,必ず鑑別.
- 病歴,12 誘導心電図,および心筋マーカー(トロポニン)で診断.
- 胸痛を訴えない ACS(painless MI)は 10% 以上あり,胸痛がなくても 12 誘導心電図が決め手.
- STEMI では早期に PCI に.わが国では PCI が中心で血栓溶解薬投与は少ない.
- NSTEMI は経過観察(経時的心電図記録と心筋マーカー測定)で診断が基本.

1 最初の処置

- 虚血性胸痛患者とその他の症候で ACS を疑えば 12 誘導心電図記録,MONA,Oxygen-IV-Monitor を実施(表1).

2 重症度の判定,病態の把握と診断の進め方,入院・帰宅の判断

- 図1に従って,12 誘導心電図の所見で STEMI,NSTEMI を鑑別していく.来院時の症候や検査所見が陰性でも4時間程度の経過観察を行って経時変化を観察する.

※:収縮期血圧<90 mmHg あるいは通常の血圧に比べ 30 mmHg 以上の低下,高度徐脈(<50/分),頻脈(>100/分)を認める場合,下壁梗塞で右室梗塞合併が疑われる場合は投与を避ける.

表1 最初の処置

処置内容	MONA	Oxygen-IV-Monitor	特記事項と処置例
12誘導心電図記録			来院から10分以内
静脈路確保		静注	ラクテック®で確保
モニター装着		Monitor	バイタルサイン監視
酸素投与	O	Oxygen	SpO_2<94%で酸素投与
アスピリン投与	A		禁忌がなければ小児用バファリン®2錠
硝酸薬投与	N		禁忌(表2)がなければミオコール®スプレー2噴霧
麻薬投与	M		硝酸薬無効の胸痛 モルヒネ5mg静注
採血			心筋特異的トロポニン(cTn)を含む血液検査
胸部単純X線撮影			心不全と大動脈解離の鑑別

表2 硝酸薬の禁忌

- 低血圧
- 徐脈・頻脈
- 右室梗塞
- ホスホジエステラーゼ(PDE)-5阻害薬内服中

表3 TIMIリスクスコア(改変)

因子	定義	スコア	該当項目に○
65歳以上		1	
リスクファクター3個以上	家族歴　　（　） 高血圧　　（　） 脂質異常症（　） 糖尿病　　（　） 喫煙歴　　（　）	1	
アスピリン内服中		1	
心筋マーカー上昇※	ヒト心臓由来脂肪酸結合蛋白 (h-FABP)，ミオグロビン，クレアチンキナーゼMB分画 (CKMB)	1	
0.5mm以上のST変化	ST低下 20分未満で消失したST上昇	1	
50%以上の冠動脈狭窄の既往	不明の場合，加点なし		← ○の数

※：図ではcTnで患者選別を行っているので，ここでは心筋マーカー上昇にcTnを含めない．

19 急性冠症候群

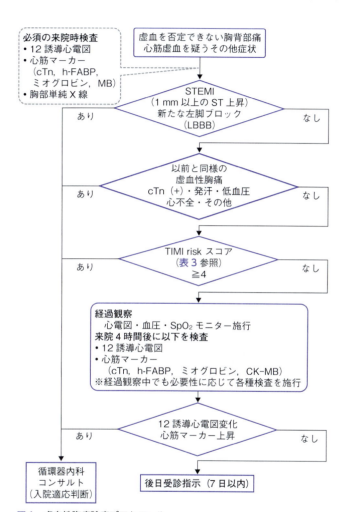

図1 虚血性胸痛診療プロトコール

3 引き続き行うべき救急処置

- ACS では再灌流療法を速やかに行う〔来院から冠動脈インターベンション(PCI)＜90 分〕.
- PCI に際しては,下記を併用する.
  1) プラスグレル(エフィエント®錠)　20 mg　内服
  2) ヘパリン(ヘパリン Na 注)　3,000～5,000 単位　静注

4 合併症とその対策

ショック	速やかに PCI に移行させる.ノルアドレナリン(ノルアドリナリン®)を準備する.ただし,右室梗塞では急速輸液を行う.
不整脈	徐脈性不整脈に対しては経皮的ペーシング(TCP)を準備し,経静脈的ペーシングに移行.心室性不整脈では電気ショックとアミオダロン(アンカロン®)の投与を考慮.

(鈴木　昌)

20 急性大動脈解離

POINT

- 「大動脈瘤・大動脈解離診療ガイドライン(2011 年改訂版)」に則って診療.
- 突然発症.胸背部痛以外にも多彩な症状を呈する致死的疾患.
- 早期診断と血圧管理・疼痛管理がポイント.
- 誤診が多いので注意.特に背部痛を伴わない場合.

1 最初の処置

1) バイタルサイン,心電図モニター,静脈路確保,酸素投与.
2) 疼痛管理:疼痛が激しければ下記を用いる.
   1) モルヒネ注　1/2 A(5 mg)　静注
3) 血圧管理:収縮期血圧≧150 mmHg であれば下記を用いる.
   1) ジルチアゼム(ヘルベッサー®)　5 mg　静注

2 重症度の判定

- すべて重症.

3 病態の把握・診断の進め方

- 大動脈解離を疑えば体部 CT.疑うことが重要.

1) **病歴**：突然発症の胸背部痛で裂けるような疼痛が典型的．疼痛が移動することも多い．胸背部痛以外の症状は意識障害，失神，片麻痺，腹痛，下肢痛，対麻痺，上肢痛．特に血圧が低い片麻痺には注意．

2) **身体所見**：大動脈弁閉鎖不全(AR)雑音(+)→A型．上肢血圧に左右差→A型・弓部限局型．下肢血圧に左右差→腸骨動脈への解離の進展(A型・B型)．

3) **心電図**：[鑑別]心筋梗塞．冠動脈への解離〔右冠動脈(RCA)が多い〕は心筋梗塞との鑑別困難〔大動脈弁閉鎖不全症(AR)に注意〕．

4) **胸部X線**：大動脈径・縦隔拡大(ポータブルでは鑑別困難)，カルシウムサイン(石灰化内膜の偏位5 mm以上)，胸水．[鑑別]気胸．

5) **血液ガス分析**：[鑑別]肺血栓塞栓症．

6) **心臓超音波**：[鑑別]心筋梗塞．AR，心嚢液，上行大動脈起始部・弓部の評価．

7) **腹部超音波**：腹部大動脈，腹腔動脈・上腸間膜動脈(SMA)・腎動脈・下腸間膜動脈・総腸骨動脈・外腸骨動脈・大腿動脈への血流を評価．

8) **CT**：確定診断に必須．解離の範囲，臓器虚血の有無を評価．

単純CT	・弓部直上から横隔膜上まで撮影． ・血栓閉塞型の急性期でみられる三日月状の高吸収域を評価．
造影CT	・総頸動脈から鼠径部まで撮影．造影剤を3 mL/秒前後で100 mLを注入． ・タイミング撮影で動脈優位相(注入開始から30秒前後)を撮影，実質相(注入開始後から100～120秒)も同様の範囲で撮影． ・動脈優位相では解離のエントリー・リエントリーの特定． ・実質相では偽腔の血流および臓器虚血を評価． ・ボーラストラッキング撮影を用いれば，動脈優位相を至適造影効果のタイミングで撮影可能である．

4 引き続き行う処置・検査

・下記を症状に応じて適宜用いる．

1) 血圧管理(収縮期血圧100～120 mmHgを目標)

1) ニカルジピン(ペルジピン®注) 2～10 μg/kg/分 あるいは
   ジルチアゼム(ヘルベッサー®注) 5～15 μg/kg/分 点滴静注

2) ニトログリセリン(ミリスロール® 注) 0.1〜5 μg/kg/分
3) プロプラノロール(インデラル® 注) 2〜10 mg(1 mg/分)静注後,2〜4 mg/4〜6時間[**禁忌**]喘息・徐脈
4) ショックでは昇圧薬を使用.急速輸液とドパミン(イノバン® 注) 5〜20 μg/kg/分
5) 心タンポナーデに心嚢穿刺は原則禁忌.急激な血圧上昇から病態を悪化させることがある.緊急手術

2) 疼痛管理
1) モルヒネ注 5〜10 mg 静注

3) 緊急手術(心臓外科医に連絡)
Stanford 分類 A 型で偽腔開存型は緊急手術.Stanford 分類 A 型で偽腔閉塞型でも,血圧や疼痛コントロールが不良なもの,大動脈径が 50 mm 以上のものは緊急手術.B 型は内科的治療が原則.分枝の虚血症例や,血圧や疼痛コントロール不良なものは緊急手術の対象になる.近年ではエントリー閉鎖目的でステントグラフト治療も選択される.

5 合併症とその対策

- 解離の破裂は致死的.

  - 心嚢内破裂→心タンポナーデ
  - 胸腔内破裂→大量血胸

- 解離の伸展によって臓器虚血を生じうる.

  - 冠動脈→心筋虚血
  - 頸動脈→脳梗塞
  - 鎖骨下動脈→上肢虚血
  - 脊髄動脈→対麻痺
  - 腹腔動脈(SMA からの側副路により虚血症状は出にくい)
  - SMA →腸管虚血
  - 腎動脈→腎虚血
  - 総腸骨動脈→下肢虚血

6 入院・帰宅の判断

- 入院加療が必須.血栓閉塞型でも十分な血圧管理・疼痛管理を行い,血栓が器質化するまでは入院.

(船曳知弘)

21 気胸，胸膜炎，帯状疱疹

A 気胸

POINT

- 病態：閉鎖腔である胸腔内に空気が貯留し，種々の程度に肺が虚脱して胸背部痛・呼吸困難を自覚．
- 処置：気胸の程度に応じて安静で経過観察，胸腔穿刺，胸腔持続ドレナージ．
- 緊張性気胸（エアリーク部位がチェックバルブ様に働き，胸腔内が陽圧化）：症状・徴候より疑われたら，ただちに緊急脱気．胸部X線による気胸確認は不要．
- 原因：原発性は肺内の微小囊胞（ブラ・ブレブ）の破裂が原因．続発性として，慢性閉塞性肺疾患（COPD），間質性肺炎・肺線維症，特殊なものとして子宮内膜症による月経随伴性気胸，肺リンパ脈管筋腫症（LAM），Birt-Hogg-Dube症候群がある．

1 最初の処置

- 突発する呼吸困難，胸部圧迫感，胸背部痛より本症を疑う．
- **バイタルサイン，SpO$_2$確認**：重症徴候（表1）の確認．緊張性気胸，両側気胸，慢性心肺疾患合併例は重症化しやすい．
- **胸郭運動の左右差，胸部聴打診**：中等度以上の気胸では気胸側胸郭の動きが悪く，打診で鼓音，聴診で患側呼吸音低下．
- **血液ガス分析**：低酸素血症が疑われる場合または PaCO$_2$，pH，HCO$_3^-$の評価が必要な場合に採取．
- **酸素投与**：低酸素血症があれば，普段のSpO$_2$を目標に酸素投与．低酸素血症がなくても，気胸の改善促進を目的に，鼻カニューラで3L/分程度を投与．
- **胸部X線**：P-A正面の吸気・呼気，R-L側面を撮影．呼気時胸部

表1 気胸の重症徴候

・意識障害	・頻脈	・前胸部〜顔面にかけての皮下気腫の進行
・血圧低下	・頻呼吸（>30回）	
・徐脈	・チアノーゼ	

X線でのみわかることもあり，胸部X線ではっきりしないが否定できない場合，さらに胸部CTを施行．
- **緊急脱気**：緊張性気胸では胸腔ドレーン挿入．余裕がなければ，18Gより太い注射針を肋骨上縁より数本胸腔内刺入．本症では胸腔内が陽圧なため，刺入により自然排気される．

2 重症度の判定

- 以下の所見を示せば重症．特に緊張性気胸に注意．

> - $PaO_2 < 60$ Torr, $PaCO_2 > 45$ Torr
> - 胸部X線で縦隔の気腫と反対側へのシフト，両側気胸
> - 慢性呼吸器疾患（COPD・肺線維症など），慢性心疾患（うっ血性心不全など）の合併
> - 大量血胸の合併

3 病態の把握・診断の進め方

- 胸部X線で胸壁に沿った弓状無血管野の確認（弓状でないことあり）．胸部CT上肺虚脱．

4 引き続き行う処置（重症度に応じて）

軽度（虚脱肺の肺尖が鎖骨より上）	症状が軽微であれば，無処置でしばらく経過観察し，症状や胸部X線上気胸の進行がなければ帰宅可能．症状が強い場合はアスピレーションキット®，穿刺針で脱気．
中等度（軽度と高度の間）で初発	脱気するか，胸腔ドレーン留置．
高度（片側完全虚脱に近い）または再発で中等度以上	胸腔ドレーン留置．
緊張性気胸	胸腔ドレーンをただちに刺入・留置し，持続監視．

5 合併症とその対策

緊張性気胸	処置が遅れると心停止に至る．緊急脱気をただちに施行．
血気胸	- 立位または坐位の胸部X線でニボー形成を伴う気胸を認めれば本症を疑う． - 壁側・臓側胸膜間の血管断裂によることが多い． - 胸腔ドレーンを低位肋間から挿入し，持続ドレナージ．出血量が多いと輸液・輸血が必要．出血が持続する場合は緊急手術を考慮． ①持続的な出血が100～150 mL/時以上持続する場合 ②胸腔内に大量の凝血塊が存在する場合 ③ショック状態にある場合

B 胸膜炎

POINT

- 深呼吸・咳で増強する胸背部痛と，胸膜刺激による乾性咳嗽，呼吸困難を訴える．多くは感染性で発熱を伴う．
- 原因として細菌(肺炎に伴う交感性，膿胸)・結核・ウイルス・真菌・寄生虫などの感染症，膠原病，腫瘍，肺梗塞，塵肺，食道破裂，腹部疾患(膵炎・横隔膜下膿瘍など)への続発，Meigs 症候群(良性卵巣腫瘍)など．

1 診断

- 症状から疑い，座位・立位の胸部 X 線で胸水貯留を確認．少量の場合は断層超音波，体部 CT でのみ診断可．
- 診断確定には胸腔穿刺にて胸水を採取し，培養(一般，抗酸菌，TB-PCR)，各種検査に提出：蛋白，乳酸脱水素酵素(LDH，滲出性・漏出性の鑑別)，アデノシンデアミナーゼ(ADA，結核)，ヒアルロン酸(中皮腫)，アミラーゼ(膵炎，食道破裂)．
- 以下のいずれかを満たせば，滲出性胸水と判断．

  - 胸水 TP/血清 TP > 0.5
  - 胸水 LDH $>$ 血清 LDH 上限の 2/3
  - 胸水 LDH/血清 LDH > 0.6

2 治療

- 大量胸水で呼吸困難，低酸素血症を認める場合，穿刺または胸腔．ドレーン留置により胸水ドレナージ(1 日 2,000 mL 以内)．
- 疼痛に対し NSAIDs 投与．
- 原因疾患の治療．

C 帯状疱疹

POINT

- 水痘・帯状疱疹(ヘルペス)ウイルスが，水痘罹患後に脊髄神経，三叉神経，顔面神経などの神経根・神経節に潜伏し，疲労，ストレス，免疫抑制状態下で再活性化され発症．
- 神経支配領域に発疹と疼痛が出現．免疫能低下例では重症化，汎発化しやすい．

1 症状・徴候と診断

- 片側の単一または複数の神経支配領域に沿った帯状小水疱の出現．発疹出現の1～10日前から罹患局所に不快感，灼熱感，表在性疼痛（ヒリヒリするような痛み）が先行することが多い．
- 受診時に発疹を認めれば診断は容易だが，疼痛のみの時点での診断は困難．胸背部～大腿後部痛，顔面痛の鑑別診断として常に考慮し，可能性を患者に説明する必要あり．

2 治療

1) NSAIDs 内服

1) アセトアミノフェン（カロナール®錠，またはコカール®錠）1回400～800 mg　1日3回

2) 抗ウイルス薬：可及的早期に投与．

(1) 内服投与：下記のいずれかを用いる．

1) バラシクロビル（バルトレックス®錠）　1回500 mg　1日3回（適宜増減），あるいはファムシクロビル（ファムビル®錠）1回500 mg　1日3回
2) アメナメビル（アメナリーフ®錠，200 mg）　1回2錠　1日1回

(2) 局所塗布

1) アシクロビル（ゾビラックス®軟膏）あるいはビダラビン（アラセナ-A軟膏）　塗布

(3) 点滴静注：さまざまな原因による免疫不全状態を伴う場合に適応．

1) アシクロビル（ゾビラックス®注）　5 mg/kgを1時間以上かけて点滴静注　1日3回

3 入院・帰宅の判断

- 重篤な基礎疾患，合併症がない限り，帰宅可能．

（藤島清太郎）

22 不整脈

POINT

- **不整脈を疑う症候**：ショック，心不全，胸痛，動悸，失神，痙攣，めまい．
- すぐに心電図モニター．
- 血行動態の不安定な頻拍では電気的除細動．
- 抗不整脈薬による心不全，不整脈の誘発に注意．

1 最初の処置

- ①バイタルサイン・病歴，②心電図モニター，③静脈路確保，④12誘導心電図，⑤身体所見．

2 重症度の判定

- ショック，心不全，胸痛，失神は重症．モニター管理，静脈路確保のうえ，専門医へコンサルトする．

Ⓐ 頻拍(100/分以上)

- 血行動態が保たれていれば薬物治療．不安定ならカルディオバージョンまたは直流除細動．

1 Narrow QRS tachycardia

- 心房，房室結節に起源があり，房室結節を順行伝導する頻拍．房室結節の伝導を抑制する薬剤で停止，あるいは徐拍化する．

1) Regular rhythm の場合

(1) 診断

- P波を同定しPR間隔とRP間隔を比較して診断．

PR間隔>RP間隔	房室結節内リエントリー性頻拍，房室回帰性頻拍
PR間隔<RP間隔	洞性頻脈，心房頻拍，稀有型房室結節内リエントリー性頻拍

- **洞性頻脈**：発熱，貧血，脱水，甲状腺機能亢進症に伴う．原因疾患の鑑別が必要．
- **心房粗動(AFL)**
  ▶ 三尖弁輪を興奮が周回する右房内リエントリーが主な原因であ

る(type Ⅰ).
- ▶ 心房切開創を周回するリエントリーの場合もある(type Ⅱ).
- ▶ 心電図上Ⅱ, Ⅲ, aVF で F 波(鋸歯状波)を認める.
- ▶ 通常房室伝導は 2:1〜4:1. 薬物の修飾により房室伝導が 1:1 となり,高度な頻脈をきたす場合がある.房室伝導が 2:1 の場合は心拍数 150/分となり,発作性上室性頻拍(PSVT)との鑑別を要する.
- ▶ 房室伝導比が変動する場合は irregular rhythm となる.

- **発作性上室性頻拍(PSVT)**
  - ▶ **房室結節内リエントリー性頻拍(AVNRT)**:PSVT の 60%.房室結節内にある fast pathway と slow pathway の二重伝導路によりリエントリーを生じる.Slow pathway を順行し fast pathway を逆行するものが多いが,稀に逆もある(稀有型).逆行性 P 波は QRS 波に隠れて認めないかもしくは QRS 直後に認められる.
  - ▶ **房室回帰性頻拍(AVRT)**:PSVT の 30%.房室結節と副伝導路の間のリエントリー.Narrow QRS tachycardia では房室結節を順行性に,Kent 束などの副伝導路を逆行性に伝導する.逆行性 P 波の位置は副伝導路の位置により異なる.
  - ▶ **心房頻拍(AT)**:PSVT の 10%.異所性の自動能亢進や局所的心房内リエントリーによる.ジギタリス中毒や心房病変(心筋炎など),化学物質中毒などが原因.

(2) 治療
① **洞性頻脈**:原因疾患の治療.
② **心房粗動**

1) Ca 拮抗薬〔ベラパミル(ワソラン®注)〕 5 mg,β遮断薬〔プロプラノロール(インデラル®注)〕 2 mg,ジゴキシン(ジゴシン®注) 0.25 mg 静注にてレートコントロール
2) 中等度以上の K チャネル遮断作用を有する薬剤〔プロカインアミド(アミサリン®),ニフェカラント(シンビット®),保外〕,ジソピラミド(リスモダン®),シベンゾリン(シベノール®)を投与.薬剤有効率は低いため,経食道ペーシング,経静脈ペーシング,待機的カルディオバージョンを考慮

③ AVNRT, AVRT
- **迷走神経刺激法**：頸動脈洞マッサージ，息こらえ(Valsalva 手技)，顔面を冷水に浸す(顔面浸水).
  1) アデノシン三リン酸(アデホス®-L) 10 mg を1～2秒で急速静注．著明な徐脈，悪心，胸部不快感を生じるが，短時間で消失
  頻拍が停止しない場合には 20 mg 静注を考慮．気管支攣縮の副作用があり喘息患者では禁忌．心房細動を誘発する可能性があり，WPW 症候群で副伝導路の順行伝導もある場合には心室細動(VF)へ移行する可能性があり注意が必要
  2) ベラパミル(ワソラン®注) 5 mg，またはジルチアゼム(ヘルベッサー®注) 10 mg を 5 分間かけて静注．陰性変力作用に注意

④ AT
迷走神経刺激やアデノシン三リン酸(ATP)によっても心房頻拍は持続する(心拍数は房室結節抑制のために減少)．電気的カルディオバージョン無効例が多い．ジギタリス中毒に伴うものではジギタリスを中止し電解質を補正．Ca 拮抗薬〔ベラパミル，ジルチアゼム〕，β遮断薬静注は心室応答を抑制し，時に AT 停止も期待できる．心機能低下例ではアミオダロン(アンカロン®)静注も考慮.

2) Irregular rhythm の場合
(1) 診断
- **心房細動(AF)**：心房内の微小なリエントリーによると考えられている．f波と呼ばれる細かい基線の揺れを認める．完全房室ブロックを伴った場合は，regular rhythm になる．持続時間(発作性か持続性か)，甲状腺機能亢進症，弁膜症・虚血などの基礎疾患の有無，左房径，左房内血栓の有無，抗凝固療法の有無が治療法の決定に重要.

(2) 治療
① 心房細動
a. レートコントロール
  1) ベラパミル(ワソラン®注) 5～10 mg，またはジルチアゼム(ヘルベッサー®注) 0.25 mg/kg を 2 分かけて静注，またはプロプラノロール(インデラル®注) 2 mg を 1 分以上

かけて間欠的に静注(総量 0.15 mg/kg まで)
- 陰性変力作用や房室ブロックに注意.中等度以上心機能低下例では,下記を投与する.

    1)ジゴキシン(ジゴシン®注) 0.25 mg を 2 時間ごとに静注(最大 1.5 mg まで).ジゴキシンは効果が出るまで 2 時間程度かかる

[注意]Kent 束を順行性に伝導している WPW 症候群の AF 合併例では,wide QRS の偽性心室頻拍(pseudo VT)となり VT との鑑別を要する.ベラパミル,ジゴキシンは,副伝導路の伝導を促進し,心拍数の増加,さらには心室細動(VF)へ移行をきたすことがあり禁忌.Ia の抗不整脈薬(プロカインアミド,ジソピラミド)を投与する.

b. カルディオバージョン

- 発作性心房細動で発症後 48 時間以内であれば抗凝固療法なしでカルディオバージョン可能.
- 48 時間以上持続している場合は,十分な抗凝固療法〔ワーファリン® 3 週間または十分な期間の直接経口抗凝固薬(DOAC)〕ないしは経食道心臓超音波によって左房内血栓のないことを確認する必要がある(血栓塞栓症予防のため).

薬理学的	・シベンゾリン(シベノール®注,70 mg/A)1 A を 5 分以上かけて静注.ジソピラミド(リスモダン®P 注)に比べ抗コリン作用が少ない. ・プロカインアミド(アミサリン®注,200 mg/A)3 A+5%ブドウ糖液(100 mL)を 15〜20 分で点滴静注.無効で,QRS 幅の 25%以上の延長がなければ 400 mg 追加投与. ・ジソピラミド(リスモダン®P 注,50 mg/A)1 A を 5 分以上かけて静注.陰性変力作用および抗コリン作用をもつため,心不全,緑内障,前立腺肥大では禁忌. ・その他,ピルシカイニド(サンリズム®注),フレカイニド(タンボコール®)も有効.
電気的	・DC パッチの位置:胸骨上と背部の左肩甲骨上パッチが心尖部と右鎖骨下パッチよりも有効率が高い. ・エネルギー:100〜200 J で同期して行う.血行動態が安定し,意識がある場合はプロポフォール(ディプリバン®)やチオペンタール(ラボナール®)などの鎮静薬が必要.無効な場合は出力を上げる(最大 360 J まで).

2 Wide QRS tachycardia
1）Regular rhythm の場合
(1) 診断
① 心室頻拍(VT)
- **VT を示唆する所見**：①房室解離（P と QRS が無関係に出現），②融合収縮，③胸部誘導ですべての波形に RS 波形がなく，R 波の開始から S 波のピークまでが 100 ミリ秒以上，④ QRS 幅が 160 ミリ秒以上．

② 上室性頻拍（変行伝導，脚ブロック，デルタ波を伴うもの）：デルタ波(+)では，AVRT（Kent 束を順行伝導するもの），心房頻拍を鑑別．

(2) 治療
- VT と SVT の鑑別が困難な場合は VT に準じて治療する．
① 心室頻拍（VT）：血行動態が安定していれば薬物治療も考慮．血行動態不安定なら同期カルディオバージョンないしは直流除細動．

1) アミオダロン（アンカロン®注，150 mg/3 mL/A） 125 mg（2.5 mL）＋5％ブドウ糖液 100 mL を 10 分間で点滴静注．引き続きアンカロン®注 5A(15 mL)＋5％ブドウ糖液 500 mL を 33 mL/時で点滴静注（6 時間），以後 17 mL/時点滴静注で維持

2) リドカイン塩酸塩（リドカイン注，100 mg/A） 50 mg を 1 分かけて静注．無効なら 5 分後にさらに 50 mg 追加投与．有効ならリドカイン 1,000 mg を 5％ブドウ糖液 500 mL に混注し 0.5〜1.0 mL/分で点滴静注

3) プロカインアミド（アミサリン®注，200 mg/A） 3 A＋5％ブドウ糖液 100 mL を 15〜20 分で点滴静注．QRS 幅の 25％以上の延長がなければさらに 400 mg 投与

4) ニフェカラント（シンビット®注） 0.3 mg/kg を 5 分かけて静注，引き続き 0.4 mg/kg/時で点滴静注．QT 延長に注意

[注意] 器質的心疾患のない特発性 VT：右脚ブロック左軸偏位型ではベラパミル（ワソラン®）ないしはジルチアゼム（ヘルベッサー®）静注，左脚ブロック右軸偏位型では ATP ないしは β 遮断薬静注．

② **上室性頻拍**：変行伝導と脚ブロックによる wide QRS tachycardia は narrow QRS tachycardia と同様の治療．デルタ波を伴う

SVT では，ベラパミル（ワソラン®），ジゴキシン（ジゴシン®）は副伝導路の不応期を短縮するため，また ATP は心房細動を誘発する可能性があるため禁忌．wide QRS の上室性頻拍で，脚ブロック，デルタ波，変行伝導の区別不能ならクラス Ia が第 1 選択薬．

2）Irregular rhythm の場合
(1) 診断
① **Torsade de pointes**：Long QT 症候群に生じるが，非持続性のこともある．VF へ移行する危険性あり．
② 多形性心室頻拍/VF，デルタ波，脚ブロック，変行伝導を伴う AF を鑑別．デルタ波を伴う AF(pseudo VT)で，副伝導路の不応期が短ければ VF に移行する可能性がある．

(2) 治療
① **Torsade de pointes**
- ペーシングにより心拍数を増加させて QT を短縮させる．
- 下記を併用する．
   1) 硫酸マグネシウム（マグネゾール®注，2 g/A） 1～2 g を 1～2 分かけて静注．その後 1 時間で 1～2 g を点滴静注
   2) *l*-イソプレナリン（プロタノール®L 注，200 μg/A） 0.01～0.03 μg/kg/分で点滴静注

② **Pseudo VT**：前述．
③ 多形性心室頻拍，心室細動(VF)：直流除細動(200～360 J)．停止不能の場合，CPR を施行しつつ，アミオダロン，ニフェカラント，リドカイン静注．

Ⓑ 徐脈(50/分以下)

- 虚血性心疾患，心筋症，弁膜症，伝導障害などの器質的疾患を伴う場合も多い．

1 洞不全症候群(SSS)
1）診断
- 虚血性心疾患，甲状腺機能低下症を除外．洞結節とともに心房内伝導，房室伝導も障害．
- Rubenstein 分類：①洞性徐脈，②洞停止，洞房ブロックで房室接

合部または心室補充収縮を伴うもの，③徐脈頻脈症候群；頻脈停止時に overdrive suppression のため長い洞停止を生じ失神やめまいを起こす[※].

2）治療
- 外来受診時に緊急治療が必要なことはまれ．症候性であれば待機的ペースメーカー植込みの適応．

2 房室ブロック（AV block）

1）診断
- めまい，失神，心不全を呈することが多い．虚血性心疾患，サルコイドーシス，弁膜症などの基礎心疾患の有無を鑑別．

2）治療
- 症候性徐脈に限り緊急治療．
  1) アトロピン（アトロピン注）　0.5〜1.0 mg を静注し 3〜5 分ごとに最高 3 mg まで繰り返す
  2) 経皮ペーシング：電極を V_3 の位置と左肩甲骨下部-脊椎間に装着．筋肉の収縮のため患者に苦痛を与える
  3) ドパミン（イノバン®注）　5〜20 μg/kg/分で点滴静注
  4) アドレナリン（ボスミン®注）　2〜10 μg/kg/分で点滴静注
  5) l-イソプレナリン（プロタノール®L注）　0.01〜0.03 μg/kg/分で点滴静注
- 薬物治療の効果は一過性なので，早期に経静脈ペースメーカーを挿入．

3 入院・帰宅の判断

- 血行動態の安定した上室性頻拍で ATP，Ca 拮抗薬，β遮断薬で停止したものは帰宅させてよい．
- 血行動態の不安定だったもの，器質性心疾患のある症例では，必ず専門医に相談する．
- 注射用抗不整脈薬を用いた場合は，しばらくの間，外来でのモニター観察が必要．

（城下晃子）

※：徐脈頻脈症候群では甲状腺機能亢進症を除外．

23 呼吸困難の鑑別と緊急処置

POINT

- 呼吸困難感は個人差が大きく,症状の程度が必ずしも重症度を反映しない.
- 速やかなバイタルサイン,SpO₂,血液ガス分析,身体所見の把握が重症度評価に重要.

1 鑑別診断の方法

- 呼吸困難の進行速度は鑑別診断に有用である(表1).
- 身体所見

意識障害	進行性に増悪する場合,CO₂ナルコーシス,重度低酸素血症を疑い対処.
呼吸数	呼吸数>30回は重症と考え対処(例外:過換気症候群).
チアノーゼ	口唇,手足のチアノーゼは低酸素血症を示唆する(チアノーゼがなくても低酸素血症を否定できない).貧血を伴うと出現しにくい.中等症以上で皮膚の蒼白化.
ばち指	慢性低酸素血症をきたす心肺疾患の存在を示唆.
胸郭運動	明らかな減弱は呼吸停止の予兆.左右差は,緊張性気胸,大量胸水,重症肺炎,胸郭脊椎変形などを示唆.
胸部打診	中等度以上の気胸,胸水貯留を判別可能.
胸部聴診	片側性の肺胞呼吸音減弱は,同側の気道閉塞,病変を示唆.両側性の減弱は慢性閉塞性肺疾患(COPD)や呼吸減弱を疑う.副雑音の詳細は表2参照.

- **血液ガス分析**:橈骨動脈では静脈血混入リスクが低い.PaO₂はHb解離曲線シフト時,CO中毒,メトヘモグロビン血症時などでSpO₂と解離.
- **呼吸性アシドーシス(高PaCO₂症)**:随伴するアシドーシスの有無で急性/慢性の区別が可能.慢性ではアシドーシスなし.pHとBE(またはHCO₃⁻)は代謝異常の評価に必須.
- **胸部X線**:歩行可能時は撮影室で立位正・側を撮影,ポータブル撮影時も状態が許せば坐位~半坐位で撮影することで,胸水の鑑別と心拡大の評価が可能.気胸,浸潤影(肺炎,肺水腫,肺挫傷など),心拡大,胸水・血胸,COPD,肺線維症などが判別可能.

表1 呼吸困難の進行速度と疾患

進行速度	疾患
突然〜数分	・自然気胸 ・肺血栓塞栓症(大部分) ・上気道閉塞(食物・異物・喀痰・腫瘍など) ・アナフィラキシーによる喉頭浮腫 ・過換気症候群
数分〜数時間	・気管支喘息発作(突発性発症型) ・過換気症候群 ・急性左心不全による肺水腫 ・一部の急性呼吸促迫症候群(ARDS, 有毒ガス吸入後など) ・誤嚥性肺炎 ・脂肪塞栓症候群 ・吸入損傷(気道熱傷)
数時間〜1日以上	・感染性肺炎 ・急性喉頭蓋炎 ・胸膜炎・胸水貯留 ・うっ血性心不全 ・大部分の ARDS, COPD・肺線維症の急性増悪 ・大部分の気管支喘息発作 ・閉塞性細気管支炎 ・急性好酸球性肺炎 ・急性間質性肺炎 ・肺血栓塞栓症(一部)

表2 よく聴く副雑音(異常呼吸音)

よく聴く副雑音の分類		聴取する疾患
連続性ラ音 吸気<呼気	低音性連続性ラ音 (類鼾音:グーグー)	気管支喘息, COPD, 気管支拡張症, 喀痰貯留, 心不全など
	高音性連続性ラ音 (笛声音:ピーピー)	気管支喘息, COPD, 上気道狭窄(吸気>呼気)
断続性ラ音	細かい断続性ラ音 (捻髪音:プチプチ, バリバリ)	吸気終末, 肺炎初期, 軽度心不全, 肺水腫初期, 肺線維症, 過敏性肺炎など
	粗い断続性ラ音 (水泡音:ブツブツ)	肺炎, 気管支拡張症, COPD 感染時, 心不全, 進行した肺水腫など
胸膜摩擦音(握雪音:ギューギュー) 呼気=吸気		胸膜炎

- **胸部 CT**:単純 CT は淡い肺野病変,縦隔近傍の陰影,基礎肺疾患に加えて新たに出現した陰影の確認,陰影の分布と性状の把握に有用であり,早急な診断が必要な場合は当初から行ってよい.ダイナミック(造影)CT は肺血栓塞栓症の診断に必須.

2 低酸素血症の治療

- **治療目標**:基礎疾患のない症例では PaO_2 70〜100 Torr(人工呼吸時<150 Torr)に管理. PaO_2<60 Torr になると急激に SaO_2 が低

下．慢性心肺疾患の患者では，安定時の PaO_2 を目標．

• **酸素投与法**

鼻カニューラ	簡便で患者の違和感が少ない．分時換気量増加，鼻閉により吸入気酸素濃度(FiO_2)低下．
ベンチュリマスク	24〜50％の範囲で FiO_2 を調節可能．患者によっては閉塞感が強い．
リザーバーバッグ付きマスク	高流量酸素(≧10 L/分)投与により FiO_2>50％を維持できるが，分時換気量とマスク密着度により大きく変動．
NPPV(非侵襲的陽圧換気)	• BiPAP® 各機種，非挿管モードをもつクリティカルケア型人工呼吸器を用いてフェースマスクにより実施． • COPDの急性増悪，心原性肺水腫，胸郭形成術後のⅡ型呼吸不全がよい適応．他疾患でも適宜試みる価値あり． • 標準的には，S/T モードで FiO_2 1.0，呼吸数 15 回/分，呼気陽圧(EPAP) 5 cmH$_2$O，吸気陽圧(IPAP) 10 cmH$_2$O から開始し，適宜調節．

• **酸素投与量(CO_2 ナルコーシスのリスクがない場合)**：鼻カニューラで 2 L/分より始め 4〜6 L/分まで適宜増量．通常 FiO_2 は 4％/1 L/分酸素投与量の割合で増加．確実な PaO_2 増加を得るには，ベンチュリマスクで FiO_2 35〜50％を適宜投与．前者で十分な酸素化が得られない場合リザーバーバッグ付きマスク，さらに非侵襲的陽圧換気(NPPV)を考慮．
  ▶ CO_2 ナルコーシスのリスクがある患者では，微量流量計を用い，鼻カニューラ 0.5〜1 L/分，ベンチュリマスク 24％から投与開始し，適宜増量，または NPPV．

• **気管挿管・ベンチレータ管理の適応**

• 無呼吸 • 高 CO_2 血症の進行 • 高濃度酸素投与後も PaO_2<60 Torr で病態が増悪	• 病態が急速進行性で，ほどなく左記の状態に至ると予想される • NPPV が無効か非適応

3 入院・帰宅の判断
• 原因疾患と重症度による．

参考文献
1) 川城丈夫(監)：CD による聴診トレーニング 呼吸音編 改訂第 2 版．南江堂，2011

(藤島清太郎)

24 心不全

POINT

- 末梢組織の酸素需要を満たす心拍出量を維持できず,代償機構(頻脈,カテコールアミン,Na 貯留)が過剰に作動して悪循環となった症候群.
- 症状・徴候は,以下の2つに分けて考える.
  ①心室拡張末期圧上昇によるもの(うっ血,呼吸困難,肺高血圧,浮腫)
  ②心拍出量低下によるもの(低血圧,意識障害,腎機能障害)

1 最初の処置

- **心不全を疑う症状**:呼吸困難,喘鳴,血痰.
- **バイタルサイン,モニター**(心電図,血圧,SpO_2).
- **酸素投与**:初期投与量は起坐呼吸あればマスク6L/分,軽症例では鼻カニューラ2L/分くらい.$SpO_2>95\%$ を目標に増量.重症例では挿管を常に考慮.
- **静脈路確保**:病態不明なときは5%ブドウ糖液で静脈路確保.
- **採血**:血算,一般生化学,心筋逸脱酵素,脳性ナトリウム利尿ペプチド(BNP).ただし BNP の保険適用は月1回のみ.
- **動脈血液ガス分析**:酸素投与下で SpO_2 が保たれていれば安定後で可.
- **病歴聴取**:息切れや発作性夜間呼吸困難(PND)などの呼吸困難症状のほか,発症時期(急性か慢性か),胸背部痛・感染症状・塩分過剰摂取の有無,服薬状況を聴取.
- **身体所見**:肺疾患・気管支喘息との鑑別を.喘鳴,肺野水泡音,頻脈は類似.頸静脈怒張(45°の半坐位で右頸静脈拍動の上端が胸骨角から水平に 45 mm 以上で怒張と判断),Ⅲ音ギャロップ,下腿浮腫は心不全に特徴的.
- **心電図**:必須検査.心筋虚血の鑑別,不整脈の同定.
- **胸部X線**:坐位ポータブル(軽症例では立位 P → A).肺うっ血所見を評価.心胸郭比拡大があっても,うっ血がなければ急性心不全の診断根拠とはならない.

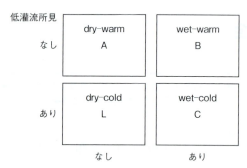

- うっ血所見：起坐呼吸，頸静脈圧の上昇，浮腫，腹水，肝頸静脈逆流
- 低灌流所見：小さい脈圧，四肢冷感，傾眠傾向，低 Na 血症，腎機能悪化

図 1　Nohria-Stevenson の分類

2 重症度の判定

- **心原性ショックは重症**：血圧低下，冷汗，不穏，意識レベル低下を伴う（☞p37）．
- **NYHA 分類**

Ⅰ度	無症状，または日常を超える運動時に症状が出現する（身体活動の制限なし）
Ⅱ度	日常的な身体活動で症状が出現する〔身体活動の制限軽度（Ⅱs）または中等度（Ⅱm）〕
Ⅲ度	日常的な身体活動以下の労作で症状が出現する（身体活動の制限高度）
Ⅳ度	安静時またはわずかな労作で症状が出現する（いかなる身体活動も制限される）

- **呼吸困難症状**：労作時の息切れのみなら比較的軽症．PND はやや重症．起坐呼吸は明らかに重症．
- **Nohria-Stevenson の分類**（図 1）：Profile C と B は予後不良．
- 症状，心電図より急性冠症候群（ACS）が疑われたら再灌流療法を準備（循環器内科依頼）．

3 病態の把握，診断の進め方

- 原因（基礎心疾患）の特定．原因が慢性疾患なら誘因（怠薬，塩分過剰摂取，感染症，過労，不整脈，貧血など）を検索．

- **血液検査**：BNPの迅速測定は呼吸器疾患による呼吸不全との鑑別には有用．心不全では通常>300 pg/mL．高齢者で<100 pg/mLならほぼ正常．慢性心不全では代償期でも>500 pg/mLの例は珍しくなく，肺水腫をきたす場合は>1,000 pg/mLのことが多い．トロポニン迅速測定は非虚血でも弱陽性を示すことがあり，この所見のみでACSとは診断できない．その他，腎機能，肝機能(肝うっ血でALT上昇)などをチェック．
- **心臓超音波**：肺動脈圧上昇は左心不全の強い根拠となる．肺動脈収縮期圧≒右室収縮期圧≒三尖弁圧較差〔三尖弁逆流(TR)血流を連続波ドプラで測定〕+右房圧〔通常5 mmHg，下大静脈拡大(>15 mm)や呼吸性変動の消失時は10〜15 mmHgと近似〕>40 mmHgは肺高血圧．その他，左室収縮能・左室径・弁膜症の評価，心囊液や胸水のチェック．
- **Swan-Ganz カテーテル**：心原性ショック，治療抵抗性の心不全，心原性か非心原性か判断できない低血圧・低酸素血症・肺水腫で適応．心不全に対するルーチン検査としては推奨されない．
- 以上の情報からクリニカルシナリオ(CS)の分類に基づき，大まかな治療方針を決定する(表1)．

表1 クリニカルシナリオ(CS)

	典型的な病態	初期治療
CS1 SBP>140	急性のびまん性肺水腫．左室収縮は保たれていることが多い．	非侵襲的陽圧換気(NPPV)，硝酸薬．利尿薬は不要なことが多い．
CS2 SBP 100〜140	全身性浮腫．腎機能障害，貧血，低アルブミン血症．	NPPV，血管拡張薬(血圧低下に注意)．浮腫が強ければ利尿薬．
CS3 SBP<100	心拍出量低下の症状主体で肺水腫は軽度．心原性ショックを含む．	浮腫なければ容量負荷．強心薬，血管収縮薬．
CS4 ACS	心筋虚血の症状・所見．	NPPV，硝酸薬，アスピリン，ヘパリン，再灌流療法，大動脈内バルーンポンプ法(IABP)．
CS5 右心不全	肺水腫を伴わない全身うっ血．	容量負荷を避ける．血圧が保たれれば利尿薬，保たれなければ強心薬，血管収縮薬．

SBP：収縮期血圧

4 引き続き行うべき救急処置

1）呼吸管理：$SpO_2>95\%$ または $PaO_2>80\,mmHg$，かつ $PaCO_2<50\,mmHg$ で，起坐呼吸のない状態が目標．室内気で上記を達成できても PND がある例は酸素少量投与（鼻カニューラ2L/分程度）．マスク6L/分程度の酸素投与で目標を達成できない場合は積極的に NPPV を導入する．気管挿管の回避は鎮静薬使用による血行動態悪化や肺炎予防の点で有利．ただし NPPV でも酸素化改善が不十分な例，不穏が強く鎮静を要する例，換気不全合併例では時機を逸せず気管挿管による人工呼吸管理に踏み切るべき．

2）輸液：初期は5%ブドウ糖液 20 mL/時以下．

3）膀胱留置カテーテル：30 分ごとの尿量を測定．

4）血管拡張薬：動脈拡張による後負荷低下，静脈拡張による前負荷低下の両方を期待．

(1) 硝酸薬：降圧効果が強い．

  1) ニトログリセリン（ミリスロール®注，0.5 mg/mL） 0.05～2 $\mu g/kg$/分で点滴静注（体重50 kg なら原液で 0.3～12 mL/時）
  2) 硝酸イソソルビド（ニトロール®注，0.5 mg/mL） 1.5～8 mg/時で点滴静注

(2) ニコランジル（シグマート®）：冠微小循環改善作用があり虚血心に有効とされる．体重50kg なら1 mg/mL に溶解して1～4 mL/時で点滴静注．

(3) カルペリチド（ハンプ®1mg/A，注射用水で溶解）：血管拡張作用＋利尿作用．神経体液性因子や電解質への悪影響少ない．CS2 での使用は血圧低下に注意．0.025～0.20 $\mu g/kg$/分で点滴静注．

5）利尿薬

  1) フロセミド（ラシックス®注，20 mg/A）1 回 20 mg 静注（高齢者，低体重，低血圧では 10 mg で開始）

  ▶ 即効性で強力だが，血圧低下，心拍数（HR）上昇や電解質異常（特に低 K 血症）に注意．CS1 では血管拡張薬を優先．

6）強心薬・血管収縮薬

(1) ジギタリス製剤：AF 頻拍合併時には有用（後述）．

(2) カテコールアミン：血管収縮作用（昇圧作用）は 1）＜2）＜3）．HR 上昇作用も強いため心筋虚血誘発に注意．ポンプ不全の低血圧では 1），2）の併用，あるいは 3）の使用を考慮．

1) ドブタミン（ドブトレックス®注）　3〜20 μg/kg/分で点滴静注
2) ドパミン（イノバン®注）　3〜20 μg/kg/分で点滴静注
3) ノルアドレナリン（ノルアドリナリン®注）　0.03〜0.3 μg/kg/分で点滴静注

(3) ホスホジエステラーゼ(PDE)阻害薬：強心作用＋血管拡張作用．血圧低下を伴うことがあり CS3 では使いにくいが，カテコールアミン β 受容体を介さないため β 遮断薬内服中の患者ではカテコールアミンより有効とされる．

1) オルプリノン（コアテック®注, 5 mg/A）　10 μg/kg を 5 分で静注後, 0.1〜0.3 μg/kg/分で点滴静注
2) ミルリノン（ミルリーラ®注, 10 mg/A）　50 μg/kg を 10 分で静注後, 0.25〜0.75 μg/kg/分で点滴静注

7）緊急心臓カテーテル検査

- 適応は①急性心筋梗塞(AMI)または心筋虚血持続時の冠動脈インターベンション(PCI)，②低心拍出状態で強心薬の不応性かつ原因が可逆的な場合の IABP・PCPS の挿入．
- AMI 以外の病態に対する急性期の PCI は，ベネフィット（虚血改善による心機能改善）とリスク（造影剤使用による腎機能低下など）をよく考慮して検討すべき．

5 合併症とその対策

1）AF：急性心不全の約 3〜4 割に合併．AF による頻脈が心不全増悪因子となっていることが多い（☞p119）．

(1) 抗凝固療法

① すでになされている場合は効果の判定〔ワルファリンカリウム（ワーファリン®）なら PT-INR 2 前後を確認．直接経口抗凝固薬(DOAC)なら 24 時間以内の服薬を確認〕．

② 未施行なら下記を投与.

> 1)ヘパリンナトリウム(ヘパリン Na® 注)3,000 単位静注後,400〜600 単位/時で持続点滴静注. 4〜6 時間後に活性化部分トロンボプラスチン時間(APTT)をチェックし量を調整(投与前の 1.5〜2 倍が目安)

(2) 洞調律へのコンバージョン:発作性 AF と考えられ,心筋虚血の遷延や血行動態の破綻などを伴うときに考慮する. Ia,Ic 群抗不整脈薬は禁忌.

① アミオダロン
② 電気的カルディオバージョン

(3) 心拍コントロール

ジギタリス製剤	強心作用は弱く効果発現に 1 時間以上要するが,血圧低下例でも使用可能. ジゴキシン(ジゴシン®)0.25 mg 静注. 腎機能低下例は次回の投与量・投与間隔を考慮.
ランジオロール(オノアクト®)	即効性はあるが徐脈と血圧低下に注意. 1μg/kg/分で開始. 血圧・心拍数をみながら 10 分ごとに漸増(最大 10μg/kg/分).
アミオダロン(アンカロン®)	心拍コントロール目的でも使用可能(保険適用外)

2) 腎不全:利尿が得られなければ血液浄化療法を考慮.
3) 急性増悪の要因に対する介入:感染症が誘因なら原因微生物検索のための培養検査,抗菌薬投与. 貧血が誘因なら Hb>8 g/dL を目指して輸血を考慮するが,うっ血が強いときには緩徐に投与を行う.

6 入院・帰宅の判断

- 原則として入院が必要. 帰宅許可の要件は,以下.

> - 酸素投与が不要.
> - 起坐呼吸・PND がない.
> - ACS や心室性不整脈などの不安定な原因が否定されている.

(中村岩男)

25 気管支喘息

POINT

- 呼吸困難,強い咳嗽の原因として多く,短時間で心肺停止(CPA)に至る場合がある.肺野全体に呼気時主体の連続性ラ音を聴取.
- 意識障害,呼吸減弱・下顎呼吸は呼吸停止の切迫徴候であり,呼吸補助,人工呼吸を考慮.
- 急性発作の基本治療は,短時間作用型β_2刺激薬の反復吸入.効果が不十分な場合はテオフィリン薬点滴静注追加.中等症以上ではステロイドを全身投与(経口,点滴静注)するが,効果発現に4時間以上要するので,早期に投与の要否を判断.咳嗽のみを呈する咳喘息も,治療は喘息に準じる.
- 酸性 NSAIDs は急性発作を誘発する危険があり,喘息患者に対し原則投与禁忌.感冒症状には葛根湯が安全.アセトアミノフェン少量(<500 mg),塩基性 NSAIDs も比較的安全.

1 最初の処置

1) **バイタルサイン,SpO₂,身体所見確認**:身体所見では特に呼吸数,奇異性呼吸,チアノーゼに留意.仰臥位不能な場合は起坐位~半起坐位保持.
2) **酸素投与,非侵襲的陽圧換気(NPPV),侵襲的陽圧換気(IPPV)**:$SpO_2≧95\%$を保つように適宜酸素投与・量調節.重度,重篤では NPPV,気管挿管・人工呼吸管理を考慮.
3) **血液検査と静脈路確保**:気道感染,心不全などの鑑別のため,脳性ナトリウム利尿ペプチド(BNP)を含む血液検査.心不全が否定できない場合は5%ブドウ糖液または維持輸液で補液開始.
4) **病歴(アトピー,喫煙,発作歴,内服薬)確認**:基礎疾患としての慢性閉塞性肺疾患(COPD)鑑別,テオフィリン許容量,ステロイド適応の判断に必要.
5) **Peak flow(PEF),1秒率測定**:中等度までの重症度評価に有用.
6) 発作の程度(☞ **2**「重症度の判定」)に応じた治療法の選択.

軽度	・β_2刺激薬吸入(pMDI*1, DPI*2, ネブライザー)頓用	・テオフィリン薬頓用 ・自宅治療可

中等度	・β_2刺激薬反復吸入 ・効果不十分な場合はアミノフィリン点滴静注併用 ・酸素投与	・ステロイド全身投与(経口, 点滴静注) ・アドレナリン皮下注, 抗コリン薬吸入考慮
高度	・上記治療反復 ・硫酸マグネシウム静注	・NPPV 考慮
重篤	・上記治療反復	・気管挿管・人工呼吸管理を考慮

*¹: 加圧噴霧式定量吸入器, *²: ドライパウダー定量噴霧器

(1) 短時間作用型(即効性)β_2刺激薬吸入:急性発作の基本治療. ネブライザーは6〜8 L/分の酸素または圧縮空気で投与. 軽度ではpMDI, DPI も可.

1) サルブタモール(ベネトリン®吸入液) 0.5〜1.0 mL+生理食塩液≧4.0 mL ネブライザーを用いて吸入 20〜30分ごとに3回まで
2) プロカテロール(メプチン®スイングヘラー®) 1回2吸入 20分ごとに3回, 以後1時間ごと(1日4回まで)

(2) アミノフィリン点滴静注:β_2刺激薬吸入と相加的効果あり.

1) アミノフィリン(ネオフィリン®注) 1 A(250 mg)+等張補液250 mL を, 最初の半量を15分, 残半量を45分で点滴静注

▶ 嘔気, 頭痛, 不整脈が出現したら薬剤の副作用と考え, ただちに投与中止.
▶ 治療域が狭いため, テオフィリン薬の内服・投与歴がある場合は血中濃度に基づく投与量調節が望ましい. 測定不可なら半量投与. マクロライド系薬, ジアゼパム, ニューキノロン系薬服用時もクリアランスが低下するため要減量. 逆に喫煙者やバルビツール酸系薬内服時は増量を要することが多い.

(3) 短時間作用型ステロイド点滴静注, 経口:静注用ステロイド薬に含まれる各種添加物が発作を増悪する可能性があり, 静注より経口, 静注薬はボーラスよりも点滴静注が望ましい.

① 導入

1) メチルプレドニゾロンコハク酸エステル(ソル・メドロール®注) 40〜125 mg 点滴静注
2) ヒドロコルチゾンリン酸エステル(リン酸エステル型製剤の水溶性ハイドロコートン注射液がより安全) 200〜500 mg

点滴静注
3) プレドニゾロン(プレドニン®錠)　0.5 mg/kg/日　経口
② **維持**
1) メチルプレドニゾロンコハク酸エステル(ソル・メドロール®注)　40〜80 mg/4〜6時間　点滴静注
2) ヒドロコルチゾンリン酸エステル(水溶性ハイドロコートン注射液)　100〜200 mg/4〜6時間　点滴静注
3) プレドニゾロン(プレドニン®錠)　0.5 mg/kg　1日1回朝5〜7日(以後吸入ステロイドへ)

(4) 吸入抗コリン薬(イプラトロピウム,オキシトロピウム)：短時間作用型 β_2 刺激薬吸入との併用で気管支拡張効果が増強.
1) イプラトロピウム(アトロベント®エロゾル)　1回1吸入　1日3〜4回

(5) 0.1%アドレナリン皮下注：国際ガイドライン GINA 2017年版では非推奨.
[禁忌]虚血性心疾患, 緑内障(開放隅角緑内障は可), 甲状腺機能亢進症.
1) アドレナリン(ボスミン®注)　0.1〜0.3 mL　皮下注　20〜30分ごとに反復投与可

(6) 補液：喘息発作時, 特に重積状態のときは経口水分摂取が不良で発汗・過呼吸も加わり脱水となり, 喀痰が粘稠で喀出困難なため, 経口・点滴静注で補液が必要.
1) 5%ブドウ糖などの等張補液　500〜1,000 mL/1〜3時間　点滴静注

2 重症度の判定

	発作強度				
	喘鳴/胸苦しい	軽度	中等度	高度	重篤
呼吸困難	急ぐと苦しい, 動くと苦しい	苦しいが横になれる	苦しくて横になれない	苦しくて動けない	呼吸減弱, チアノーゼ, 呼吸停止
動作	ほぼ普通	やや困難	かなり困難, かろうじて歩ける	歩行不能, 会話困難	会話不能, 体動不能, 錯乱, 意識障害, 失禁
PEF	>80%	同左	60〜80%	<60%	測定不能
SpO_2	≧96%	同左	91〜95%	≦90%	≦90%
PaO_2	正常	同左	>60 Torr	≦60 Torr	≦60 Torr
$PaCO_2$	<45 Torr	<45 Torr	<45 Torr	≧45 Torr	≧45 Torr

3 病態の把握・診断の進め方

1) **病態**：気道の慢性炎症，可逆性のある種々の程度の気道狭窄と気道過敏性の亢進，そして臨床的には繰り返し起こる咳，喘鳴，呼吸困難で特徴づけられる閉塞性呼吸器疾患．特殊型としてアスピリン喘息，運動誘発性，職業性，アレルギー性気管支肺真菌症(ABPM)，好酸球性多発血管炎性肉芽腫症(EGPA，従来 Churg-Strauss 症候群と呼ばれた病態)に伴うものなどがある．
2) **病歴上のチェックポイント**：小児喘息・アトピー性皮膚炎・食物アレルギーの既往歴・家族歴．喘鳴発作の既往．喫煙歴．発作前の解熱鎮痛薬の服用歴．
3) **身体所見**：肺野全体に特徴的な呼気時主体の連続性ラ音を聴取．
4) **胸部X線，胸部CT**：[鑑別]左心不全，COPD，肺炎の合併．胸部陰影を伴う特殊な喘息．
5) **心電図**：[鑑別]心不全の原因となる各種心疾患，慢性呼吸器疾患，肺血栓塞栓症．
6) **ベッドサイド肺機能検査**：PEF は重症度の指標．高度・重篤状態では検査不可能．
7) **鑑別疾患**
(1) **上気道閉塞**：異物，喉頭浮腫(アナフィラキシー，血管性浮腫)，腫瘍，急性喉頭蓋炎，喉頭痙攣などが原因．迅速な対処が必要．頸部に吸気時主体の喘鳴を聴取することあり．小児では，気道感染による仮性クループも鑑別要．
(2) **左心不全(いわゆる心臓喘息)**：重症例は胸部上の butterfly 影や心臓超音波所見で鑑別可能だが，画像所見がはっきりしない軽症心不全は，喘鳴を主体とし気管支喘息と鑑別困難な場合があるので要注意．BNP が有用．
(3) **COPD**：不可逆的な閉塞性肺機能障害を伴う病態．喫煙歴，高齢，胸部 CT 上の気腫性変化などで鑑別可能．喘鳴を伴う発作に対する治療は喘息に準じる．
(4) **過換気症候群**：発作時連続性ラ音を聴取することあり．速やかに症状が改善．

4 重症例の処置

1) **NPPV**：エビデンスレベルは低いが有効例あり．BiPAP® 各機種，非挿管モードをもつクリティカルケア型人工呼吸器を用い

てフェースマスクにより実施．S/T モードで FiO₂ 1.0，呼吸数 15 回/分，呼気陽圧(EPAP)5 cmH₂O，IPAP 10 cmH₂O から開始し，適宜調節．

2) **気管挿管・人工呼吸**：意識障害，急激な呼吸減弱を認めたらただちに気管挿管．気道内圧が過度に上昇する場合(>50 cmH₂O)，しばらくバッグバルブマスクなどで用手換気し，気道抵抗が低下した時点で従量式人工呼吸器に接続．当初は 1 回換気量 5〜8 mL/kg，吸気相：呼気相≧1：3，気道内圧<50 cmH₂O で管理．

3) **硫酸マグネシウム**：ルーチンに使用する薬剤ではないが，初期治療に反応しない患者の入院率を減少するとの報告がある．

1) 硫酸マグネシウム(マグネゾール®注)　2 g を 20 分かけて静注

4) **全身麻酔**：高気道抵抗が遷延する場合，吸入全身麻酔薬(イソフルラン，セボフルラン，エンフルランなど)使用を麻酔科医に相談．

5 合併症とその対策

1) **CO₂ ナルコーシス**：呼吸減弱，意識障害，血液ガス分析上 CO₂ 貯留(>50 Torr)は本病態を示唆．喘息治療で改善がなければ気管挿管・人工呼吸管理が必要．

2) **低血圧・ショック**：原因として急性呼吸不全，テオフィリン・β₂ 刺激薬の副作用の両面を検討し，後者が疑われる場合，速やかに薬剤投与中止．遷延する場合，ノルアドレナリンなどの昇圧薬投与を考慮．

3) **不整脈**：テオフィリン・β₂ 刺激薬が誘因と思われる場合，薬剤投与を減量・中止して経過観察．重篤な不整脈(特に多源性心室性など)に対しては早急に抗不整脈薬を投与．

4) **嘔気・嘔吐**：ほとんどがテオフィリン・β₂ 刺激薬の副作用．ただちに投薬中止し，症状が続けば制吐薬投与．

6 帰宅可能な条件

- 数日分の薬剤(ステロイドを投与した場合は経口プレドニゾロンも)処方．

1) 治療後 1〜2 時間以内に PaO₂，SpO₂ が正常化し，PEF≧80％に改善．

2） 最後の気管支拡張薬投与後 60 分以上症状が安定.

文献
1) 日本アレルギー学会喘息ガイドライン専門部会（監）：喘息予防・管理ガイドライン 2015. 協和企画, 2015

（藤島清太郎）

26 肺炎

POINT

- 市中肺炎と，院内肺炎および医療・介護関連肺炎に大別し empiric therapy を開始する．
- グラム染色や迅速診断法の活用は，より適切な抗菌薬の選択を可能にする．
- 起因菌判明後は感受性のある抗菌薬に de-escalation する．
- 結核の可能性を考える．

1 最初の処置

1）ABC の異常に対応

- バイタルサインの確認．呼吸数は観察がおろそかになりがちだが重要．
- 喀痰や喀血による気道閉塞が起こらないか評価する．
- $SpO_2<90\%$ であれば低酸素状態を放置せずに $SpO_2≧90\%$ を目標に酸素投与を開始する．
- 気道の維持または酸素化が不十分な場合は気管挿管・人工呼吸の適応である．肺炎に対する陰圧型換気（NPV）の適応は限られる．

2）肺炎の鑑別

- 下記症状を認める場合に肺炎を疑う．高齢者では呼吸器症状に乏しい場合があることに留意する．

  - 咳嗽，喀痰，呼吸困難，胸膜痛といった呼吸器症状
  - 発熱，倦怠感，食思不振，意識障害といった全身症状
  - 頻呼吸，頻脈，胸部聴診で crackles の聴取

3）肺炎の区分の確認

- 肺炎を起こした場所によって市中肺炎，院内肺炎，医療・介護関連肺炎に分類する．これは場所によって患者背景や原因菌とその薬剤感受性が異なるため．

市中肺炎（CAP）	病院外で日常生活を送っている人に発症した肺炎．
院内肺炎（HAP）	入院後 48 時間以降に発症した肺炎．人工呼吸器関連肺炎は HAP に含まれる．
医療・介護関連肺炎（NHCAP）	以下の 4 つの条件のいずれかを満たす肺炎． ・長期療養型病床群もしくは介護施設に入所 ・90 日以内に病院を退院 ・介護を要する高齢者，身体障害者 ・通院で継続的な血管内治療中（透析，抗菌薬，化学療法，免疫抑制薬など）

2 重症度の判断

- 敗血症か否か，および重症度分類を用いて判断する．

敗血症の診断	・☞p45
重症度スコア	・CAP，NHCAP では A-DROP（表1）を用いる ・HAP では I-ROAD（表2）を用いる

3 病態の把握，診断の進め方

1）バイタルサイン
- 呼吸循環動態を把握する．

2）身体所見
- 患側の胸郭運動低下．
- 断続性ラ音は病変部に限局するため入念に聴診する．
- 重症肺炎では含気量の低下し呼吸音が減弱することがある．

3）基礎疾患・病態の確認
- 起因菌の推定，耐性菌のリスクの判断に役立つ．
- 慢性呼吸器疾患，悪性腫瘍，糖尿病，慢性腎不全，慢性肝疾患，アルコール依存，Parkinson 症候群，嚥下障害，脳卒中後遺症，高齢者．

表1 CAPとNHCAPの重症度分類(A-DROP)

A(**A**ge)：男性70歳以上，女性75歳以上
D(**D**ehydration)：BUN 21 mg/dL以上または脱水あり
R(**R**espiration)：SpO₂ 90%以下(PaO_2 60 Torr以下)
O(**O**rientation)：意識障害あり
P(**P**ressure)：血圧(収縮期)90 mmHg以下

軽症：上記5つの項目のいずれも満たさないもの.
中等度：上記項目の1つまたは2つを有するもの.
重症：上記項目の3つを有するもの.
超重症：上記項目の4つまたは5つを有するもの.
　　　ただし，ショックがあれば1項目のみでも超重症とする.

〔日本呼吸器学会市中肺炎診療ガイドライン作成委員会(編)：成人市中肺炎診療ガイドライン2007．日本呼吸器学会，2007を元に作成〕

表2 HAPの重症度分類(I-ROAD)

① I(**I**mmunodeficiency)：悪性腫瘍または免疫不全状態
② R(**R**espiration)：SpO₂ > 90%を維持するためにFiO₂ > 35%を要する
③ O(**O**rientation)：意識レベルの低下
④ A(**A**ge)：男性70歳以上，女性75歳以上
⑤ D(**D**ehydration)：乏尿または脱水

1. の3項目以上が該当すると重症群(C群)
1. の2項目以下が該当し，2. が該当する場合は中等症群(B群).
1. の2項目以下が該当し，2. が該当しない場合は軽症群(A群).

〔日本呼吸器学会呼吸器感染症に関するガイドライン作成委員会(編)：成人院内肺炎診療ガイドライン2008を元に作成〕

4) 検査
(1) 画像

胸部X線	立位保持可能患者ではPA像，困難な場合は坐位もしくは臥位でAP像を撮影.
胸部CT	・X線で浸潤影が明らかな患者に対するルーチンの胸部CT撮影は不要. ・他疾患との鑑別，侵襲的処置(穿刺，気管支鏡検査など)のための正確な病変部位の同定，既存肺疾患のため胸部X線で評価が困難な場合に撮影.

(2) 迅速抗原検査

尿	肺炎球菌，レジオネラ・ニューモフィラ血清型1
鼻腔ぬぐい	インフルエンザウイルス
咽頭ぬぐい	肺炎マイコプラズマ，RSウイルス，アデノウイルスなど

▶ 喀痰検体が得られない場合や抗菌薬投与後では迅速尿中抗原検査が有用である.

(3) 培養検査

喀痰培養	原因微生物の特定に重要. 質のよい痰(Miller and Jones の分類の P1 以上)の採取を心がける.
血液培養	重症 CAP および HAP と NHCAP では血液培養 2 セットを採取する.

4 引き続き行うべき救急処置

1) CAP

(1) 重症度による治療の場の決定:重症度分類(表1)と敗血症の有無(☞p45)に基づき治療の場を決定する.

外来	軽症～中等症
一般病棟	中等症～重症
集中治療室	重症～超重症, 敗血症

(2) 非定型肺炎の鑑別

- 下記6項目中4項目以上に合致すれば非定型肺炎,3項目以下で細菌性肺炎を疑う.
- ①～⑤の5項目中3項目以上に合致すれば非定型肺炎,2項目以下で細菌性肺炎を疑う.

①年齢＜60歳
②基礎疾患なし,または軽微
③頑固な咳嗽あり
④胸部聴診所見に乏しい
⑤痰がない,または迅速診断法で原因菌が証明されない
⑥末梢白血球集＜1万μL

(3) Empiric therapy

- 各患者群に推奨される empiric therapy を開始する(表3).
- 抗菌薬の初回投与量は腎機能による調節が不要である.
- 非定型病原体のカバーは弱く推奨されるが,細菌性肺炎が疑われる場合には β-ラクタム系薬を単独投与する.
- 重症例では, β-ラクタム系薬とマクロライド系薬の併用療法が弱く推奨される.

2) HAP および NHCAP

(1) 治療方針の決定

① 易反復性の誤嚥性肺炎,疾患終末期や老衰状態で肺炎に対する

表3 CAPに対するempiric therapy

外来患者群	一般病棟入院患者群	集中治療室入室患者群
内服薬 • アモキシシリン・クラブラン酸 • アジスロマイシン • ガレノキサシン **注射薬** • セフトリアキソン • アジスロマイシン • レボフロキサシン	**注射薬** • セフトリアキソン • スルバクタム・アンピシリン • レボフロキサシン ※非定型肺炎が疑われる場合 • アジスロマイシン • レボフロキサシン	**注射薬** • メロペネム • タゾバクタム・ピペラシリン • セフトリアキソン • スルバクタム・アンピシリン • 上記のいずれかにアジスロマイシンの追加を考慮 • バンコマイシン(MRSA感染を疑う場合に追加)

(日本呼吸器学会成人肺炎診療ガイドライン2017作成委員会:成人肺炎診療ガイドライン2017, p18, 日本呼吸器学会, 2017より一部改変引用)

集中治療がQOLを改善しない場合は,患者の意思やQOLを尊重し,呼吸困難の緩和とQOLの改善を主目的とした治療およびケアを行う.
② 上記に該当しない,もしくは患者および家族が積極的治療を希望する場合には,次のステップとして敗血症の有無(☞p45),重症度と耐性菌リスクを判断する.

(2) Empiric therapy

① 重症度の判定にはHCAPはI-ROAD(表2),NHCAPはA-DROP(表1)を用いる.
② 重症度が高いとは,A-DROPの重症以上またはI-ROADの中等症以上を意味し,各重症度判定システムの判定基準とは異なることに注意する.
③ **耐性菌リスク**:以下のうち2項目以上でリスクあり.

> • 過去90日以内の経静脈的抗菌薬の使用歴
> • 過去90日以内の2日以上の入院歴
> • 免疫抑制状態
> • 活動性の低下〔パフォーマンス・ステータス(PS)≧3,歩行不能,経管栄養または中心静脈栄養)〕

④ 敗血症の有無,重症度と耐性菌リスク別に治療を開始する.

表4 HAP・NHCAP に対する empiric therapy

Escalation 治療	De-escalation 単剤治療	De-escalation 多剤治療
内服液(外来治療が可能な場合) • ガレノキサシン 注射薬 • スルバクタム・アンピシリン • セフトリアキソン	注射薬(単剤投与) • タゾバクタム・ピペラシリン	注射薬(2剤併用投与, ただしβ-ラクタム系薬の併用は避ける) • タゾバクタム・ピペラシリン • セフェピム • メロペネムまたはドリペネム • レボフロキサシン • ゲンタマイシン • バンコマイシン(MRSA感染を疑う場合に追加)

(日本呼吸器学会成人肺炎診療ガイドライン 2017 作成委員会:成人肺炎診療ガイドライン 2017. p43, 日本呼吸器学会, 2017 より一部改変引用)

敗血症なし かつ 重症度が高くない または 耐性菌リスクなし	Escalation 治療
敗血症あり または 重症度が高い または 耐性菌リスクあり	De-escalation 単剤治療
敗血症あり または 重症度が高い かつ 耐性菌リスクあり	De-escalation 多剤治療

⑤ 各治療群別抗菌薬選択(表4), 用法用量は参考文献を参照.
⑥ CAP 以上に結核の有無に注意し, ニューキノロン系薬の使用は慎重に行う.

5 合併症とその対策

- 気胸や胸水貯留が呼吸の妨げとなる場合に胸腔ドレナージを行う.

6 入院・帰宅の判断

- 軽症の CAP もしくは NHCAP は帰宅.
- その他は入院治療.

参考文献
1) 日本呼吸器学会成人肺炎診療ガイドライン 2017 作成委員会:成人肺炎診療ガイドライン 2017. 日本呼吸器学会, 2017

(多村知剛)

27 ARDS（急性呼吸促迫症候群）

POINT

- さまざまな原因・基礎傷病によって肺微小血管透過性が亢進し，非心原性肺水腫を呈する重症病態．しばしば過剰炎症，肺組織障害を伴う．
- 診断基準：Berlin 定義（表1）．
- 確実に有効な治療法のある心原性・静水圧性肺水腫との鑑別が大切．検査として脳性ナトリウム利尿ペプチド（BNP），心電図，心臓超音波，経肺熱希釈法が有用．
- ER 受診する ARDS の原因：重症肺炎，誤嚥，溺水，有毒ガス吸入，薬剤性などが多い．
- 治療：「ARDS 診療ガイドライン 2016」（以下，ガイドライン）を参照．

1 最初の処置

- ARDS を疑わせる症状・所見，先行傷病の確認：数時間～数日の経過で呼吸困難，湿性咳嗽が急速に出現．急性発作時はピンク泡沫状痰を喀出することあり．両側肺野，特に背側で断続性ラ音を聴取．
- バイタルサイン，SpO_2，血液ガス分析，胸部X線：室内気吸入下で $SpO_2<90\%$，$PaO_2/FiO_2<300\ Torr$，胸部X線上両肺野のびまん性陰影を認めたら，本症を疑う．胸部X線で陰影が不明確な場合は，CT での確認が必要．陰影は時に左右非対称．直接傷

表1 Berlin 定義

1) 基礎傷病，急性呼吸器症状，または慢性呼吸器症状の増悪より1週間以内．
2) 胸部画像上：胸水，肺葉・無気肺，結節のみで説明できない両側性の浸潤影．
3) 心不全や輸液過剰のみでは説明できない呼吸不全．特に基礎傷病が明らかでない場合は類似疾患の鑑別が重要．
4) 呼気終末陽圧換気（PEEP），持続陽圧呼吸（CPAP）≧5 cmH_2O 負荷下における低酸素血症の程度により重症度を分類．

軽症 ARDS	$200<PaO_2/FiO_2\leq300\ Torr$
中等症 ARDS	$100<PaO_2/FiO_2\leq200\ Torr$
重症 ARDS	$PaO_2/FiO_2\leq100\ Torr$

実臨床では，上記に加えて，類似病態の鑑別が必要．

表2 ARDSの誘因となる基礎疾患・原因

- 重症肺炎
- 誤嚥
- 溺水
- 有毒ガス吸入：Cl_2, NH_3, オゾン, SO_2, NO_2, ホスゲン, 防水スプレー
- 多発外傷・肺挫傷
- 気道熱傷・重症熱傷
- 薬物：造影剤, サリチル酸, ヘロイン, モルヒネ, アンフェタミン, コカイン, 三環系抗うつ薬, パラコートなど
- 神経原性：脳血管疾患（特にクモ膜下出血）, 頭部外傷
- 脂肪塞栓：主に長管骨の骨折
- 急性膵炎
- 輸血関連〔輸血関連急性肺障害（TRALI）〕
- 自己免疫疾患
- 再膨張性
- 放射線障害

害では，原病の陰影も伴う．

- **高濃度高流量酸素投与・人工呼吸**：ベンチュリマスクやリザーバーバッグ付きマスクなどで高濃度高流量酸素を投与し，$SpO_2>90\%$ に維持．非侵襲的陽圧換気（NPPV）が弱い推奨となっており，特に病初期，軽症例では試す価値あり（BiPAP® など）．中等症以上では気管挿管し PEEP≧$5\ cmH_2O$ を負荷した人工呼吸が基本．
- **心原性・静水圧性肺水腫のスクリーニング**：水分バランス，聴診上ギャロップ心音（−），心臓超音波で正常壁運動，下大静脈径の拡張（−）を確認．血液検査では腎機能，電解質，BNP が必須．BNP＜200 pg/mL は ARDS を示唆．

2 病態の把握・診断の進め方

- 先行する基礎傷病・原因の確認（表2）．
- 他疾患・病態の詳細な鑑別と治療

心原性・静水圧性肺水腫	鑑別困難な場合，経肺熱希釈法（PiCCO₂®, EV1000®）の使用を考慮．ただし ARDS と心不全の合併もまれでない．
肺炎	膿性痰，強度の炎症所見（WBC 増多，CRP 高値），左右非対称の陰影は肺炎を示唆．ARDS の基礎疾患でもあり，両者はしばしば合併．
肺胞出血	血液検査で進行性の貧血，血痰や血性気管支肺胞洗浄液．

3 引き続き行う処置

1）人工呼吸

- 低容量換気が推奨され，気道プラトー圧＜$30\ cmH_2O$ を保つよう1回換気量を 6〜8 mL/予測体重 kg に設定．
- FiO_2 は低酸素血症を防ぐために 1.0 で開始し，適切量の PEEP

との組み合わせにより，$FiO_2 \leq 0.6$ で $PaO_2 > 80$ Torr 程度を保つよう調整．
- 高 $PaCO_2$ や $pH \geq 7.1$ のアシドーシスは許容．経験のある施設では重症例に対し腹臥位換気を検討．
- 予測体重の換算式

男性	50+0.91 ×〔身長(cm)− 152.4〕
女性	45.5+0.91 ×〔身長(cm)− 152.4〕

2）厳密な水分バランス管理
- ARDS では，軽度の静水圧上昇により肺水腫が著明に増悪．
- 水分バランスの計算，心臓超音波に加えて，重症例では経肺熱希釈法による肺血管外水分量，肺血管透過性係数の測定に基づく厳密な管理が必要．利尿薬，人工透析も適宜使用．
- 敗血症性 ARDS では，初期 6 時間に輸液蘇生を行って血行動態を安定化した後，水分制限に移行．

  1）フロセミド（ラシックス® 注）　10〜20 mg　静注

3）抗エラスターゼ薬：ガイドラインでは弱い非推奨．発症早期で，肺以外の臓器障害が少ない患者の場合，主治医裁量で使用してもよい．

  1）シベレスタット（エラスポール® 注）　4.8 mg/kg/24 時間
　等張液 250〜500mL に溶解し，点滴静注

4）ステロイド：パルス療法〔メチルプレドニゾロン（mPSL）1 g/日，3 日間投与〕はエビデンスに乏しい．ガイドラインでは mPSL 1〜2 mg/kg/日 投与を弱く推奨．ただし，人工呼吸器装着期間を短縮したが予後の改善効果は不明確．主治医裁量で投与可能だが，発症 14 日以降の投与開始は病態を増悪するリスクあり．

  1）メチルプレドニゾロンコハク酸エステル（ソル・メドロール® 注）　1〜2 mg/kg/日　点滴静注

5）体外式膜型人工肺（ECMO）：ウイルス感染などによる可逆性の重症 ARDS には，早期使用を考慮．

6）その他：血液浄化療法などが試みられているが，有効性は未確立．

4 合併症とその対策
- 多臓器（機能）不全（MODS, MOF）：ARDS 患者はほかの臓器障害

も高率に合併.重要臓器血流を保つため,血圧を正常範囲内に維持し,腎不全・播種性血管内凝固症候群(DIC)・肝不全・消化管出血・中枢神経障害などには適切に対処.

5 入院・帰宅の判断

- すべて入院加療.

参考文献
1) 3学会合同 ARDS 診療ガイドライン 2016 作成委員会(編):ARDS 診療ガイドライン 2016. 日本呼吸器学会,2016
2) ARDS Definition Task Force, et al:Acute Respiratory Distress Syndrome:The Berlin Definition. JAMA 307(23):2526-2533, 2012

(藤島清太郎)

28 肺血栓塞栓症

POINT

- 種々の程度の肺動脈の機械的閉塞により,肺における血流分布に不均等が生じ,種々の程度の低酸素血症を呈する.重症例では心拍出量減少によりショック(閉塞性ショック),心停止となる.
- まれな疾患ではないので,まず本症を疑うことが必要.
- 突然発症する呼吸困難・不安感,胸部圧迫感・胸痛,咳嗽,血痰,失神では,肺血栓塞栓症を鑑別する.

1 最初の処置

1) **バイタルサイン測定**:心肺停止(CPA)や治療不応性のショックには可及的速やかに経皮的心肺補助(PCPS)を考慮.
2) **高濃度高流量酸素投与**:酸素吸入にて $SpO_2 \geq 90\%$ を安定して維持できなければ,挿管による人工換気(1回換気量 7 mL/kg)を開始する必要がある.
3) **循環管理**:右心不全,低血圧例に対し容量負荷.心拍出量低下,低血圧例に対しノルアドレナリン.心拍出量低下,正常血圧例にドパミン,ドブタミン.心肺蘇生困難例,薬物療法にても呼吸循環不全を安定化できない例には PCPS を導入.
4) **血液ガス分析**:種々の程度の低酸素血症を認める場合が多いが,正常 PaO_2 でも本症を否定できず,$PaCO_2$ 低下を伴うことが多

く，室内気吸入下での $A-aDO_2 \geq 20$ Torr はより鋭敏な指標．

5) **採血・静脈路確保**：凝固系検査，特に D ダイマーは必ず実施．先天性凝固因子欠乏症を鑑別するため，AT-Ⅲ，C 蛋白，S 蛋白の後日測定も考慮．

6) **心電図**：右室負荷の評価と急性心筋梗塞（AMI）の鑑別．典型例では洞性頻脈，SIQⅢパターン，Ⅱ，Ⅲ誘導で陰性 T 波，肺性 P 波，右軸偏位，右側胸部誘導で ST 変化，陰性 T 波出現．

7) **胸部 X 線**：主に自然気胸，心原性肺水腫などの他疾患を鑑別するために実施．

8) **経胸壁心臓超音波**：右室負荷（右室拡張や三尖弁逆流，心室中隔の扁平化や偏位）所見．

2 重症度の判定

- $PaO_2 < 60$ Torr.
- 病歴上の失神，ショック，CPA．

3 病態の把握・診断の進め方

1) 通常は血流うっ滞・血液凝固能亢進をきたす誘因あり．

   - 骨盤内手術
   - 悪性腫瘍
   - 長期臥床
   - 骨折
   - 長時間の航空機・バスによる旅行
   - うっ血性心不全
   - 妊娠
   - ピル服用
   - 先天性線溶系因子欠乏
   - 抗リン脂質抗体症候群（APS）
   - 肥満

2) 診断確定は胸部ダイナミック CT が第 1 選択．肺動脈撮影と同時に，腹部～下肢撮影を行うことで，静脈血栓症が診断可能．可能であれば multi-detector CT（MDCT）を用いる．

3) ダイナミック CT が施行できないとき，バイタルサイン安定時であれば肺血流シンチグラフィ，不安定時なら肺動脈造影，経食道心臓超音波を検討．

4 鑑別すべき疾患

急性心筋梗塞（AMI）	臨床的に疑われる場合，繰り返し心電図を施行，変化の有無を確認．心電図上明らかな ST 変化がないのに重症感がある場合，本症を考慮．
心原性肺水腫	胸部 X 線上，心拡大．肺野の蝶形陰影．

急性大動脈解離	胸部X線上，縦隔拡大，超音波・胸部単純・造影CTで偽腔.
代謝性アシドーシスによる代償性過換気	血液ガス分析上，HCO_3^-またはBase Excess(BE)の著明な低下.
自然気胸	胸部X線上，無血管野．必要に応じ胸部CTで除外.
過換気症候群	PaO_2低下をほとんど認めず．$PaCO_2$は全例で低下（しばしば<20 Torr），高率にテタニー出現.

5 引き続き行うべき救急処置

- 以下の禁忌事項に該当しない場合はただちに抗凝固療法を開始（表1）.

1）抗凝固療法（☞p541）

- 初期抗凝固療法およびその後の抗凝固維持療法は，新たな血栓の形成，血栓の伸展およびさらなる塞栓を予防する目的で行われる.

2）血栓溶解療法：ショックの持続（収縮期血圧<90 mmHgが少なくとも15分間），昇圧薬を必要とする例に対しては，血栓溶解療法を施行．また，正常血圧であっても重度の右心機能障害を有する例に対しては，血栓溶解療法を施行．必ず専門医に相談し診断確定後に開始（表2）.

表1 抗凝固療法における禁忌事項

絶対禁忌	・体内の活動性出血	・最近の特発性頭蓋内出血
相対禁忌	・大規模手術 ・出産 ・10日以内の臓器細胞診・圧迫不能な血管穿刺 ・2か月以内の脳梗塞 ・10日以内の消化管出血 ・15日以内の重症外傷 ・1か月以内の脳神経外科的あるいは眼科的手術	・コントロール不良の高血圧（収縮期圧>180 mmHg；拡張期圧>110 mmHg） ・最近の心肺蘇生術 ・血小板数<100,000/mm³ ・PT<50% ・妊娠 ・細菌性心内膜炎 ・糖尿病性網膜症

表2 血栓溶解療法

一般名（商品名®）	用法用量	拮抗薬
モンテプラーゼ（クリアクター®注）	13,750～27,500 IU/kg 約2分間で静注	なし

3) **カテーテル的血栓吸引除去術，血栓破砕術（＋血栓溶解療法），流体力学的血栓除去術，外科的血栓除去術**：血栓溶解療法禁忌例や不成功例で血行動態が不安定な場合に考慮．

4) **下大静脈フィルタ挿入**：抗凝固療法禁忌例，再発例で考慮．

6 合併症とその対策

- 出血傾向：抗凝固療法，血栓溶解療法の副作用．ヘパリンによる場合，投与中止のみで対処可能な場合が多いが，致死的な場合ヘパリン 1,000 単位につき 10 mg のプロタミン投与．血栓溶解薬に対する特異的中和薬はなく対症療法．

7 入院・帰宅の判断

- 全例入院加療．

参考文献
1) 循環器病の診断と治療に関するガイドライン（2008 年度合同研究班報告）　肺血栓塞栓症および深部静脈血栓症の診断，治療，予防に関するガイドライン（2009 年改訂版）．http://www.j-circ.or.jp/guideline/pdf/JCS2009_andoh_h.pdf

（清水千華子）

29 過換気症候群

POINT

- 過換気は代謝要求より過剰な換気と定義され，一過性の呼吸中枢の反応性亢進によって起こる．
- 典型例であるか，過換気の原因となる疾患がないかを検討する．中高年患者の過換気には特に注意を要する．
- 本症であれば，多くの場合，呼吸法の指導で症状は改善する．

1 バイタルサイン，問診

(1) バイタルサイン

- 実際に頻呼吸であるか，ほかのバイタルサインに異常がないか，低酸素がないかを確認する．

(2) 患者背景・病歴

- 過換気の患者を診療する際には,過換気症候群と決めつけずに,過換気になっている原因を考える.中高年患者の過換気には特に注意を要する.

> - 典型的な本症の臨床像との乖離がないか.
>   〔典型例:若年(女性>男性),精神的素因,しばしば本症の既往を有する〕
> - 他疾患を示唆する病歴,症状がないか.

- この背景があり,精神的ストレス,疲労などをきっかけに発症した場合は,本症である可能性が高い.
- 非典型例やバイタルサインに異常がある場合や下記のごとく病歴や症状があり他疾患を積極的に疑う場合には,頻呼吸の原因となりうる他疾患の除外のために動脈血液ガス分析,血液検査,胸部X線,心電図を行う.
  ▶ 本症であれば,血液ガス分析では,急性呼吸性アルカローシスの所見($PaCO_2 < 35$ Torr, pH>7.45)がみられる.

2 頻呼吸の原因となりうる他疾患

- すべてを網羅的に鑑別していくことは困難であるが,頻呼吸以外の症状,病歴,身体所見などを確認し,除外する.

1) 代謝性アシドーシス

- 糖尿病性ケトアシドーシス(DKA),敗血症など.
- 動脈血液ガス分析で代謝性アシドーシスや血糖値などを確認する.そのほか,DKAによる症状を確認.また,感染を疑う所見,感染巣を示唆する異常がないかを確認する.

2) 低酸素

- 肺炎,気管支喘息,心不全,肺血栓塞栓症,気胸など.
- 気道分泌物増加,咳嗽,呼吸音を確認する.肺血栓塞栓症は程度により,動脈血液ガスで正常〜軽度の低酸素と$PaCO_2$低値のみのことがある.除外にはDダイマーが有用(50歳未満:Dダイマー<500 μg/L,50歳以上:Dダイマー<年齢×10 μg/Lでほぼ否定的)[1].必要に応じ,心電図,超音波での右室負荷所見も確認する.

3) (呼吸筋麻痺による)低換気

- Guillain-Barré症候群,筋萎縮性側索硬化症,重症筋無力症など.

- 先行感染,病歴,神経学的所見を確認する.

4)疼痛,発熱,交感神経亢進
- 大動脈解離,急性冠症候群(ACS)などの心血管系疾患,急性腹症,甲状腺機能亢進症,薬物中毒(アンフェタミンなど),熱中症,セロトニン症候群など.
- 胸痛,腹痛などの症状やそれぞれの臨床像に合致しているか確認する.

5)呼吸中枢障害
- 脳血管疾患(脳出血,脳梗塞,クモ膜下出血).
- 頭痛,神経学的異常の有無を確認する.

3 引き続き行うべき救急処置
- 確立された治療法はないが,多くの場合,傾聴と呼吸法の指導で軽快する.

1)呼吸自己抑制の指導
- 軽症例は安静のみで症状が軽快する.
- きっかけとなった要因のほかに,呼吸困難感やテタニーが生じてしまったことに強い不安をもつことがあるため,致死的な病態でなく,呼吸の調節によって改善することを説明し,不安を軽減させる.
- 呼吸をゆっくりするように指導する.可能であれば,ベッドサイドで声をかけながら行う.
- 腹式呼吸の指導が発作時,再発作時の自己対処法として効果があるとする報告もある.

2)ペーパーバッグ再呼吸
- 他疾患が原因である場合には,有害と考える.また,効果がなかったとする報告や低酸素の危険性が指摘されていることから,積極的には行わない.万一行う際には,モニタリング下に,100%酸素を満たした大きな袋で行う.

3)鎮静薬
- 多くの場合,呼吸法の指導のみで改善することが多く,過鎮静や依存の可能性を考慮し,使用はできるだけ控えたい.使用する際にはモニタリングや呼吸状態の観察をすること.

  1)ジアゼパム(セルシン®注) 5〜10 mg 静注,筋注
  2)ヒドロキシジン(アタラックス®-P注) 25 mg 点滴静注.

筋注
4) β遮断薬
- 動悸や振戦を伴う患者に有効なことがある．

4 合併症とその対策
- バイタルサインの確認は必要であるが，通常は継続的なモニタリングは不要である．
- 低頻度ではあるが，過換気後無呼吸による低酸素脳症の症例報告がある．モニタリングや観察をすることで対処する．
- また，他疾患が原因で二次性に換気が増加している場合や，その疑いがある場合には，モニタリング下に診察を行う．

5 入院・帰宅の判断
- 合併症がなければ帰宅可能．

文献
1) Righini M, et al：Age-adjusted D-dimer cutoff levels to rule out pulmonary embolism：the ADJUST-PE study. JAMA 311(11)：1117-1124, 2014

(前島克哉)

30 喀血

POINT
- 気管，気管支，肺胞領域の出血が咳嗽とともに喀出されることを喀血という．上部消化管出血(吐血)，鼻出血との鑑別が必要で，主訴や救急隊情報と真の病態が異なることも多い．血痰と表現されることもある．
- 大量喀血は窒息，出血性ショックをきたしうるので，ABC(気道，呼吸，循環)の安定化を迅速に行い，止血処置に移る．

1 最初の管理
1) 肺結核からの喀血が否定できるまでは患者を陰圧個室管理とし，患者には(酸素化が許せば)サージカルマスク，医療者はN95マスクを着用して対応する．喀痰あるいは胃液の抗酸菌塗抹検査/肺結核PCRを至急で施行する．
2) バイタルサインと酸素飽和度を確認し，低酸素血症なら酸素投

与を行う.窒息リスクを考慮し,鼻カニューラを第1選択とする.
3) **気道確保**:窒息や持続的大量喀血で自力喀出できない場合は,ただちに経口気管挿管し,吸引チューブまたは気管支鏡で頻回吸引する.
4) **静脈路確保,血液検査**:可及的に太い静脈留置針で末梢静脈路を確保し,輸液・輸血に備える.血液検査では,血算・生化学・凝固・動脈血液ガス分析・血液型・クロスマッチを提出する.
5) **聴診**:出血側にラ音を聴取することが多い.
6) **胸部X線,胸部CT**:器質的疾患の有無を確認する.中等量以上の出血では浸潤影が出現することが多い.

2 重症度の判定

- 以下の所見があれば重症と判断する.

> - 喀血により窒息している場合,窒息する可能性が高い場合.
> - 出血量が600 mL/24時間以上,持続的大量喀血,出血性ショックの場合.
> - 慢性疾患(慢性閉塞性肺疾患,肺結核後遺症,気管支拡張症,肺高血圧)があり,低酸素血症に陥っている場合.

3 病態の把握,診断の進め方

- **喀血とその他の部位からの出血の鑑別**(表1):上部消化管出血と鼻出血を確実に鑑別する.鼻出血は鼻孔から以外に,咽頭~口から血液を排出したり,胃内へ誤飲してから嘔吐(吐血)することもある.鼻鏡,舌圧子により鼻内,咽頭口腔内をよく観察する.
- 喀血の原因を表2に示す.

4 止血のための処置

1) 重症と判断したら迅速導入気管挿管(RSI:rapid sequence intubation, ☞p398)を行い,出血側肺を下にして,健側肺へ血液が流入しないようにする.気管挿管できない場合は輪状甲状靱帯切開を行う.続いて健側肺への片肺挿管,出血側へのFogartyカテーテル(14 Fr/100 cm)や気管支ブロッカーチューブ挿入,分離肺換気を考慮する.
2) **気管支鏡**:挿管チューブから気管支鏡を挿入し,血液を吸引しながら出血部位を同定する.20万倍希釈のアドレナリン液,トロンビン液,冷水を散布し止血を図る.
3) **気管支動脈塞栓術**:喀血の出血源は約90%が気管支動脈系とい

表1 喀血と上部消化管出血の鑑別

	喀血	上部消化管出血
症状・身体所見	咳嗽・血痰	嘔吐(吐血)，腹痛，黒色便，便潜血陽性
色調	鮮紅色	暗赤色(食道は鮮紅色)
性状	泡沫状	食物残渣が混入することもある
pH	中性	酸性

表2 喀血の原因

感染	急性気管支炎，肺結核，肺寄生虫疾患，アスペルギローマ
構造上の問題	気管支拡張症，動脈気管瘻(気管切開での腕頭動脈との交通・大動脈瘤と気管支の交通)，過敏性肺臓炎
血管炎	Goodpasture症候群，多発血管炎に合併した肉芽腫症，全身性エリテマトーデス，Behçet症候群
心血管疾患	肺梗塞に陥った塞栓症，肺高血圧(僧帽弁狭窄，うっ血性心不全，左心系の心内膜炎)
腫瘍	気管支原性の癌，気管支腺腫
医原性	気管支鏡，肺生検，肺動脈カテーテル
外傷	減速損傷による気管支破裂，肺挫傷，呼吸器系への鋭的損傷
その他	出血傾向(内服薬の確認を)，播種性血管内凝固，二酸化窒素吸入(アイスアリーナ)，コカイン吸入，肺の子宮内膜症

われている．気管支鏡での処置で止血が得られない場合に適応となるが，呼吸器外科医による手術がいつでも施行できる体制を整えてから開始する．食道潰瘍や前脊髄動脈閉塞による麻痺といった合併症を起こしうるので十分なインフォームド・コンセントが必要である．

4) 外科的手術：止血の gold standard かつ最終手段．重症喀血と判断したら即座に呼吸器外科医と連携する．

5 入院・帰宅の判断

- 少量の血痰のみ(軽症の喀血)の場合は呼吸器内科へコンサルトのうえ，帰宅も可能．
- 重症と判断した場合は入院適応．

参考文献

1) Sims T：Hemoptysis. In Tintinalli JE (ed)：Tintinalli's Emergency Medicine：A Comprehensive Study Guide 8th edition. pp436-440, McGraw-Hill, New York, 2016

(渋沢崇行)

31 腹痛の鑑別と緊急処置

POINT

- 突然発症は消化管の穿孔・閉塞血管病変(出血,虚血)を示唆する病歴であり,緊急性が高い.
- 身体所見の腹膜刺激徴候は外科処置の必要性を示唆する.
- 急性胃腸炎を疑った場合は,常に急性胆嚢炎・急性虫垂炎を見逃していないか考える.

1 最初の処置

- バイタルサインチェックとモニター装着.
- 酸素投与:低酸素血症が示唆される場合.
- (末梢)静脈路確保:ショック状態,薬剤投与を要する場合.
- 鎮痛:疼痛が強ければ速やかに開始.

2 重症度の判定

- バイタルサイン:ショック状態は緊急かつ重症を示唆.
- 病歴聴取:突然発症は緊急かつ重症を示唆.
- 身体所見:腹膜刺激徴候は緊急かつ重症を示唆.

3 病態の把握,診断の進め方

1)病歴聴取

(1) **発症様式**:突然発症の有無〔消化管の穿孔・閉塞血管病変(出血,虚血)を示唆〕.

(2) **症状の緩和**:食事(食後痛は胃潰瘍,空腹時痛は十二指腸潰瘍,脂肪食は胆石胆嚢炎・膵炎,アルコール摂取は膵炎を示唆),薬剤(ステロイドホルモン・NSAIDs の服用は胃潰瘍・十二指腸潰瘍,バルビツール酸系薬の服用は急性ポルフィリン症,避妊ピルの服用は血栓症を示唆),術後(ストレス性潰瘍),排尿時痛(膀胱炎),体位変換で増悪(汎発性腹膜炎).

(3) **性状**:間欠的(結石症,腸閉塞・イレウス),持続的(炎症性疾患),体表痛(帯状疱疹),疝痛(結石症,腸閉塞・イレウス,急性ポルフィリン症,鉛中毒).

(4) **放散痛・関連痛**:右肩・右背部(胆石胆嚢炎),左肩(脾梗塞,急性心筋梗塞),正中腰部(腹部大動脈解離,急性膵炎),下腹

部・会陰部(尿管結石).
- (5) **疼痛の程度**：一般に腸管由来より尿管由来のほうが強い疼痛，NSAIDs・ステロイドは症状をマスクする．
- (6) **時間経過**：6時間以上(長時間)持続する場合は重症な疾患を示唆．
- (7) **随伴症状**

発熱	炎症性疾患	血尿	尿管結石，急性虫垂炎(顕微鏡的血尿)，大動脈解離
嘔吐	内臓痛性疼痛，中枢神経疾患，妊娠，心疾患	貧血	消化管出血，腹腔内出血(異所性妊娠，動脈瘤破裂，肝臓癌破裂)
下痢	感染性腸炎，骨盤腹膜炎，アナフィラキシー，甲状腺クリーゼ	黄疸	閉塞性黄疸(総胆管結石，膵頭部腫瘍)，肝炎
吐血	上部消化管出血(食道，胃，十二指腸)	月経	月経時痛(2日目に最強)，排卵痛(月経周期を確認)，卵巣出血，子宮内膜症
下血	憩室出血，大腸癌，内痔核出血		
血便	炎症性腸疾患，虚血性腸炎	性交渉・不正出血	骨盤腹膜炎，正常妊娠，異所性妊娠，流産，婦人科疾患
粘血便	腸重積		
排便・排ガス停止	腸閉塞，イレウス		

- (8) **既往症**

- 胃潰瘍・十二指腸潰瘍(再発を示唆)
- 胆石症(胆石発作，急性胆囊炎，胆管炎，膵炎，胆石イレウス)
- 膵炎(再発を示唆)
- 尿管結石症(再発を示唆)
- 大腸憩室症(憩室炎，憩室出血，憩室穿孔)
- 開腹歴(腸閉塞)
- 全身性疾患(糖尿病性ケトアシドーシス，アルコール性ケトアシドーシス，急性副腎不全，急性間欠性ポルフィリン症，家族性地中海熱，鎌状赤血球クリーゼ，Henoch-Schönlein紫斑病，鉛中毒，ヒ素中毒)の腹部症状の可能性

2) 身体所見

(1) 視診

- 腹部膨隆：腹水，腹腔内出血，鼓腸
- 腹壁静脈怒張：門脈圧亢進，肝硬変
- 皮下出血：膵炎(Grey-Turner徴候)，腹腔内出血(Cullen徴候)
- 手術痕：腸閉塞
- 鼠径部膨隆：ヘルニア嵌頓
- 拍動：腹部大動脈瘤

(2) 聴診：高齢者では血管雑音はよく認められるため診断的価値は低い．

- 金属音：機械的イレウス
- 腸蠕動低下：麻痺性イレウス

(3) 打診

- 肝濁音界の消失：腹腔内遊離ガス
- 打診による腹痛増強：腹膜炎
- CVA 叩打痛：尿管結石
- 右季肋部叩打痛：胆石，Fitz-Hugh-Curtis 症候群

(4) 触診：疼痛部位より離れたところから始める．

- 腹膜刺激症状（筋性防御，筋強直，反跳性疼痛）：腹膜炎（小児・高齢者では判断が難しい）
- Murphy 徴候：急性胆囊炎，Fitz-Hugh-Curtis 症候群
- McBurney 圧痛点，psoas 徴候，Rovsing 徴候，Rosenstein 徴候：急性虫垂炎
- Howship-Romberg 徴候：閉鎖孔ヘルニア

(5) 直腸指診

- 前壁側の疼痛：骨盤腹膜炎，異所性妊娠，子宮付属器炎，Douglas 窩膿瘍，前立腺炎
- 腫瘤触知：内痔核，直腸癌

3）検査
(1) 血液検査

- WBC，CRP の上昇：非特異的．
- 赤血球数，Hb，Ht：急性出血では正球性貧血（出血直後は貧血を呈さない），持続性出血では低色素性小球性貧血，脱水症では高値．
- D ダイマー：大動脈解離．
- アミラーゼ：膵炎を疑うなら膵アミラーゼ，リパーゼが特異的．
- 直接ビリルビン：閉塞性黄疸．
- AST，ALT：胆管炎の診断に有用．
- BUN，Cr：上部消化管出血（下部消化管出血では上昇しない），脱水症．

(2) 尿検査

- 血尿，潜血：尿管結石，大動脈解離，急性虫垂炎
- 尿混濁，亜硝酸塩：腎盂腎炎，膀胱炎
- 妊娠反応：正常妊娠，異所性妊娠
- 尿中ポルホビリノゲン：急性ポルフィリン症

(3) 動脈血液ガス分析
- 代謝性アシドーシス：腸管虚血，ショック．

(4) 心電図：心疾患による腹部症状の可能性．
- 心房細動：血栓性閉塞を示唆．

(5) 超音波検査

腹腔内液体貯留	出血，腹水
sonographic Murphy 徴候，胆嚢腫大・胆嚢壁肥厚(4 mm 以上)，胆石の存在	胆嚢炎
肝内胆管・肝外胆管拡張	胆管炎
膵腫大，膵周囲の液体貯留	膵炎
拡張した大動脈，後腹膜の低超音波域(血腫)	腹部大動脈瘤破裂
拡張腸管，腸蠕動低下	腸閉塞，イレウス
Kerckring 襞の消失	絞扼性イレウス
腫大した虫垂(6 mm 以上)，虫垂壁の5層構造の変形，糞石による高超音波域	急性虫垂炎
腎盂腎杯拡張，結石による高超音波域	尿管結石
Douglas 窩液体貯留	異所性妊娠，卵巣出血，骨盤内腹膜炎

(6) 腹部単純 X 線検査：立位が可能な患者は立位正面と仰臥位正面を撮像(仰臥位のほうが情報量は多い)．

腹腔内遊離ガス	消化管穿孔(胸部立位正面では横隔膜下で確認，左側臥位では肝右葉前面で確認，腹部仰臥位では football 徴候，dome 徴候，falciform 徴候を確認)
傍結腸溝の開大，hepatic angle の消失，横隔膜挙上	腹腔内出血，腹水貯留
dog's ears 徴候	骨盤内液体貯留
ニボー(水平鏡面像)	腸閉塞，イレウス
ガス像消失	小腸イレウス，絞扼性イレウス
sentinel loop 徴候	限局性腹膜炎
coffee beans 徴候	S 状結腸軸捻転
石灰化像	胆石，尿管結石，腎結石，膵石，虫垂糞石，大動脈石灰化

(7) CT検査：単純と造影の両方を撮像.

腹腔内遊離ガス	消化管穿孔
消化管壁の造影効果不良	消化管閉塞(絞扼性イレウス,腸管虚血)
消化管内への造影剤漏出像	消化管出血
血管造影剤漏出,造影効果不良	血管疾患(動脈瘤破裂,動脈解離,腎梗塞,脾梗塞,上腸間膜動脈閉塞)
腸間膜や脂肪織の濃度上昇	炎症性疾患(急性虫垂炎,大腸憩室炎,胆嚢炎)

4) 鑑別診断

- 腹痛・急性腹症の確定診断をつけることは時として容易でないが,急性胃腸炎と診断して帰宅可能と判断してしまう前に,必ず急性虫垂炎や急性胆嚢炎の可能性がないかを再検討する.これらの初期症状は軽度かつ非特異的であり,見逃されやすい.
- 高齢者では緊急性の高い重症な疾患であっても腹痛の自覚症状・身体所見に乏しいことがあり,常に血栓性閉塞や大動脈解離の可能性を念頭に置いて診療する.

4 引き続き行うべき救急処置

1) 鎮痛薬投与：鎮痛は外科医の手術判断を妨げない.

体性痛	アセトアミノフェン(アセリオ®)1,000 mg静脈投与,非麻薬性中枢性鎮痛薬ペンタゾシン(ソセゴン®,ペンタジン®)およびブプレノルフィン塩酸塩(レペタン®),麻薬性中枢性鎮痛薬(モルヒネ塩酸塩注射液,フェンタニル)
内臓痛	上記以外に鎮痙薬(ブスコパン®),アドレナリン不活化酵素阻害薬(コスパノン®)

2) 抗菌薬投与：腹腔内感染症が疑われる場合は血液培養を採取のうえ,速やかに投与.重症例や高リスク例ではカルバペネム系薬メロペネム(メロペン®)の投与を考慮.

急性虫垂炎	セフメタゾール(セフメタゾン®)点滴静注
急性胆嚢炎,急性胆管炎	アンピシリン・スルバクタム(ユナシン®-S),タゾバクタム・ピペラシリン(ゾシン®),セフトリアキソン(ロセフィン®)点滴静注
上部消化管穿孔	セファゾリン(セファメジン®α)点滴静注
下部消化管穿孔	セフメタゾール(セフメタゾン®)点滴静注
一部の細菌性腸炎	レボフロキサシン(クラビット®)経口投与,セフトリアキソン(ロセフィン®)点滴静注

3) 外科的処置

経鼻胃管	上部消化管出血の診断目的(食道静脈瘤破裂が疑われる場合は禁忌), 消化管の減圧目的

5 合併症とその対策

- **ショック**：たとえ軽症例であっても少なくとも診断がつくまではモニターを装着. 診断後も経過中の急変に留意し, バイタルサインを常時監視.

6 入院・帰宅の判断

帰宅	症状が自然軽快した場合, 内臓痛が鎮痙薬で治まる場合, 体性痛だが鎮痛薬の経口投与で改善し外来治療可能な場合.
入院	上記以外(摂食不良, 外来では困難な治療を要する場合を含む).

参考文献
1) 急性腹症診療ガイドライン委員会(編)：急性腹症診療ガイドライン 2015. pp33-169, 医学書院, 2015
2) 急性胆管炎・胆嚢炎診療ガイドライン改訂出版委員会(編)：急性胆管炎・胆嚢炎診療ガイドライン 2013. pp141-145, 医学図書出版, 2013

(佐藤幸男)

32 急性腹膜炎

POINT

- 腹膜炎の原因疾患の診断.
- 緊急手術の適応か判断. 二次性腹膜炎の多くは緊急手術の適応.
- 重症度の評価を行い, 適切な初期治療を行う.

1 最初の処置

1) バイタルサイン(ABCD)の評価.
2) 病歴聴取(☞p156).
3) 腹部所見の評価

- 腹痛(圧痛)の局在, 程度を確認.
- 腹膜刺激症状(反跳痛, 筋性防御, 筋強直, 打診痛)の有無, 局在の診察.
- 直腸診(ルーチンでは行わない. 婦人科疾患を疑う場合に有用なことがある).
  ▶婦人科疾患を疑う場合は, 婦人科医にコンサルトし内診(双合診)を行う(☞p367).

4) **静脈路確保**：リンゲル液を 100〜200 mL/時で輸液開始.
5) **血液検査**：末梢血,生化学,凝固,血液型,感染症,血液ガス.
6) **心電図**：心筋梗塞の否定,血管塞栓症を疑う場合,心房細動（AF）の有無を確認.

2 病態の把握,診断の進め方
1) 血液検査

腸管虚血	血液ガスの異常(pH, BE),乳酸値上昇.
炎症	血液検査：炎症反応亢進(WBC 上昇,CRP 上昇).発症早期であれば CRP は基準範囲内.CRP 高値で,WBC 低下している場合,敗血症が重篤化している可能性が高い.

2) 腹部超音波検査

腸管虚血	超音波ドプラで上腸間膜動脈(SMA)の血流を評価(SMA 塞栓症)
腹水の有無	腸管虚血,特発性細菌性腹膜炎
炎症臓器,膿瘍形成の評価	急性胆嚢炎,卵巣茎捻転,膿瘍形成性虫垂炎など

3) 腹部造影 CT 検査：可能な限り単純＋造影検査を行う.腸管虚血を疑う場合,造影早期相を含めた three-phase scan を行う.

腸管虚血	腸管の造影効果を評価する.絞扼性腸閉塞,SMA 血栓・塞栓症,非閉塞性腸間膜虚血症(NOMI),軸捻転.
消化管穿孔	腹腔内遊離ガスの存在.背景に悪性腫瘍が存在することがある.
炎症臓器,膿瘍形成の評価	急性胆嚢炎,急性胆管炎,膿瘍形成性虫垂炎,憩室炎,急性膵炎
外傷	腹腔内臓器損傷の評価.

4) 単純 X 線検査
- 消化管穿孔を疑う場合,胸部立位単純 X 線検査にて横隔膜下に腹腔内遊離ガスが出現.疼痛により立位がとれない場合は,腹部左側臥位単純 X 線（側臥位）で代用される.
- S 状結腸軸捻転では,腹部単純 X 線検査にて coffee bean 徴候が出現.

5) 急性腹膜炎の原因疾患の鑑別：腹部所見の評価と画像検査の結果から検討．

消化管穿孔	上部消化管，下部消化管
腸管虚血	絞扼性腸閉塞，SMA血栓・塞栓症，NOMI，軸捻転
炎症	急性虫垂炎，急性胆嚢炎，急性胆管炎，急性膵炎，卵巣茎捻転，骨盤腹膜炎(Fitz-Hugh-Curtis症候群)，特発性細菌性腹膜炎など
外傷	腹腔内臓器損傷

3 重症度の判定

1) バイタルサイン：ショックか否か．ABCDに異常がある場合，ただちに緊急手術，術後集中治療を要することが予想される．自施設で対応できない場合，専門施設への転送を検討する．

2) 腹膜刺激症状の程度と範囲：汎発性か限局性か．

3) qSOFAスコアを評価し，敗血症が疑われれば，早期に治療を開始する．急性期DICスコア(☞p543)を評価する．

4 引き続き行うべき緊急処置

1) 血液培養．

2) 抗菌薬投与：重症の場合は，広域抗菌薬の投与．

- 重症例では1)もしくは2)を用いる．軽症例では3)を用いる．
  1) メロペネム(メロペン®注) 1回1g 1日3回 点滴静注
  2) タゾバクタム・ピペラシリン(ゾシン®注) 1回4.5g 1日3回 点滴静注
  1)，2)のいずれも，腎機能低下時は投与量に注意．
  3) セフメタゾール(セフメタゾール注) 1回1g 1日2回 点滴静注

3) 胃管の留置，膀胱カテーテルの留置．

4) 鎮痛薬：診断前に使用しても誤診，過小評価の原因とならず，早期の鎮痛薬使用が推奨されている．

- 1)もしくは2)を用いる．
  1) アセトアミノフェン(アセリオ®注) 1,000mg 点滴静注
  2) ペンタゾシン(ソセゴン®注) 15～30mg 点滴静注もしくはブプレノルフィン(レペタン®注) 0.2mg 点滴静注

5) 手術

▶ 原則緊急手術．救急外科医もしくは消化器外科医にコンサル

ト.一般的には開腹手術であるが,疾患,バイタルサインにより,腹腔鏡手術を選択することもある.
  ▶ 腹膜炎の原因がはっきりしないが,明らかに腹膜炎を呈している場合は,診断的治療目的に腹腔鏡手術が選択される.
6)**血管造影**:血管に起因する急性腹膜炎の場合(SMA血栓症・塞栓症,NOMI),血管造影検査が行われる.近年,血管造影と緊急手術を組み合わせたハイブリッド治療が行われることもある.救急外科医もしくは消化器外科医,放射線診断科にコンサルト.
7)**非手術的治療**

一次性腹膜炎(特発性細菌性腹膜炎)	抗菌薬投与を行う.消化器内科医にコンサルト.
腹部所見が局所に限局している虫垂炎,憩室炎,上部消化管穿孔例(すなわち,限局性腹膜炎)	抗菌薬投与により経過観察を行うこともある.救急外科医もしくは消化器外科医にコンサルト.

5 入院・帰宅の判断

- 手術例,血管造影施行例は入院.非手術的治療を選択する場合も,帰宅させず原則経過観察入院.

SIDE MEMO ❶ 腹膜炎の分類

一次性腹膜炎	非代償性肝硬変など,腹水を有する患者に発生する急性腹膜炎で,特発性細菌性腹膜炎(SBP)と称される.
二次性腹膜炎	疾患に続発する腹膜炎で,消化管穿孔による急性腹膜炎に代表される community-acquired infections と,術後感染による急性腹膜炎の health-care associated infections に分類される.
三次性腹膜炎	二次性腹膜炎初期治療後にみられる持続性または反復性の腹膜炎.

SIDE MEMO ❷ 腹膜炎の局在による分類

限局性腹膜炎	腹腔内の一部に炎症が限局し,そこに膿瘍を生じる病変.
汎発性腹膜炎	腹膜全体に炎症が波及したもの.

〈葉 季久雄〉

33 腸閉塞，腸管麻痺

POINT

- 腸閉塞（intestinal/bowel obstruction）は機械的に腸管が閉塞して内容物の通過障害が生じているものであり，機械的閉塞機転を認めない腸管麻痺（paralytic ileus）とは全く異なる病態である．
- **腸閉塞の症状**：嘔吐，腹痛，腹部膨満，排便/排ガスの停止．
- 腹部手術の既往があれば，術後癒着性腸閉塞をいつでも起こしうる．
- 腹部＋鼠径部を必ず診察し，鼠径部ヘルニア嵌頓を見逃さないようにする．
- **絞扼（strangulation）か否か**：腸管の血流障害の有無を早期に診断し，緊急手術の必要性を判断する．
- 腸管麻痺を伴う腹膜炎の場合も緊急手術の必要性を判断する．

1 最初の処置

- バイタルサインの測定．
- 静脈路確保：細胞外液で，CT 用造影剤が注入できる静脈路を確保．
- 禁飲食を指示．
- 経鼻胃管（short nasogastric tube）を挿入し，胃内を吸引して減圧し，嘔吐時の誤嚥を予防する．

2 重症度の判定

- 絞扼性腸閉塞と上腸間膜動脈塞栓症は重症かつ緊急度も高い．
- ショックの場合は重症と判断し，十分な輸液による蘇生を行う．

3 病態の把握，診断の進め方

1）病歴聴取

- 発症状況（突然か徐々にか），腹痛や嘔吐の程度，症状の経過（間欠的か持続的か），排便排ガスの有無．
- **既往歴**：腹部手術歴/鼠径部ヘルニア手術歴の有無，その術式（腹腔鏡手術の場合は手術痕がわからないこともある）．

2）身体所見

視診	手術痕の有無，腹部膨満の程度．
聴診	腸蠕動音が hyperactive/metallic sound の場合は腸閉塞を，hypoactive の場合は腸管麻痺を疑う．
打診	腸管内ガスは鼓音，腹水は濁音となる．
触診	どこに圧痛があるか注意深く触診する．腹膜刺激症状(反跳痛，筋性防御)があれば腹膜炎を合併していると判断する．

3）血液検査
血算，生化学，凝固，血液ガス分析を施行する．腸管壊死があれば乳酸値が上昇する．

4）12 誘導心電図
心房細動がある場合は上腸間膜動脈塞栓症を鑑別に入れる．

5）腹部 X 線

- 立位＋仰臥位の 2 枚を撮影(不可能なら仰臥位のみ)．
- 小腸ガスを認めたら異常と判断する．
- 立位でニボー(気体液面像, air-fluid level)を認める．S 状結腸軸捻転では coffee bean 徴候が特徴的．

6）腹部造影 CT
腎機能正常で禁忌がなければ造影 CT を施行する．腸管の血流および閉塞部位/腹水の有無を評価する．閉塞している腸管壁の造影効果が健常腸管と比べて低下している場合は血流障害ありと判断する．上腸間膜動脈塞栓症を疑う場合はダイナミック CT(単純＋動脈相＋平衡相)を施行する．

7）小腸閉塞(SBO：small bowel obstruction)

- 開腹手術後の癒着が原因の大部分を占める．術後からの時間は関係なく，いつでも起こりうる．手術の時期と術式を必ず聴取する．閉塞部位から口側腸管が拡張するのが一般的だが，拡張部位が部分的で closed-loop を形成しているもの，腸間膜動静脈が渦を巻いているようなもの(whirl sign)は絞扼を考える．
- 2 番目の原因は外ヘルニア嵌頓．鼠径ヘルニア，大腿ヘルニアは身体所見でも診断可能．嵌頓腸管が壊死している場合は非観血的整復を行ってはならない．高齢のやせた女性では閉鎖孔ヘルニアを見逃さないようにする．腹壁瘢痕ヘルニアや臍ヘルニア，傍人工肛門ヘルニアへの嵌頓もある．開腹歴や外ヘルニアがないのに SBO を認めた場合は，内ヘルニア(腸間膜の先天的な欠損部位への小腸嵌頓)を考える．

8) **大腸閉塞(LBO : large bowel obstruction)**：大腸癌による閉塞が多い．癌部から口側の大腸が著明に拡張する．小腸はBauhin弁の機能により拡張することもあればしないこともある．憩室炎でも同様の病態になることがある．

4 引き続き行うべき救急処置

1) **鎮痛**：診断前でも早期の鎮痛薬使用が推奨されている．アセトアミノフェン(アセリオ®)点滴静注に続いて，オピオイド(フェンタニル，モルヒネ，ペチジン)やペンタゾシン(ソセゴン®)，ブプレノルフィン(レペタン®)を適宜投与する．閉塞機転がある場合にブチルスコポラミン(ブスコパン®)は使用しない．

2) **輸液**：腸閉塞患者は少なからず循環血液量が減少しているため，十分に細胞外液を輸液する必要がある．胃管から消化管液をドレナージしている場合は，排液量と同量の細胞外液を追加で投与する．

3) **手術適応**

絞扼性腸閉塞	血流障害を伴う腸閉塞であり，緊急手術が必須．
上腸間膜動脈塞栓症	腸管の閉塞機転はないが，血流障害の解除/壊死腸管の切除のために緊急手術が必須．血行再建が必要になることもある．
汎発性腹膜炎による腸管麻痺	腹膜炎の原因により手術適応を判断する．

- 保存的治療で閉塞機転が解除されない場合は待期的手術を考慮する．

4) **その他**：大腸癌によるLBOでは，口側あるいは肛門側から腸管減圧を行ったのち，根治手術を行うことが多い．S状結腸軸捻転は大腸内視鏡による整復を試みる．

5 合併症とその対策

誤嚥性肺炎	胃液を嘔吐した際に，誤嚥すると発症する．嘔吐するときは側臥位にし，早めに胃内を減圧しておく．
腸管穿孔	経過中に腸管壊死の進行あるいは腸管内圧の増大により穿孔をきたした場合は緊急手術が必要．

6 入院・帰宅の判断

- 腸閉塞と診断したら入院．

(渋沢崇行)

34 急性虫垂炎

POINT

- 虫垂切除歴がない右下腹部・臍周囲・右側腹部の痛みは虫垂炎を疑う（典型例：初期に心窩部痛や臍周囲の痛み→右下腹部に痛みが移行）．
- 診断：腹部超音波や CT 検査が有用．
- 手術を要する疾患であり，診断が確定もしくは疑った場合には速やかに外科医に連絡する．

1 最初の処置

1) バイタルサイン
2) **病歴聴取**：腹痛の問診（発症様式，増悪因子，性質，場所・放散痛・随伴症状，重症度，時間経過）．他疾患の鑑別のため，既往，服薬，食事内容，胃腸症状（嘔気・嘔吐，排便状況や性状），月経についてなど．
3) **身体所見**

McBurney 圧痛点	図1のM．典型的な所見．
Lanz 圧痛点	図1のL．
Rosenstein 徴候	左側臥位で McBurney 圧痛点を圧迫にて痛みが増強．
Rovsing 徴候	左下腹部を下から上に押さえて，右下腹部が痛くなる．右側の腹膜刺激徴候．
obturator 徴候	右股関節を内転したとき，痛み出現→骨盤内の炎症所見．
psoas 徴候	右大腿の伸展で右下腹部痛出現→腸腰筋上の炎症所見．

- 虫垂の走行や妊娠によって圧痛部位は変わりうる．Heel drop 徴候や tapping pain は腹膜炎を示唆する．痛みがピークに達したあと，症状が自然に緩和された場合には虫垂の穿孔を疑う．

4) **Alvarado スコア（MANTRELS スコア，表 1）**

- 症状，身体所見，WBC でスコアリング．診断の一助となりえる．
- 5～6 点で虫垂炎の可能性あり，7～8 点で虫垂炎の可能性が高い，9～10 点でほぼ虫垂炎．

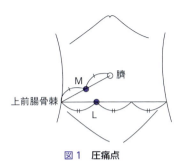

図1 圧痛点

表1 Alvarado スコア(MANTRELS スコア)

			点数
症状	**M**igration of pain	心窩部，臍周囲→右下腹部へ移動	1
	Anorexia-acetone	食思不振	1
	Nausea-vomiting	嘔気・嘔吐	1
所見	**T**enderness in RLQ	右下腹部圧痛	1
	Rebound pain	反跳痛	2
	Elevation of temperature	発熱 37.3℃	1
血液検査	**L**eukocytosis	白血球 10,000/μL	2
	Shift to left	白血球の左方移動	1

5）画像診断

(1) 腹部超音波

- 非侵襲的に虫垂炎の診断が可能．虫垂の壁肥厚，φ6 mm 以上の腫大，圧迫で短縮しない所見は虫垂炎を示唆する．

(2) CT

- 単純 CT でも診断率は高いが，造影 CT のほうが感度・特異度が高い．妊婦の場合には MRI を施行することもある．
- 虫垂炎では虫垂の壁肥厚，6 mm 以上の拡張，周囲脂肪織濃度上昇，糞石や周囲の膿瘍形成を認める．

2 重症度の判定

- 腹部所見の強さで判断．腹膜刺激徴候がある場合には緊急性が高いため，速やかに画像検査を行う．
- 小児では進行が速く穿孔しやすいため注意．

3 病態の把握，診断の進め方

- 血液検査や画像検査を参照．

鑑別疾患	消化器疾患	大腸憩室炎，鼠径ヘルニア嵌頓，便秘，腸閉塞
	婦人科疾患	骨盤腹膜炎，卵巣出血，卵管留膿腫，卵巣捻転
	泌尿器疾患	尿管結石，腎盂腎炎，精巣捻転

4 引き続き行うべき救急処置

1）禁飲食，補液

1) 酢酸リンゲル液（ソルアセト®F 注） 脱水の状態に応じ補液 点滴静注

2）抗菌薬投与：腸内細菌，嫌気性菌をカバー

1) セフメタゾール（セフメタゾン®注） 1〜2 g 点滴静注，またはアンピシリン・スルバクタム（ユナシン®-S 注） 3 g 点滴静注

3）鎮痛

- 下記のいずれかを用いる．

1) アセトアミノフェン（アセリオ®注） 1,000 mg（体重 50 kg 未満 15 mg/kg，小児 10〜15 mg/kg） 点滴静注
2) 麻薬拮抗性鎮痛薬：ペンタゾシン（ソセゴン®注） 15 mg 点滴静注，ブプレノルフィン（レペタン®注） 0.2 mg 点滴静注

4）手術

5 入院・帰宅の判断

- 虫垂炎の診断が確定もしくは強く疑う場合は原則外科医にコンサルトする．
- 疑いのみで外科医が不在の場合には，感染悪化のリスクを伴うため 12（〜24）時間以内に再診もしくは他院での再検査を勧める．

（小林陽介）

35 胆道疾患

POINT

- 臨床症状から積極的に急性胆道炎(急性胆管炎, 急性胆嚢炎)を疑い, 血液検査や画像診断による診断および迅速な重症度判定と治療開始が必要.
- 重症急性胆管炎はただちに胆道ドレナージを行わなければ致死的となる.
- 急性胆管炎で Charcot 3 徴(発熱, 腹痛, 黄疸)をすべて満たすのは 50〜70%, 重症胆管炎で Reynolds 5 徴(Charcot 3 徴+ショック, 意識障害)をすべて満たすのは 10%未満.

1 最初の処置

1) 典型的な症状や所見がすべて揃うことは少ない. 常に積極的に急性胆道炎を疑う必要がある. 熱, 悪寒, 腹痛, 黄疸, 悪心, 嘔吐, 意識障害のうち 1 つでも認める場合, 血液検査, 画像診断を行い, 診断基準を用いて診断(表 1, 2).

2) 初期治療と重症度判定:診断後, 手術や胆道ドレナージの施行を前提として, ただちに初期治療(絶食, 十分な輸液と電解質の補正, 鎮痛薬, 抗菌薬投与)と重症度判定を行う. 特に重症の場合は呼吸循環モニタリング下に全身管理を行う.

2 重症度の判定

- 初期治療と同時に重症度判定を行う(表 3, 4). 繰り返し重症度の判定を行うことも重要.

3 病態の把握, 診断の進め方

1) 急性胆道炎を疑うべき症状, 病歴

(1) **発熱, 悪寒, 腹痛, 黄疸, 悪心, 嘔吐, 意識障害**:1 つでも認める場合は急性胆道炎を疑う.
(2) 胆石, 胆道疾患の治療歴, 胆管ステント留置歴

2) 血液検査

(1) WBC, CRP, AST, ALT, ALP, γ-GTP, ビリルビン
(2) AMY (鑑別:急性膵炎)
(3) 血小板, ALB, BUN, Cr, PT, BGA(重症度判定に必要)

表1 急性胆管炎の診断基準

A	全身の炎症所見	A-1	発熱(悪寒戦慄を伴うこともある)
		A-2	血液検査:炎症反応所見
B	胆汁うっ滞所見	B-1	黄疸
		B-2	血液検査:肝機能検査異常
C	胆管病変の画像所見	C-1	胆管拡張
		C-2	胆管炎の成因:胆管狭窄,胆管結石,ステント

確診:Aのいずれか+Bのいずれか+Cのいずれかを認めるもの.
疑診:Aのいずれか+BもしくはCのいずれかを満たすもの.

表2 急性胆嚢炎の診断基準

A	局所の臨床症状	A-1	Murphy徴候
		A-2	右上腹部の腫瘤触知・自発痛・圧痛
B	全身の炎症所見	B-1	発熱
		B-2	CRP値の上昇
		B-3	白血球値の上昇
C	急性胆嚢炎の特徴的画像検査所見		

確診:Aのいずれか+Bのいずれか+Cのいずれかを認めるもの.
疑診:Aのいずれか+Bのいずれかを認めるもの.
急性肝炎や他の急性腹症が除外できるものとする.

表3 急性胆管炎の重症度判定基準

重症 (Grade Ⅲ)	以下のいずれかを伴う場合 ①循環障害(ドパミン≧5μg/kg/分,もしくはノルアドレナリンの使用) ②中枢神経障害(意識障害) ③呼吸機能障害(PaO_2/FiO_2比<300) ④腎機能障害(乏尿,もしくはCr>2.0 mg/dL) ⑤肝機能障害(PT-INR>1.5) ⑥血液凝固異常(血小板<10万/mm³)
中等症 (Grade Ⅱ)	初診時に,以下の5項目のうち2つに該当するものがある場合. ① WBC>12,000,または<4,000/mm³ ②発熱(体温≧39℃) ③年齢(75歳以上) ④黄疸(総ビリルビン≧5 mg/dL) ⑤アルブミン(<健常値上限0.73 g/dL)
軽症 (Grade Ⅰ)	急性胆管炎のうち,「重症」「中等症」を満たさないもの

表4 急性胆嚢炎の重症度判定基準

重症 (Grade Ⅲ)	以下のいずれかを伴う場合 ①循環障害(ドパミン≧5μg/kg/分,もしくはノルアドレナリンの使用) ②中枢神経障害(意識障害) ③呼吸機能障害(PaO_2/FiO_2 比<300) ④腎機能障害(乏尿,もしくは Cr>2.0 mg/dL) ⑤肝機能障害(PT-INR>1.5) ⑥血液凝固異常(血小板<10万/mm³)
中等症 (Grade Ⅱ)	以下のいずれかを伴う場合 ① WBC>18,000/mm³ ②右季肋部の有痛性腫瘤触知 ③症状出現後72時間以上の症状の持続 ④顕著な局所炎症所見(壊疽性胆嚢炎,胆嚢周囲膿瘍,肝膿瘍,胆汁性腹膜炎,気腫性胆嚢炎などを示唆する所見)
軽症 (Grade Ⅰ)	急性胆嚢炎のうち「重症」「中等症」を満たさないもの

非手術療法を選択した場合,24時間以内に2回目の重症度を判定し,以後は適宜,繰り返す.

表5 超音波検査

	急性胆管炎	急性胆嚢炎
適応	全例.	全例.
目的	成因(結石,腫瘍)や胆管拡張の描出.	診断,成因,重症度評価.
所見	胆管結石,胆管拡張,胆管壁肥厚,胆道気腫.	胆嚢腫大(長径>8 cm,短径>4 cm),胆嚢壁肥厚(>4 mm),胆嚢結石,デブリエコー,sonographic Murphy 徴候,ガス像,胆嚢周囲の体貯留,胆嚢壁 sonolucent layer.
診断能	いずれの所見も非特異的で感度も低く,炎症や胆汁うっ滞の所見と併せて診断する.	超音波検査の診断能は良好.重症度の評価(胆嚢周囲膿瘍,胆嚢壊死・穿孔)にも有用.

3) 画像診断 超音波とCTは非常に有用

(1) **超音波**:簡便,低侵襲で第1選択の形態学的検査である(表5).
(2) **CT**:単純 CT と造影ダイナミック CT(動脈相),平衡相を撮影することが望ましい(表6).

表6 CT検査

		急性胆管炎	急性胆嚢炎
適応		全例.	診断困難例, 局所合併症を疑う症例.
目的		成因や合併症の診断. 造影ダイナミックCTは診断にも有用.	他検査で困難な場合の診断. 穿孔や膿瘍の描出.
所見	単純	胆管結石.	胆嚢結石.
	造影ダイナミック(動脈相)	肝実質の不均一濃染, 胆管の肥厚濃染, 胆道膵腫瘍の描出.	胆嚢腫大, 胆嚢壁肥厚, 漿膜下浮腫, 胆嚢粘膜濃染, 胆嚢周囲肝実質の濃染, 胆嚢周囲膿瘍, 胆嚢内ガス像, 胆嚢壁濃染部の不整・断裂, 胆嚢壁の造影不良.
	平衡相	肝実質の不均一濃染の消失.	胆嚢周囲肝実質の濃染の消失.
診断能		—	超音波検査と比較して診断能は劣るが, 合併症の診断には有用.

(3) MRI(MRCP)

急性胆管炎	成因診断(胆管結石, 悪性胆管閉塞)に有用. 小結石の診断には限界がある.
急性胆嚢炎	胆嚢頸部結石, 胆嚢管結石の描出が良好. T_2強調画像のpericholecystic high signalは急性胆嚢炎診断に有用.

(4) 単純X線[鑑別]イレウス, 消化管穿孔.

(5) DIC-CT: 胆管結石の描出に優れるが, 黄疸例では診断能が低下するため, 急性胆管炎の診断には注意が必要.

4 引き続き行うべき救急処置

1) **鎮痛**: 早期から積極的に鎮痛を行う. モルヒネなどはOddi括約筋を収縮するため慎重に投与. 胆石疝痛発作に対するNSAIDs投与は有効.
2) **抗菌薬**: 重症度に応じて開始, 培養結果によりde-escalation.
(1) **重症**: 下記のいずれかを用いる.
  1) タゾバクタム・ピペラシリン(ゾシン®注)　1回4.5g　1日3回　点滴静注
  2) メロペネム(メロペン®注)　1回1g　1日3回　点滴静注
(2) **軽症〜中等症**
  1) セフォペラゾン・スルバクタム(スルペラゾン®注)　1回1〜2g　1日2回　点滴静注

3）胆道ドレナージ，手術
(1) 急性胆管炎：保存的治療で治癒しうる一部の軽症例を除いて，重症度にかかわらず胆管ドレナージが推奨される．重症例では緊急に，中等症は早期に行う．

内視鏡的ドレナージ (ENBD，胆管ステンティング)	低侵襲であり第1選択
経皮経肝胆管ドレナージ (PTCD/PTBD)	消化管術後(Roux-en Y再建後など)，ERCP不成功例
外科的ドレナージ	他の方法で不成功例にT-tube留置などを行う

ENBD：内視鏡的経鼻胆管ドレナージ，PTCD：経皮経肝的胆管ドレナージ，
PTBD：経皮経肝胆道ドレナージ，ERCP：内視鏡的逆行性胆管膵管造影

(2) 急性胆嚢炎

胆嚢摘出術(腹腔鏡下胆嚢摘出術が推奨される)	急性胆嚢炎の基本的治療．発症から72時間以内の軽症〜中等症例では早期に，重症例では緊急胆嚢ドレナージ後，全身状態の回復を待ってから施行．
経皮経肝胆嚢ドレナージ (PTGBD)	重症例では緊急胆嚢ドレナージを行う．何らかの理由で早期手術が行えない軽症〜中等症例も適応．

5 合併症とその対策
1) **敗血症**：特に重症例は容易にショック，多臓器の機能不全（MODS），播種性血管内凝固症候群（DIC）を合併する．高齢者の重症急性胆管炎は死亡率も高い．
2) 膵炎(☞p176)．

6 入院，帰宅の判断
- 急性胆管炎，急性胆嚢炎は入院適応．必ず専門医に連絡．

参考文献
1）急性胆管炎・胆嚢炎診療ガイドライン改訂出版委員会(編)：急性胆管炎・胆道炎診療ガイドライン2013．医学図書出版，2013

（山崎元靖）

36 急性膵炎

POINT

- 診断基準に基づき適切に診断し，成因の鑑別を行う．
- 病態に応じた適切な輸液と疼痛コントロールが初期治療の基本．
- 早期に重症度判定を行い，重症例は適切な施設で集中治療を行う．

1 最初の処置

- 急性膵炎を疑った場合には診断基準に基づいて診断を行うとともに，病歴聴取，血液検査および画像診断により重症度を判定し，成因を検索する．

1) 診断

- 急性膵炎の診断基準．
- 以下の3項目中2項目以上を満たし，ほかの膵疾患および急性腹症を除外したものを急性膵炎と診断．慢性膵炎の急性増悪は急性膵炎に含める．

> 1)上腹部に急性腹痛発作と圧痛がある．
> 2)血中または尿中に膵酵素(膵アミラーゼ，リパーゼなど)の上昇がある．
> 3)超音波，CTまたはMRIで急性膵炎に伴う異常所見がある．

2) 輸液

- 初期輸液として細胞外液を使用．過剰輸液に注意し，脱水状態でなければ130〜150 mL/時．ショックまたは脱水状態であれば短時間急速輸液(150〜600 mL/時)．
- 心不全や腎不全が併存する患者にはモニタリングを特に厳重に行う．急速輸液の目標は平均動脈圧65 mmHg以上と尿量0.5 mL/kg/時以上の維持．

3) 鎮痛薬：激しく持続的な疼痛であり，十分な鎮痛が必要．

> 1)ブプレノルフィン(レペタン®注) 初回投与0.3 mg 静注，続いて2.4 mg/日の持続点滴静注

4) 抗菌薬・抗真菌薬

- 軽症例には予防的抗菌薬は不要．
- 重症例や壊死性膵炎に対しては発症早期(72時間以内)に投与．

1) イミペネム・シラスタチン(チエナム®注) 1回0.5 g 1日4回 点滴静注
2) シプロフロキサシン(シプロキサン®注) 1回400 mg 1日3回 点滴静注

- 予防的抗真菌薬投与は不要.

5) 蛋白分解酵素阻害薬
- 生命予後や合併症発生に明らかな改善効果は証明されず,原則投与不要.

6) 制酸薬(H_2受容体拮抗薬)
- 消化管出血のリスクがなければ使用すべきでない.
- 疼痛持続期間を長期化させる恐れあり.

7) 経鼻胃管
- 臨床改善効果は認められず,ルーチンの留置は不要.
- 腸閉塞合併時や激しい嘔吐を伴う場合に考慮.

2 重症度の判定(☞p538)
- 急性膵炎診断時,診断から24時間以内,および24〜48時間の時間帯で繰り返し評価.

3 病態の把握,診断の進め方

1) 臨床症状
- 急性発症の上腹部痛と圧痛,嘔気・嘔吐,背部痛を訴える患者には本症を鑑別に挙げる.

2) 血液・尿検査
- 血中リパーゼ:急性膵炎の診断に最も有用な膵酵素.
- 血中アミラーゼ(膵アミラーゼ):血中リパーゼ測定が困難な場合に有用.わが国では時間外でも迅速測定可能な施設が多い.ただし,アミラーゼは膵疾患以外(消化管疾患や婦人科疾患など)でも異常高値を呈することが多く,特異度が低い.
- 尿中アミラーゼ:血中膵酵素測定と比較して優位性はなく,有用性は限定的.

3) 画像診断
(1) **胸腹部単純X線撮影**:単純X線所見のみでは診断できないが,臨床経過の評価や消化管穿孔など他疾患との鑑別には必須.胸水貯留,ARDS像,肺炎像,イレウス像,colon cut-off 徴候,sentinel loop 徴候,胆石,膵石.

(2) 腹部超音波検査：膵腫大や膵周囲の炎症性変化の同定可能．膵炎の原因や病態に関連する腹水，胆道結石，総胆管拡張なども描出可能→内視鏡的逆行性胆道膵管造影(ERCP)/内視鏡的乳頭括約筋切開術(ES)．

(3) CT：診断そのものには必須でないが，ほかの検査で診断困難な場合や成因診断（特に膵腫瘍）には造影ダイナミックCTが有用．膵腫大，膵周囲～後腹膜腔，結腸間膜ならびに小腸間膜の脂肪織濃度上昇，急性膵周囲液体貯留(APFC)，膵実質密度不均一化，膵の造影不良（膵虚血，膵壊死），後腹膜腔および腸間膜の脂肪壊死〔急性壊死性貯留(ANC)〕など．特に重症度判定における膵壊死およびその範囲の評価には造影CTが必要．

(4) MRI：CTで診断困難な腫大を伴わない浮腫性膵炎はT_2強調画像で高信号．亜急性期の出血性膵壊死はT_1, T_2強調画像で高信号．胆道結石，膵管胆管異常，膵癌の診断に有用〔磁気共鳴膵胆管造影検査(MRCP)〕．

(5) ERCP：診断目的のERCPは施行しない．

4）成因診断

- 急性膵炎と診断された場合には，速やかに成因診断を行う必要がある（診断後3時間以内に，病歴，血液検査，画像検査などにより成因鑑別が望まれる）．
- わが国ではアルコールと胆石が2大成因．
- 特に胆石性急性膵炎は，緊急の内視鏡的乳頭処置(ERCP/ES)が必要な場合があり，早期の診断が望ましい．
- その他は高脂血症（トリグリセリド），外傷，膵管癒合不全，自己免疫，上皮小体機能亢進症，腫瘍〔膵癌や膵管内乳頭粘液性腫瘍(IPMN)〕が原因の場合でもそれぞれ治療法が異なるので成因診断は重要．

4 引き続き行うべき救急処置

- 急性膵炎は膵臓をはじめとした腹腔内や後腹膜臓器の自己消化と虚血が主な病態である．重症例は壊死組織の感染危険性が高く，全身性炎症反応症候群(SIRS)，セプシスや多臓器不全へと発展するため，呼吸循環管理はもとより全身の合併症を考慮した集中治療が必要となる．

1）栄養療法

軽症例	早期から経口摂取が可能.
重症例	エネルギー必要量は増加. 合併症発生率低下と生存率向上のために, 腸管合併症がない場合は早期からの（遅くとも入院後48時間以内に）経腸栄養と中心静脈栄養の併用が有用. 経空腸投与が望ましいが, 困難な際は十二指腸や胃内投与も可.

2）血液浄化療法

持続血液濾過(CHF)/持続的血液濾過透析(CHDF)	十分な初期輸液にもかかわらず, 循環動態が安定せず, 利尿の得られない重症例には導入すべき.
血漿交換	緊急施行の有用性はない.

3）ERCP/ES

- 急性胆石性膵炎のうち, 胆管炎合併例, 胆道通過障害の遷延を疑う症例（黄疸）には早期の施行. 困難な場合は経皮的肝胆道ドレナージを考慮. 再発予防目的で膵炎鎮静後に速やかな胆嚢摘出が望ましい.

4）インターベンション治療

- 感染性膵壊死に対して待機的に経皮的（後腹膜経路）もしくは内視鏡的経消化管的ドレナージ. 改善なければ necrosectomy（壊死組織部摘除術）.

5 合併症とその対策

- 膵局所合併症, 腹腔内合併症, 全身合併症を発症する. 特に重症例はセプシスや多臓器不全など全身性の合併症を効率に発症するため, 集中治療が必要である.

6 入院・帰宅の判断

- 急性膵炎の診断が確定した際は原則全例入院適応. 特に重症急性膵炎は集中治療室での治療が望ましく, 自施設での対応が困難であれば早期の転送を考慮する. 初期に重症でなくても, 経時な重症度判断を行い, 基準を満たせば転送を考慮.

参考文献
1）急性膵炎診療ガイドライン2015改訂出版委員会（編）：急性膵炎診療ガイドライン2015 第4版. 金原出版, 2015

（上野浩一）

37 腸間膜動脈血行不全

POINT

- 腸間膜動脈血行不全は，特徴的な臨床症状や，血液検査所見に乏しく，診断の遅延から腸管壊死を合併し，急速に致死的になりうる．
- 原因は，器質的な腸間膜動脈の閉塞（血栓症，塞栓症，動脈解離）や非器質的な閉塞（NOMI：non-occlusive mesenteric ischemia），嵌頓を伴うヘルニア（内ヘルニア，鼠径ヘルニア，大腿ヘルニア，閉鎖孔ヘルニア）など，多岐にわたる．
- 適切に診断するコツは，まずは常に本病態を疑うことであり，積極的に造影CTを施行することや，診断確定前の開腹術も考慮する．

1 最初の処置

1）全身状態の観察と安定化から始める（バイタルサインの確認，嘔吐患者の気道確保，ショック対応）．

2）病歴

- 高齢者や全身状態不良のため，正確な病歴を聴取できない場合も多い．普段から腹痛患者に対して，本病態に関連する病歴も聴取するように心がける．
- 腸間膜動脈の器質的な閉塞では不整脈（AF），糖尿病，大動脈解離，凝固異常，動脈硬化病変，非器質的な閉塞ではショック，敗血症，心不全，心肺停止蘇生後，ヘルニア（嵌頓）では，鼠径ヘルニアや開腹手術歴の有無，イレウス（嘔吐，腹部膨満，便秘）．

3）身体所見

- 特に腹部所見が不明瞭であるケースは多い．腸管壊死を伴っていても，初期には腹膜刺激症状が乏しい場合があり，腹膜刺激症状の有無をもって腸管壊死を否定できない．
- 腹痛患者の身体所見では腹部のみに注目しがちだが，鼠径ヘルニアが存在しうる恥骨部や陰嚢内も観察する．大腿ヘルニアは大腿前面に認められるため，鼠径靱帯より足側まで忘れずに観察する．内ヘルニアや閉鎖孔ヘルニアは脱出腸管を体表面から触れることは困難である．閉鎖孔ヘルニアの20～50％では，閉鎖神経の知覚枝が圧迫され，膝から大腿内側や股関節部に痛みを生じる．大腿を後方へ伸展，外転または内側へ回旋させると疼痛が増

強する → Howship-Romberg 徴候.

4) **血液検査**：本病態を疑った場合は，通常の血液検査(末梢血，生化学)に加えて，血液ガス分析や乳酸値も早期に測定する．代謝性アシドーシスや乳酸高値は腸管壊死を示唆するが，初期には正常の場合があり，血液検査結果をもって腸管壊死を否定できない．

5) **X線**：腹痛原因検索のスクリーニングのために必要．病歴や身体所見が不明瞭であるときは，X線によりイレウスが診断されて初めて嵌頓を伴うヘルニアが疑われる場合もある．

2 重症度・緊急度の判定

- 全身状態の評価とともに，局所所見として腸管虚血や壊死の有無が重症度・緊急度の根拠となる．腸管壊死が存在する場合は，その時点まで全身状態が比較的良好でも急速に増悪し致死的になりうるため，腸管壊死が疑われる場合は常に重症度も緊急度も高いと心得る．

3 病態の把握，診断の進め方

1) 体表面から明らかに観察可能なヘルニアについては診断が容易である．それ以外の場合，まず本疾患を疑う．原因不明の腹痛患者で腹部所見の割に患者の訴えが強い場合や，高齢や認知症などで明瞭な病歴や身体所見を得がたい場合は必ず鑑別する．腹痛が主訴でない場合も多く，特に高齢で原因不明の嘔吐，便秘，イレウス，腹部膨満，敗血症，ショックを呈する患者では，常に鑑別する．

2) 腸管壊死の存在の有無を評価する．腸管壊死が疑われる場合は，緊急に手術やインターヴェンショナルラジオロジー(IVR)による治療が必要となる．

3) 原因は多岐にわたるため，それぞれの病態をよく理解して，診断を適切に進める(表1)．

4 引き続き行うべき救急検査・処置

- CT，超音波，心臓超音波，心電図，血管造影などを行う(表2)．腸管壊死を疑ったときは極めて迅速に行う．

5 入院・帰宅の判断

- 腸間膜動脈血行不全が疑われた場合は基本的に全例入院適応．腸管の虚血や壊死が疑われる場合は，緊急手術(腸管切除，血行再

表1 腸間膜動脈血行不全の主な原因

	病態	身体所見，関連基礎疾患
動脈の器質的閉塞	SMA血栓症	AF，弁膜症
	塞栓症	動脈硬化
	動脈解離	大動脈解離，SMA解離
動脈の非器質的閉塞（NOMI）	動静脈の攣縮	ショック，カテコールアミン使用
嵌頓を伴うヘルニア	鼠径ヘルニア	鼠径部，陰嚢の膨隆，疼痛．体表より観察可能．
	大腿ヘルニア	鼠径部（鼠径靱帯より足側）の膨隆，中年以降の女性に多い．体表より観察可能．
	閉鎖孔ヘルニア	骨盤部（大腿深部）の疼痛．体表より観察困難．高齢痩身女性に多い．Howship-Romberg徴候．
	腹壁ヘルニア	臍や正中線の膨隆，疼痛．体表より観察可能．
	腹壁瘢痕ヘルニア	手術瘢痕，外傷瘢痕に一致する膨隆，疼痛．
	内ヘルニア	腹腔内でのヘルニア．体表より観察困難．

SMA：上腸間膜動脈

表2 引き続き行うべき，救急検査・処置

	腸間膜動脈血行不全	ヘルニア
単純CT	・SMA内高吸収域（新鮮血栓） ・Smaller SMV徴候（SMAより細いSMV．血行不全を示唆） ・腸管気腫，腹腔内遊離ガス	・ヘルニアの存在確認 ・ヘルニア内腸管の浮腫，穿孔（遊離ガス）
造影CT	・SMA内造影欠損 ・支配領域腸管の造影不良	・ヘルニア内腸管の造影不良
超音波	・大動脈，腸間膜動脈の血流，解離の確認	・ヘルニア内容の確認 ・イレウスの確認
心臓超音波	・左房内血栓の有無	
心電図	・不整脈（AF）の有無	
血管造影	・血管形成 ・薬物投与	
手術	・壊死腸管切除 ・血行再建	・還納 ・壊死腸管切除
用手的還納		・腸管壊死の恐れがないとき

SMA：上腸間膜動脈，SMV：上腸間膜静脈

建)や IVR の適応となる可能性が高いため，すぐに外科医にコンサルト．
- 体表面から触知できる嵌頓ヘルニアで，明らかに腸管壊死がないと判断できる場合は，用手的還納を試みてもよいが，還納後も慎重に経過観察を行う必要があるため入院を考慮する．

(山崎元靖)

38 吐血，下血

POINT

- 内視鏡施行前のバイタルサイン安定化が目標．
- 上部消化管出血が疑われる際の緊急内視鏡は 24 時間以内に行う．
- 医療従事者の血液汚染事故の防止に努める．

1 最初の処置，重症度の判定

1) **感染予防**：血性物に汚染される可能性が高いので，ガウン，ゴーグル，マスク，手袋，シューズカバーを着用する．
2) **体位**：吐物による誤嚥，窒息を予防するために仰臥位で顔を横に向ける，もしくは側臥位とする．
3) **バイタルサインのチェック**
- 血圧低下に先行して頻脈のみを認めることもあり，バイタルサインの確認は頻回に行う．
- ショックの 5 徴候のチェック：蒼白(pallor)，虚脱(prostration)，冷汗(perspiration)，脈拍触知不可(pulselessness)，呼吸不全(pulmonary insufficiency)の有無を確認する．
- Shock Index(脈拍数/収縮期血圧)を算出し，体液の喪失量を推測する(例：Shock Index 1.0 では 1.0 L の体液量喪失を想定する)．
- 心電図モニターの装着と SpO_2 のモニタリングを行う．
4) **静脈路確保**：急速な輸液や輸血に対処可能なように 20 G 以上の留置針で血管を確保し，三方活栓を 2 つ以上接続しておく．大量の出血が想定される場合には 2 か所で静脈路確保を行う．
5) **輸液**
- 細胞外液〔乳酸リンゲル液(ラクテック®)〕で輸液を開始し，心機

能が許せば Shock Index から想定される体液喪失量を 1 時間で補液する．内視鏡検査を行う前にバイタルサインの安定化を図る[1]．
- 循環血液量の 50〜100％の出血が想定される場合には等張アルブミン製剤を投与する．なお，人工膠質液を 1,000 mL 以上必要とする場合にも等張アルブミン製剤の使用を考慮する[2]．

2 病態の把握，診断の進め方

1）吐血

(1) 吐物の性状の評価

- コーヒー残渣様である場合は，出血から時間が経過し，胃酸によってヘマチン化された可能性，鮮紅色であれば活動性の出血や胃酸と接触しにくい食道からの出血である可能性，咳を伴う場合や排出物に気泡を含む場合は喀血である可能性が示唆される．

(2) 問診：ポイントと鑑別疾患を表 1 に示す[3]．

2）下血

(1) 性状の評価

- 黒色のタール便は上部消化管からの出血によって起きることが多い．鮮血色もしくは赤褐色の便が排出される血便は下部消化管からの出血によって起きることが多い．しかし，上部消化管からの出血であっても大量出血の場合は血便を呈することもある．

(2) 問診：ポイントと鑑別疾患を表 2 に示す[3]．

3）身体所見：眼瞼結膜で貧血の有無，腹部触診で腹膜刺激症状の

表 1 吐血に対する問診のポイントと鑑別疾患

吐血に対する問診のポイント	問診の意図，鑑別疾患
心窩部痛や黒色便の有無	発症時期の推定
肝疾患の既往やアルコール多飲歴の有無	静脈瘤性出血
胃・十二指腸潰瘍やピロリ菌除菌歴の有無	胃・十二指腸潰瘍
胸焼けの有無	逆流性食道炎
発症直前の飲酒や嘔吐の有無	Mallory-Weiss 症候群
NSAIDs や経口抗凝固・抗血小板薬内服の有無	薬剤性潰瘍
食欲低下や体重減少の有無	胃癌などの悪性疾患
嚥下困難の有無	食道癌
内視鏡検査，治療歴の有無	医原性出血

〔正岡建洋：吐血・下血．日本内科学会認定医制度審議会救急委員会（編）：内科救急診療指針 2016．総合医学社，p89，2016〕

表2 下血に対する問診のポイントと鑑別疾患

下血に対する問診のポイント	鑑別疾患
便の狭小化や食欲低下, 体重減少の有無	大腸癌
直前の左側優位の腹痛の有無	虚血性腸炎
生もの摂取や海外渡航歴の有無	寄生虫感染を含む感染性腸炎
便秘や排便時痛の有無	肛門疾患(痔, 肛門癌)
同様な症状(特に憩室出血)の既往の有無	大腸憩室出血
内視鏡検査, 治療歴の有無	医原性出血

〔正岡建洋:吐血・下血. 日本内科学会認定医制度審議会救急委員会(編):内科救急診療指針 2016. 総合医学社, p90, 2016〕

有無(消化管穿孔や腹膜炎の鑑別), 直腸診は必ず行い, 便性状および肛門疾患(痔, 肛門癌)の有無を確認する.

4) **血液検査**: 末梢血, 生化学, 凝固系, 血糖, 感染症, 血液型, クロスマッチを採取する.
5) **心電図**: 出血に伴って心筋虚血が発生する可能性がある.
6) **胸腹部X線撮影**: 内視鏡検査で送気される前に坐位もしくは仰臥位で撮影を行う. 穿孔による腹腔内遊離ガスの有無や補液量を調節するうえで重要な心不全合併の有無や胃内容物の貯留状況を確認し, 胃洗浄の必要性について検討する.
7) **胸腹部CT**

- 腹膜刺激徴候を認める場合, 消化管穿孔, 大動脈瘤破裂(瘻孔を形成して新鮮血の吐血や血便を呈することがある), 腸間膜動脈血栓症の可能性も想定する.
- 消化管内容物のCT値による出血部位の同定や, 原因疾患の推定も可能である. 造影剤の消化管内腔への漏出(extravasation)が検出されれば, 出血部位の推定が可能である. 喀血の鑑別も容易である.

3 引き続き行うべき救急処置

1) 輸血

- 急性上部消化管出血ではHb値7 g/dL未満で輸血を行うことが強く推奨されているが, Hb値9 g/dL以上では輸血しないことが強く推奨されている[2].
- 緊急でクロスマッチが間に合わない場合にはO型濃厚赤血球の輸血を躊躇しない.

- PT-INR 2.0 以上で新鮮凍結血漿,血小板 5 万/μL 以下で血小板濃厚液の投与を考慮する[2]).

2）緊急内視鏡
(1) バイタル安定：24 時間以内が原則.
- ▶ 吐血に対する上部消化管内視鏡検査については,来院から数時間〜12 時間以内で行う場合と 24 時間以内に行う場合との間に予後の差がないとする報告が多く,24 時間以内に行えばよい.

(2) バイタル不安定：速やかに施行.

(3) 止血方法

食道静脈瘤破裂	内視鏡的静脈瘤結紮術(EVL)もしくは内視鏡的硬化療法 (EIS).安全面から EVL を行うことが多い.
胃動脈瘤破裂	Cyanoacrylate 系組織接着剤注入法のみが内視鏡的に有効な治療法.内視鏡による止血が困難な場合には,SB チューブを挿入する.
非静脈瘤性出血	クリップによる機械的止血法,純エタノールや高張食塩水エピネフリン(HSE)の局所注入,高周波止血鉗子やアルゴンプラズマ凝固やヒータープローブによる熱凝固法が行われる.いずれも止血効果は同等と考えられているが,これらを併用することも可能.エピネフリンを用いた局注療法単独は他の方法に比べて再出血率が高い.再出血の予防目的でプロトンポンプ阻害薬や H_2 受容体拮抗薬を投与する.

- 下血に対する下部消化管内視鏡検査は出血部位の同定が困難であることや自然止血されることが多く,救急外来受診直後に行われることは少ない.

3）血管造影,外科的手術
：内視鏡を用いた止血や内視鏡の施行自体が困難であれば,血管塞栓術や外科的手術を行う.

4 合併症とその対策

1）急激なバイタルサインの変化
：緊急内視鏡はバイタルサインが安定したあとに行うのが大原則であるが,不安定な状態で行わざるをえない場合は,血圧,心電図,SpO_2 のモニタリングを行いながら,十分な監視下で施行する.

2）鎮静薬による呼吸抑制
- 緊急内視鏡時は鎮静薬を用いることも多く,呼吸抑制が生じるリスクがある.SpO_2 や,可能であれば呼気終末炭酸ガス濃度($EtCO_2$)のモニタリングにより呼吸抑制の早期発見に努める.

- 呼吸抑制に速やかに投与できるように鎮静薬の拮抗薬(ベンゾジアゼピン系薬剤に対するフルマゼニル(アネキセート®)やオピオイド系薬剤に対するナロキソン)を準備しておく.

3) 大量吐物による誤嚥・窒息:大量吐血時には誤嚥や窒息のリスクも高くなる.緊急上部消化管内視鏡検査時はオーバーチューブを装着し,気道への吐物の流入を予防する.

4) 薬物アレルギー:薬物に対するアレルギー歴の聴取,特に局所麻酔に用いるキシロカインアレルギーの有無は重要.その際,薬剤名を用いて質問するよりも「歯科受診で体調が悪化したことがありますか?」と聞いたほうがわかりやすい.

5 入院・帰宅の判断

1) Glasgow-Blatchford スコア(表3)

- 上部消化管出血が疑われる際の緊急度を評価する目的で,内視鏡検査を行う前の段階での症状や検査所見からスコアを算出するスコアリングシステム.

表3 Glasgow-Blatchford スコア

	Glasgow-Blatchford Score					
	0	1	2	3	4	6
UN (ng/dL)	<18.2		18.2≦ <22.4	22.4≦ <28	28≦ <28	70≦
Hb:男性 (g/dL)	13≦	12≦ <13		10≦ <12		<10
Hb:女性 (g/dL)	12≦	10≦ <12				<10
収縮期血圧 (mmHg)	109≦	100≦ <109	90≦ ≦99	<90		
心拍数(ft)	<100	100≦				
下血の有無	なし	あり				
失神の有無	なし		あり			
心不全合併の有無	なし		あり			
肝疾患合併の有無	なし		あり			

〔Masaoka T, et al:Blatchford scoring system is a useful scoring system for detecting patients with upper gastrointestinal bleeding who do not need endoscopic intervention. J Gastroenterol Hepatol 22(9):1404-1408, 2007 より改変引用〕

- 上部消化管出血に対する内視鏡治療,手術,血管造影検査,輸血といった侵襲的治療の必要性を評価する目的で考案されたが,カットオフ値を2とすることで治療を必要としない症例を感度100％で予測することが報告されており[4],初期診療において有用.
2) 下部消化管出血は大量出血やショックに至ることは少なく,緊急で行ったとしても血液のために視野が妨げられることも多い.入院後に内視鏡を施行することも多い.

文献
1) 藤城光弘,他:非静脈瘤性上部消化管出血における内視鏡診療ガイドライン.日本消化器内視鏡学会雑誌 57(8):1648-1666, 2015
2) 厚生労働省医薬・生活衛生局:血液製剤の使用指針.2017
3) 正岡建洋:吐血・下血.日本内科学会認定医制度審議会救急委員会(編):内科救急診療指針2016.総合医学社,pp89-93, 2016
4) Masaoka T, et al: Blatchford scoring system is a useful scoring system for detecting patients with upper gastrointestinal bleeding who do not need endoscopic intervention. J Gastroenterol Hepatol 22(9):1404-1408, 2007

(正岡建洋)

39 消化管異物

POINT
- 異物の種類や形状,存在部位,合併症の有無を評価する.
- 内視鏡的異物摘出術の適応を検討する.
- 内視鏡的処置を行う場合は偶発症や合併症の発生に留意する.

1 最初の処置
- バイタルサイン測定.
- 咽頭部における異物残存の確認,気道の評価を行う.

2 重症度の判定
- バイタルサイン.
- 消化管穿孔や腸閉塞を示唆する症候の有無.

3 病態の把握,診断の進め方
1) 病歴聴取

- 意図的か(誤飲か故意か)
- 異物の種類,形状

- 発生した時間，食事の最終摂取時間とその内容
- 飲酒量，精神疾患，認知症，その他の既往症

2）症状・身体所見：異物の存在部位，合併症の有無を推定

頸部	・嚥下困難感	・腫脹	・握雪感
胸部	・胸骨後部痛	・気道閉塞音	
腹部	・悪心・嘔吐	・鼓音	・腹膜刺激徴候

3）画像検査

頸部，胸部，腹部単純X線	異物の位置確認
CT検査	・X線透過性異物に有用 ・縦隔気腫，消化管穿孔，腸閉塞の評価に有用

4） 内視鏡的異物摘出術の適応を判断(表1).
- 緊急性がある場合でも，無症状で小腸に到達したものは自然排出されることが多い．

4 引き続き行うべき救急処置

- 穿孔や腸閉塞が認められた場合は，速やかに外科的治療を考慮．
- 内視鏡的異物摘出術

・静脈路確保 ・バイタルサインのモニタリング	・異物の位置，形状，大きさにより適切な処置具を用い確実に回収

5 内視鏡的異物摘出術の合併症とその対策

- オーバーチューブ，透明フードを活用し，食道生理的狭窄部の粘膜損傷を避ける．

表1 消化管異物の分類

緊急性がある場合	消化管壁を損傷する可能性があるもの	有鉤義歯(部分入れ歯)，針，PTP包装した薬剤，魚骨(特に鯛の骨)，爪楊枝，鉛筆，ガラス片，剃刀刃
	腸閉塞をきたす可能性があるもの	胃石，食物塊(肉片)，内視鏡的切除術を行った巨大な切除標本，ビニール袋
	毒性のある内容物を含有するもの	乾電池(マンガン，アルカリ)，ボタン電池(アルカリ，マンガン，水銀，リチウム)
緊急性がない場合 (上記以外のもの)		コイン，パチンコ玉，ボタン，碁石，ビー玉，体温計内の水銀

〔日本消化器内視鏡学会(監)：消化器内視鏡ガイドライン第3版．p206，医学書院，2006〕

- 異物摘出後に再度内視鏡を挿入し，持続する出血や粘膜損傷の有無を確認する．
- 処置後に穿孔が疑われる場合

  - 身体所見の把握，血液検査，CT 検査
  - 外科医にコンサルト
  - 保存的治療が可能であれば内視鏡的クリップ縫縮，絶飲食，抗菌薬投与を開始し，厳重な経過観察を行う

6 入院・帰宅の判断

- 処置成功例の大部分は帰宅可能である．帰宅の際には腹痛や出血など症状の変化があれば受診するよう説明する．
- 以下の場合，原則入院のうえ，慎重な経過観察を行う．

  - 内視鏡的異物摘出術が不成功
  - 内視鏡処置時に深い裂創を認める
  - 身体所見に異常を認める

(岡沢 啓)

40 尿路結石

POINT

- 尿路(腎杯，腎盂，尿管，膀胱，尿道)にある結石．臨床的に遭遇するのは，尿管へ下降した結石に伴い背部痛・側腹部～下腹部痛を生じる上部尿路結石(特に尿管結石)が多い．
- 結石の大きさと症状は相関せず，嘔気・嘔吐を伴うこともある．
- 症状や超音波検査から尿路結石の可能性が高い場合，早期に疼痛対策を行う．
- 他疾患の鑑別，感染や腎機能障害合併を除外することが重要．

1 最初の処置

病歴聴取	突然発症した背部痛・側腹部～下腹部痛．尿路結石の既往．
症状・身体所見	まれに軽度の側腹部違和感のみで疼痛を訴えず，嘔気が主訴の場合がある．肋骨脊柱角叩打痛，発熱の有無を確認する．
超音波検査	・水腎症の有無を確認．鑑別疾患に応じて観察範囲を広げる． ・この段階で尿路結石を強く疑えば，疼痛が強い場合には後述する鎮痛薬を使用する．

単純CT検査	単純CT(ヘリカルCTもしくはスライス幅2mm以下)で尿管を追跡し結石の有無を確認する.

2 重症度の判定

- 大きさにより自然排石が可能か.
- 感染・腎機能障害合併の有無を後述の検査により判断する.

3 病態の把握,診断の進め方

1) **鑑別診断**:虫垂炎,憩室炎,異所性妊娠,卵巣茎捻転,卵巣出血,腎梗塞,腎盂尿管腫瘍,急性大動脈解離の鑑別を行う.疑う疾患によっては造影CTが必要となる.
2) **石の大きさ**:7mmまでの結石は60%以上が自然排石されるが,それ以上の結石なら排石しない可能性が高く,泌尿器科専門医に紹介する.
3) **検尿**:主目的は尿路感染症合併のチェック.血尿の有無も必要であるが,潜血反応陰性でも尿路結石を否定できず,陽性でも診断することはできない.尿路結石による尿のうっ滞があると血尿・細菌尿・膿尿を示さないことがある.
4) **血液検査**:炎症所見や腎機能障害の有無をチェックする.
5) **単純X線**:多くの結石は描出可能であるが,X線透過性の結石・骨盤に重なっている結石・小さな結石は見落とされる可能性がある.CT撮像可能な施設では,疼痛が強い患者に行う適応は限られてきている.

4 引き続き行うべき救急処置

1) 疼痛対策

1) NSAIDs坐薬頓用〔ジクロフェナク(ボルタレン®サポ) 25〜50mgやインドメタシン(インテバン®坐剤) 25〜50mg〕,可能であれば内服でも可
2) 上記無効もしくはNSAIDs禁忌症例では,ペンタゾシン(ソセゴン®注) 1回15mg 筋注
3) 疼痛が軽度であれば,ブチルスコポラミン(ブスコパン®注) 10〜20mg 静注または筋注
4) 疼痛が著しく強い場合にはフェンタニル(フェンタニル)などの麻薬を考慮するが,その使用は入院を前提とする場合が多い

2) 悪心・嘔吐が強い場合:制吐薬を使用〔塩酸メトクロプラミド

（プリンペラン®）10 mg 静注または筋注〕．

3）尿路閉塞が強い場合には，泌尿器科医と尿管ステントなどの緊急ドレナージを相談する．

5 合併症とその対策

尿路感染症	発熱や炎症反応高値で，外来経過観察する場合は経口抗菌薬を処方する．敗血症に至ることもあり，可能性が高ければ入院を考慮する．
腎機能障害	水腎症の進行と腎後性腎不全に注意する．ドレナージが必要な場合，緊急で泌尿器科に紹介が必要．

6 入院・帰宅の判断

- 大多数は帰宅可能だが，自然排石しない可能性が高ければ泌尿器科に紹介し積極的な結石除去治療に関して相談する．
- 疼痛が強い場合，感染悪化例，尿路閉塞が強い場合は入院を考慮する．必要に応じて泌尿器科医に緊急ドレナージの相談．
- 点滴や経口摂取による水分負荷が結石排出を促進する明確な証拠はないが，十分な水分摂取は再発予防には効果があると考えられる．

（栗原智宏）

41 尿閉，乏尿，無尿

POINT

- 尿閉とは，膀胱内に尿が多量に貯留し，尿意があるにもかかわらず排尿できない状態．
- 無尿，乏尿は，腎臓での尿の生成がないかあるいは減少している状態．
- 処置が全く異なるため，尿閉と無尿を鑑別することが重要である．超音波像や導尿による膀胱内尿貯留の確認が決め手となる．

Ⓐ 尿閉

1 症状

急性尿閉	急性に発症し，膀胱痛，強い残尿感，不安感，冷汗を伴う．
慢性尿閉	慢性に経過し，自覚症状が乏しい．尿意を感じず，尿が少しずつ漏れる状態．

2 尿閉をきたす疾患・原因

前立腺肥大	直腸診で前立腺の肥大を確認する.
前立腺癌	前立腺に硬結を触知する.
急性前立腺炎	尿閉発症前の排尿痛, 発熱および触診での前立腺部の腫大, 圧痛で診断可能. 直腸診を行うときは菌血症を引き起こさないために前立腺部を強く圧迫しないこと.
尿道狭窄・損傷	外傷, 感染, 尿道に対する器械的操作に起因する.
薬剤性	・総合感冒薬 ・抗精神病薬 ・抗不安薬 ・抗うつ薬 ・抗てんかん薬 ・抗不整脈薬 ・抗Parkinson病薬 ・気管支拡張薬 ・抗ヒスタミン薬 ・消化性潰瘍薬 ・過活動膀胱薬
神経因性膀胱	脊髄損傷・脊髄腫瘍, 膀胱支配神経障害で起こる.

3 処置

- 膀胱内に貯留した尿を導尿や膀胱穿刺を行い体外に導くことが最優先である. その後に, 原因疾患を検索する.
- 尿路感染症を合併している場合は検尿, 尿沈渣, 尿培養を行う.
- 外傷に伴う尿道損傷時におけるカテーテルの挿入は損傷部を拡大しないように慎重に行う必要がある. ただし, 損傷部に尿道断裂が疑われるときは禁忌. 尿道造影で確認する. 緊急時には膀胱穿刺が望ましい.
- 薬剤性の場合は被疑薬の中止や減量で改善するが, 薬剤の変更に関しては原疾患の病状を悪化させる可能性があるため, 原疾患の主治医に確認する必要がある.

4 入院・帰宅の判断

- 原則入院. ただし, 尿道カテーテル挿入にて尿閉が解除された場合, 尿道カテーテルを挿入したまま翌日の泌尿器科受診を指示してもよい.

Ⓑ 乏尿, 無尿

- 尿量が400 mL/日以下を乏尿, 100 mL/日以下を無尿という.
- 臨床的に腎前性, 腎性, 腎後性に分類される.

1 腎前性

- 循環不全,脱水から生じる.
- 原因:ショック,外傷・大手術後,下痢,嘔吐,大量出血時.
- バイタルサイン,病歴,体液量を評価する.
- 尿量増加を認めるまで,K を含まない生理食塩液の等張液で輸液を行う.

2 腎性

- 虚血,腎毒性の薬剤・物質により腎実質が傷害をきたして生じる.
- 原因:急性尿細管壊死,ネフローゼ症候群,腎盂腎炎,水腎症,腎結核.
- 心不全,血清 K 値の上昇に注意が必要.
- 場合によっては,血液透析を考慮する.

3 腎後性

- 上部尿路の障害をきたして生じる.
- 原因:尿路病変として尿管結石,腫瘍,炎症性狭窄,手術時の結紮.尿路外病変として,消化管や骨盤内や後腹膜の悪性腫瘍,リンパ節転移.
- 特に単腎の患者では,尿管結石や尿路腫瘍により乏尿,無尿になりやすいので注意が必要.
- 超音波や CT による水腎症の確認.逆行性腎盂造影,尿管カテーテル法での閉塞部位・程度の診断をする.
- 治療は閉塞原因の除去であるが,ただちに行えない場合が多い.一時的な尿路確保のために尿管ステントの留置,腎瘻の造設を行う.

4 簡便な鑑別診断の進め方

- 上部尿路閉塞の有無を超音波断層像で腎後性を除外し,さらに輸液負荷(K 非含有の輸液を 30〜60 分間に 500〜1,000 mL を点滴)し,尿量増加の認められる場合は腎前性,認められない場合には腎性と判断する.

5 入院・帰宅の判断

- 原則入院.ただし,尿道カテーテル挿入にて尿閉が解除された場合,尿道カテーテルを挿入したまま翌日の泌尿器科受診を指示してもよい.

(清水千華子)

42 急性陰嚢症

POINT

- 精巣捻転症は新生児，思春期に好発，用手または手術による整復を要し，治療のゴールデンタイムはおよそ6時間以内．
- 急性精巣上体炎は一般に発熱を伴い，思春期以降（成人・高齢者）に好発．
- ムンプス精巣炎や鼠径ヘルニア嵌頓との鑑別は必須．

1 最初の処置

- **バイタルサインのチェック**：異常があればただちにモニターを装着し，酸素投与や静脈路確保を行う．

2 重症度の判定

- 突然発症は緊急性の高い疾患（精巣捻転症）を示唆．
- 発熱を認める場合は重症（急性精巣上体炎）を示唆．

3 病態の把握，診断の進め方

1）病歴聴取：下腹部痛や鼠径部痛が主訴のこともある．

年齢	精巣捻転症は思春期に好発
発症時間・様態	精巣捻転症は突然で急激に進行
悪心・嘔吐	精巣捻転症を示唆
発熱	精巣上体炎を示唆
間欠性の疼痛	精巣捻転症を示唆
下部尿路症状	精巣上体炎を示唆
外傷歴	

2）身体所見

- 陰嚢の腫大を確認するが，陰嚢の発赤・腫脹では精巣捻転症と精巣上体炎の鑑別はできない．
- **精巣挙筋反射の消失**：精巣捻転症を示唆．

3）尿検査：膿尿・細菌尿・白血球＋➡精巣上体炎を示唆．

4）血液検査：白血球増多・CRP上昇➡精巣上体炎を示唆．

5）超音波ドプラ検査：検査施行医の習熟度に依存するため，習熟していない場合は病歴・身体所見に基づく臨床診断により当該

精巣への血流の途絶	精巣捻転症を示唆
腫大した精巣上体と血流増加	精巣上体炎を示唆

6）鑑別診断

- 精巣捻転症
- 付属小体捻転症
- 急性精巣上体炎（陰嚢の発赤・腫脹・疼痛以外に発熱，前立腺炎の合併も評価）
- 精巣炎（流行耳下腺炎の合併を評価）
- 陰嚢蜂窩織炎
- 陰嚢外傷・陰嚢水腫（無痛性の腫脹と液体貯留）
- 精巣腫瘍（無痛性の腫脹）
- 特発性陰嚢浮腫
- 鼠径ヘルニア嵌頓
- 尿路結石
- Henoch-Schönlein 紫斑病

4 引き続き行うべき救急処置

1) **急性精巣上体炎，精巣炎**：鎮痛・抗菌薬投与（原因菌は主に大腸菌，注射用セフェム系ないし経口ニューキノロン系），局所安静，泌尿器科へ診察を依頼．
2) **精巣捻転症**：ただちに泌尿器科へ診察を依頼．発症から6時間以内（ゴールデンタイム）に用手整復ないし手術により捻転を解除すれば，精巣機能の温存が見込める．12時間を超えると温存できる可能性は極めて低い．同時に患側および健側の精巣固定術を行うのが一般的．精巣が壊死していた場合は精巣摘除術と対側の精巣固定術．
3) **付属小体捻転症**：鎮痛，安静．手術を要することもあり，泌尿器科へ依頼．
4) **特発性陰嚢浮腫，陰嚢水腫，精巣腫瘍**：緊急性の高い疾患ではないが精査加療を要し，泌尿器科へ紹介が必須．
5) **鼠径ヘルニア**：脱出内容を還納して経過観察のため外科へ紹介．整復困難な場合や脱出内容の虚血壊死が疑われる場合はただちに外科へ診察を依頼．

5 合併症とその対策

- **ショック**：治療と並行してバイタルサインを常時監視．

6 入院・帰宅の判断

入院	抗菌薬の点滴静注による入院加療または手術治療が必要な場合
帰宅	上記以外

参考文献
1)日本泌尿器科学会(編):急性陰嚢症ガイドライン 2014 年版. pp13-38, 金原出版, 2014
(佐藤幸男)

43 発熱(成人) (小児の発熱☞p335)

POINT
- 発熱を主訴にした救急患者でも生命にかかわる場合がある.
- 発熱を主訴とした敗血症(セプシス)は緊急治療を要する.

1 最初の処置
- 緊急に解熱を必要とする病態は少ない. 気道, 呼吸, 循環の安定化を優先する.
- **問診**: 現病歴, 既往歴, 家族歴, 内服歴などから, 感染性と非感染性を考慮しながら問診する. 特に熱型(表1)と解熱薬(ステロイドを含む)の内服の有無には要注意.
- **身体所見**: 感染源となるような門戸(眼, 耳, 鼻, 口腔内, 生殖器, 尿道, 肛門)の異常の有無を確認する. また, リンパ節, 肝臓, 脾臓, 腎臓などの触診を行う. チューブ類(尿道カテーテル, 胃瘻)なども感染源となりうる.

2 病態の把握・診断の進め方
- 発熱はサイトカインなどの内因性発熱物質が視床下部の体温中枢を刺激して体温が上昇したもの. 体温中枢が関与せずに熱の流入・産生/熱の放出のアンバランスによる体温上昇は高熱症という(熱中症, 悪性高熱症, 悪性症候群, 甲状腺機能亢進症, 薬剤熱など). 両者の鑑別は困難.
- まず高熱症の可能性を病歴から検討. 高熱症は致死的.
- ショックの有無を判断する. 発熱を伴うショックは, 重症敗血症, アナフィラキシーショック, 急性副腎不全など, いずれも致死的で, 緊急治療を開始する.

表1 熱型

熱型	定義	疾患例
稽留熱 (sustained fever)	日内変動が1℃を超えない高熱(通常38℃以上)が持続する発熱	腸チフス,Weil病,髄膜炎,リケッチア症など
弛張熱 (remittent fever)	日内変動が1℃を超える高熱(通常38℃以上)が持続する発熱で平熱まで下降することがほとんどないもの	敗血症など
間欠熱 (intermittent fever)	日内変動が1℃を超えて発熱するが毎日平常体温またはそれ以下まで下降するもの	マラリア
回帰熱 (relapsing fever)	発熱期と解熱期が交互に出現するもの	回帰熱ボレリアなど
Pel-Ebstein 熱型	弛張熱が3~4日で次第に高くなり,4~5日持続後解熱する周期が10日~2週間ごとに繰り返されるもの	Hodgkin 病

3 引き続き行う処置

- 安易な解熱薬の投与は避ける.
- 氷嚢などを用いて対処しながら,下記を実践する.
- 解熱薬は全身状態を考慮して投与する.

  1) アセトアミノフェン(カロナール®錠) 400~600 mg,もしくはジクロフェナク(ボルタレン®サポ) 25~50 mg

- 鑑別疾患を考慮する.代表的な発熱の鑑別疾患を表2に示す.非感染症疾患による発熱もあるが,まずは感染症特に敗血症を考慮する.
- 検査

熱源検索	血液検査(白血球など)・生化学(CRPなど),尿検査,胸部X線,全身CT(敗血症が疑われ熱源が不明な場合は積極的に行う),血液培養,各種培養(尿,喀痰,便),髄液検査
特殊検査	プロカルシトニン(細菌感染症診断),抗核抗体(自己免疫性疾患),QuantiFERON®TB-2G(潜在性結核)

4 合併症とその対策

- 高齢者には解熱薬などの使用による血圧低下に注意.
- 消化管出血.
- 薬剤アレルギー・アナフィラキシー・喘息発作.

表2 発熱の鑑別疾患

各種感染症	細菌, ウイルス, 原虫, 寄生虫, 真菌, リケッチア, 医療関連感染〔人工呼吸器関連肺炎(VAP), 尿道カテーテル関連尿路感染(CAUTI), カテーテル関連血流感染(CRBSI)など〕, 手術部位感染(SSI など)
血管障害	深部静脈血栓症, 血栓性静脈炎, 肺血栓塞栓症, 腎梗塞など
薬剤	アンフェタミン, コカイン, MDMA, リチウム, 抗コリン薬など
内分泌異常	甲状腺機能亢進症, 褐色細胞腫, 月経前発熱
中枢神経障害	頭蓋内出血, 脳腫瘍, 頭部外傷など
自己免疫性疾患	リウマチ, リウマチ熱, 全身性エリテマトーデス, 皮膚筋炎, 成人 Still 病, 潰瘍性大腸炎など
悪性腫瘍	白血病, 悪性リンパ腫, 肉腫, 癌腫など
環境	熱中症
その他	悪性症候群, 悪性高熱, セロトニン症候群など

5 入院・帰宅の判断

- 全身状態の評価が重要.
- 発熱＝入院精査加療ではない. 患者の日常生活動作(ADL), 意識状態, 高度脱水や食思不振, 輸液加療の必要性, 酸素投与の必要性などから, 外来もしくは入院での精査加療を判断する.
- 積極的解熱を必要とする病態は, 入院を考慮する.

(伊藤壮一)

44 脱水

POINT

- 細胞内外の水分移動を規定するのは浸透圧でその大部分に Na が関与している.
- 脱水は水分と Na の欠乏により体液が減少した病的状態のことをいう. 症状としては口渇, 皮膚や粘膜のツルゴール低下から起立時の血圧低下, 倦怠感, 脱力感, 失神(一過性意識消失発作), 意識障害やショックまで重症度や病態によって異なる.
- 初診時のバイタルサインのチェックに加え, 食事や水分の摂取状況, 下痢や嘔吐の有無, 尿量の変化や薬剤内服歴についての問診が重要.

1 最初の処置

1) 病態把握：バイタルサイン,尿量,粘膜の乾燥所見,皮膚のツルゴール,体重変化から脱水のタイプと重症度を判定する.

2) 静脈路確保・輸液

- 水分と塩分を補充することが治療の基本である.血清 Na 値により区別される.
- 高張性,等張性,低張性脱水に応じた輸液が望ましい.しかし,急激で高度の脱水症ではショック状態となり早急な補正が必要である.
- 電解質などの検査結果が出るまでは,細胞外液もしくは生理食塩液の輸液から開始する(500〜1,000 mL/30〜60 分).

2 重症度の判定

- ショックの前兆となる頻脈や低血圧に注意する.
- ごく軽度の体液量減少を臨床的に検出するのは困難なことが多い.体液量減少の症状が明らかな時点では,相当量の水分が喪失していると判断する.脱水の典型的な症状は口渇,倦怠感,皮膚・粘膜乾燥,頻脈などであるが,重度の脱水では痙攣,せん妄,ショックを伴う.特に高齢者では自覚に乏しく症状にも反映されにくいため,注意が必要.
- 病歴,身体所見に加え血液検査所見,血漿浸透圧,尿浸透圧などと併せて病態・重症度を判定する.

血液検査所見		Hb, Ht, Na, TP, UA, BUN/Cr など
血漿浸透圧 (mOsm/L)	近似式	2×(Na+K)+血糖値/18+BUN/2.8
	正常域	285〜295

- 一般的に 12% 以上の水分喪失は致死的とされる.

3 病態の把握,診断の進め方

1) 体液喪失の原因

腎性喪失	利尿薬の使用,浸透圧利尿,ミネラルコルチコイド欠乏によるNa再吸収障害,尿崩症,尿細管機能異常,急性尿細管壊死,塩類喪失腎症など
腎外性喪失	消化管(嘔吐,下痢,胃管や瘻孔からのドレナージ),皮膚(発汗,熱傷),呼吸器,出血など
Third space への体液移行	腹膜炎,イレウス,膵炎,挫滅外傷,横紋筋融解症など
その他	急性・慢性疾患による食欲不振からくる水分摂取不足

2）脱水の分類
(1) 水欠乏性脱水（高張性脱水 Na＞150 mEq/L）
- 水の欠乏の程度に比して Na の欠乏が少ない場合には細胞外の Na 濃度あるいは浸透圧は上昇する．水分摂取不足や浸透圧利尿あるいは尿崩症などで水分が喪失する状態で生じる．
- 細胞内から細胞外への水分移動により，細胞外液量は病態がかなり進行するまで維持され，細胞内脱水が病態の主体となる．細胞外液は比較的保たれるため循環不全の症状は出にくいが，細胞内脱水による粘膜の乾燥（口渇）は著明である．軽症（約1～2Lの水欠乏）では口渇を訴える程度だが，重症（5～10Lの水欠乏）では興奮，幻覚，妄想，昏睡などの精神症状を呈する．

(2) Na 欠乏性脱水（低張性脱水 Na＜130 mEq/L）
- 血清 Na が減少して低張性となる．水分は細胞外から細胞内へ移動するため，細胞外液量の減少が顕著となる．細胞内は溢水状態で口渇は出にくいが，循環血液量減少（血圧低下，頻脈，蒼白，四肢冷感など）と細胞内水中毒（脳浮腫など）による症状が主体となる．副腎機能不全や Na 喪失性の腎不全などで生じる．

(3) 混合性脱水（等張性脱水 Na 130～150 mEq/L）
- 細胞内外の浸透圧が等張のため，水分の移行が生じにくく細胞外液が減少する．口渇は軽度であるが，めまい，立ちくらみ，脱力感，倦怠感などの循環血流量減少による症状を訴える．

4 引き続き行うべき救急処置
1）水欠乏性脱水の場合
- 低張性の食塩水や5％ブドウ糖液に輸液を切り替える．
- 急激な血漿浸透圧補正により脳浮腫を起こす可能性があるため 2 mOsm/L/時以下のペースで補正する．

2）Na 欠乏性脱水の場合
- 中心性橋髄鞘融解を起こさないように1 mEq/L/時以下（6 mEq/L/日まで）のペースで Na を補正する．

5 帰宅・入院の判断
- 高度の電解質異常や臓器障害を伴う場合には入院治療の適応となる．

（上野浩一）

45 電解質異常

Ⓐ 高カリウム血症

POINT

- 血清 K 濃度＞5.5 mEq/L
- **症候**：悪心，嘔吐，脱力，しびれ感，徐脈，房室ブロック．
- **心電図変化**：T 波尖高，PR 延長，P 波消失，QRS 幅増大，サインカーブ様．
- **偽性高 K 血症を除外**：①採血時の溶血，②高度の白血球増加症・血小板増加症．
- **原因**：腎不全，アシドーシス，横紋筋融解，腫瘍崩壊症候群，熱傷，血管内溶血，アルドステロン作用不足，インスリン不足，大量輸血，薬剤（K 製剤，K 保持性利尿薬，ACE 阻害薬，ARB，β遮断薬など）．
- 尿中 K 濃度を測定．

1 救急処置

1）8.5％グルコン酸カルシウム水和物（カルチコール®）

- 10 mL を数分かけて静注．
- ジゴキシン製剤服用者に投与する場合，中毒による不整脈誘発に注意し 30 分以上かけて点滴静注する．
- 作用発現時間：数分，持続時間：30～60 分．

2）グルコースインスリン療法（GI 療法）

> 1）生合成ヒト二相性イソフェンインスリン水性懸濁注射液（ノボリン® R 注）　10 単位＋50％ブドウ糖 50～100 mL　静注
> （ブドウ糖 2.5～5 g／インスリン 1 単位）

- 低血糖に注意．
- 作用発現時間：15～30 分，効果発現時間：4～6 時間．

3）7％炭酸水素ナトリウム（メイロン®）

> 1）炭酸水素ナトリウム（メイロン® 注）　40～60 mL を 5 分かけて静注

- Na を 16.7 mEq/20 mL 含むので心不全，腎不全の患者には注意．
- 代謝性アシドーシスの時のみ投与を考慮．
- 作用発現時間：15～30 分，持続時間：1～2 時間．

4) フロセミド（ラシックス® 注）

1) フロセミド（ラシックス® 注）　20～40 mg　静注
- 腎不全の場合はさらに高用量が必要になる可能性がある．
- **作用発現時間**：15～30分，**持続時間**：6時間．

5) イオン交換樹脂

1) ポリスチレンスルホン酸ナトリウム（ケイキサレート® 散）またはポリスチレンスルホン酸カルシウム（カリメート® 散）30～60 gを微温湯で懸濁し注腸（少なくとも30～60分保持）もしくは経口投与
- **作用発現時間**：1～2時間，**持続時間**：4～6時間．

6) 血液透析

- **作用発現時間**：数分，**持続時間**：比較的長時間．

2 入院・帰宅の判断

- 下記すべてを満たせば帰宅可．それ以外は入院．

> - 血清K濃度＜6.0 mEq/L．
> - 治療に反応する．
> - 是正可能な原因が明らかである．
> - K値がさらには上昇しないことが予測される．
> - 早期のフォローアップが可能．

B 低カリウム血症

POINT

- 血清K濃度＜3.5 mEq/L
- **症候**：筋力低下，倦怠感，麻痺，便秘，麻痺性イレウス，不整脈，多飲，多尿．
- **心電図変化**：T波平低化，ST低下，U波出現，QT(U)延長．
- **原因**：K摂取不足，インスリン，アルカローシス，β刺激薬，甲状腺機能亢進症，下痢，嘔吐，原発性アルドステロン症，Cushing症候群，腎動脈狭窄，悪性高血圧，尿細管性アシドーシス，Bartter/Gitelman症候群，偽性Bartter症候群，利尿薬，グリチルリチン製剤．
- 尿中K濃度を測定．

1 救急処置

1) 血清K濃度＜2 mEq/L，神経筋麻痺，重症不整脈，ジギタリス中毒のいずれかが認められる場合，下記を適用いる．

1) 塩化カリウム点滴静注：生理食塩液あるいは1/2生理食塩液 500 mL + KCL® 注（K：20 mEq）

2）カリウム点滴静注の原則・注意点

- 心電図モニタリングを行う．
- 投与速度≦20 mEq/時，濃度≦40 mEq/L．
- ブドウ糖を一緒に投与しない．
- アシドーシスの治療（アルカリ投与）はK補充後に行う．

3) 緊急を要しない場合は経口．K 20～80 mEq/日から開始し，適宜投与量を調整する．
  1) 塩化カリウム（スローケー®錠，600 mg，K：8 mEq）　1回2錠　1日2回

2 入院・帰宅の判断

- 不整脈，高度の筋力低下，K喪失が持続，血清K濃度＜2.5 mEq/Lのいずれかがあれば入院．

ⓒ 高ナトリウム血症

POINT

- 血清Na濃度＞145 mEq/L
- **症候**：口渇，不穏，痙攣，意識障害
- **原因**

細胞外液量減少	水分摂取障害，下痢，嘔吐，発汗，熱傷，熱中症，尿崩症，利尿薬，浸透圧利尿
細胞外液量増加	原発性アルドステロン症，Cushing症候群，高張液投与

- 尿中Na濃度を測定．

1 救急処置

水欠乏量(L)＝健常時体重(kg)×係数×(1−140/血清Na)あるいは
　　　　　　＝現在の体重(kg)×係数×(血清Na/140−1)
係数：男性0.6（高齢ならば0.5），女性0.5（高齢ならば0.45）．Na欠乏があれば自由水欠乏量はこれよりも多くなる．

体液量が著明に減少している場合	生理食塩液 100～250 mL/時で点滴静注. 体液が補充されたら, 5%ブドウ糖液, 1/2 生理食塩液, ソルデム®1 などに変更して, 1～2 mL/kg/時で点滴静注.
体液量が軽度減少あるいは正常の場合	上記の推定水欠乏量を計算し, その半量を最初の24時間, 残りを次の1～2日間で点滴静注. 輸液内容は 5%ブドウ糖液, 1/2 生理食塩水, ソルデム®1など.
体液量が増加している場合	ラシックス®20 mg 適宜静注. 5%ブドウ糖液を尿量以下の速度で点滴静注. 腎不全患者では血液透析を行う. 補正速度は≦0.5 mEq/L/時, ≦12 mEq/L/日.

2 合併症対策

- 急速な補正により脳浮腫を起こす可能性があるため上記の補正速度を守る.

3 入院・帰宅の判断

- 血清 Na 濃度＞150 mEq/L ならば入院. ただし慢性的に高 Na 血症があり, 無症状であれば帰宅可.

D 低ナトリウム血症

POINT

- 血清 Na 濃度＜135 mEq/L
- **症候**：悪心・嘔吐, 食思不振, 頭痛, 痙攣, 意識障害
- **原因**

高浸透圧性		高血糖, グリセオール®, マンニトール
正常浸透圧性		脂質異常症, 高蛋白血症
低浸透圧性	細胞外液量減少	嘔吐, 下痢, 熱傷, 利尿薬, 浸透圧利尿, Addison 病, 塩類喪失性腎症, cerebral salt wasting (CSW)
	細胞外液量正常	バソプレシン分泌過剰症(SIADH), 甲状腺機能低下症, 下垂体・副腎機能低下症, 心因性多飲, 溶質不足, 鉱質コルチコイド反応性低 Na 血症(MRHE)
	細胞外液量増加	腎不全, ネフローゼ症候群, 心不全, 肝硬変

- 尿中 Na 濃度を測定.

1 救急処置

- 低浸透圧性のみ低 Na 血症の治療対象となる.

- 低 Na 血症の重症度分類

	血清 Na 濃度	臨床症状
軽度	130〜135 mEq/L	自覚症状なし
中等度	126〜129 mEq/L	軽度の意識障害，嘔気，頭痛
重度	<125 mEq/L	重度の意識障害，嘔吐，痙攣

1）急性（発症から 48 時間未満）で中枢神経症状（痙攣・意識障害）を伴う場合

(1) 急速補正が必要である．

1) 3％食塩水〔0.9％食塩水：10％食塩水＝10：3 の比率で混合．生理食塩液 400 mL＋10％塩化ナトリウム（NaCl）120 mL＝3％食塩水が 520 mL で作製できる〕を 1〜2 mL/kg/時　点滴静注開始

(2) 最初の 3〜4 時間は 1〜2 mEq/L/時で補正．120 mEq/L まで上昇したら生理食塩液あるいは 3％食塩水により 0.5 mEq/L/時で補正．細胞外液量が増加している場合はさらに利尿薬を適宜投与．

(3) 症状があっても重篤でなければ 3％食塩水は 0.5 mL/kg/時から開始．どの状況でも補正速度は最初の 24 時間で 10 mEq/L，最初の 48 時間で 18 mEq/L を超えないようにする．

(4) 輸液の投与速度を決めるために以下の推測式を使用してもよい．

> ①補正に必要な Na 量（mEq）
> 　＝体重（kg）×係数×上昇させたい Na 濃度
> 　　（細胞外液量増加型低 Na 血症の場合は使用不可）
> ②輸液 1 L 投与後の血清 Na 濃度変化（mEq/L）
> 　＝（輸液中 Na 濃度＋輸液中 K 濃度－血清 Na 濃度）÷{体重（kg）×係数＋1}
> 　**係数**：男性 0.6（高齢ならば 0.5），女性 0.5（高齢ならば 0.45）
> **例** 体重 50 kg の女性．12 時間で血清 Na 115 → 120 mEq/L を目標に 3％食塩水で補正する場合．
> a. 補正に必要な Na 量＝50×0.5×5＝125（mEq）
> 　必要な 3％食塩水＝125÷513≒0.244（L）＝244（mL）
> 　3％食塩水の投与速度＝244÷12≒20（mL/時）
> b. 輸液 1 L 投与後の血清 Na 濃度変化（mEq/L）
> 　＝（513－115）÷（50×0.5＋1）≒15.3（mEq/L）
> 　3％食塩水の投与速度＝（5÷15.3）÷12≒0.027（L/時）＝27（mL/時）

- いずれの方法を用いたとしても頻回に濃度をチェックして輸液内容・投与速度を再検討する必要がある．血清 K 濃度も併せて

チェックし適宜補正する.

2）無症候性の場合

- 早急な補正は必要なく，緩徐に行わなければならない．細胞外液量に応じて以下のように治療を行う.

細胞外液量減少型	生理食塩液を点滴静注.
細胞外液量正常型	各基礎疾患に対して治療. 水制限（飲水制限 500〜800 mL/日で開始し, 適宜調整), 食塩補充（10 g/日以上), SIADH に対して生理食塩液を投与すると低 Na 血症が増悪する可能性があるため注意.
細胞外液量増加型	水制限, Na 制限, 利尿薬投与.

2 合併症対策

- **浸透圧性脱髄症候群（橋中心脱髄症候群）**：急速な補正により発症するため，上記補正速度を守る．症状は構音障害，片麻痺，四肢麻痺，行動障害，傾眠，昏睡など．血清 Na 濃度が上昇してから 2〜6 日後に症状が出現する．疑われたら MRI 検査を行う.

3 入院・帰宅の判断

- 症候性もしくは血清 Na 濃度＜125mEq/L は入院.

Ⓔ 高カルシウム血症

POINT

- 補正血清 Ca 濃度＞10.0 mg/dL（Ca 1 mEq/L＝2 mg/dL）
- 補正血清 Ca 濃度（mg/dL）＝測定 Ca（mg/dL）＋4 －血清アルブミン（g/dL）
- **症候**：食思不振，悪心・嘔吐，多尿，多飲，意識障害.
- **心電図変化**：QT 短縮
- **原因**：原発性副甲状腺機能亢進症，悪性腫瘍（副甲状腺ホルモン関連蛋白（PTHrP），骨転移），肉芽腫性疾患（サルコイドーシス，結核），薬剤（ビタミン D・A，Ca 製剤過剰，サイアザイド），家族性低 Ca 尿性高 Ca 血症，甲状腺機能亢進症，ミルクアルカリ症候群，長期臥床.

1 救急処置

1）血清 Ca 濃度＞14 mg/dL あるいは症候性の場合，緊急処置が必要.

2) 生理食塩液 200〜300 mL/時で開始し，尿量が 100〜150 mL/時となるように調節．
3) フロセミド(ラシックス®)20〜40 mg を 2〜4 時間ごとに静注．
4) エルカトニン(エルシトニン®)40 単位，1 日 2 回筋注：効果発現に数時間かかる．
5) **ビスホスホネート製剤**：効果発現に 2〜3 日かかり，1〜2 週間作用が持続．腎不全患者での安全性は確立しておらず慎重投与．
   1) パミドロン酸(パミドロン酸二 Na 注)　30〜45 mg+生理食塩液 500 mL　4 時間で点滴静注
   2) ゾレドロン酸(ゾメタ®注)　4 mg+生理食塩液 100 mL　15 分以上かけて点滴静注
6) **ステロイド**：2〜5 日以内に効果発現．サルコイドーシス，ビタミン A・D 中毒，多発性骨髄腫などで効果的．
   1) プレドニゾロン(プレドニン®錠)　20〜40 mg/日
7) **血液透析・腹膜透析**：血清 Ca 濃度>16 mg/dL で症候性，腎不全，心不全，治療抵抗性の場合に考慮．

2 入院・帰宅の判断

- 血清 Ca 濃度>13.0 mg/dL あるいは症候性であれば入院．

Ⓕ 低カルシウム血症

POINT

- 補正血清 Ca 濃度<8.5 mg/dL，血清イオン化 Ca 濃度<4.2 mg/dL．
- **症候**：テタニー，痙攣，Chvostek 徴候，Trousseau 徴候．
- **心電図変化**：QT 延長．
- **原因**：慢性腎不全，副甲状腺機能低下症，常染色体優性低 Ca 血症，低 Mg 血症，偽性副甲状腺機能低下症，ビタミン D 不足，ビタミン D 抵抗性くる病，hungry bone 症候群，アルカローシス(イオン化 Ca 低下)．

1 救急処置

1) 症候性の場合

1) 8.5% グルコン酸カルシウム(カルチコール®注, Ca:0.39 mEq/

mL) 10 mL を心電図下で5分以上かけて緩徐に静注
2) ジギタリス製剤投与中の患者では, ジギタリス中毒に注意.

2 入院・帰宅の判断

- 症候性あるいはイオン化 Ca 濃度＜3.2 mg/dL の場合は入院.

Ⓖ 高リン血症

POINT

- 血清 IP(無機リン)濃度＞5 mg/dL.
- **症候**：テタニー(低 Ca 血症をきたすことによる).
- **原因**：腎不全, 副甲状腺機能低下, 高P食, ビタミンD過剰, 溶血, 腫瘍崩壊, 横紋筋融解症, ケトアシドーシス.

1 救急処置

- 症候性の低 Ca 血症を伴った急性の重症高P血症では緊急処置が必要.

腎機能正常の場合	生理食塩液 1,500～2,000 mL/日, 点滴静注. 血清 Ca 濃度はさらに低下するので注意.
腎機能障害がある場合	血液透析.

2 入院・帰宅の判断

- 症候性の低 Ca 血症を伴っている場合は入院.

Ⓗ 低リン血症

POINT

- 血清 IP(無機リン)濃度＜2.5 mg/dL.
- **症候**：筋力低下, 呼吸筋麻痺, 横紋筋融解症, うっ血性心不全, 不整脈, 痙攣, 意識障害, 溶血, WBC・血小板機能低下.
- **原因**：原発性副甲状腺機能亢進症, ビタミンD欠乏・作用不全, Fanconi 症候群, Al・Ca 含有制酸薬, インスリン, アルコール依存, 低栄養, refeeding syndrome.

1 救急処置

- 血清 IP 濃度＜1.0 mg/dL で呼吸筋麻痺, うっ血性心不全, 痙攣など

の重篤な症状を認める場合は下記を投与する.血清 IP 濃度 2 mg/dL を超えたら経口に変更.上記以外の状況では経口で補正する.

1) リン酸二カリウム〔20 mL/A,K^+:1 mEq/mL,HPO_4^{2-}:1 mEq/mL=0.5 mmol/mL(M)〕 P 0.08 mmol/kg を 5%ブドウ糖などで溶解 6 時間以上かけて点滴静注

2 入院・帰宅の判断

- P の経静脈投与を要する症例は入院.

Ⅰ 高マグネシウム血症

POINT

- 血清 Mg 濃度>2.2 mEq/L.
- **症候**:深部腱反射消失,麻痺,呼吸筋麻痺,徐脈,低血圧,房室ブロック,低 Ca 血症(Mg により副甲状腺ホルモン(PTH)低下のため).4 mEq/L を超えると症状が出現するようになる.
- **心電図変化**:PR 延長,QRS 幅拡大,QT 延長.
- **原因**:腎不全,Mg 製剤.

1 救急処置

- 呼吸筋麻痺や房室ブロックなどの重篤な症状がある場合は救急処置の対象である.

1) 8.5%グルコン酸カルシウム(カルチコール® 注,Ca:0.39 mEq/mL) 10 mL を 5 分以上かけて緩徐に静注
2) 腎不全では血液透析・腹膜透析

J 低マグネシウム血症

POINT

- 血清 Mg 濃度<1.3 mEq/L.
- **症候**:悪心・嘔吐,筋力低下,テタニー,不整脈.
- **心電図変化**:PR 延長,QRS 幅拡大,QT 延長,ST 低下,T 波陰性化.
- **原因**:低栄養,アルコール依存,慢性下痢,吸収不良症候群,薬剤(利尿薬,アミノグリコシド,シスプラチン,シクロスポリン),Bartter/Gitelman 症候群,原発性副甲状腺機能亢進症,高血糖.

1 救急処置

- **症候性の場合**
  1) 硫酸マグネシウム(マグネゾール®注, 20 mL/A)　1回1A　10分かけて静注

（本間康一郎）

46 高血圧緊急症

POINT

- 高血圧緊急症は，単に異常高値(多くは180/120 mmHg以上)のみの状態ではない．脳，心，腎，大血管などの標的臓器に急速に障害が生じる切迫した病態であり，迅速な診断と緊急の降圧が必要．
- ただちに降圧を図るべき狭義の緊急症(emergency)と数時間以内に降圧を図るべき切迫症(urgency)に分類．
- 子癇や急性糸球体腎炎による高血圧性脳症や大動脈解離などでは，血圧が異常高値でなくても緊急降圧の対象．

1 最初の処置，診断の進め方

- 本症を疑う場合，患者が来院したら病歴聴取，身体所見の評価と緊急検査を迅速に並行して行う．

1) 病歴

症状	・頭痛 ・視力障害 ・悪心	・嘔吐 ・胸・背部痛 ・呼吸器症状	・乏尿 ・体重の変化の有無
既往歴	・高血圧歴(罹病期間，治療歴，血圧コントロール状況) ・高血圧以外の疾患の既往(心・腎・脳血管疾患の有無，昇圧作用のある薬剤の服用の有無) ・妊娠歴(中毒症の有無)		

2) 身体所見

バイタルサイン	血圧は四肢で測定	頸部	頸静脈怒張，血管雑音
中枢神経系	意識障害，痙攣，麻痺の有無	胸部	心雑音，Ⅲ・Ⅳ音，肺雑音

体液量	浮腫, 脱水の有無	腹部	肝腫大, 血管雑音, 拍動性腫瘤
眼底	線状〜火炎状出血, 軟性白斑, 網膜浮腫, 乳頭浮腫		

3) 緊急検査

血液検査	・血算, 生化学のルーチン項目, 動脈血液ガス分析 ・レニン活性, アルドステロン, カテコールアミン, コルチゾール, 副腎皮質刺激ホルモン(ACTH), 脳性ナトリウム利尿ペプチド(BNP)も提出(緊急検査項目でないことが多いが, のちの診断に役立つ).
尿検査(沈渣)	・比重, 尿蛋白・尿糖・血尿・円柱の有無

- 心電図, 胸・腹部単純 X 線, 心臓超音波, 腹部超音波をベッドサイドで行う.
- 病態に応じ頭部・胸部・腹部 CT スキャンを施行.

2 重症度の判定と病態

1) **高血圧緊急症**:標的臓器の非可逆的な障害が急速に進行し, 放置すると生命に危険が及ぶ. 高血圧性脳症, 急性大動脈解離を伴う高血圧症, 肺水腫を伴う高血圧症性左心不全, 重度の高血圧を伴う急性冠症候群, 褐色細胞腫クリーゼ, 子癇などが該当し, すべてに迅速(数分以内)で適切な降圧療法を必要とする.

2) **高血圧切迫症**:著明な高血圧はあるが重篤な症状や急激に進行する標的臓器障害がない. 数時間以内に降圧療法を施行することが望ましい病態であり, 周術期高血圧, 反跳性高血圧などが該当する.

3) **加速型-悪性高血圧**:拡張期血圧 120〜130 mmHg 以上で腎機能障害が急速進行して, 放置すると全身症状が急激に悪化し予後不良な病態. 降圧治療の中断, 長期にわたる精神的・身体的負荷が発症に関与する. 多くは経口薬で治療可能で切迫症の扱いであるが, 緊急症に準じて慎重な観察が必要である.

3 引き続き行うべき救急処置（緊急症）

1）必要以上の急速で過度な降圧は，臓器灌流圧の低下により虚血性障害を起こす可能性が高い．
2）一般的な降圧目標は，緊急症の場合でもはじめの1時間以内に平均血圧の25%以内の降圧をして，次の2〜6時間で160/100〜110 mmHgを目標にする．
3）大動脈解離，急性冠症候群，高血圧性脳症では治療開始の血圧および目標値も低くなる．緊急症は注射薬，切迫症は経口薬での治療が原則．

ニカルジピン （ペルジピン® など）	0.5〜6μg/kg/分 持続静注	ほとんどの緊急症に適応．頭蓋内圧亢進や急性冠症候群で要注意．
ジルチアゼム （ヘルベッサー® など）	5〜15μg/kg/分 持続静注	急性心不全を除くほとんどの緊急症に適応．
ニトログリセリン （ミリスロール® など）	5〜100μg/分 持続静注	主に急性冠症候群，左心不全に適応．頭蓋内圧亢進で要注意．
ニトロプルシド （ニトプロ®）	0.25〜2μg/kg/分 持続静注	数秒で効果発現しほとんどの緊急症に適応．
ヒドララジン （アプレゾリン®）	10〜20 mg 静注	子癇に適応．急性冠症候群，大動脈解離には禁忌．
フェントラミン （レギチーン®）	1〜10 mg 静注， 0.5〜2 mg/分	褐色細胞腫クリーゼに適応．

4 入院・帰宅の判断

- 高血圧緊急症は入院で ICU 管理が原則．
- 高血圧切迫症は基本的に内服治療の適応．初期治療は外来で可能であるが，投与開始後5〜6時間は施設内にて，その後外来で2〜3日間は観察と薬剤調整が必要．高リスク患者（高齢者や基礎疾患のある場合）は入院加療が望ましい．

（上野浩一）

47 高血糖緊急症，低血糖症

- 高血糖緊急症には，糖尿病性ケトアシドーシス（DKA：diabetic ketoacidosis）と高浸透圧高血糖症候群（HHS：hyperosmolar hyperglycemic syndrome）がある．

Ⓐ 糖尿病性ケトアシドーシス(DKA)

POINT

- 著しいインスリン欠乏により高血糖,脱水,ケトン体産生を起こし,アシドーシスを呈する.主に1型糖尿病で発症するが,2型糖尿病でも発症しうる.若年者に多い.
- 誘因は感染症,インスリン注射の中止・減量などで,1型糖尿病の初発時に発症する場合もある.
- 初期症状は口渇,多飲,多尿,体重減少,倦怠感,消化器症状(悪心・嘔吐,腹痛).
- DKAとHHS(後述)は明確に区別されるものではなく,しばしば中間的な病態を呈する.
- ☞p70 も参照.

1 最初の処置

- バイタルサイン,気道確保,必要に応じて酸素投与,静脈路確保(生理食塩液),心電図,簡易血糖測定.

2 病態の把握・診断の進め方

1) **病歴**:経過,症状,糖尿病の有無,治療・食事の状況.
2) **身体所見・検査所見**:脱水,アセトン臭,Kussmaul大呼吸,血圧低下,循環虚脱,頻脈.神経学的所見に乏しい.
3) **胸腹部X線**
4) **心電図**

3 救急処置

1) 補液

- 生理食塩液を最初の1時間で1,000 mL点滴静注.次に500 mL/時で2〜3時間点滴静注.その後,循環動態,尿量をモニターしながら調節.高齢者,心不全,腎不全では投与速度を減らす.補正Na濃度=実測Na+{(血糖値-100)/100}×1.6が正常以上であれば,1/2生理食塩水に変更する.血糖値が250〜300 mg/dL程度になったら,5〜10%程度のブドウ糖含有の維持輸液に変更.

2) インスリン

(1) 速効型インスリン

1)生理食塩液100 mL+インスリン ヒト(ヒューマリン®R注) 100単位(1単位/mL)

体重 50 kg の場合は 5 mL/時で点滴静注

- (2) 血糖値が毎時 50〜75 mg/dL 低下するように投与速度を 0.1〜0.2 単位/kg/時で調節して点滴静注.
- (3) 血糖値が 300 mg/dL 程度になったら,インスリンを 0.05〜0.1 単位/kg/時に減量し,状態が安定するまで血糖値が 250〜300 mg/dL になるように調節.その後,インスリン投与を皮下注に変更.
- **3) カリウム** 血清 K 値<5.0 mEq/L の場合,輸液 1 L 当たり 20〜40 mEq の K を混注(腎不全合併時は減量).K 値 4〜5 mEq/L を保つように調節.
- **4) 炭酸水素ナトリウム** pH<7.0 の場合,炭酸水素 Na(メイロン®)3 A(50 mEq)を投与.
- 血糖は 1 時間ごと,血清電解質は 1〜2 時間ごと,動脈血液ガス分析は必要に応じて測定する.

4 合併症
- 脳浮腫,腎不全,低 K 血症,感染症.

5 入院・帰宅の判断
- 全例入院.

Ⓑ 高浸透圧高血糖症候群(HHS)

POINT
- 高度のインスリン作用不足のため著明な高血糖,浸透圧利尿による高度の脱水を引き起こし,重篤な高浸透圧血症を呈するが,ケトーシスは軽度にとどまる.
- 2 型糖尿病の高齢者に多く,誘因は感染症,薬剤(利尿薬,ステロイド,免疫抑制薬),高カロリー輸液,脱水,熱傷,肝障害,腎障害などである.
- 初期症状は倦怠感,頭痛,消化器症状など.

1 最初の処置
- バイタルサイン,気道確保,必要に応じて酸素投与,静脈路確保(生理食塩液),心電図,簡易血糖測定.

2 病態の把握・診断の進め方

1）病歴：経過，症状，糖尿病の有無，治療・食事の状況など．

2）身体所見・検査所見

- 脱水
- 血圧低下
- 循環虚脱
- 神経学的所見に富む（痙攣，振戦）
- 血糖 > 600 mg/dL
- 血清総ケトン体 0.5〜2 mM
- HCO_3^- > 16 mEq/L
- pH > 7.30
- 浸透圧 > 350 mOsm/L
- AG < 12，意識は昏迷〜昏睡

3）胸腹部 X 線
4）心電図

3 救急処置

- 基本的治療は DKA と同じ．脱水の程度が強く，高齢者に発症しやすい点に留意．

4 合併症

- 脳浮腫，脳梗塞，心筋梗塞，心不全，横紋筋融解症，腎不全，動静脈血栓，低血圧．

5 入院・帰宅の判断

- 全例入院．

Ⓒ 低血糖（血糖値 50〜60 mg/dL 以下）

POINT

- 意識障害の原因として必ず念頭に置く．高齢者の低血糖による異常行動は認知症と間違われやすい．
- 意識障害の鑑別が血糖測定によりすぐできない場合は，まず 50% ブドウ糖液 20〜40 mL 静注．
- 多くが糖尿病患者に起こり，インスリン・経口血糖降下薬の過量投与，食事摂取の遅れ，過度の運動の場合にみられる．その他の原因として，敗血症，アルコール性ケトアシドーシス，インスリノーマ，膵外性腫瘍，インスリン自己免疫症候群，肝硬変，腎不全，下垂体・副腎機能不全，反応性低血糖などがある．

1 最初の処置

- バイタルサイン,気道確保,必要に応じて酸素投与,静脈路確保,心電図,簡易血糖測定.

2 病態の把握・診断の進め方

1) 低血糖症状として,以下.

交感神経刺激症状	発汗,不安,動悸,頻脈,振戦など
中枢神経症状	頭痛,空腹感,眠気,意識レベル低下,異常行動,痙攣,昏睡など

2) 経過,症状から低血糖が疑われたら簡易血糖測定を行う.片麻痺をきたし,脳血管障害と鑑別を要する場合があることに注意する.

3 救急処置

1) 低血糖による意識障害が持続すると脳に不可逆性の障害を起こすため,速やかな治療が必要.

意識障害がない場合	ブドウ糖 10～20 g を経口摂取
意識障害がある場合	・50%ブドウ糖液 20～40 mL 静注 ・5～10 分経過しても低血糖が持続する場合には繰り返す ・静脈路をただちに確保できない場合に(特に小児で)グルカゴンを筋注

2) 原因・誘因の検索.

4 入院・帰宅の判断

- 経口血糖降下薬・持効型インスリンによる低血糖,救急室において低血糖が再発,経口摂取困難の場合は入院.
- 原因となる病態が入院加療を必要とする場合.

(本間康一郎)

48 甲状腺機能異常

A 甲状腺クリーゼ (thyrotoxic crisis, thyroid storm)

POINT

- 甲状腺ホルモンが過剰になる病態は，甲状腺中毒症，甲状腺機能亢進症，甲状腺クリーゼの3つがある．
- 甲状腺中毒症の急性増悪により，発熱，発汗，脱水，頻脈，心房細動(AF)，振戦，消化器症状(嘔吐，下痢)，中枢神経症状(不穏，痙攣，昏睡)などを呈する．
- 甲状腺機能亢進症(原因の大部分は Basedow 病)の患者に感染症，手術，外傷，出産，糖尿病ケトアシドーシス，抗甲状腺薬の中断などの誘因が加わって発症する．
- 疑われた場合，ただちに治療開始．バイタルサインの安定化に対する対症療法と抗甲状腺薬・ヨウ素薬が治療の基本．

1 最初の処置

- バイタルサイン，気道確保，必要に応じて酸素投与，静脈路確保，心電図．

2 病態の把握・診断の進め方

1) 病歴：経過，症状，甲状腺機能亢進症の診断・治療状況．

2) 症状・身体所見

・甲状腺中毒症の所見(頻脈，体重減少，手指振戦，発汗増加) ・甲状腺腫大 ・眼球突出	・甲状腺クリーゼ固有の症候(中枢神経症状，38℃以上の発熱，130回/分以上の頻脈，心不全症状，頻回の下痢・嘔吐)

3) 血液検査

・遊離 T_3 ・遊離 T_4 ・甲状腺刺激ホルモン(TSH) ・TSH レセプター抗体(TRAb)または TSH 刺激性レセプター抗体(TSAb) 血算	・肝・腎機能 ・CRP ・電解質 ・血糖(遊離 T_3，遊離 T_4 の値から単なる甲状腺機能亢進症とクリーゼを区別することはできない)

4) **心電図**:不整脈チェック.
5) **胸部X線**:肺水腫,肺炎チェック.
6) **誘因の同定**

3 救急処置

- 臨床症状・経過から甲状腺クリーゼが疑われた場合,検査結果を待たずただちに治療を開始する.

1) **補液**
2) **解熱**:クーリング,アセトアミノフェン(アスピリンは遊離甲状腺ホルモンを増加させるため使用しない).
3) **甲状腺ホルモン合成抑制(抗甲状腺薬)**

  1) チアマゾール〔メルカゾール®錠・注,MMI(5 mg錠,10 mg/A)〕 20 mgを4時間ごとに投与 経口,胃管,静注いずれか
  2) プロピルチオウラシル(チウラジール®錠,PTU) 1回200 mg 4時間ごとに投与 経口あるいは胃管

- PTUは末梢での$T_4 \rightarrow T_3$変換を抑制する作用があるが,どちらを使用してもよい.翌日は抗甲状腺薬を半量にして甲状腺ホルモン値が正常化するまで継続.

4) **甲状腺ホルモン放出抑制**

  1) ヨウ化カリウム丸(50 mg丸中ヨウ素量38.2 mg) 1回1~2錠 1日3回 経口あるいは胃管

- 必ず,抗甲状腺薬投与後1時間以上経過してから投与する(ヨウ素が基質としてホルモン産生に使用されることを回避).大量のヨウ素(100~200 mg/日以上)を投与する.

5) **ステロイド**:末梢での$T_4 \rightarrow T_3$変換阻害,甲状腺ホルモン合成抑制,相対的副腎不全予防.

  1) ヒドロコルチゾンコハク酸エステル(ソル・コーテフ®注) 100 mg 8時間ごとに静注

6) 頻脈に対してβ遮断薬(末梢での$T_4 \rightarrow T_3$変換阻害作用もある).

  2) プロプラノロール(インデラル®錠) 1回30~60 mg 6時間ごとに投与 経口あるいは胃管

4 合併症対策

- うっ血性心不全:β遮断薬の使用,輸液に注意.感染症.

5 入院・帰宅の判断

- 全例入院.

B 粘液水腫性昏睡(myxedema coma)

POINT

- 高度の甲状腺機能低下により全身の粘液水腫，意識障害，低体温，低血圧，徐脈，呼吸不全を呈する致死率の高い重篤な病態．高齢女性に多い．
- 原因として最も多いのは橋本病による甲状腺機能低下症である．その他，甲状腺手術後，放射線療法後，下垂体・視床下部性の甲状腺機能低下症も原因になる．
- 誘因として，寒冷曝露，感染症，脳血管障害，心筋梗塞，心不全，薬剤(睡眠薬，抗不安薬など)，外傷，消化管出血がある．

1 最初の処置

- バイタルサイン，気道確保，必要に応じて酸素投与，静脈路確保，心電図．

2 病態の把握・診断の進め方

1) 問診：経過，症状，甲状腺機能低下症の診断・治療状況．

2) 症状・身体所見

- 甲状腺機能低下症の症状(皮膚乾燥，脱毛，むくんだ顔貌，厚い口唇，巨大舌，嗄声，アキレス腱反射弛緩相延長，イレウス，徐脈，低体温)
- 甲状腺腫
- 前頸部手術痕

3) 血液検査

- 遊離 T_3
- 遊離 T_4
- TSH
- コルチゾール
- 電解質
- 血糖
- CPK
- 動脈血液ガス分析

4) 心電図：徐脈，低電位

5) 胸部X線：肺炎のチェック

6) 誘因の同定

3 救急処置

1) 低換気の場合,気管挿管・人工呼吸器装着.
2) **甲状腺ホルモン投与**:経静脈投与が望ましいが,わが国では注射用製剤がないため調製が必要.
   1) レボチロキシン(チラーヂン®S散)　初日 300〜500 μg/日 静注.翌日から 50〜100 μg/日　静注
   2) 調製が不可の場合,レボチロキシン(チラーヂン®S散)　初日 500 μg/日　胃管投与.翌日から 200 μg/日　胃管投与
3) **副腎皮質ステロイドの投与**
   1) ヒドロコルチゾンコハク酸エステル(ソル・コーテフ®注) 100 mg を 8 時間ごと静注
4) **低体温**:保温にとどめ積極的加温は行わない.加温すると末梢血管拡張により血圧低下.
5) **低 Na 血症**:輸液を制限する.通常,甲状腺ホルモン投与により改善するが,高度の低 Na 血症の場合は高張食塩水を投与.
6) **低血糖**:ブドウ糖液静注.
7) **抗菌薬**:感染症の徴候が現れにくいため,感染合併が否定できるまで広域スペクトラムの抗菌薬を投与.

4 合併症対策

- 誘因に対して治療する.特に感染症に留意.

5 入院・帰宅の判断

- 全例入院.

(本間康一郎)

49 急性副腎不全(副腎クリーゼ)

POINT

- 副腎皮質ホルモン(コルチゾール)の急激な絶対的・相対的欠乏状態により起こる急性循環不全を主体とする病態.
- 慢性副腎皮質機能低下症, ステロイド長期投与による副腎萎縮状態, 両側副腎摘出においてストレス侵襲(感染症, 手術, 外傷)が加わったり, 副腎皮質ホルモンの服薬中断や補充不足が起きた場合, 急性副腎出血などにより発症.
- 重症患者では, コルチゾールの過分泌による枯渇, 受容体のダウンレギュレーションにより副腎不全を生じることがあり, これを CIRCI (critical illness-related corticosteroid insufficiency)と呼ぶ.
- 重症患者における最も特徴的な徴候は, 昇圧薬に反応しない低血圧である. その他の所見(全身倦怠感, 消化器症状, 発熱, ショック, 意識障害, 低 Na 血症, 高 K 血症, 低血糖, 好酸球増加)はまれであるか非特異的である.
- 症状・検査所見から本症を疑うことが重要で, 疑われた場合は確定診断を待たずにただちに糖質コルチコイドの投与を行う.

1 最初の処置

- バイタルサイン, 気道確保, 必要に応じて酸素投与, 静脈路確保 (生理食塩液), 心電図.

2 病態の把握・診断の進め方

1) 問診:経過, 症状, 服薬状況, 下垂体・副腎疾患の有無を聴取.

2) 身体所見

Addison 病の患者	色素沈着(口唇, 口腔粘膜, 歯肉)
女性の副腎機能低下症患者	腋毛・恥毛の脱落
副腎皮質ホルモン長期服用患者	満月様顔貌, 中心性肥満, 水牛肩

3) 血液検査:低 Na 血症, 低 Cl 血症, 高 K 血症, 代謝性アシドーシス, BUN 上昇, 低血糖, 好酸球増多.

4) 血中コルチゾール, ストレス時にコルチゾール値が 15 μg/dL 未満の場合は疑う.

5) ACTH:原発性なら ACTH 上昇, 二次性なら ACTH 低下.

6) **心電図**：低電位.
7) **胸部X線, 腹部X線**：肺結核, 副腎結核(石灰化)の有無をチェック.
8) **腹部超音波・CT**：癌の副腎転移の有無をチェック.

3 救急処置

1) 疑ったらコルチゾールと ACTH 測定のための採血後, ただちに治療開始.

　1)生理食塩液 500 mL+50%ブドウ糖 50 mL　点滴静注, 循環動態, 尿量をみながら, 最初の 12〜24 時間で 1〜3 L 輸液

- 低血糖があれば, 適宜ブドウ糖液静注.
- 糖質コルチコイドの補充.

2) **すでに副腎不全の診断がついている場合**

　1)ヒドロコルチゾンコハク酸エステル(ソル・コーテフ® 注)
　　1回 100 mg　6時間ごと静注

3) **以前に副腎不全と診断されていない, あるいは不明の場合**

　1)デキサメタゾン(デカドロン® 注)　1回 4 mg　静注

- コルチゾール測定に影響を及ぼさないためデカドロン® を使用.
- **迅速 ACTH 試験**：入院後に行う.

4 合併症

- 誘因となる感染症, 心筋梗塞, 脳卒中の病態がないか検索し, それに対して治療.

5 入院・帰宅の判断

- 全例入院.

(本間康一郎)

50 痛風発作

POINT

- 疼痛発作の治療の基本は NSAIDs.
- 痛風発作の極期には比較的多量に NSAIDs を投与する NSAIDs パルス療法が推奨される.
- 発作中は高尿酸血症の治療は行わない.

1 最初の処置

- バイタルサインの測定.
- 病歴の聴取（過去に尿酸値が高い時期がどれくらい長く持続していたか）.

2 重症度の判定

- 痛風結節：重症化するとX線所見で骨びらんを呈するようになる.

3 病態の把握，診断の進め方

- 痛風は，高尿酸血症が持続した結果として関節内に析出した尿酸塩結晶が起こす結晶誘発性関節炎である[1].
- 以前から高尿酸血症を指摘されている患者の第1中足趾関節（MTP関節）または足関節周囲に発赤，腫脹を伴う急性関節炎が出現した場合，本疾患を疑う.
- 血清尿酸値が7.0 mg/dLを超えると，値が高くなるに従って関節炎発症リスクが高まる（痛風発作中に血清尿酸値は必ずしも高値を示さない）.

1) 鑑別診断

- 偽痛風，化膿性関節炎，外反母趾，爪周囲炎，蜂窩織炎，滑液包炎，関節リウマチ，捻挫.

4 引き続き行うべき救急処置

- 痛風発作中に血清尿酸値を変動させると発作が増悪することが多いので，尿酸降下薬の投与は疼痛が完全に消退してから開始する（寛解約2週間後から）. ただし，すでに投与中の場合には中止せず継続しNSAIDsパルス療法を併用する.

1) NSAIDs

- 痛風関節炎治療の中心的薬剤. 疼痛発作時には胃粘膜障害，腎障害の副作用やほかの薬剤との相互作用に注意しつつ短期間だけ比較的大量に投与することを原則とし，疼痛が軽快したら中止.

　1) インドメタシン（インテバン®SP25カプセル）　1回25 mg　1日2回

　2) ナプロキセン（ナイキサン®錠）　初回400〜600 mg，その後1回200 mg　1日3回，または1回300 mg　3時間ごとに3回まで

　3) プラノプロフェン（ニフラン®錠）　1回150〜225 mg　1日3回，翌日から1回75 mg　1日3回

4) オキサプロジン（アルボ®錠）　1日400 mgを1～2回に分けて　最大600 mg
- アスピリンは血清尿酸値を変動させ，発作の増悪や遷延化につながるため，発作に対する投与は避けるべきである．

2）ステロイド
- 腎機能障害や胃潰瘍の既往があり，NSAIDsが使用できない場合，あるいは効果が乏しい場合，多発関節炎を生じている場合にはステロイドを投与する．
  1) プレドニゾロン（プレドニン®錠）　1日15～30 mg　1週ごとに1/3量を減量し，3週間で中止する

3）コルヒチン
- 発作の前兆時にコルヒチン錠（0.5 mg）1錠のみ用いると発作を予防する効果がある．大量投与では腹痛，下痢，嘔吐，筋痙攣の副作用に注意する（24時間以内に出現）．

4）発作間欠時の高尿酸血症の治療
- 高尿酸血症による体組織への尿酸塩の沈着を解消し，痛風関節炎や腎障害を回避することが治療目標となる．痛風発作の寛解約2週間後より少量の尿酸降下薬から開始して，3～6か月かけて治療し，尿酸値を6.0 mg/dL以下に維持するのが望ましい．
- 痛風関節炎を繰り返す症例や痛風結節を認める症例は血清尿酸値にとらわれることなく，薬物療法の適応となる．
- 痛風関節炎，腎障害などの臨床症状をきたしていない「無症候性高尿酸血症」については生活習慣改善で効果がみられない場合，合併症（腎疾患，尿路結石，高血圧，虚血性心疾患など）を伴うものは血清尿酸値8 mg/dL以上，合併症を伴わないものは9 mg/dL以上で薬物療法の適応となる．

(1) 尿酸排泄促進薬
  1) プロベネシド（ベネシッド®錠）　1日500～2,000 mgを2～4回に分けて投与（初期開始量：1回250 mg　1日1回）
  2) ベンズブロマロン（ユリノーム®錠）　1回50 mg　1日1～3回（初期開始量：1回25～50 mg　1日1回）

(2) 尿酸生成抑制薬
  1) アロプリノール（ザイロリック®錠）　1日200～300 mgを2～3回に分けて投与

2) フェブキソスタット(フェブリク®錠) 1回10 mg 1日1回から開始，徐々に増量．維持量：1回40 mg 1日1回．最大量：1回60 mg 1日1回
3) トピロキソスタット(ウリアデック®錠) 1回20 mg 1日2回より開始，徐々に増量．維持量：1回60 mg 1日2回．最大量：1回80 mg 1日2回

5 入院・帰宅の判断

- 原則的に入院の必要はない．

文献
1) 日本痛風・核酸代謝学会ガイドライン改訂委員会(編)：高尿酸血症・痛風の治療ガイドライン第2版．メディカルレビュー社，2010

(清水千華子)

51 食中毒

POINT

- 食中毒は飲食物を介して有害・有毒な微生物や化学物質など毒素を経口摂取し起こる下痢・嘔吐や発熱などの疾病(中毒)である．
- 食中毒は，細菌性，ウイルス性，化学性，自然毒に分類される．

Ⓐ 細菌性食中毒，ウイルス性食中毒

- 原因によって，以下のように分類される．

毒素型	細菌が食品中で増殖して毒素が作られ，食中毒を起こす．化学性食中毒や自然毒食中毒のすべて．黄色ブドウ球菌，ボツリヌス菌，セレウス菌．
感染型	細菌が体内で増えて食中毒を起こす．増殖期間による潜伏期間があり6時間〜数日．腸炎ビブリオ，カンピロバクター，病原性大腸菌，サルモネラ．
中間型(生体内毒素型)	細菌が体内で増えると毒素を作り食中毒を起こす．感染型と毒素型の中間に位置する．毒素原性大腸菌，腸管出血性大腸菌，ウェルシュ菌．

- 2016年の厚生労働省の報告では，食中毒患者件数ではノロウイルス，カンピロバクター，ウェルシュ菌の順で発生している．

- 食中毒患者を診断した医師は,食品衛生法に基づき24時間以内に最寄りの保健所に「疑い」の場合も含めてその旨を届け出なければならない.
- 代表的な食中毒を起こす起因菌と特徴を表1に示す.

1 最初の処置

1）嘔吐の場合

- 誤嚥の危険性の有無.高齢者は特に注意をする.
- 消化器疾患(食中毒を含む)か,非消化器疾患かの判別.

2）下痢の場合

- 脱水症状の有無.全身状態(バイタルサイン)の評価.脱水症状および全身状態が悪ければ輸液.

2 病態の把握・診断の進め方

- 悪心・嘔吐,下痢,腹痛などの消化器症状,および発熱など急性胃腸炎の症状で患者が来院した場合は,食中毒(食品が媒介した

表1 代表的な食中毒の細菌およびウイルス

細菌・ウイルス (タイプ)	特徴	原因食品		症状 / 潜伏期間
黄色ブドウ球菌 (毒素型)	ヒトや動物の化膿巣や鼻咽頭に広く分布する.食品汚染から菌が増殖し,エンテロトキシン産生による.	主に穀類の加工品,弁当,おにぎり,菓子類		下痢,腹痛,吐気,嘔吐 / 1~5時間,発病ピーク:2~3時間
セレウス菌 (毒素型)	簡単に芽胞を形成する.自然環境に常在する.嘔吐型および下痢型に分けられる.土壌など自然環境に広く分布.	嘔吐型	米,チャーハン,フライドポテト	吐気・嘔吐 / 1~5時間
		下痢型	スープ,野菜,食肉	腹痛,下痢,嘔吐 / 8~16時間
ボツリヌス菌 (毒素型)	食品中で毒素(神経性)を産生し,神経筋接合部位のアセチルコリン遊離阻害作用がある.毒素はA~Gまでに分類されるが,このうち,A・B・E・F型がヒトに食中毒を起こす.	魚肉発酵食(イズシ),野菜		最初は吐気・嘔吐から始まり,複視,嚥下障害,構語障害,呼吸困難など多彩な神経症状を呈する. / 5~72時間,発病ピーク:12~24時間

(つづく)

表1 代表的な食中毒の細菌およびウイルス（つづき）

細菌・ウイルス (タイプ)	特徴	原因食品	症状 / 潜伏期間
腸炎ビブリオ (感染型)	塩分を好み，2～5％の塩分でよく発育．他の菌に比べ発育が早い．	海産性の生鮮魚介類およびその加工品．塩分を含む二次的に汚染された食品	下痢，腹痛，吐気，頭痛，発熱（高熱が特徴） 6～72時間，発病ピーク：12～24時間
カンピロバクター (感染型)	あらゆる動物に分布．また水系の集団発生もみられる．少量の菌で食中毒を起こす．	鶏肉（特に半生肉），二次的に汚染された食品，飲料水	発熱，下痢，腹痛 2～7日，発病ピーク：36時間
病原性大腸菌 (毒素型，感染型，中間型)	ヒトに対する発症機序により分類される． ・腸管病原性大腸菌 ・腸管侵入性大腸菌 ・毒素原性大腸菌 (ETEC)：開発途上国に旅行した際の罹患が多い ・腸管集合性大腸菌 ・腸管出血性大腸菌 (STEC)：O-157が有名．約4％が溶血性尿毒症症候群 (HUS) を合併し重症化	原因食品は多種にわたる．未消毒の井戸水やレバー刺しなどの生肉は要注意（特にO-157）	腹痛，下痢，発熱，吐気，血便，（O-157は意識障害も生じる） 数時間～数日（STECは10日くらいのこともある），発病ピーク：約12時間
サルモネラ (感染型)	ヒトや動物に広く分布している．イヌやネコなどのペット類．ハエやゴキブリなども汚染源．	食肉，その加工品	下痢，腹痛，発熱（高熱が特徴） 6～72時間，発病ピーク：12～24時間
ウェルシュ菌 (中間型)	嫌気性菌であり，芽胞形成時に産生するエンテロトキシン産生が原因．	鶏肉，植物性蛋白食品，カレーやシチューなどの煮込み料理	腹痛，下痢 5～24時間，発病ピーク：10～12時間
ノロウイルス (感染型)	二枚貝が原因の場合が多い．経口感染がほとんどだが，飛沫感染もみられる．10月～翌4月に集団発生することもある．院内感染にも注意が必要．	カキ，大アサリ，ハマグリ，シジミなどの二枚貝．患者の糞便，嘔吐物からの二次感染やヒト-ヒトの直接感染するケースもある．	吐気，嘔吐，下痢，腹痛，発熱（軽微） 1～2日

感染症)の鑑別が必要. またヒト-ヒト感染によるウイルス性嘔吐下痢症は接触および飛沫感染の感染経路のため, 感染制御(手指衛生や消毒)が必要になり, 問診などで鑑別する必要がある.

問診	現病歴	推定原因食品および食品摂取の時間(表1参照), 下痢の症状解析(回数や性状), 血便の有無, 海外渡航歴を聞く.
	既往歴	非感染性の器質的疾患.
	家族歴	同様の症状の家族, 同一食物を摂取した人の有無.
検査	血液	血算, 生化学, BAG(乳酸アシドーシス, 代謝性アシドーシス, 脱水の重症度を評価).
	便潜血	腸管出血性大腸菌や赤痢の場合, 下血(血便)になる.
	便培養	集団発生例や食中毒原因菌同定のため, 積極的に培養は行う.

3 引き続き行う救急処置

- 脱水の評価を行ったあとに既往歴(心疾患)や電解質異常に留意しながら輸液療法を行う. 嘔吐が頻回な場合は制吐薬の使用を考慮する. 止痢薬は原則として使用しない. 嘔吐や悪心がなければ飲水は可能.

4 入院および帰宅の判断

- 以下の場合は原則入院.

- 脱水, 下痢, 嘔吐が継続する場合
- 血便, 発熱を伴う場合
- 幼児や高齢者で合併症が存在する場合

Ⓑ 化学性食中毒

1 ヒスタミン魚中毒(HFP:histamine fish poisoning)

- アレルギー様食中毒ともいわれ, ヒスタミンやアミンが関与. マグロ, カジキ, サバなどの鮮度の落ちた魚, チーズ, 発酵食品, 腐敗した食品などに生じたヒスタミンを経口摂取することによる.

臨床症状	症状の発現は早く, 経口摂取後の数分〜3時間. 悪心・嘔吐, 下痢, 腹痛, 頭痛, 全身の皮膚の発赤など, 重症例では気管支痙攣も.
診断	マグロ, カジキ, サバなどの魚の経口摂取歴があり, 皮膚の発赤を認めればHFPを疑う. 経口摂取した魚へのアレルギー歴がなければより疑いが強い.
治療	自然軽快が多い. ヒスタミンH_1受容体拮抗薬またはヒスタミンH_2受容体拮抗薬の投与も有効.

表2 代表的なキノコ毒

ドクツルタケ類	・わが国にみられる最も危険な毒キノコ. ・摂食後6〜24時間で腹痛,嘔吐,コレラのような激しい下痢が起こり,1日ほどで治まり24〜72時間後に肝臓や腎臓機能障害が現れる. ・解毒薬および拮抗薬はない.死亡率は2〜20%と高い.
ツキヨタケ	・標高が高い所に生息.食用キノコと間違いやすい.わが国での毒キノコ中毒例の半数以上がツキヨタケによる. ・摂取後,30分から3時間程度で激しい水様性下痢が生じる.数時間で症状は軽減する.致死率は低い.
クサウラベニタケ	・ツキヨタケに次いで中毒事故が多く,毎年10〜50名程度の患者が発生(厚生労働省調べ). ・摂取後,数十分から数時間で大量の水様性下痢が出現.死亡例も報告されている.

Ⓒ 自然毒食中毒

1 フグ中毒

- テトロドトキシンを含有するフグ目の魚の摂取により生じる.食用種としてトラフグ,マフグなどが有名で,肝臓および卵巣に多く含む.テトロドトキシンは末梢神経のNaチャネルを阻害し,活動電位の発生および興奮伝導を抑制する.

臨床症状	・摂取数分後〜数十分以内に症状が出現する.初期症状は口唇周囲のしびれ感や異常感覚.その後,遠位筋の筋力低下や顔面筋の筋力低下,運動失調や協調運動の低下が起きる. ・重度になると体幹部に進行し,弛緩性麻痺や呼吸筋障害,呼吸停止や神経原性ショック,不整脈を併発し致死的になる.
診断	・フグの摂取歴や摂取を疑わせる状況,および臨床像から診断する. ・患者の血清や尿からテトロドトキシンが検出されれば診断は確定する.
治療	・遠位筋の筋力低下がみられる中等症以上の患者は,全身管理が必要であり,集中治療室に入院させる. ・フグ中毒に対しての拮抗薬および解毒薬はない.致死率が非常に高く,呼吸筋麻痺による換気不全と循環不全を呈する.

2 キノコ類中毒(表2)

- 植物中毒の90%を占めるといわれている.毒キノコの中には食用キノコと非常によく似たものがある.

(伊藤壮一)

52 皮膚・軟部組織感染症，破傷風

Ⓐ 皮膚・軟部組織感染症

POINT

- 皮膚・軟部組織感染症の治療の基本は，外科的切除・ドレナージと抗菌薬投与である．安易に蜂窩織炎と診断しない．
- 外科的切除・ドレナージは可及的速やかに行う．感染形態，手術効率，侵襲性を考慮し，手術方法を決定する．ドレナージ内容物の培養を行い，組織を切除した場合は，その組織培養を行う．
- 血液培養検体を採取したあと，経験的治療に基づいた抗菌薬の投与(empiric therapy)を速やかに行い，菌種同定後に抗菌薬を変更する．

1 最初の処置

1) バイタルサインの測定：quick SOFA スコア(GCS 13 未満，収縮期血圧 100 mmHg 以下，呼吸数 22 回/分)で 2 項目を満たす場合，敗血症である可能性が高い．その場合敗血症に準じて治療する．

2) 血液検査，血液培養：敗血症を疑った場合や，感染症悪化のリスクが高い場合は，血液培養検体を採取する．

3) 抗菌薬の投与

(1) 皮膚・軟部組織感染症の多くは，黄色ブドウ球菌と化膿性レンサ球菌が原因菌であり，それらを考慮し以下を選択する．
  1) セファゾリン(セファメジン®α注)　1回1g　1日2回　点滴静注
  2) メチシリン耐性黄色ブドウ球菌(MRSA)感染を強く疑った場合は，バンコマイシン　1回15〜20 mg/kg　1日2回　点滴静注，またはダプトマイシン(キュビシン®注)　1回4〜6 mg/kg　1日1回　点滴静注

(2) 敗血症あるいは敗血症性ショックを認めた場合，また，感染の深達度が深いと考えた場合は，壊死性軟部組織感染症(necrotizing soft tissue infection あるいは invasive soft tissue infection. 壊死性筋膜炎を包括した病名)を疑い，以下を選択する．

1) タゾバクタム・ピペラシリン(ゾシン®注) 1回4.5 g 1日3回 点滴静注,またはメロペネム(メロペン®注) 1回1 g 1日3回 点滴静注
2) MRSA感染を強く疑った場合は,バンコマイシン 1回15〜20 mg/kg 1日2回 点滴静注,またはダプトマイシン(キュビシン®注) 1回4〜6 mg/kg 1日1回 点滴静注

(3) 軽症例では以下の内服抗菌薬も可.
1) レボフロキサシン(クラビット®錠) 1回500 mg 1日1回 経口,またはファロペネム(ファロム®錠) 1回200 mg 1日3回 経口

4) 外科的切除・ドレナージ:手術方法は経験ある手術チームが決定する.早期のコンサルトを考慮する.

2 重症度の判定

- 敗血症あるいは敗血性ショックであれば重症.
- **感染の深達度を把握**:皮膚・軟部組織感染症の局所症状は腫脹,熱感,発赤,疼痛,圧痛であるが,それらを広範囲に認める場合や,患部の色素沈着や波動触知,皮膚の黒色変性などを認めた場合は,筋膜や筋層まで感染・炎症が及んでいる可能性がある.壊死性軟部組織感染症であった場合,死亡率は非常に高い.
- コントロール不良の糖尿病や末梢血管の動脈硬化性病変を合併している患者は,皮膚・軟部組織感染症が悪化するリスクが高い.

3 病態の把握,診断の進め方

1) 蜂窩織炎

- 皮膚所見から診断するが,壊死性軟部組織感染症との鑑別を常に考える.
- 外科的切除・ドレナージ:広範囲な感染組織の切除は不要.ただし,膿瘍形成を合併した場合は,切開ドレナージの適応となる.

2) 壊死性軟部組織感染症

(1) 疾患概念

- 壊死性筋膜炎を包括した病名.感染巣が筋膜まで達していないが,皮下組織まで広範囲に感染し壊死した病態や,筋膜下の筋層まで感染・壊死を認める病態を含む.
- 蜂窩織炎の原因菌として頻度の多い黄色ブドウ球菌と化膿性レンサ球菌に加え,グラム陰性桿菌や嫌気性菌,またそれらの混合感

染が原因となる.
- クロストリジウム属菌に感染し,軟部組織内にガスを認める病態をガス壊疽と呼ぶが,これは壊死性軟部組織感染症の一種であり,その他の原因菌によるものと区別する治療上の意味は少ない.

(2) 診断
- 進行した壊死性軟部組織感染症では,皮膚が紫色や黒色を呈し,水疱形成や握雪感を認める.ただし,初期では皮膚所見が乏しい.
- 血液検査で強い炎症反応や代謝性アシドーシスを認めることが多い.凝固障害もしばしば認める.
- 敗血症や敗血症性ショックを合併した皮膚・軟部組織感染症は,壊死性軟部組織感染症を認めることが多い.
- **画像検査**:CT,MRIにより炎症・壊死像を確認.ガスを認めれば感染の深達度判断に有用.

(3) 外科的切除・ドレナージ
- 全身麻酔下で速やかに病変部を切開し,感染の深達度を確認する.感染・壊死組織を切除し,組織培養を行う.十分な洗浄を行う.
- 全身状態の改善が乏しい場合,外科的切除・ドレナージが不十分であることが多い.
- 初回手術後24時間以内に再度病変部を確認する.必要であれば外科的切除を追加する.初回手術で感染や壊死を認めなかった組織が,広範囲にわたり感染・壊死していた場合,ムコール症などの浸潤性真菌感染症を考えて,組織病理検査を行う.
- 肉眼的に進行する感染を認めなくなったら,陰圧閉鎖療法を検討する.

4 引き続き行うべき救急処置

抗菌薬	壊死性軟部組織感染症では最低14日間の継続投与.菌種同定後に抗菌薬を変更.
基礎疾患の治療	糖尿病を基礎疾患に認めることが多い.血糖コントロールに注意する.
その他の治療	重症例ではγ-グロブリン製剤を検討する.クロストリジウム属菌感染によるガス壊疽では高圧酸素療法が奏効する.

5 合併症とその対策
- 毒素性ショック症候群(TSS)や溶連菌性毒素性ショック症候群(STSS,TSLSとも呼ばれる)の場合,局所感染が軽度であって

も，敗血症や敗血症性ショックを合併する．STSSの症例では大量γ-グロブリン療法を検討する．
- 敗血症あるいは敗血症性ショックを合併した症例では，多臓器不全の合併に注意する．心不全，ARDS，肝不全，急性腎不全，凝固障害などが合併する．それぞれに対して検査治療を行う．

6 入院・帰宅の判断
- 蜂窩織炎では，疼痛にて歩行困難である場合，症状が進行性である場合，入院治療とする．
- 壊死性軟部組織感染症は集中治療管理が必要な病態であり，入院が必要である．

B 破傷風

POINT

- 土壌，糞便に生息する破傷風菌が創より混入し，菌が生産する外毒素が神経筋接合部に作用して発症する重篤な疾患．届出伝染病．
- 潜伏期は3日～3週間．不穏，倦怠感，顎が固いなどの主訴で来院する．
- 開口障害(牙関緊急)から痙笑，四肢の強直性痙攣，項部硬直，後弓反張，呼吸困難，著しい血圧変動へと進行する．

1 最初の処置

1) バイタルサイン，心電図．開口障害を認めたら破傷風として治療を開始する．
2) 創の開放，感染・壊死組織の除去，洗浄．
3) 外毒素に対してテタノグロブリン-IH(TIG：tetanus immune globulin) 1回 1,500～4,500 IU 静注もしくは点滴静注．ただし神経筋接合部に結合した外毒素に対しては無効．

4) 抗菌薬
 1) セフトリアキソン(ロセフィン®注) 1回1g 1日2回 点滴静注

5) 抗痙攣薬
 1) ジアゼパム(セルシン®注) 0.1～0.2 mg/kg 筋注，静注またはフェノバルビタール(フェノバール®注) 50～200 mg 筋注

表1 破傷風の基礎免疫と追加接種の現状

破傷風予防接種による基礎免疫確立方法		
Ⅰ期	1968年～	1994年からと類似
	1975年～	厚生省によりDPTワクチン接種の中止が指示されたため，自治体によって接種予定が異なる
	1994年～	百日咳，ジフテリア，破傷風の3種混合ワクチン(DPT) 初回：生後3～12か月に3～8か月間隔で3回接種 追加：初回終了後，12～18か月後に1回接種
	2012年～	百日咳，ジフテリア，破傷風の3種混合ワクチンと不活化ポリオワクチン(DPT-IPV) 初回：生後3～12か月に3～8か月間隔で3回接種 追加：初回終了後，6～12か月後に1回接種
Ⅱ期		ジフテリア，破傷風の2種混合ワクチン(DT) 11～12歳に1回接種
破傷風予防接種の経験がない，不十分，不明な場合の基礎免疫確立方法		
基礎免疫		破傷風トキソイド 初回：4～8か月間隔で2回接種 追加：初回終了後，6～18か月後に1回接種
基礎免疫確立後の追加接種(基礎免疫維持)方法		
追加接種		10～15年ごとに破傷風トキソイドの追加接種が推奨される

表2 外傷受傷時に行う破傷風の予防指針

		清潔創，小さな創		左記以外の創*	
		破傷風トキソイドIM	テタノグロブリン-IH(TIG)IV/DIV	破傷風トキソイドIM	テタノグロブリン-IH(TIG)IV/DIV
基礎免疫確立	無	必要	—	必要	必要
	有	基礎免疫確立あるいは追加接種より10年以上経過していれば必要	—	基礎免疫確立あるいは追加接種より5年以上経過していれば必要	—

＊：6時間以上経過した創，土壌，糞便，唾液などで汚染した創，穿刺創，挫滅創，熱傷や凍傷

(Moil JL : Tetanus. In Tintinalli JE, et al : Tintinalli's Emergency Medicine 8th ed. p1064. McGraw-Hill, New York, 2016より改変)

2 重症度の判定
- 開口障害の出現から全身痙攣に至るまでの時間が短いほど予後が悪い.

3 引き続き行うべき救急処置,合併症とその対策,入院・帰宅の判断
1) 破傷風は疑いも含めて入院治療を行う. 重症例では集中治療が必要となる.
2) 予防が大切な感染症であり,わが国における破傷風の基礎免疫確立方法(表1)を示す. 基礎免疫確立後も,10〜15年ごとの追加接種にて免疫を維持することが重要である.
3) 外傷受傷時に行う破傷風の予防指針(表2)を示す.

（山元 良）

第5章

外傷・熱傷

1 重症外傷患者の初期治療（JATEC）

POINT

- 「避けられた外傷死（PTD：preventable trauma death）」の回避が最大の目的．PTD が発生する場面としては院内では初療が最も多い．
- PTD を回避できるかどうかは，受傷後1時間以内に救命のための根本治療を行えるか否かにかかっている．
- 重症多発外傷患者では，目立つ外傷や患者の強い訴えにとらわれずに，JATEC の診療手順に沿うように心がける．

1 病院前救護：JPTEC

- 救急隊員には JATEC と整合性をもたせた JPTEC が標準的救護・搬送および病院選定基準として普及している．
- ロード＆ゴー（Load & Go）とは，生命の危険の可能性がある傷病者に対して，生命維持に関係のない部位の観察や処置を省略し，生命維持に必要な処置のみを行って一刻も早く適切な医療機関に搬送するという，JPTEC の最重要概念である．
- 救急隊員は病院へ Load & Go か否かを伝え，その後 MIST（表1）に沿って報告する．医師は直接ホットラインで対応し，救急隊から Load & Go の連絡を受けた場合は，オーバートリアージを容認し，受け入れの可否を即答する．
- バイタルサインの数値は，セカンドコールで確認すべきで，ファーストコールに時間を費やして救急隊の現場出発を遅延させてはならない．

2 患者受け入れの準備

① スタッフの招集と情報共有，役割分担．
② 感染に対する標準予防策．
③ 蘇生用具一式と加温した輸液類．

表1 MIST

Mechanism	受傷機転
Injury	生命を脅かす損傷
Sign	意識,呼吸,循環の状態
Treatment, Time	行った処置と病院到着予定時間

表2 第1印象の把握

Airway Dysfunction of Central Nervous System	呼びかけに対し,通常の発声がなければ気道閉塞と意識障害があると判断する
Breathing	呼吸が異常に速いか遅いときや,浅表性で努力様のときは,呼吸の異常と判断
Circulation	皮膚が蒼白で冷たく,脈が触知しにくい場合は循環の異常と判断
Environmental Control	皮膚を触れることで体温を観察する

④ 各種モニター.
⑤ 超音波診断装置の準備(起動させておく).
⑥ 放射線技師への連絡とポータブルX線撮影装置.
⑦ その他の応援医師,看護師,技師,手術室などへの連絡.

3 Primary Survey と蘇生

- 生理学的徴候を主眼に状態を把握し,適切な処置や手術で生命危機を回避する.まずすばやく第1印象を把握し,そのあとにABCDEアプローチで評価と蘇生を行う.

1) 第1印象の把握
- 患者が救急車から初療室まで移動する間に,呼びかけながら前頸部や胸部を視診し,皮膚や爪床の確認や脈を触れることで,ABCDEの異常を同時に大まかに判断する(表2).

2) A:Airway(気道評価・確保と頸椎保護)
(1) 10〜15 L/分のリザーバーバッグ付きマスクで酸素投与継続
(2) **簡便な気道確保**:気道の閉塞もしくは閉塞の恐れのある患者には下顎挙上法や吸引を行う.
(3) 簡便な方法が無効の場合は,確実な気道確保(経口気管挿管が第1選択)を行う.気道の問題以外にもさまざまな適応がある(表3).挿管困難が予想されない場合は,薬剤を用いて迅速気管挿管(RSI:rapid sequence intubation)を行う.

表 3 確実な気道確保の適応

気道緊急	無反応, 無呼吸, 瀕死の呼吸
A の異常	気道閉塞, 用手法で気道確保不十分, 誤嚥の可能性(血液, 吐物), 気道狭窄の恐れ(血腫, 損傷, 気道熱傷)
B の異常	人工呼吸管理が必要, 無呼吸, 低換気, 低酸素血症
C の異常	重症出血性ショック(non-responder), 心停止
D の異常	「切迫する D」

表 4 Primary Survey の B の観察項目

視診	頸部	呼吸補助筋の使用の有無, (C:循環の間接所見として)経静脈怒張
	胸部	呼吸数, 胸郭運動の左右差, 胸壁の変形, 動揺, 挫創, 穿通性損傷, 開放創(空気の出入り)
	その他	チアノーゼ
聴診	胸部	呼吸音の左右差, 異物による狭窄音
触診	頸部	皮下気腫, (C:循環の間接所見として)気管偏位
	胸部	皮下気腫, 圧痛, 肋骨の動揺
打診	胸部	鼓音(気胸), 濁音(血胸)
モニター		SpO_2 モニター

(4) 経口気管挿管が困難で, 時間的な余裕がない場合は, 外科的気道確保(輪状甲状靭帯切開または穿刺)を行う. 12 歳以下の小児の場合, 切開は禁忌. 時間的な余裕がある場合は気管支鏡を用いて挿管を行う.

3) B:Breathing(呼吸評価と致命的な胸部外傷の処置)

- 頸部から胸部にかけての体表の創傷と胸郭の動きを「見て」, 呼吸音を「聞いて」, 頸部や胸郭全体を「触って」さらに打診によって評価を行う(表4).
- 換気不十分や, 酸素投与で低酸素が改善しない場合は, 補助換気・陽圧換気の適応である.
- Primary Survey で呼吸に異常をきたす致命的胸部外傷は, 大量の気道出血, フレイルチェスト, 開放性気胸, 緊張性気胸, 大量血胸であり, たえず念頭に置く.

4) C:Circulation(循環評価および蘇生と止血)

- 早期にショックを認識し, 蘇生することが重要. 収縮期血圧に頼っていては, ショックを早期に認識できない(表5).
- 外傷では, ショックの原因のほとんどは出血性ショックであり, ほ

表5 早期に出血性ショックを認識する方法

皮膚(粘膜)症状	蒼白,冷汗の有無	爪床	爪床血流充填時間(CRT)>2秒
		意識レベル	不安,不穏,攻撃的な態度
脈	橈骨動脈の脈拍触知(強さ,速さ)	活動性の外出血	体表や衣服の観察

かの原因が証明されるまでは出血性ショックとして蘇生にあたる.
- 体幹部の内出血として,胸腔,腹腔,後腹膜腔を検索する.緊張性気胸や心タンポナーデによる閉塞性ショックの鑑別も必要.

5) D：Dysfunction of Central Nervous System(生命を脅かす中枢神経障害の評価)

- 低酸素や循環不全による二次性脳損傷を防ぐことが重要であり,呼吸や循環の評価の前に,意識障害や頭部外傷の評価を急ぐことは誤りである.
- Primary Survey における D の最大の目的は,ただちに緊急手術が必要となる頭蓋内占拠性病変を身体所見と神経症状から疑うことであり,そのような状態を JATEC では「切迫する D」と称する.
- 意識レベルが GCS 合計点≦8,急速に GCS 合計点が2点以上低下,瞳孔不同,片麻痺や Cushing 現象(収縮期血圧上昇,脈圧増大,徐脈)などから「切迫する D」と判断したら,ABC の安定を再確認し,ただちに脳神経外科医をコールして,頭部 CT 検査を準備する(頭部 CT 検査自体は Secondary Survey の一部).

6) E：Environmental Control(脱衣と体温管理)

- 着衣を切断し全身の衣服を脱がせ,活動性出血や開放創を確認する.外傷患者の体温は容易に低下し,低体温は予後不良の因子であるため,早期に体温測定を行い保温に努める.

7) Primary Survey で行う検査

(1) **X線**：胸部 X 線と骨盤 X 線を初療室でポータブル撮影をする.

(2) **FAST(Focused Assessment with Sonography for Trauma)**

- 大量血胸,腹腔内出血,心タンポナーデを検索する.簡便,低侵襲で迅速に施行可能であり,C の異常がなくてもルーチンで行い,最初に異常を認めなくても,必ず再評価を行う.
- FAST と X 線を組み合わせて,血胸,腹腔内出血および骨盤骨

折(後腹膜出血)の有無を確認する．また，超音波検査を用いて気胸の診断をすることも可能であり extended FAST(EFAST)と呼ばれる．

(3) 血液検査：静脈路確保と同時に採血を行う．血算，生化学，血液ガス分析，凝固系，感染症，血液型，交差試験をオーダー．

8) Primary Survey で行う処置

(1) 気道確保(簡便法，経口気管挿管，外科的気道確保)．
(2) 胸腔穿刺，または胸腔ドレナージ．
(3) 心嚢穿刺．
(4) 静脈路確保と初期輸液療法：18 G 以上の留置針で 2 本以上を確保し，成人では 1〜2 L，小児では 20 mL/kg まで急速輸液を行う．
(5) 輸血：初期輸液療法に反応しない場合，輸血を開始する．
(6) 止血術

- 初期輸液療法後に反応しない場合(non-responder)や，いったん安定したあとに不安定になったり貧血が進行したりする場合(transient responder)は，気管挿管，輸血開始して緊急止血術が必要．
- 胸腔内出血には開胸術，腹腔内出血には開腹術，後腹膜出血には経カテーテル動脈塞栓術(TAE)や骨盤パッキングが選択される．

4 転院の判断または医師の応援要請

- Primary Survey が終了した時点で，自施設での対応能力を超える場合は，蘇生を継続しながら患者の転院搬送を行う．

5 Secondary Survey

- Primary Survey で A・B・C が安定していることを確認してから，全身を解剖学的に検索して損傷を見つける．

1) 「切迫する D」に対する頭部 CT 検査の優先

- Primary Survey で「切迫する D」と判断した場合，Secondary Survey の最初に頭部 CT を撮影する．

2) 病歴の聴取

- 患者，救急隊員，家族，関係者等から病歴(AMPLE)を聴取する．

Allergy	アレルギー歴
Medication	服用中の治療薬
Past history & Pregnancy	既往歴，妊娠

Last meal	最終の食事
Event & Environment	受傷機転や受傷現場の状況

3）身体の診察
- 身体前面を頭から足まで，頭部・顔面，頸部，胸部，腹部，骨盤・生殖器・会陰・肛門，四肢の順に視診，聴診，触診する．次に背面を検索し，神経学的所見を調べる．

4）検査
- 各損傷を診断するために検査を追加する．
- 「切迫する D」で Secondary Survey の最初に頭部 CT を撮影する際に，ほかの部位も連続して撮影し，trauma pan-scan とすることも許容される．
- 十分な監視環境と経験が必要．

5）感染予防
- 適切な創処置，破傷風予防，抗菌薬の投与．

6）見落としチェック（"FIXES"と覚える）

Finger or tube into every orifice	耳鏡，直腸診，胃管・尿道留置カテーテル
IV（静注），IM（筋注）	静脈路確保，破傷風トキソイド，抗菌薬
X-ray	再度読影，ほかの部位のX線，CT検査
ECG	12誘導心電図
Splint（副子）	骨折に対するシーネ固定

6 Tertiary Survey
- 状態が安定したあとに，見落としやすい損傷や，生命に直接はかかわらない損傷も探し出す．

7 重症度評価
- 生理学的重症度を RTS（Revised Trauma Score）で，各部位の解剖学的重症度を AIS（Abbreviated Injury Scale）で評価し，ISS（Injury Severity Score）を算出する．
- これらの値と年齢，受傷機転から予測生存率（Ps：Probability of Survival）を導く（TRISS 法）．
- Ps＞0.5 で死亡した症例は予測外死亡（unexpected death）とされ，その中から専門家のレビューを経て「防ぎえた外傷死（PTD）」

が決定される.

8 多発外傷

- AIS が 3 以上の部位が 2 部位以上ある場合を多発外傷と定義する.
- 根本治療の優先順位は原則として ABCDE&II の順となる.
  - ▶ I：ischemia(虚血, 阻血を伴う四肢外傷, コンパートメント症候群).
  - I：inflammation(開放創, 膵損傷, 管腔臓器損傷).

文献
1) 一般社団法人 JPTEC 協議会(編著)：改訂第 2 版 JPTEC ガイドブック. へるす出版, 2016
2) 日本外傷学会外傷初期診療ガイドライン改訂第 5 版編集委員会(編)：改訂第 5 版外傷初期診療ガイドライン JATEC. へるす出版, 2016
3) American College of Surgeons：ATLS Student Course Manual Advanced Trauma Life Support ninth edition. American college of Surgeons, 2012

(山崎元靖)

2 頭部外傷

POINT

- 頸椎保護を継続し, まず気道・呼吸・循環の安定を図る.
- 意識レベル・瞳孔所見・運動反応の診察により緊急度と重症度を判定.
- 頭部 CT で頭蓋内損傷を評価.

1 最初の処置

- 歩行来院を除くすべての外傷患者では, JATEC に沿った外傷初期診療を行う(☞p237).

1) 気道・呼吸

- 歩行来院患者を除き, 酸素投与(リザーバーバッグ付きマスク 10 L/分). 気道閉塞の疑いがあれば, ただちに用手的に下顎挙上法(☞p392)で気道を確保する(外傷患者では頭部後屈は禁忌). 頸椎カラーの装着を継続し, 頸椎保護.
- 視診(胸郭の挙上の観察)・聴診で呼吸を評価. 低換気が疑われればバッグバルブマスクで換気を補助する(管理目標 $SpO_2>90\%$). 脳灌流圧の低下を招くため, 盲目的な過換気は禁忌($PaCO_2$ 低下

表1 頭部外傷の重症度分類

重症度	GCS スコア
重症	3～8
中等症	9～13(13 を軽症とする重症度分類もある)
軽症	14, 15

表2 緊急性の高い頭蓋内病変を疑う所見*

- 意識レベル GCS≦8
- GCS スコア2以上の急激な意識レベル低下
- 意識障害を伴う瞳孔不同や片麻痺, 除脳・除皮質姿勢

*：JATEC では「切迫する D」と呼ぶ.
呼吸と循環の安定を図り, 頭部 CT による迅速な診断が必要.

により脳血管が収縮する).

2) 循環：ショックに対する治療は☞p33 参照. 頭部外傷を伴うショックでは, 脳灌流圧維持のため初期輸液療法の管理目標は収縮期血圧＞120 mmHg. 血圧が高くても安易に降圧薬は使用しない〔頭蓋内圧亢進を伴う血圧上昇(Cushing 現象)に対して降圧薬を使用すると脳灌流圧の低下を招き, 二次的脳損傷を増悪させる〕.

3) 応急止血処置：開放創からの出血が持続しているときは, 直接圧迫法(☞p386)で一時的止血を図る. 浅側頭動脈や後頭動脈からの拍動性出血に対しては, ただちに手指で中枢側の創縁を頭蓋骨に圧迫して出血をコントロールする.

2 重症度の判定

1) 意識レベルの評価：GCS(☞ p518)で評価. GCS≦8 は重症頭部外傷に分類され(表1), 確実な気道確保(経口気管挿管)を行う. GCS≦8 は緊急性の高い頭蓋内病変を疑い, 呼吸・循環の安定を図り頭部 CT(表2). GCS スコア2以上の悪化は脳ヘルニア徴候を示し, 最緊急としてただちに専門医の指示に従う(表3).

2) 瞳孔径と対光反射

- 瞳孔不同や両側の瞳孔散大, 対光反射の左右差は脳ヘルニア徴候を示し, 最緊急としてただちに専門医の指示に従う(表3).
- 両眼同時に観察して瞳孔径を計測し, 次いで一側ずつペンライト

表3 脳ヘルニア徴候

意識	・意識障害の進行性増悪(GCS スコア2以上の悪化)	
瞳孔	・瞳孔不同(0.5 mm 以上の左右差) ・両側瞳孔散大(径≧5 mm)	・対光反射の左右差
運動反応(姿勢)	・除脳姿勢	・除皮質姿勢

最緊急としてただちに専門医の指示に従う.

で瞳孔に光を入れて直接対光反射をみる.テント上の頭蓋内病変により鉤ヘルニア(テント切痕ヘルニア)をきたすと,患側の動眼神経が圧迫され患側瞳孔の散大(瞳孔不同)と対光反射の異常(緩慢〜消失)がみられる.異常があれば間接対光反射(対側の瞳孔に光を入れる)も診察し,動眼神経障害と視神経障害を鑑別する(視神経損傷では間接対光反射は正常).眼球の直接外力では外傷性散瞳をきたす場合もあるが,頭部 CT で頭蓋内をチェックするまでは脳ヘルニア徴候として扱う.

3) 運動麻痺と除脳・除皮質姿勢の有無

- **片麻痺**:四肢の運動反応の左右差をみる.意識障害患者では,胸骨・腸骨翼・爪床などに加えた痛覚刺激に対する四肢の動きをみる.四肢の運動反応がない場合は,顔面への痛覚刺激に対する反応を観察(眼窩上縁の三叉神経切痕部に指で強い圧迫刺激を加える).片麻痺の所見は,頭部外傷による頭蓋内損傷を示唆する(表2).
- **除脳・除皮質姿勢**:刺激により四肢を突っ張る姿勢(除脳姿勢;GCS の M2),あるいは脇を締めた上肢屈曲・下肢伸展の姿勢(除皮質姿勢;GCS の M3)は,脳ヘルニアの進行を示し,最緊急としてただちに専門医の指示に従う(表3).

3 病態の把握・診断の進め方

1) 頭蓋内圧亢進症状:強い頭痛,嘔気・嘔吐の有無.

2) 病歴(本人・目撃者・救急隊員から)

- **受傷機転**:危険な受傷機転(表4)は速やかに頭部 CT を撮影.
- **受傷時刻(推定)**:受傷から時間が経っているほど,新たな頭蓋内出血が出現するリスクは低下する.
- 外傷後痙攣の有無と持続時間.
- 受傷時の意識消失の有無と持続時間.
- **逆行性健忘・受傷後健忘の有無と持続時間**:会話可能な場合,本

表4 速やかに頭部CTを撮影する基準(成人)

・来院時の意識 GCS≦12
・受傷後2時間での意識 GCS≦14
・頭蓋骨開放骨折または陥没骨折の疑い
・頭蓋底骨折のサイン(鼓膜内出血,パンダの目,髄液耳漏・鼻漏,バトルサイン)
・外傷後てんかん
・神経学的局所障害
・2回以上の嘔吐(15歳以下では3回以上)
	・30分を超える逆行性健忘
	・受傷時の意識消失または受傷後健忘があり,次のいずれかの場合
	  ▶65歳以上
	  ▶血液凝固障害(易出血性の既往歴,血液凝固能の異常,ワーファリン®・DOAC内服中)
	  ▶危険な受傷機転*(歩行者または自転車と自動車の衝突事故,自動車からの車外放出,1mまたは階段5段よりも高所からの落下)

*:「高エネルギー外傷」とも呼ぶ.
DOAC: direct oral anticoagulants.

人から受傷前後の記憶を聴取.

3)既往歴・内服歴
- **頭蓋内出血の危険因子**:特に抗凝固薬・抗血小板薬の服用の有無.
- **手術リスクとして考慮すべき既往歴**:通院加療中の病名を聴取(特に心疾患・肝硬変・悪性腫瘍終末期).

4)神経学的局所症状
脳神経(特に第Ⅱ~Ⅷ脳神経)・運動・感覚・反射・小脳症状の診察.

5)身体所見
髪の毛を分けてくまなく視診し,受傷部位を評価.髄液漏や頭蓋底骨折を疑う所見(☞表4およびp251)をチェック.

6)頭部CT
- 表2に該当すれば,呼吸・循環の安定が図れ次第,頭蓋内病変を画像診断.重症頭部外傷(GCS≦8;表1)では,原則として気管挿管後にCTに移動.中等症~軽症頭部外傷で表4に該当すれば,速やかに頭部CT.
- 頭蓋骨骨折の評価のためにはthin slice(1.25 mm厚以下)水平断の作成が望ましい.頭蓋骨単純X線で骨折を評価する場合は,頭部3方向およびTowne撮影.原則として乳幼児を除き,連続して頸椎CTを撮影し,再構成画像(冠状断・矢状断)により頸椎の評価.頸椎単純X線で評価する場合は,頸椎2方向および開口位を撮影.頭蓋内の所見は表5のポイントにしたがって評価する.切迫脳ヘルニアを疑う間接所見を認めれば,最緊急としてただちに専門医の指示に従う.

表 5 頭部外傷の CT 所見のポイント

直接所見	大きさ	診断
凸レンズ型 HDA	最大厚(1.5 cm≒25 mL)	急性硬膜外血腫
三日月形 HDA	最大厚(1.0 cm≒25 mL)	急性硬膜下血腫
脳実質内 HDA	直径(3.5 cm≒25 mL)	外傷性脳内血腫
脳実質内 high/low density 混在(salt & pepper)		脳挫傷
脳溝・シルビウス裂・脳槽・小脳テント上の淡い HDA		外傷性クモ膜下出血

間接所見	部位	切迫脳ヘルニアの疑い*
Midline shift(正中偏位)	側脳室前角の間(モンロー孔レベルの透明中隔)	左/右への偏位幅 5 mm 以上
脳槽の描出	中脳レベルの脳底部脳槽(四丘体槽)	圧排(部分的消失)・消失

HDA；high density area
*：切迫脳ヘルニアを疑う間接所見を認めれば，最緊急としてただちに専門医の指示に従う．

4 引き続き行うべき救急処置

1）気管挿管

- 脳の酸素化維持のため，気道閉塞の恐れ・低換気・重症ショック・GCS≦8 のいずれかでは，原則として頭部 CT 施行前に経口気管挿管による確実な気道確保を行う．頭頸部を中間位に保持して頸椎保護に努める．挿管時には，血圧上昇による急激な頭蓋内圧亢進を防ぐため迅速気管挿管(RSI，☞p398)もしくは十分な鎮静下〔☞次項 2)鎮静参照〕で行う．
- 人工呼吸器の管理目標は $PaO_2>80$ Torr, $PaCO_2$ 35～45 Torr. ただし脳ヘルニア徴候(表 3)や切迫脳ヘルニアを疑う CT 所見(表 5)を認め，頭蓋内圧亢進が示唆される場合は $PaCO_2$ 30～35 Torr. 過換気による脳虚血に注意．

2）鎮静：不穏患者や気管挿管に際しては，意識レベルの評価後，短時間作動型の鎮静薬を用いて積極的に鎮静を図る．

1) プロポフォール(ディプリバン®注)　初回投与量 0.5 mg/kg
(＝体重 50 kg，2.5 mL)　緩徐に(2.5 mL/10 秒)静注．血圧低下に注意．追加投与可
維持量 1.2～4.5 mg/kg/時(＝体重 50 kg，6～22.5 mL/時)持続静注

3) 頭位挙上：脳ヘルニア徴候(表3)や切迫脳ヘルニアを疑うCT所見(表5)を認め，頭蓋内圧亢進が示唆される場合は頭位を30°挙上．

4) 脳ヘルニア徴候(表3)に対する緊急処置

1) D-マンニトール(マンニットール® 注)　1 g/kg(=体重60 kg, 300 mL)　急速点滴静注

- 上記処方および一時的過換気($PaCO_2$ 25～30 Torr)を考慮．

5) 頭皮の創傷処置(☞p388)

- **創の観察**：創傷部位の頭髪を鋏もしくは小さなバリカンで短く刈って，創を観察するとともに，縫合の際に創内に頭髪が入らないようにする．
- **局所麻酔**：創周囲を消毒後，リドカイン(1%キシロカイン®)やプロカイン塩酸塩(0.5%塩酸プロカイン)で浸潤麻酔．
- **洗浄**：20 mL注射器や注射針を刺入したプラボトルを用いて生理食塩液もしくは水道水で創内を洗浄．綿棒や鑷子で把持したガーゼで創内を探索し，異物を完全に除去．
- **縫合**：皮下軟部組織に達しない浅い創ではスキンステープラーを用いた閉創でもよいが，皮下軟部組織に達する創では強弯3号角針と3-0モノフィラメントナイロン糸，もしくは半径8 mm程度のナイロン糸付縫合針による全層の単結節縫合を原則とする．創の深さに従い，死腔を残さないように縫合針を入れる．頭部の皮下軟部組織は疎なため，創は帽状腱膜あるいは骨膜まで達していることが多い．
- **縫合後の処置**：消毒・創の被覆後，チューブ状包帯(ストッキネット)を帽子状にしてガーゼを固定．破傷風トキソイドと抗菌薬の投与については☞p234, 391.
- **抜糸**：通常，縫合後5～7日目に行う．

5 入院・帰宅の判断

- 表6の入院適応に該当しなくても，頭蓋内出血が出現するリスク

表6　入院適応判断基準(下記のいずれか)

・頭部CTで頭蓋内損傷(出血, 脳挫傷, 気脳症).	・頭蓋骨骨折
	・外傷後痙攣
・頭痛・嘔吐などの症状に対する入院治療が必要.	・意識レベル GCS≦14

が高い血液凝固障害のある患者や高齢者(65歳以上)では，受傷後6時間以上の救急外来での経過観察もしくは入院を考慮．

参考文献
1) 日本脳神経外科学会，他(監)：重症頭部外傷治療・管理のガイドライン第3版．pp11-23，医学書院，2013．
2) Head Injury. Triage, assessment, investigation and early management of head injury in children, young people and adults. CG 176. Criteria for performing a CT head scan. pp23-24, National Institute for Health and Care Excellence. London, 2014. http://www.nice.org.uk/guidance/cg176/resources/guidance-head-injury-pdf
3) 堀進悟(監)，並木淳(著)：救急白熱セミナー 頭部外傷実践マニュアル．pp2-86，中外医学社，2014

(並木 淳)

3 顔面外傷

POINT

- まず気道確保の要否を判断．
- 頭部外傷や，出血性ショックを伴う胸腹部・骨盤外傷の合併があれば，それに対する救急処置を優先(頭蓋内損傷の合併を見落とさない)．
- 緊急で専門的処置が必要な顔面外傷がないか判断．

1 最初の処置

- 歩行来院を除くすべての外傷患者では，JATECに沿った外傷初期診療を行う(☞p237)．

1) 気道と呼吸

- 視診と呼吸音の異常により気道が閉塞もしくは閉塞する恐れがある場合には，ただちに気道を確保．まずは用手的に下顎挙上(☞p392)．明らかな下顎損傷があり気道閉塞の疑いがあればただちに経口気管挿管．
- 持続性の口腔内出血に対しては，出血を吸引しても呼吸状態が改善しなければ，経口気管挿管．
- 外傷のため経口挿管が困難な場合は，外科的気道確保(☞p398)を早めに決断．

2) 循環：ショック状態ではほかの外傷(外出血，胸腔・腹腔内出

表1　専門医にコンサルトすべき顔面外傷

緊急度：ただちに	
・眼球損傷，視力障害 ・外鼻・耳介・口唇の切断創 ・気道の確保を要したとき ・鼻腔・口腔内の持続性出血によるショック ・顔面全体の高度の変形・腫脹	・顔面神経麻痺 ・髄液漏の疑い，頭蓋底骨折を示唆する皮下出血斑を認めるとき ・眼球運動障害に迷走神経反射(嘔吐・徐脈・血圧低下)を伴うとき

緊急度：当日～翌日	
・眼球運動障害(迷走神経反射を伴わないとき) ・顔面骨骨折が疑われるとき	・開口制限，咬合異常 ・歯牙の破折・動揺・脱臼

血，骨盤骨折，長管骨骨折)の合併を疑い，ショックに対する処置(☞p33)を優先．

3) **意識レベル**：頭蓋内損傷の合併を念頭に置き，GCS≦13(中等症～重症頭部外傷)では下記「4)応急止血処置」を行ったのち，頭部外傷(☞p243)の治療を優先．

4) **応急止血処置**：開放創からの出血が持続しているときは，直接圧迫法(☞p386)で一時的止血を図る．止血鉗子(ペアンやモスキート)の安易な使用は，顔面神経や耳下腺を損傷する危険がある．鼻腔・口腔内のコントロール不能な出血によりショックが改善しないときは，外頸動脈領域の塞栓術(または観血的な遮断)を考慮しただちに専門医へ連絡(表1)．

2 重症度の判定

- 以下の顔面外傷では，ただちに専門的処置が必要(表1)．

1) 眼球損傷(裂傷，破裂)

2) 視神経管骨折の疑い

受傷部位	顔面上半部(特に眼窩上外側部)
徴候	・明らかな視力低下(指数弁よりも高度) ・直接対光反射が消失～反応低下，かつ間接対光反射(反対側の瞳孔に光を入れる)は正常

- 眼瞼腫脹がある場合は，時間経過とともに腫脹が増強し開眼困難になることがあるため，最初に少しでも開眼させて異常の発見に努める．

3) 迷走神経反射を伴う眼窩底(blow out)骨折

受傷機転	眼球への鈍的外傷による瞬間的な眼窩内圧の上昇(ボールの直撃など)
徴候	嘔吐, 徐脈, 血圧低下

4) 外鼻・耳介・口唇の切断創
急性期には再接着が可能な場合がある. 生理食塩液ガーゼで被覆しビニール袋に入れ冷却する.

3 病態の把握, 治療の進め方
1) 顔面外傷の観察
(1) 視診
- 顔面全体の変形の有無, 左右を比較.
- 鼻腔・外耳道を観察. 止血していない血性の鼻出血や耳出血は髄液漏の可能性あり, ただちに専門医へ連絡(表1). 綿球を詰めずにガーゼをあて, 付着する血液が「ダブルリングサイン(中心が濃く, 外周が薄い二重の血液の輪)」を示せば, 髄液を含む血液の流出が疑われる.
- 外耳道からの出血では, 鼓膜の損傷の有無, 鼓膜を通して観察される中耳内の血液の有無, 外耳からの出血の有無を, 耳鏡を用いて診察.
- 頭蓋底骨折を示唆する皮下出血斑として, 前頭蓋骨折に伴う眼窩周囲の「パンダの目(black eye あるいは raccoon eye)」, 側頭骨(錐体骨)骨折に伴う耳介後方の乳様突起部のBattle徴候を認めるときは専門医にただちに連絡(表1).
- 口腔内はペンライトを用いて観察し, 歯牙の脱臼・動揺・破折の有無を診察し, 専門医へのコンサルトを考慮(表1).

(2) 触診
- 眼窩周囲縁, 頬骨隆起, 頬骨弓, 鼻骨, 上顎および下顎を左右同時に触診し, 骨折部のずれ, 異常可動性, 軋音, 圧痛点があれば骨折を疑う. また, 併せて知覚麻痺の有無を調べる.
- 特に下顎の打撲では, 顎関節突起部(耳前部)の圧痛・開口制限・咬合異常を診察.
- 歯牙を触診し, 動揺と疼痛があれば亜脱臼を疑う.

2) 眼球運動と顔面神経の診察
(1) 眼球運動制限と複視
眼窩底骨折を疑う(**2**「重症度の判定」参照).

表 2　専門医に創傷処置を依頼する顔面外傷

損傷部位・創の形状
・眼瞼，涙道(内眼角部)　　　　　・鼻腔内に達する創，耳介の裂創・血腫による腫脹，舌・歯肉の切創 ・耳下腺(耳前部～頬部の深い創)　・皮膚欠損創，剥離創，茎の狭い弁状創

(2) 顔面表情筋：上方を注視させ額のしわ寄せ，強く閉眼，口を横に結ぶ顔の動きをみる．局所麻酔を行う前に診察．耳前部から頬部の深い切創や，耳介周囲の打撲による側頭骨(錐体骨)骨折では顔面神経損傷の可能性がある．

3）顔面 CT

- 原則として頭部 CT から連続してスキャンする．顔面骨骨折は，thin slice（1.25 mm 厚以下）水平断および冠状断・矢状断再構成画像で評価する．
- 必要に応じ，骨折線と陥没・変形の立体的な把握のため，volume rendering 法による三次元再構成 bone surface image の作成を依頼．骨折の有無のほか，副鼻腔内の出血や眼窩内容物の上顎洞への嵌頓の有無をみる．

4）顔面骨単純 X 線：CT で評価可能ならば不要．

頬骨弓撮影	頬部の外傷があるとき
鼻骨撮影(側面＋軸位)	鼻根部に外傷があるとき
顎関節撮影(安静時＋開口時)	顎関節突起部(耳前部)の圧痛・開口制限・咬合異常があるとき

5）パノラマ X 線：歯牙破折，歯牙脱臼が疑われるとき(☞p381 も参照)．

4　引き続き行うべき救急処置

1）専門医へのコンサルト：表 1 に示す損傷や症候を認めた場合は，専門医へコンサルトもしくは転院搬送を検討．表 2 の顔面外傷では，創傷処置は専門医に依頼することが望ましい．

2）創傷処置(☞p388)：整容的には真皮縫合の併用が望ましい．眉毛，口唇縁，鼻翼縁に段差やずれが生じないように注意．

(1) 局所麻酔：創周囲を消毒後，リドカイン(1％キシロカイン®)やプロカイン塩酸塩(0.5％塩酸プロカイン)で浸潤麻酔．弁状創

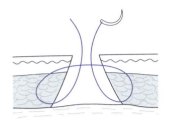
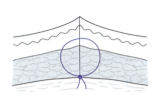

図1 真皮縫合

では外側と根部を麻酔し,血流保持のため弁状創自体には麻酔しない.
(2) **洗浄**:20 mL 注射器や注射針を刺入したプラボトルを用いて生理食塩液もしくは水道水で創内を洗浄.創内の砂,ガラス片などの異物はすべて除去する.擦過傷では,埋入した泥,砂,油は外傷性刺青となるため,無菌のブラシあるいは綿棒を用いて生理食塩液もしくは水道水で十分なブラッシングを行い,初診時に完全な除去に努める.
(3) **デブリドマン**:組織温存を優先し,挫滅した創縁の皮膚を必要最小限の範囲で切除する.ただし,鼻翼や口唇ではデブリドマンは行わない.
(4) **止血**:応急止血処置(前述)で止血が得られない場合,創内を精査して持続的に出血している血管が確認できれば,バイポーラーを用いて注意深く止血を図る.
(5) **縫合**:解剖学的位置に正確に合わせる(眉毛部では位置の設定のため剃毛しない).太さ 4-0〜6-0 の針付きモノフィラメントナイロン糸を使用.

- 真皮縫合は白(透明)ナイロン糸もしくは吸収糸を用いて,結び目が皮下になるように皮下から真皮に糸を通し,創の断端を正確に接着させる(図1).
- 表皮縫合は黒もしくは青ナイロンを用いて単結節縫合.Suture mark を残さないように,バイト(創縁から縫合針を入れる位置までの幅)は小さく取り,結紮は強すぎないように注意.

(6) **縫合後の処置**:消毒し創傷を被覆.破傷風トキソイドと抗菌薬の投与については☞p234,391 を参照.

(7) **抜糸**：通常，縫合後5日前後に行う．抜糸後は，縫合線に直交するようにテープ固定し，創を減張して瘢痕の形成を抑制する．紫外線による再生上皮の色素沈着を抑制する目的では，不透明な茶もしくは肌色テープで遮光する（テープによる接触性皮膚炎に注意）．

参考文献
1) 堀進悟（監），並木淳（著）：救急白熱セミナー 頭部外傷実践マニュアル．pp54-59，中外医学社，2014

(並木 淳)

4 胸部外傷

POINT

- JATEC のガイドラインに則り，呼吸循環動態を安定化．
- Primary survey (PS) では，胸腔穿刺・ドレナージ，心嚢穿刺，呼吸管理を迅速に行う．
- Secondary survey (SS) では画像診断（特に MDCT）を駆使する．

1 最初の処置

- JATEC のガイドラインに則り，診療を開始する（☞p237）．

身体所見	気道の開放と呼吸の評価．呼吸回数，呼吸音の左右差，呼吸様式，胸郭運動の左右差，胸郭動揺，皮下気腫，気管の偏位，頸静脈の怒張．
輸液と酸素投与	静脈路確保（2ルート）と高濃度酸素投与．
モニタリング	心電図と酸素飽和度のモニタリング．
胸部 X 線と FAST	☞次項「PS で蘇生処置を要する胸部外傷」．
Cardiac Box の認識	両鎖骨中線，鎖骨，心窩部に囲まれた領域に穿通創がある鋭的外傷では心損傷の可能性が高い．

2 Primary Survey で蘇生処置を要する胸部外傷

1) 心タンポナーデ
(1) **受傷機転**：鋭的外傷でも鈍的外傷でも生じる．

(2) 症状と身体所見

Beckの3徴	頸静脈の怒張，血圧低下，心音減弱
奇脈	自発吸気時の収縮期血圧低下が10 mmHg以上
Kussmaul徴候	自発呼吸下の吸気時の中心静脈圧の上昇

- ▶ 上記がそろうことはまれ．出血性ショックに陥っている場合は頸静脈の怒張は認めない．出血を認めないにもかかわらず，ショック（閉塞性ショック）もしくは進行する血圧低下を認める場合は心タンポナーデの存在を疑う．

(3) **ERでの診断**：外傷の初期診療における迅速簡易超音波検査法（FAST）で心嚢液貯留を診断．

(4) **ERでの処置**：心嚢穿刺（☞p426）は根本治療までの一時的処置．

(5) **その後の処置・コンサルテーション**

- 外傷外科医・心臓血管外科医にコンサルト．
- 手術室で心膜開窓術もしくは開胸術が必要．手術室搬入が困難な場合，左前側方開胸による救急室開胸（ERT，図1）．心膜を切開し血腫を除去．穿孔部からの出血を同定し，指尖かカテーテルでコントロールする．
- 状態に応じて心臓マッサージ，電気的除細動，下行大動脈クランプ，肺門クランプを付加する．

2) 気道閉塞

(1) **受傷機転**：頸部・顔面への鋭的・鈍的損傷により発症する．

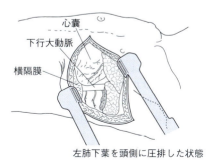

左肺下葉を頭側に圧排した状態

図1　救急室開胸（ERT）

(2) 症状と身体所見

・喘鳴	・異常な精神状態	・無呼吸
・嗄声	・呼吸補助筋の使用	・チアノーゼ
・皮下気腫	・空気飢餓感	

(3) ER での診断：上記から診断する．

(4) ER での処置：下記による気道窒息の症状があれば，ただちに気道確保を行う．

・進行性頸部血腫	・両側下顎骨骨折による舌根沈下
・喉頭損傷	・口腔内損傷に伴う血液の口腔・咽頭内の貯留など
・(頸部)気管損傷	

▶ 経口気管挿管が困難な場合は，輪状甲状間膜切開による外科的気道確保を躊躇なく選択する．径 6 mm 程度の気管チューブを挿入する．

(5) その後の処置・コンサルテーション

- 片側肺由来の気道出血を認める場合は，気管支ファイバーガイド下に健側の主気管支まで気管チューブを進めるか，左右分離肺換気用チューブを挿入する．

3) フレイルチェスト

(1) 受傷機転：通常，直達性の高エネルギー外力による．上下連続した肋骨が 2 か所以上で骨折する場合，あるいは肋骨骨折に胸骨骨折を合併する場合など，胸壁の前面・側面の損傷により，胸壁部分が胸郭との骨連続性を失ったときに発生する．

(2) 症状と身体所見：視診で胸郭の奇異運動を確認．触診で胸郭の動揺性，軋音を確認．

(3) ER での診断：身体所見と胸部 X 線で診断．

(4) ER での処置：併存する肺挫傷および疼痛により換気不全，低酸素血症を認める場合は，気管挿管下に陽圧換気を行う．

(5) その後の処置・コンサルテーション

- **外傷外科医・胸部外科医**にコンサルト．
- ICU へ入室．根本治療は内固定(陽圧換気)，外固定(肋骨骨折に対する観血的整復固定術)．
- 疼痛に対しては硬膜外ブロック，肋間神経ブロック，鎮痛薬の全身投与〔continuous infusion または PCA(patient-controlled anes-

郵 便 は が き

料金受取人払郵便

本郷局承認

3950

差出有効期限
2022年1月
31日まで
(切手を貼らずに
ご投函ください)

1 1 3 - 8 7 3 9

（受取人）
東京都文京区
本郷郵便局私書箱第5号
医学書院
「救急レジデントマニュアル 第6版」
　　　　　　　　　　　編集室 (MB-1)

|||:||:||:|||"||:||||:|||:||:|:|:|:|:|:|:|:|:|:|:|:|:|:|:|:|:|:|:|

◆ご記入いただいた個人情報は，アンケート賞品の発送に使用いたします。
なお，詳しくは弊社ホームページ（http://www.igaku-shoin.co.jp）の
個人情報保護方針をご参照ください。

ご芳名	フリガナ	
性別：男 ・ 女 年齢　　　歳		
ご住所	1．自宅　2．勤務先（必ず選択）	
〒□□□-□□□□　　　　　都道 　　　　　　　　　　　　　府県		
研修医（初期 or 後期），救急医（卒後　　年目，専門医，指導医）		
他科医師（診療科：　　　　　），看護師，その他（　　　　）		
勤務先（ご所属）		

「救急レジデントマニュアル 第6版」アンケート

このたびは本書をご購入いただきありがとうございます。今後の改訂のために読者の皆様の率直なご意見，ご批判をお寄せいただければ幸いです。よろしくご協力のほど，お願い申し上げます。〔回答はいずれも該当の番号を○で囲んでください〕

●本書をどのようにしてお知りになりましたか：
  1. 書店でたまたま
  2. 同僚・友人の口コミ
  3. 広告（媒体名：　　　　　　　　　　　　　　　　　　　　　　）
  4. 書評（媒体名：　　　　　　　　　　　　　　　　　　　　　　）
  5. その他（　　　　　　　　　　　　　　　　　　　　　　　　　）

●ご購入の決め手は何でしたか（複数回答可）：
  1. 自分のレベルに合っている
  2. 知りたい疑問が取り上げられている
  3. 本文が読みやすい
  4. 価格が手頃
  5. その他（　　　　　　　　　　　　　　　　　　　　　　　　　）

●お使いいただいた感想はいかがですか：
  1. とても満足　　2. 満足　　3. ふつう　　4. 不満　　5. とても不満

●ご意見，ご要望（不満な点，改善点など）

#アンケート回答者の中から抽選で，図書カードを進呈いたします。抽選の結果は，賞品の発送をもってかえさせていただきます。

thesia)〕を行う.

4) 緊張性気胸
(1) 受傷機転:胸壁への鋭的外傷,肺挫傷を伴う鈍的外傷,高気道内圧による呼吸管理時.

(2) 症状と身体所見

症状	・胸痛　　・頻脈 ・呼吸促迫　・低血圧	聴診	患側の呼吸音減弱・消失(両側の腋窩で行う)
視診	患側の胸郭膨隆,頸静脈怒張	触診	皮下気腫,頸部気管偏位
		打診	患側に鼓音

▶ 出血性ショックを合併している場合,頸静脈怒張は出現しないことがある.

(3) ERでの診断:身体所見で診断する(胸部X線撮影前に).

(4) ERでの処置:病態が切迫している場合は,まず胸腔穿刺(☞p424)を選択する.18G静脈留置針を第2肋骨上縁鎖骨中線上から挿入する.胸腔穿刺後は,速やかに胸腔ドレナージ(☞p424)を行う.

(5) その後の処置・コンサルテーション
- 陽圧換気後,循環動態が増悪する場合,cardiac inflow obstruction (緊張性気胸,心タンポナーデ,肺血栓塞栓症)の対処を見直す.
- 胸郭の視診・触診,FAST,胸部X線の再撮影を行い,ドレナージ不良なら新たにドレーンを追加挿入する.
- エアリークが持続し肺の再膨張が得られない場合は手術適応を考慮する.

5) 大量血胸
(1) 受傷機転:鋭的外傷,鈍的外傷ともに発生する.血管損傷(肋間動脈,内胸動脈の損傷が主),心損傷,肺損傷,横隔膜損傷を伴う腹腔内臓器損傷で発生する.

(2) 症状と身体所見:患側呼吸音は減弱し,打診にて濁音.出血性ショックの所見を呈する.

(3) ERでの診断:胸部X線で患側肺野のびまん性透過性低下,FASTでは胸腔内エコーフリースペースの存在.

(4) ERでの処置:胸腔ドレナージ.ショック,呼吸困難を呈していれば気管挿管.

(5) その後の処置・コンサルテーション:胸腔ドレナージ後に表1

表1 開胸術の適応

- 胸腔ドレナージ施行時(開始時)1,000 mL 以上の血液を吸引
- 胸腔ドレナージ開始後1時間で1,500 mL 以上の血液を吸引
- 2〜4時間で200 mL/時以上の出血の持続
- 持続する輸血が必要

の条件を満たす場合は，緊急開胸止血術の適応．**外傷外科医・胸部外科医**にただちにコンサルト．

6）開放性血気胸

(1) **受傷機転**：impalement injury（串刺し損傷）もしくは散弾銃による破壊性鋭的外傷による．胸壁に気管径の2/3以上の大きさの欠損が発生した場合，肺はただちに虚脱し，低酸素と低換気が生じる．

(2) **症状と身体所見**：吸気時に胸壁開放創から空気と血液が胸腔内へ流入する(sucking chest wound)．

(3) **ERでの診断**：胸壁開放創と胸腔との交通により診断される．

(4) **ERでの処置**：不安定もしくは呼吸苦があれば気管挿管．被覆剤で胸壁欠損創を覆い，3片をテーピングする．胸腔ドレナージを開放創から離れた清潔部位から行い，開放創を閉鎖する．

(5) **その後の処置・コンサルテーション**：**外傷外科医・胸部外科医**にコンサルト．凝血塊の除去，付随する胸腔内損傷のために開胸術が行われる．

7）外傷性窒息

(1) **受傷機転**：（道路上に寝ていて）車に轢かれる，群集の将棋倒しの下敷きになるなど，胸部全体が圧迫されて，大静脈症候群が発生する．

(2) **症状と身体所見**：頭頸部の血管が破綻し，眼瞼結膜や顔面皮膚の出血点，浮腫，チアノーゼを生じる．脳循環が障害され意識障害をきたす．

(3) **ERでの診断**：受傷機転ならびに上記身体所見から類推する．

(4) **ERでの処置**：窒息により意識障害を伴う場合はただちに気管挿管．

(5) **その後の処置・コンサルテーション**：30°頭部挙上．酸素投与．予後は脳虚血の時間による．

8) 心臓震盪(commotio cordis)
(1) 受傷機転：胸部に対する鈍的損傷による．スポーツイベント中に若年者に起こることが多く，（野球など）速いボールが胸壁に直撃することによる．
(2) 症状と身体所見：受傷機転から類推する．
(3) ERでの診断：心室細動(VF)を呈する．必ずしも鈍的心損傷を合併するわけではない．
(4) ERでの処置：ICLS〔二次救命処置(ACLS)〕早期除細動が有効．
(5) その後の処置・コンサルテーション：循環器内科医にコンサルテーションを行う．

3 Secondary Survey で診断・処置を要する胸部外傷

受傷機転から疑って身体所見をとり，検査を行う．

1) 肺挫傷
(1) 機転：肺実質への出血による．
(2) 診断：ERでの胸部X線では所見が出ないこともある．所見が出現していれば重症．喀血および挿管チューブ内の出血により診断される．胸部CT検査により診断される．
(3) 治療：最初の24〜48時間は低酸素状態が増悪する．酸素投与，喀痰吸引，鎮痛薬投与を行う．低酸素状態が遷延すれば，気管挿管ならびに人工呼吸器管理．重篤な肺挫傷の場合は，体外式膜型人工肺(ECMO)の適応となることもある．

2) 大動脈損傷
(1) 機転：急減速作用機序による．後発部位は大動脈峡部(左鎖骨下動脈分岐後の動脈管束近傍)．
(2) 診断：胸部X線にて縦隔の開大．大動脈陰影の不鮮明化．気管の右方偏位を認める．造影CTで診断する．大動脈造影はgold standardであったが，近年はMDCTで代用される．
(3) 治療：血圧コントロール．β遮断薬が有用．大動脈損傷により循環動態が維持できないようであれば，緊急手術が検討される．この場合，併存する外傷に注意を要する．損傷形態にもよるが，近年は血管内治療(ステント)が行われることもある．**外傷外科医・心臓血管外科医**にコンサルテーション．

3) 気管・気管支損傷
(1) 機転：鋭的外傷(刺創)の場合，頸部気管が後発部位．食道損傷

を合併することがある．鈍的外傷の場合，胸腔への急減速作用機序により気道内圧が上昇し，気管分岐部および主気管支レベルで損傷が生じる．膜様部の損傷が多い．
- (2) **診断**：損傷部位により症状は異なるが，血痰，皮下気腫，呼吸困難を呈する．胸部X線では気胸，血気胸，縦隔血腫・気腫，片側多発肋骨を認める．胸部X線およびCTにて肺が側方に虚脱する"fallen lung"は主気管支損傷に特徴的である．胸腔ドレナージで改善しない外傷性気胸では気管支損傷を強く疑う．気管・気管支損傷を疑った場合は気管支鏡で損傷部位を同定する．
- (3) **治療**：気管損傷の場合は，気管支鏡ガイド下に損傷部より先に挿管チューブの先端を進める．気管支損傷の場合は健側肺の片肺換気を行う．開胸術による一期的縫合，気管支形成もしくは肺葉切除術が必要になる．**外傷外科医・胸部外科医**にコンサルテーション．

4) 鈍的心損傷
- (1) **機転**：心臓が胸骨と胸椎に挟まれ圧迫されて発生する．無症状の心筋挫傷から，不整脈，心破裂までさまざまな病態を呈する．右心房，特に右心耳の部分が多い．
- (2) **診断**：胸部X線，12誘導心電図，心筋マーカー測定．経胸壁心臓超音波により壁運動を評価．新たに出現した洞性頻脈，上室性期外収縮（PAC），心室性期外収縮（PVC），心房細動，右脚ブロック，ST変化を認めた場合に疑う．
- (3) **治療**：入院のうえ心電図をモニターする．重篤な不整脈の出現，心不全症状出現時は循環器医にコンサルテーション．修復が必要な損傷を認めれば（中隔破裂，心タンポナーデ），**外傷外科医・心臓血管外科医**にコンサルテーション．

5) 食道損傷
- (1) **機転**：頸胸部の鋭的外傷によることが多い．鈍的外傷では胸部食道損傷が多く，full stomach（満腹）の状態で胸部に大きな衝撃が加わった場合に発生する．
- (2) **診断**：穿通創の場合，LWE (local wound exposure)により発見される．胸部X線上縦隔気腫を認めた場合は，食道造影〔アミドトリゾ酸ナトリウムメグルミン液（ガストログラフイン®）〕

もしくは内視鏡検査を行う．緊急手術時に偶発的に発見されることもある．
(3) **治療**：穿孔部位の縫合閉鎖が必要．受傷後からの経過時間により治療方法が異なる．**外傷外科医・消化器外科医**にコンサルテーション．

6）横隔膜損傷
(1) **機転**：鈍的・鋭的外傷どちらでも発生する．鈍的外傷の場合は急減速作用機序，上腹部への直達性の圧迫による．下位肋骨骨折を伴う重症胸部外傷の場合，横隔膜損傷の存在を疑う．胸部・上腹部への鋭的外傷によっても発生する．左側に発生することが多い．腹腔内臓器損傷を合併することがある．
(2) **診断**：胸部聴診での腸雑音の聴取．胸部X線にて片側性の横隔膜挙上．左胸腔内に存在する胃管．胸腔内消化管ガスの存在．MDCT（冠状断，矢状断）にて，胸腔内に存在する腹腔内臓器を認める．診断がつかない場合は，腹腔鏡（もしくは胸腔鏡）により直接観察する．
(3) **治療**：手術による修復が必要．**外傷外科医・消化器外科医**にコンサルテーション．

7）外傷性気胸，血胸，血気胸
- 身体所見（聴診・打診，皮下気腫の存在）および胸部X線により診断．
- 胸部X線で所見がない場合もあり（occult pneumothorax），疑わしい場合は胸部CTを撮影する．Occult pneumothoraxの診断においては，超音波検査の有用性が示されている．
- 治療は原則胸腔ドレナージだが，肺虚脱が大きくない場合，出血量が多くない場合は，経過観察も可能．
- 災害，高度医療施設への転院で航空機搬送が必要な場合は，胸腔ドレナージが必要．

8）胸骨骨折，肋骨骨折，鎖骨骨折
(1) **胸骨骨折**：胸骨側面X線を撮影．鈍的心損傷の除外が必要．
(2) **上位肋骨（1・2）骨折**：胸腔内損傷を合併することがある．造影CTによる精査が推奨される．
(3) **下位肋骨（9〜12）骨折**：肝損傷（右）および脾損傷（左）を合併することがある．腹部造影CTによる精査が推奨される．

▶ 十分な疼痛コントロールを行う.
(4) 鎖骨骨折:鎖骨骨折,胸骨骨折,上位肋骨骨折では鎖骨下動脈損傷を合併することがある.造影CTによる精査が推奨される.修復が必要な損傷を認めれば外傷外科医,血管外科医にコンサルテーション.

4 入院・帰宅の判断

- 手術患者,気管挿管患者,厳重なモニタリングが必要な患者はICU入院.
- 循環動態が安定しており,経過観察が主目的であれば経過観察床に入院.
- 胸骨骨折・肋骨骨折で硬膜外カテーテル,PCAによる疼痛管理が必要な場合は一般床入院.
- 損傷が軽微(胸部打撲,肋骨骨折)で,循環動態が安定しており,その他検査所見にて異常がない場合は帰宅可能.外来にてフォローアップを行う.

(葉 季久雄)

5 腹部外傷

POINT

- 呼吸循環動態の安定化が何よりも重要.
- 呼吸循環動態の許す限り,画像診断による解剖学的評価(腹腔内出血の経時的観察と出血源同定)を行う.腹膜炎を起こす腸管損傷や膵・胆道損傷にも注意.
- 初期輸液・輸血療法に対する反応性と各種画像所見から,止血術(開腹術または経カテーテル的動脈塞栓術(TAE))や腹膜炎手術の要否を決定.
- 手術不要でも重症度評価を繰り返し,いつでも手術可能な体制で非手術的治療(NOM).

1 腹部外傷診療のフローチャート(図1)

- Primary survey & resuscitation, secondary survey については,☞p237を参照.バイタルサインの維持に努めながら,腹部外傷の重症度を把握し,治療方針を決定する.治療の要点は,腹腔内

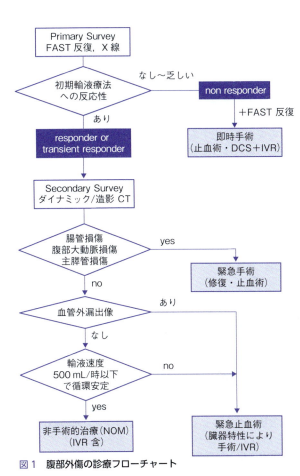

図 1 腹部外傷の診療フローチャート

出血と腹膜炎のコントロールである.
- 初期輸液療法(10 分間で 1~2 L の急速輸液)への反応性と外傷の重症度により,即時/緊急手術の要否を決定する.手術が必要でも対応不能なら,ただちに専門施設へ転送.

即時手術	要手術の判断から 30 分以内に手術開始
緊急手術	要手術の判断から数時間以内に手術開始

- 初期輸液療法に反応が乏しい場合は，即時手術により腹腔内損傷を把握し，修復にこだわらず止血術を優先し，状況に応じて二期手術(DCS：damage control surgery)にする．
- 初期輸液療法に反応して循環動態が維持される場合，出血の活動性，腸管・実質臓器損傷，後腹膜血腫の評価のために高性能のダイナミック/造影 CT は必須．特に CT での血管外漏出像は，IVR や手術の要否を決定する重要なサイン．
- 手術不要の場合は，厳重観察下に非手術的治療(NOM)とする．

2 重症度の評価

評価項目	指標
循環動態	収縮期血圧，心拍数，ショック症状，動脈血液ガス分析
腹腔内出血・後腹膜血腫の増加	FAST 反復，ダイナミック/造影 CT
動脈性出血(extravasation)	ダイナミック/造影 CT
腹膜炎の有無	腹部所見，血液検査，造影 CT

1) 輸液に対する循環動態の評価

- 循環動態の簡便な指標として，収縮期血圧≧90 mmHg が維持できるか否かを目安とする．
- 初期輸液療法(10 分間で 1～2 L の急速輸液)によって循環が維持できない最重症例は non responder．
- 初期輸液療法により循環が改善・維持されるが，輸液速度を緩めるとすぐに循環不全になるのは non responder として扱う．
- 初期輸液療法により循環が改善・維持された場合は，輸液速度 500 mL/時以下で循環が維持できるか否かが鍵となる．

2) 腹腔内出血量と後腹膜腔血腫量の評価

- CT や FAST で腹腔内出血量を把握し，FAST の反復で腹腔内出血の増加速度を推定する(表 1)．
- 増加量≧200 mL/時が 1～2 時間以上続く場合は，循環動態が維持されていても緊急手術の適応．
- 来院時に大量腹腔内出血(1 L 以上)が認められても，その後に増量がなく，循環動態が維持される場合は NOM を考慮する．
- 腹腔内出血の増量が認められないのに，循環動態が徐々に悪化する場合は，胸腔内や後腹膜腔の出血増大，閉塞性ショックや感染

表1 FAST/CT による腹腔内出血量の推定

所見	量(mL)
① Morrison 窩と/または脾腎境界のみ	150
② 上記①+Douglas 窩または膀胱上窩のみ	400
③ 上記②+左横隔膜下のみ	600
④ 上記③+両側 paracolic gutter	800
⑤ 上記④+右横隔膜下(厚み 0.5 cm)	1,000
⑥ 上記④+右横隔膜下(厚み 1.0 cm)	1,500
⑦ 上記④+右横隔膜下(厚み 1.5 cm)	2,000
⑧ 上記④+右横隔膜下(厚み 2.0 cm)	3,000

(松本廣嗣．他：脾外傷．臨床外科 38：325-333, 1983 より)

性ショックの合併を疑う．
- 胸腔内出血は胸部 X 線と FAST で，後腹膜出血は CT で評価する．後腹膜は片側でも 2 L 程度の出血が起こりうることに注意．後腹膜血腫と腹腔内出血の両方が認められる場合は，開腹術による腹腔内出血の制御を優先し，必要に応じて後腹膜へのガーゼパッキング術を追加する．

3 手術の準備

緊急手術(要手術の決断から数時間以内に手術室入室)	即時手術(要手術の決断から 30 分以内に手術室入室)
• 手術室・麻酔科医の確保と器具準備 • 病状説明と同意書取得	
• 輸血確保〔赤血球濃厚液(RCC)10 単位+新鮮凍結血漿(FFP)10 単位〕	• 輸血確保〔RCC 20 単位+FFP 20 単位+血小板製剤(Plt)20 単位〕 • 大動脈遮断カテーテル(IABO)挿入を考慮 • 切迫心停止では救急室開胸+大動脈遮断

4 開腹手術の原則

- 鎖骨下から鼠径部直下まで消毒(開胸追加，IABO 挿入の可能性)
- 吸引管は 2 本以上用意．
- 正中切開による大開腹．
- 大量腹腔内出血がある場合，腸管脱出に注意して開腹．開腹時にタンポナーデ効果が失われて，急激に血圧低下することがあるので注意(IABO が挿入されていれば加刀直前に inflate)．
- 開腹後まずは出血吸引．活動性出血はガーゼ圧迫と鉗子で仮

止血.
- 大動脈(近傍)への最短アプローチは,下行結腸外側切開から後腎傍腔・大動脈前面へ(Mattox手技).下大静脈へは,上行結腸外側切開とKocher手技から後腎傍腔・下大静脈前面へ(Cattel-Braash手技).

5 緊急IVRの準備

- 要IVRの決断から数時間以内に血管造影室入室
- 輸血確保(RCC 6~10単位)
- 血管造影室・放射線科医の確保と器具準備
- 病状説明と同意書取得
- 状態悪化時の開腹手術準備

6 非手術的治療(NOM)の必要条件

- 高性能CTと外傷診療に精通した医師による読影.
- 腹膜炎を疑う所見や手術を要する損傷を認めず,循環動態が安定.
- 外傷外科医による開腹手術不要の判断.
- 外傷診療に精通した医師・看護師によるICU管理(バイタルサイン観察と腹部所見・FASTの追跡).
- いつでも開腹手術やIVRが可能な状況を確保(外傷外科医,麻酔科医,手術室,輸血の確保).

7 受傷機転による診療のポイント

1) 鈍的外傷

- 即時・緊急手術の適応がなく,意識清明で腹部所見が正確に追跡できる場合は,呼吸循環動態や腹膜炎の所見を手がかりとしてNOMを行う.意識障害がある場合は,腹膜炎の診断が難しいので,試験開腹術を躊躇しない.

2) 鋭的外傷

- わが国ではナイフによる刺創がほとんど.ナイフによる鋭的外傷の画像診断は過小評価されることが多いことに注意.腹膜穿通(peritoneal penetration)があれば,損傷が腹腔内に及んでいる可能性がある.腹膜穿通は,下記のいずれかで診断.

  - 創部からの腹腔内臓器脱出
  - local wound exploration(局所麻酔下での創深部の観察・視診・触診)
  - 画像診断による腹腔内出血,遊離ガス,臓器損傷の同定
  - 吐下血または肉眼的血尿

- 循環動態が不安定で,腹膜穿通ありなら,即時手術(試験開腹術)

の適応.腹膜穿通ありで循環動態が安定した鋭的外傷患者の場合は,不必要開腹術となる可能性は 30〜50%.
- 不必要開腹術を減らすための方策として,診断的腹腔洗浄(DPL)と診断的腹腔鏡検査があるが,いずれも専門的施設で慎重に適応を判断すべき.

DPL	・手技は☞ p429 を参照.ER で簡便に行える利点がある. ・腹腔内出血の診断は正確だが,腸管損傷の確診は洗浄液の血算・生化学検査を要するため一般的ではない.
診断的腹腔鏡	・全身麻酔下に手術室で行う必要があるが,腸管損傷の確診率が高く,腹腔鏡(補助)下手術で損傷を修復できる可能性もある. ・頭部外傷合併例では禁忌,気胸/横隔膜損傷では胸腔ドレーン留置が必要,肝静脈損傷では空気塞栓に注意.

8 損傷臓器による診療のポイント

1) 肝損傷
- 循環動態が維持されていれば,肝実質内からの活動性動脈出血は TAE の適応.
- 肝損傷の NOM では,4 亜区域以上の損傷が感染性合併症の危険因子.
- 腹腔内出血の増加を伴う肝静脈損傷は循環動態にかかわらず緊急手術の適応.
- 術中出血傾向があれば,動脈性出血のみ結紮止血し,ガーゼパッキングを行い,DCS.
- 出血傾向がなく,損傷範囲が大きい場合は,resectional debridement よりも定型的肝切除術を考慮.肝切除が困難なら DCS(+IVR).

2) 脾損傷
- 左横隔膜,膵臓,上腸間膜静脈などの合併損傷に注意.
- 循環動態が維持されていれば,脾実質内の活動性出血は TAE の適応.Ⅲ型脾損傷の NOM では,受傷後 3〜4 週間程度でも遅発性出血がしばしば起こるので注意.循環動態が維持できなければ開腹手術.
- 脾臓温存術(脾縫合術,脾部分切除術)に努めるべきだが,温存不能時/術中出血傾向時は脾全摘術.摘脾後は肺炎球菌性敗血症予防のために肺炎球菌ワクチン(ニューモバックス®NP)投与を考慮.

3）腎損傷

- Ⅲ型腎損傷で Gerota 筋膜を超える血腫がある場合の NOM は，第3〜7病日に遅発出血や感染合併症が起こりやすいので注意．
- 腎茎部損傷や高度な腎破裂による出血性ショックは開腹手術が無難．

4）膵損傷：磁気共鳴胆道膵管造影(MRCP)，内視鏡的逆行性膵管造影(ERP)で主膵管損傷があれば手術適応だが，CT や術中診断での診断確定は困難．主膵管損傷以外は保存的に治療可能な場合が多いが，膵液や滲出液のドレナージ術が必要になることもある．

5）腸管損傷

- 穿孔・破裂は開腹手術(洗浄ドレナージを含む)の適応．穿孔・破裂部の一期的吻合・縫合術を行う場合は，循環不全がないことが原則．
- 小腸破裂は，初療時に腹痛が軽微で，腹部 CT も明らかな異常所見を認めないことも多い．
- 腸管(胃・小腸・大腸)の穿孔・破裂部はデブリドマンと縫合閉鎖/機械吻合術．循環不全時や挫滅・炎症の強い大腸破裂では，人工肛門を造設して二期的手術にする．
- 十二指腸破裂は，消化液やエアーが右高位後腹膜腔へ漏出することが多い．初期には腹部症状が軽微であることが多く，診断が確定するまでに数日を要することもある．

> - 穿孔または軽度炎症の小破裂なら単純縫合閉鎖術．
> - 軽度炎症の大破裂なら空腸漿膜パッチ．
> - 高度炎症の中破裂ならば単純縫合術と付加手術(胃瘻＋一時的幽門閉鎖＋逆行性十二指腸瘻)または十二指腸憩室化術．
> - 大破裂または高度挫滅ならば十二指腸部分切除と小腸吻合術(R-Y 再建)．

6）大血管損傷

- 腹部大動脈損傷は開腹手術の適応．血管内治療は専門施設での選択肢．
- 下部消化管損傷の合併例では，人工血管置換術を避けて腋窩-大腿動脈または大腿-大腿動脈バイパス術を考慮．

7）横隔膜損傷：原則として非吸収糸で結節縫合．横隔膜が付着部から離断されて縫い代がない場合は，肋骨・肋骨弓の骨性胸膜に縫着．

9 入院・帰宅の判断

- 呼吸循環動態が不安定な患者，TAE・手術を要した患者はICUで呼吸循環管理．
- 非手術的治療を行う患者もICUでの呼吸循環管理が望ましい．
- 腹膜炎の疑い，明らかな臓器損傷があるが循環動態が安定な患者は入院経過観察．
- 自他覚所見に乏しい腹部外傷の大部分は帰宅可能だが，まれに遅発性腸管穿孔があることに注意．

(関根和彦)

6 脊椎・脊髄損傷

POINT

- 脊椎の安静を保ったうえで，バイタルサイン，呼吸循環などの全身状態の評価および神経症状の評価を施行する．
- 治療方針の決定には，脊椎の損傷型分類と脊髄の麻痺評価が必須である．
- 損傷型分類に基づき，各病態に応じた治療法を選択し，脊椎を再建する．
- 二次的脊椎障害を防止するために，ステロイド大量投与および脊椎圧迫除去操作方法を考慮する．

1 最初の処置

1) **搬送・体位変換**：脊椎，脊髄損傷が疑われる患者では脊椎の安静を保ち，頭部から骨盤部までを1本の棒(all in one piece)のように扱う．特に意識障害合併例や薬物を使用している際には注意を要する．
2) **バイタルサインの評価**：生命を直接左右する高位頸髄損傷や他臓器損傷が疑われれば，救命処置を優先する．特に循環障害(神経因性ショック，徐脈，不整脈)，呼吸筋や横隔膜の麻痺による呼吸障害に注意する．
3) **脊柱初見の診察**：頭位異常，脊柱変形，叩打痛，圧痛の有無を診察し，脊椎損傷の高位診断の参考にする．

4）神経症候の診察

- 意識障害がなければ，病歴聴取による受傷機転の把握，診察による神経症候を含めた臨床像の把握に努める．運動麻痺，知覚障害，反射異常，膀胱直腸障害の有無を診察し，脊髄損傷の高位と横断位を診断する（☞p9）．
- 受傷直後の脊髄ショック期では，完全麻痺か否かの鑑別はできない．球海綿体反射や肛門反射の出現は脊髄ショックを離脱した指標になるので，この時期に完全麻痺であっても会陰部の知覚が温存された仙髄回避は不全麻痺の徴候である．

5）脊髄損傷の急性期管理

(1) **呼吸管理**：酸素飽和度モニター管理，気管内吸引や排痰介助，気管切開，気管挿管を適宜施行，高位頸髄損傷では人工呼吸器管理．

(2) **循環管理**：心電図で管理．静脈路を確保し，輸液を実施．徐脈にはアトロピン，血圧低下にはノルアドレナリン（ノルアドリナリン®）を使用．血圧低下に対する過度な輸液は禁忌．

(3) **排尿管理**：無菌的間欠導尿もしくはバルーンカテーテル留置による持続導尿を施行する．無菌的間欠導尿が望ましい．

(4) **腸管管理**：腸管麻痺にはジノプロスト（プロスタルモン®・F）やネオスチグミン（ワゴスチグミン®），急性期出血予防には抗潰瘍薬を使用．

(5) **褥瘡予防**：回転ベッドやエアマットを用いて2～3時間ごとの体位変換．

(6) **体温管理**：過高熱には氷嚢で全身冷却．

(7) **損傷脊髄対策**：受傷後8時間以内にステロイド大量投与．

> 1）メチルプレドニゾロンコハク酸エステル（ソル・メドロール®注）　30 mg/kgを15分かけて静注，15分かけて中止．45分休止後，5.4 mg/kg/時で23時間投与

- 敗血症患者，消化管出血患者に対しては禁忌であり，高齢者の場合には重症感染症などの合併症を考慮して慎重に投与する．そのほかに抗浮腫治療としてD-マンニトール（マンニトール®）か濃グリセリン・果糖（グリセオール®）を使用する．

2 重症度の判定

(1) **脊椎損傷の損傷型分類**：損傷脊椎の生体力学的な分類であり，

不安定損傷と安定損傷に大別される．脊髄損傷の合併は不安定損傷と考えてよい．胸椎，腰椎では不安定損傷は脱臼骨折と破裂骨折，安定骨折には圧迫骨折とシートベルト型骨折に分けられる．上位頸椎に頻発する脱臼は最も不安定である．不安定損傷は脊椎再建を必要とする．

(2) 脊髄損傷の麻痺評価：脊髄損傷の重症度の評価は，Frankel 分類による5段階評価が簡便で広く利用されているが，頸髄損傷の上肢機能が反映されない欠点がある．米国脊髄損傷協会（ASIA）評価は詳細かつ実用的である．

3 病態の把握，診断の進め方

- 画像診断は確定的診断と病態の把握に不可欠であり，病態の把握のために放射線学的検査を施行する．

X線撮影	上位頸椎から骨盤までの撮像が原則．前後，側面，両斜位を撮影する．頸椎前屈，後屈の機能撮影は禁忌．頭部外傷の合併では開口位AP像も撮影．
CT	特に3DCTが脊椎損傷の診断に有用．低線量CTが普及しており，その有用性が高まってきている．
MRI	脊髄損傷の診断，特に非骨傷性脊髄損傷の評価には必須である．

4 引き続き行うべき救急処置

- 脊椎損傷，脊髄損傷の確定診断後，治療は脊椎専門外科医に任せる．
- 脊髄損傷の早期除圧手術のコンセンサスは得られていないが，脊髄損傷を合併する脊椎不安定損傷は早期手術の絶対的適応となる．Instrumentation 手術は術直後の強固な支持性を獲得でき，早期後療法に移行できるメリットがある．
- 頸椎損傷では脊髄損傷の有無にかかわらず脱臼および脱臼骨折に対して頭蓋直達牽引で整復操作にかかる．Barton 牽引がよい．Halo-ring 牽引は整復後，Halo-vest を装着すれば起坐が可能となるため利用価値が高い．
- 牽引方向は水平が基本であるが，前方脱臼ではやや後屈，また後方脱臼ではやや前屈に引くとよい．重錘量はX線で整復位を確認しながら増量していき，上限は15 kgとし，整復できれば脊椎固定術を行う．整復不能例では観血的整復後，脊椎固定術を行う．
- 胸椎，腰椎損傷では，脱臼骨折に対して整復固定術を施行する．
- 安定損傷の圧迫骨折は保存加療が基本．可能な限り椎体高を整復

後，外固定で離床．頸椎骨折では頭蓋直達牽引，胸椎，腰椎骨折では仰臥位で背中に枕をいれ，反張位にするとよく整復できる．早期離床を目指して，経皮的椎体形成術を行う場合がある．また，8週以降に疼痛や変形が残存する場合には，バルーン椎体形成術が適応になることがある．

5 入院・帰宅の判断
- 脊椎損傷および脊髄損傷は原則として入院での加療が望ましい．ただし，高齢者の圧迫骨折については医療機関の状況により安静入院をしたり，自宅での安静を指示することがある．

(宇田川和彦)

7 四肢外傷

POINT
- 四肢外傷は骨折だけでなく，皮膚，神経，血管，筋肉などの軟部組織損傷も合併する．的確に損傷部位と病態の把握を行い，適切な初期治療を行わなくてはならない．

Ⓐ 総論

1 診断
1) **バイタルサインのチェック**：全身状態を評価し，中等症以上の外傷であれば静脈路を確保する(抗菌薬や細胞外液の投与，急変時の対応などの目的)．大腿骨などの長管骨の骨折では大量の皮下出血のためショックとなる症例もある．血圧低下の前に頻脈がみられるので，バイタルサインの異常を見逃さない．
2) **軟部組織の評価**
(1) 開放創か閉鎖創か
- 皮膚は感染の生体バリアであり，皮膚の破綻は感染のリスクを伴う．動脈性の出血がなければ皮膚を洗浄し(生理食塩液でなく水道水でも十分である)，異物や壊死組織，汚染物質は徹底的に切除する(デブリドマン)．
- 感染防止が第一義であり，必要があり行うデブリドマンによって

皮膚が欠損して閉創できなくなっても構わない．wet dressing[※1]やNPWT[※2]で対応する．

(2) 動脈損傷の有無
- 拍動を伴う出血は動脈損傷である．小動脈であればバイポーラーにて焼灼，管腔が肉眼で確認できるような中動脈であれば結紮を行う．
- 主幹動脈損傷では血管縫合の必要性も考慮し，専門医（整形外科医か血管外科医）にコンサルトする．止血が困難であれば，出血部位を徒手的に圧迫し，専門医にコンサルトする．
- 静脈性出血に関しても同様であるが，出血点が明らかでない末梢の出血に関しては，創を縫合することによって創面の組織圧が高まり，自然に止血される．

(3) 神経損傷の有無
- 運動麻痺や知覚麻痺を確認する．これらがあるようなら神経損傷を考慮するが，ただちにコンサルトできる専門医がいなければ，緊急性はなく，創部のデジタルカメラ写真を撮影し，ひとまずラフに閉創し，翌日専門医を受診させる．
- 基本的に神経が切れている場合は手術適応となる．開放創がない場合の神経麻痺は，骨折や血腫による神経の圧迫を考える．

(4) 筋・腱損傷の有無
- アキレス腱断裂や腱性Mallet指などの皮下断裂もみられるが，多くは開放創に伴う損傷である．運動障害がないか確認する．
- 筋実質部であれば縫合してしまって構わない．腱損傷は専門医が縫合するほうがよいが，手の伸筋腱は創部から腱断端が近位，遠位とも観察できる場合は縫合してしまっても構わない．
- 腱の短縮を懸念し，ただちに手術加療を行う施設もあるが，通常

※1：wet dressing：湿潤環境で組織の再生を促す治療法．止血が確認できれば，フィルム材を直接塗布したり，軟膏〔基剤が重要．ワセリンでもゲンタマイシン硫酸塩（ゲンタシン®軟膏）でもポビドンヨードゲル（イソジン®ゲル10％）でも何でもよい〕を十分に塗布したり，フラジオマイシン硫酸塩（ソフラチュール®貼付剤）などを使用する．

※2：NPWT（negative pressure wound therapy）：陰圧閉鎖療法ともいう．創部を被覆材を用いて密閉し，チューブを専用の器具に接続して創部を陰圧環境として創部の治癒を促進する治療法．

は創部のデジタルカメラ写真を撮影し，ひとまずラフに閉創し，翌日専門医を受診させる．

(5) 靱帯損傷・骨折・脱臼の有無
- 外見上の変形・腫脹，異常可動性がみられればこれらを疑う．
- X線検査で骨折や脱臼の有無を診断し，関節の不安定性の有無を徒手検査でチェックする．
- 関節に圧痛部位が明確であれば同部の靱帯損傷が疑わしい．各論で詳述する．

(6) 特殊な損傷
- **切断指，切断肢**：あらかじめ救急要請がある場合は，専門医を確保しておくことが望ましい．再接着術の適応となるものもあり，虚血時間を短くすることに留意しながら診療を進める．
- 切断指(肢)は湿ったガーゼで覆いビニール袋に入れ，その袋ごと冷水で冷却する．直接冷水につけてはならない．再接着は受傷後6〜8時間以内には行いたい．

2 治療

1) 軟部組織
- 創の洗浄，デブリドマンによる感染防御が最優先される．動脈性の出血は止血操作を完了する．それ以外の神経，筋，腱の断裂は，準緊急であり，ただちに専門医にコンサルトできる状況でなければ創内の状況をデジタルカメラ写真で記録したうえで，皮膚をラフに閉創する．後日専門医を受診させる．

2) 骨折(徒手整復，外固定)

(1) 全身状態の評価：必要に応じた静脈路の確保．
(2) X線2方向撮影による骨折の評価：骨折が判然としないときは健側も撮影し比較するかCT撮影により詳細に骨折を評価する．
(3) 徒手整復
- 転位のある骨折は徒手整復操作を行うことが望ましい．整復操作の基本は「緩徐に牽引」することである．
- 適切な麻酔の施行が望ましいが，愛護的に緩徐に牽引すると無麻酔でも整復可能である．骨折部への局所麻酔注入は，医原性の開放骨折を作っていることになり，望ましくない．

(4) 外固定
- 骨折を認めれば必ず外固定を行う．骨折部の近位と遠位の二関節

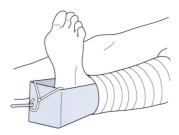

図1 スピードトラック牽引

固定を行う(橈骨遠位端骨折であれば手関節と肘関節を固定するので,手掌から上腕部までのシーネ固定を行うこととなる).
- ただし,二関節固定はあくまでも原則であり,骨折部が固定されれば適宜短くても構わない.

(5) 持続牽引
- 大腿骨近位部骨折や骨幹部骨折ではシーネ固定が困難であり,また小児上腕骨骨折などでは腫脹防止のため,持続牽引を行う.
- 皮膚を介した介達牽引(スピードトラック牽引)と,骨に鋼線を刺入してこれを牽引する直達牽引(鋼線牽引)がある.
- スピードトラック牽引はゴムバンドを包帯で皮膚に巻き付け,そのゴムバンドを2~3 kgの重錘で牽引するだけなので,整形外科医でなくとも簡単に行える(図1).鋼線牽引は専門医に委ねたい.

3) 脱臼整復
- 速やかな脱臼整復が望ましい.整復の基本は「緩徐に牽引」することであるが,脱臼では疼痛が強いため筋が収縮しており無麻酔では脱臼の整復がしづらい.1回目の試行で整復が成功しなければ,静脈路を確保したうえで静脈麻酔薬を用いるほうがよい.
- プロポフォール(ディプリバン®,200 mg/20 mL)やチオペンタール(ラボナール®,500 mg/20 mL)は「**体重÷12(mL)**」使用する.念のためSpO₂モニターを装着しておく.SpO₂が低下してきたらマスク換気で補助するが,通常数十秒~数分で覚醒するので慌てない.
- 整復後は外固定を用いる.四肢末梢はシーネ固定,肩関節脱臼は,三角巾を装着したうえで,もう1枚の三角巾で体幹ごと固定する(あるいは肋骨固定帯を使用する).

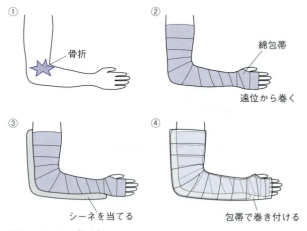

図2 シーネの巻き方

- 股関節脱臼の整復後は安静目的にスピードトラック牽引をして入院となる．暴力的な整復は医原性の骨折を引き起こすため，整復困難であれば専門医にコンサルトする．

4）シーネの巻き方
- 整形外科医以外も習得すべき基本的な四肢の固定手技．
- ガラス繊維製の基布に水硬性ポリウレタン樹脂を浸含させた合成樹脂性のものを用いる．
- 四肢に直接シーネが当たらないよう綿包帯などの下地を巻き，水で濡らせたシーネをあてがい，これを厚手の弾力包帯で巻き付ける．シーネは5分程度で硬化するため，シーネを包帯で巻き付けたら硬化するまでその肢位を保持しておく（図2）．
- 包帯は強く巻きすぎると血流障害を引き起こすので，「きつすぎず，緩すぎず」に巻く．
- 最近はシーネの両面にあらかじめクッション材が付いている商品も出現し，これを用いる場合は下地は不要であり，直接シーネをあて包帯で巻き付けるだけでよい．

5）コンパートメント症候群
- 四肢の骨折の有無にかかわらず，軟部組織に高度な挫傷（打撲）が加われば筋区画圧（コンパートメント圧）が上昇し，コンパートメン

ト症候群を呈することがある．特に下腿で問題となることが多い．
- 緊満して遠位の冷感，知覚鈍麻，他動時の強い疼痛を訴える場合は本症を疑う．三方活栓と水銀柱血圧計を用いた needle manometer 法が教科書的ではあるが煩雑でかつ不正確である．
- 動脈圧測定ライン（A-line）を用いて筋に直接注射針を刺して筋区画圧を測定するのが簡便であり，かつ正確である．
- 正常組織圧は 20 mmHg 以下であり，30 mmHg 以上では減張切開を考慮する必要があるので専門医にコンサルトする．コンサルトや減張切開のタイミングが遅れると，筋が阻血により壊死し不可逆的変化を起こす．

3 患者へ対する説明

- X 線上骨折が明らかでないものの，**疼痛が強い場合**は，専門医でないと指摘できない骨折がある可能性がある．そこで，救急外来では「骨折はない」とは決して断言してはならない．
- 「明らかな骨折はないが，専門医でないと診断できないような細かい骨折がある．患部の安静のため，いずれにせよ治療は外固定（＝シーネ）である」として外固定を行うことが望ましい．
- 捻挫でも強い打撲であっても外固定が治療であるので，治療法としては変わらない．「骨折がない」と断言して後日骨折が判明するとトラブルになるため，疼痛が強い場合は骨折なしを断言しないことが肝要である．
- 特に小児では健側の X 線と比較しても骨折の有無の判断に迷うことが多い．整形外科の若手医であっても上記のように説明している．

B 各論

- コンサルトを行うときに正確な骨の名前を伝えなくてはならない．骨の名称は項末の解剖図を参照されたい．

1 上肢

1）指周囲の骨折

- 指 2 方向撮影（正面，側面）を行う．骨折がなくとも関節の側方不安定性があれば靱帯損傷を考える．治療はいずれもアルフェンスシーネ固定とする．固定範囲は PIP 関節以遠なら指尖から MP

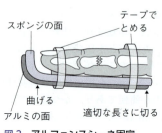

図3 アルフェンスシーネ固定

関節まで．PIP 関節より近位なら，手掌まで固定する（図3）．

槌指（＝Mallet 指）	突き指で起こる．末節骨の剝離骨折を伴う骨性 Mallet 指と，骨折を伴わない腱性 Mallet 指がある．
指側副靱帯損傷	関節の側方不安定性がなくても関節側面に圧痛があればこれを疑う．靱帯付着部の剝離骨折を伴うこともある．
脱臼や脱臼骨折	脱臼があれば牽引して整復する．
指骨骨折（末節骨，中節骨，基節骨骨折）	—

2）手の骨折

- 手2方向撮影（正面・斜位）を行う．手側面像では第2～5中手骨が重なってしまい診断にはあまり有用ではない．側面像を撮影するときは CM 関節脱臼などの特殊な例に限られる．骨折を認めた場合は指～手関節のシーネ固定を行う．脱臼を認めた場合は牽引して整復することが望ましいが，整復できないこともあり，その場合は専門医にコンサルトが望ましい（が，コンサルトできない場合は翌日整形外科外来受診でも構わない）．

中手骨骨幹部骨折	—
中手骨頸部骨折	転倒や，物や人を殴っての受傷が多く，第5中手骨を受傷する頻度が高い．X線では通常骨折部が背側凸の変形をしていることが多い．
CM 関節脱臼骨折（中手骨基部骨折）	本症は見逃しが多い．通常の手2方向撮影（正面・斜位）のほか，手側面像が有用である．

3）手関節周囲の骨折

- 転倒して手を地面に突いて受傷することが多い．基本は手関節2

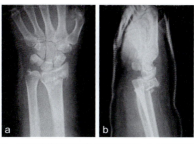

図4 橈骨遠位端骨折(a:橈骨正面, b:橈骨側面)

方向撮影(正面, 側面)だが, 手関節以遠の受傷では手2方向撮影(正面, 斜位)も併せて撮影する. 骨折が判然としないときはCTのMPR像が診断にとても有用である. 手関節周囲の骨折はシーネを手掌～肘まで固定する.

橈骨遠位端骨折(図4)	上肢の骨折で最もみられる. 手関節に著明な腫脹と圧痛を認める. 明らかに転位のある橈骨遠位端骨折では, 正中神経障害や循環障害の回避のために可及的な徒手整復が望ましい(指を長軸方向に緩徐に牽引していくと可及的な整復が得られる).
尺骨茎状突起骨折(図4)	単独での骨折もみられるが, 通常は橈骨遠位端骨折に合併することが圧倒的に多い. 骨片は小さいこともあるので, X線の読影の際, 見落としやすい.
舟状骨骨折	手関節周囲の骨折のなかでは疼痛は少ないうえ, X線でも診断しにくいanatomical snuff box(図5)の圧痛は舟状骨骨折を強く示唆する. 診断にはCT-MPR像が診断に有用である.
手根骨骨折(舟状骨骨折を除く)	各手根骨の名前は覚えにくいので, ☞ p287を参照. 手関節側面像では手根骨が重なってみえるために, 斜位も併せて撮影するか, CT撮影を考慮する.
月状骨周囲脱臼(図6)	月状骨以外のすべての手根骨が脱臼したもの. 月状骨を押し込むように整復すると容易に整復される.

4) 前腕部の骨折

- 前腕骨骨折は橈骨骨幹部骨折, 尺骨骨幹部骨折の単独骨折および, 両骨の同時骨折がある. 小児では不全骨折となり前腕骨の弯曲が増大するだけの「急性塑性変形(acute plastic bowing)」(図7)となることがあるので, 健側も比較のために撮影しておく.

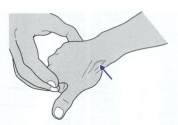

図5 Anatomical snuff box

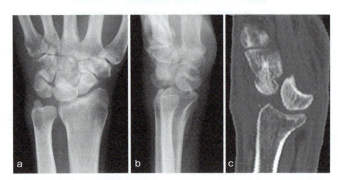

図6 月状骨周囲脱臼(73歳男性)
月状骨と橈骨の関係は正常で,月状骨以外の手根骨が背側に転位している.
a. 単純X線AP像,b. 単純X線側面像,c. CT(再構築側面像).

前腕骨骨折の徒手整復は困難である.そのままそっと,手関節〜肘関節をシーネで固定すればよい.なお,急性塑性変形はただちに整復しないと,変形が遺残する.

5)肘関節周囲の骨折

- 肘関節を構成するのは上腕骨遠位部,尺骨および橈骨近位部である.X線の原則は肘関節2方向撮影(正面・側面)である.肘は骨折のほか靱帯損傷や脱臼も合併するので,1つの外傷を見つけて安心するのではなく,ほかの損傷がないかも留意して診察する.治療は前腕〜肩までをシーネ固定する.

上腕骨遠位部骨折(図8)	上腕骨顆上骨折,上腕骨顆部骨折(内顆および外顆)の総称.内顆もしくは外顆骨折の場合,反対側の側副靱帯も損傷していることがある.

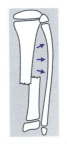

図7 脛骨骨折に伴う腓骨の急性塑性変形

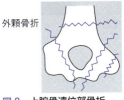

図8 上腕骨遠位部骨折

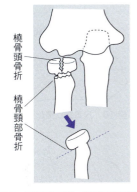

図9 橈骨頭骨折, 橈骨頸部骨折

肘頭骨折（＝尺骨近位部骨折）	肘の直接打撲による受傷が多い.
橈骨頭骨折, 橈骨頸部骨折（＝橈骨近位部骨折）（図9）	橈骨頭付近に圧痛があったり, 前腕を回内外したときに肘外側の疼痛を訴えたりする. 本骨折は内側側副靱帯損傷を伴うことがあるので, 肘内側にも圧痛がないかを確認する.
尺骨鉤状突起骨折（図10）	骨片自体は小さいが, X線の肘関節側面像で診断できる. 肘が後方に脱臼しようとして上腕骨と鉤状突起が衝突することで骨折が起こる.

6）上腕部の骨折

- 上腕骨骨幹部骨折である. 直接打撲や手を突いての転倒のほか, 野球での投球や腕相撲など自家筋力で受傷する. 前者の場合は横骨折のことが多く, 後者の場合はらせん骨折となる. 原則は上腕骨の2方向撮影（正面, 側面）である. 三角巾2枚もしくは三角巾と肋骨バンドによる簡易固定を行う（図11）. 上腕骨骨幹部骨折では橈骨神経麻痺（＝手関節の背屈や手指の伸展ができなくなる

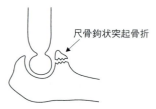

図10 尺骨鉤状突起骨折

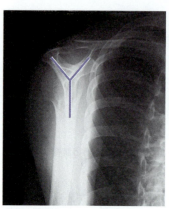

図12 Y撮影

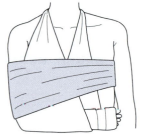

図11 三角巾と肋骨バンドによる簡易固定

運動麻痺と，手背側の母指〜示指周囲の知覚障害)が生じることがあるが保存治療が原則であるので，整形外科医に慌ててコンサルトすることはない．

7）肩関節周囲の骨折

- 肩関節は上腕骨，肩甲骨，鎖骨により構成される．基本は肩関節2方向撮影（正面・Y）である．Y撮影とは，肩甲骨に対する真側面像であり，肩甲骨体部と烏口突起と肩甲棘でアルファベットの「Y」の字にみえるためにこの名が付いている（図12）．鎖骨骨折や肩鎖関節の損傷を疑う場合は，上記のほかに「肩鎖関節2方向」を追加し，鎖骨自体の骨折を最初から疑うときは「鎖骨2方向」をオーダーする．
- 上腕骨近位部骨折，肩甲骨骨折は，上肢が体幹から離れないように救急外来では三角巾2枚もしくは三角巾と肋骨バンドによる簡易固定を行う．肩鎖関節脱臼や鎖骨骨折（遠位端骨折も骨幹部骨折も）は，鎖骨バンドを用いる．

上腕骨近位部骨折	上腕骨外科頸骨折，解剖頸骨折，骨頭骨折，大結節骨折などの総称．X線では正面像ではほとんど転位がなくみえても，Y像では転位が大きいこともあるので，必ず2方向で確認する．
烏口突起骨折	Y像で烏口突起が転位してみえる．
肩甲骨関節窩骨折	特に肩関節の脱臼に合併しやすい．関節窩の下縁に小骨片を認めることが多い．
そのほか肩甲骨の骨折	肩甲骨体部骨折や肩甲棘骨折などがある．ここが骨折する場合はかなり大きなエネルギーによる外傷を想起し，胸部(肋骨，肺，縦隔)などの体幹部外傷がないかも評価する．
肩鎖関節脱臼	脱臼か否かの判断に困る場合は健側も撮影し比較するとよい．また脱臼を認めなくとも肩鎖関節に疼痛がはっきり存在する場合も外固定をしておく．
鎖骨遠位端骨折	肩鎖関節脱臼と同様の症状を呈する．
鎖骨骨幹部骨折	転位が大きなものは骨折部を皮下に触れるため，それだけで診断の予想がつく．

2 下肢

1) 足趾周囲の骨折

- 足趾2方向撮影をオーダーする．ただし，MTP関節近傍を痛がる場合は斜位も撮影する(個体差が多いが，特に小趾では末節骨と中節骨が癒合していることが多々あるが正常である)．
- 念頭に置くべき外傷や治療は「**1** 上肢1)指周囲の骨折」(☞ p277)と同様．

2) 足部の骨折

- X線撮影の基本は足2方向撮影(正面・斜位)である．足部から足関節に至るシーネ固定でよい．脱臼を合併しているときは整復することが望ましいが，整復してもすぐに脱臼してしまうことが多い．

中足骨骨折	中足骨は遠位から順に，頸部骨折，骨幹部骨折，基部骨折がある．
リスフラン関節脱臼骨折	中足骨と足根骨間(リスフラン関節)の脱臼では骨折を伴わない場合は第3~5中足骨が外側(小趾側)へ転位しているだけのことがあり，見逃しやすい．背側への脱臼を伴っていることも多く，足側面像が有用である．
楔状骨，立方骨，舟状骨骨折	単独での骨折ではまれである．

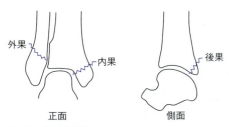

図 13 足関節骨折

3) 足関節周囲の骨折

- 足関節を構成するのは脛骨遠位部,腓骨遠位部,距骨であり,距腿関節ともいう.距骨の底側の踵骨との関節面は距踵下関節という.
- 足関節の骨折の診断の基本は足関節 2 方向撮影である.ただし足関節よりもやや前方(遠位側)を痛がるなら足 2 方向撮影も追加する.高所からの転落などでの受傷では,踵骨や距骨の骨折も念頭に置く.踵骨骨折なら「Anthonsen 撮影」を追加する.治療は,下腿から足部にかけシーネ固定を施す.

足関節骨折(外果骨折,内果骨折,後果骨折)(図 13)	最も頻繁にみられる足関節周囲骨折である.外果骨折や後果骨折は正面像では正常にみえても側面像で骨折が判明することがある.
距骨骨折	高所からの転落で受傷することが多い.足関節側面像が診断に有用である.
踵骨骨折	高所からの転落で受傷することが多い.下位胸椎や腰椎に圧迫骨折を合併することが多い.踵骨の正常な形を見慣れないと骨折の判断に困ることがあるが,健側も撮影して比較するとよい.

4) 下腿部の骨折

- 下腿は脛骨と腓骨からなるが,脛骨前面の軟部組織が少ないため,開放骨折となることも珍しくない.開放骨折ならばただちに専門医にコンサルトするか,対応可能な施設に転送する.
- 基本は下腿骨 2 方向撮影(正面・側面)である.膝関節から足関節が入るように注意して撮影をオーダーしたい.一方に骨折を認めた場合は,他方にも骨折がないか,X 線を全長にわたり確認する.
- 転位の大きくないものは,膝関節と足関節を固定するようにシーネ固定とする.外固定ののち帰宅させても構わないが,下腿の腫

脹が強いなら安静目的の入院も検討したい．

5）膝関節周囲の骨折

- 外傷後に著明な膝関節の腫脹を認めたらまず骨折を疑う．X線撮影は膝関節2方向（正面・側面）が基本で，膝蓋骨骨折を疑う場合は軸射像も追加する．膝関節穿刺も診断の一助となる．固定は軽度膝関節屈曲位で大腿から足関節までのシーネ固定を行う．膝蓋骨骨折以外は入院を検討する．施設によっては鋼線牽引や創外固定を行うことがある．

膝蓋骨骨折	膝蓋骨は荷重骨ではないため，膝関節を伸展位でシーネ固定するか，膝関節伸展装具（ニーブレース®など）を装着させれば歩行させてもよい．
脛骨近位部骨折	関節面が陥没するタイプの骨折は見逃しやすく，X線に異常がないと思っても，膝関節を強く痛がる場合は，膝関節穿刺（☞p434）による脂肪滴の確認か，CT（のMRP前額断と矢状断）による関節面の評価のいずれかを行いたい．
大腿骨遠位部骨折 （大腿骨顆部骨折， 大腿骨顆上骨折）	X線正面像と側面像で診断はそれほど難しくない．
十字靱帯付着部剝離骨折	膝十字靱帯には前十字靱帯と後十字靱帯の2つが存在するが，ともに遠位部（脛骨側）での剝離骨折が多い．

6）大腿部の骨折

- 大腿骨骨幹部骨折である．基本は大腿骨2方向撮影であるが，正面像で明らかな骨折が認められれば1枚だけの撮影でも問題ない．大腿骨は骨幹部に血管孔を認めるため，これを骨折と誤解してしまうことがある．
- シーネ固定は難しい部位であるので，入院のうえ調達牽引（鋼線牽引）を行うことが推奨される．

7）股関節周囲の骨折

- 大腿骨頸部骨折である．近年は大腿骨近位部骨折といわれるようになった．高齢者の転倒が圧倒的に多く，患者の予後にも大きく影響する骨折であり，5年生存率は30％ともいわれている骨折であるという認識をもちたい．
- X線撮影は，「両股関節正面」+「患側のLauenstein（ラウエン）」撮影をオーダーする．
- 大腿骨近位部骨折は，①骨頭骨折，②頸部骨折，③転子部骨折，

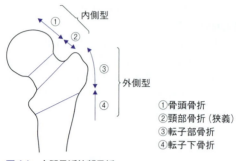

図14 大腿骨近位部骨折

① 骨頭骨折
② 頸部骨折（狭義）
③ 転子部骨折
④ 転子下骨折

④転子下骨折に分類される（図14）．このうち①，②が「いわゆる内側骨折」，③，④が「いわゆる外側型骨折」である．

- 根治的治療法は，麻酔が可能である限り原則として手術治療となることを認識されたい．したがって入院となる．以前は鋼線牽引や介達牽引が行われていたが，現在は骨折部の安静を目的にのみ行われることがある．

（田島康介）

① 全身骨格

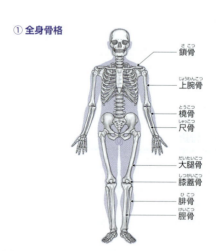

〔堀進悟（監）：救急整形外傷レジデントマニュアル，後見返し，医学書院，2013〕

② 手の骨

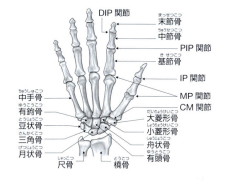

③ 足の骨（正面）

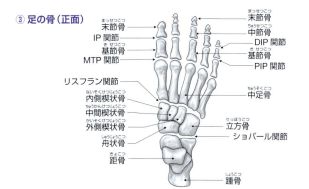

④ 足の骨（側面）

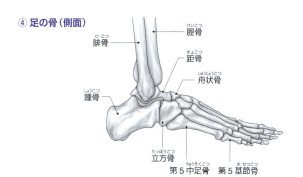

〔堀進悟(監)：救急整形外傷レジデントマニュアル．後見返し，医学書院，2013〕

8 骨盤外傷

POINT

- 骨盤輪骨折は致死的な外傷である．
- X 線，単純および造影 CT で骨折型を診断し，必要あれば血管内治療を含めた手術加療を施行する．
- 「重傷が疑われる骨盤骨折」を認めた場合は，ただちに専門医にコンサルトするもしくは専門施設へ転送すべきである．

1 最初の処置

- 「骨盤動揺性あり」など骨盤骨折を強く疑われる患者では，まずバイタルサインを確認する．
- 収縮期血圧≦90 mmHg では，大量の内出血を想定して輸血を準備，緊急性があるときは O 型 RH(+)濃厚赤血球，AB 型新鮮凍結血漿を使用しても構わない．
- 単純 X 線を撮像したのち，出血コントロール目的でシーツラッピング法(骨盤と膝をシーツで閉じるように固定をする)も考慮する．

2 重症度の判定

- 単純 X 線で正面像を撮像し，まず「大きな骨折」がないかを確認する．
- 骨盤骨折はリングの骨折である**骨盤輪骨折**と関節荷重面の**寛骨臼骨折**の 2 種類に分けられ，さらに骨盤輪骨折は，骨盤輪の前方要素のみの損傷である**安定型骨盤輪骨折**，後方要素まで損傷が達する**不安定型骨盤輪骨折**の 2 種類に分けられる(図 1)．

骨盤輪骨折	安定型骨盤輪骨折	・骨盤の輪状構造に変化が起きていないもの．腸骨骨折，恥坐骨骨折(後方要素に変形を伴わないもの)，仙骨横骨折など．
	不安定型骨盤輪骨折	・骨盤の輪状構造に変化を伴ったもの．骨盤輪骨折で部分不安定型と完全不安定型に分けられる． ・部分不安定型は垂直方向への安定性が保たれているもの．完全不安定型は荷重方向への安定性が失われたもの． ・完全不安定型は骨盤内の血管や軟部組織損傷も高度である可能性が高く，バイタルサインの変化により留意．

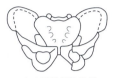

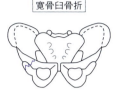

安定型骨盤輪骨折　　不安定型骨盤輪骨折

図1　骨盤骨折の分類

寛骨臼骨折	・墜落外傷で大腿骨の長軸方向の外力が加わり，寛骨臼を中心性に押しやって骨折するもの． ・寛骨臼骨折のみではショックになることが少ない．

3 病態の把握，診断の進め方

- 単純X線を撮像後，バイタルサインが落ち着いていれば，単純CTによる骨折型の評価および造影CTによりextravasationの有無および他臓器損傷の有無を評価する．

4 引き続き行うべき救急処置

- 出血をコントロール目的で血管内治療(血管造影による血管塞栓術)あるいは創外固定，ガーゼパッキングなどの手術加療を行う．「重傷が疑われる骨盤骨折」を認めた場合は，ただちに専門医にコンサルトするか，その後の診療を適切に行える専門施設へ転送すべきである．

5 合併症とその対策

- 骨盤骨折は致死的外傷であり，死因のほとんどは出血である．ベッド上でバイタルサインが安定していても，CTへの移動などで出血が助長され，急激に血圧が下がることが少なくない．十分量の輸血を含めた補液を行うことと，注意深い経過観察が合併症を減らすことにつながる．

6 入院，帰宅の判断

- 骨盤骨折患者は入院での加療が望ましい．
- バイタルサインの安定している安定型骨盤輪骨折,転位の小さい寛骨臼骨折は帰宅可能であるが,自宅での注意深い経過観察が必要．

(宇田川和彦)

9 血管損傷（四肢血管外傷）

POINT

- Hard signs と Soft signs を確認する．
- 直接圧迫にてコントロールが困難な四肢の出血に対しては，ターニケットを使用する．
- 合併する骨折，神経損傷，筋・靱帯損傷に注意する．

1 最初の処置

- 外傷初期診療指針（ATLS や JATEC）に従い，患者を評価する．
- **出血のコントロール**：圧迫止血を行う．出血が続く場合はターニケットを使用する．さらに出血が続く場合，2つ目のターニケットの使用や，手術室への移動を考慮する．救急外来で，出血している血管を鉗子や鑷子で直接把持する止血法は，損傷部位の拡大や，周辺組織の損傷の原因となるため，推奨されない．

2 重症度の判定

- **出血性ショック**：外傷におけるショックは，ほとんどの場合，出血による低容量性ショックである．細胞外液の輸液ではなく，輸血を行う．
- 鋭的損傷において，Hard signs と Soft signs（表1）を評価し，Hard signs を1つでも認めれば，手術適応となる．Soft signs のみ認める場合は，血管損傷のさらなる検索を行うか，あるいは経過観察入院とする．

表1 血管損傷の Hard signs と Soft signs

Hard signs	Soft signs
・拍動性の出血 ・増大する血腫 ・スリル（thrill）の触知 ・血管雑音の聴取 ・末梢側の脈拍消失 ・血管支配領域の虚血症状	・現場での中等量以上の出血 ・主要血管近傍の外傷 ・末梢側の脈拍減弱 ・末梢神経損傷の症状

(Sise MJ, et al：Peripheral Vascular Injury. In Mattox KL, et al：Trauma 7th ed. p821, McGraw-Hill Proffesional, New York, 2013 より改変)

3 病態の把握，診断の進め方

- 鋭的損傷で Hard signs を認めた場合は緊急手術とする．血管造影を行う可能性があるため，血管造影が可能な手術室を使用することが望ましい．
- 末梢側の脈拍消失を認めた場合，ドプラ超音波で残存血流が確認できれば，CT アンギオグラフィや血管造影を優先させることも可能である．
- 鋭的損傷で Soft signs を認め，さらなる血管損傷の検索を行う場合は，CT アンギオグラフィか血管造影を行う．損傷部位より遠位での脈拍減弱が評価困難である場合，ABI(Ankle Brachial Pressure Index)や BBI(Brachial Brachial Pressure Index)を使用する．
- 鈍的損傷でも同様のサインを用いるが，脱臼や変位を伴う骨折と，損傷部位より遠位での脈拍消失を同時に認めた場合，脱臼や骨折の整復によって脈拍を触知可能となることがある．

4 引き続き行うべき救急処置

- Soft signs を認め，CT アンギオグラフィや血管造影を行った結果，血管損傷が疑われた場合，緊急手術を行う．損傷部位によっては血管内治療が適応となることがある．
- Soft signs を認め，経過観察入院とした場合は，その後 Hard signs が出現しないかを確認する．
- 血管損傷を認めた場合，骨折，神経損傷，筋・靱帯損傷が併存することが多いため，それらの診察・診断を行う．特に，血管損傷に対して緊急手術を行うときは，可能な限り術前に，四肢の神経学的診察を行う．

5 合併症とその対策

- 一定時間の血流障害の後，血行再建を行うと，四肢の再灌流障害を発症する．高 K 血症と，高 P 血症に続発する低 Ca 血症によって，致死性不整脈が出現するため，除細動器の準備，早期血液透析の施行を考慮する．
- 血管損傷に骨折，神経損傷，筋・靱帯損傷が合併する場合，それぞれの手術の順序をチームで検討する必要がある．

6 入院・帰宅の判断

- 以下の場合は帰宅可能である．

- 診察,検査の結果血管損傷を認めなかった.
- 緊急手術の結果,主要血管に損傷を認めなかった.

(山元 良)

10 虫刺症,動物咬創

POINT

- アレルギー反応(アナフィラキシーなど)への対応:アドレナリン投与.
- 毒素への対応:毒素除去,拡散防止,抗血清投与.
- 感染コントロール:十分な洗浄,抗菌薬投与,破傷風・狂犬病の予防処置.

Ⓐ 虫刺症

1 ハチ刺症

1)最初の処置
- 即時型アナフィラキシー:アドレナリン(エピペン®)0.3 mg 大腿外側に筋注,急速輸液,気道狭窄の症状がある場合→緊急気管挿管.困難時は輪状甲状間膜切開.

2)引き続き行うべき救急処置
- 毒針の除去:20秒以内に全量が注入されるため速やかに抜去する.毒針を圧迫しても調整弁が付いているため,大量の毒が流入することはない.
- 冷却と圧迫:所見が軽微であればこれだけでよい.
- 抗ヒスタミン薬,ステロイド:瘙痒には抗ヒスタミン薬,軽い局所反応にはベタメタゾン吉草酸エステル・ゲンタマイシン(リンデロン®-VG)塗布,腫脹が強いときはプレドニゾロン(プレドニン®)内服(20〜60 mg を 2〜5 日間).
- 鎮痛:アセトアミノフェン,NSAIDs.

2 その他の虫刺症
- ダニ:野山,草むら,藪などに入ったエピソードがある場合に考慮.

	ツツガムシ病	日本紅斑熱	重症熱性血小板減少症(SFTS)
媒介	ツツガムシ	マダニ	マダニ
病原体	ツツガムシ病リケッチア	リケッチア・ジャポニカ	SFTS ウイルス
潜伏期間	5〜14 日	2〜8 日	6〜14 日
症状	刺し口10 mm 前後, 突然の悪寒戦慄, 発熱, 3〜4日目より発疹(顔面体幹主体), 全身性リンパ節腫脹, 播種性血管内凝固症候群(DIC).	刺し口5 mm 程度, 発熱, 発疹(四肢主体, 末端部), 局所のリンパ節腫脹, DIC.	発熱, 消化器症状が主症状. その他, リンパ節腫脹, 筋肉痛, 神経症状, 皮下出血, 下血.
血液検査	CRP 上昇, AST・ALT 上昇	CRP 上昇, AST・ALT 上昇	Plt 低下, WBC 低下, AST・ALT 上昇
治療	・テトラサイクリン系薬 ・クロラムフェニコール	・テトラサイクリン系薬 ・キノロン系薬	対症療法
致死率	未治療の場合 30%	2〜3%	10〜30%

すべて 4 類感染症(ただちに届け出).

3 入院・帰宅の判断

- アナフィラキシー, ショック, 発熱と所属リンパ節腫脹がある場合には入院.

Ⓑ 動物咬創

- 頻度の順にイヌ, ネコ, ヒトである. ネコの咬創は小さいため受診が遅れやすいが, 深部に達するため感染率は高い. ヒト咬創では犬歯間距離が 2.5 cm 以上であると成人によるものの可能性があり, 虐待も考慮する.

1 最初の処置

1) 創処置

- 創の安定:出血部を圧迫止血, 創遠位の神経損傷の有無を評価.
- 創洗浄:局所麻酔下に行う. 創表面を 10 倍希釈ポビドンヨード(1%)で洗浄し, 深部を流水で圧をかけて洗浄する. 創面を注意深く観察し, 異物の有無を確認. 不良組織はデブリドマンを行

う．穿通創で洗浄しにくい場合にはメスで小切開する．膿瘍形成時には培養を提出．

2）X線検査，超音波検査
- 深い咬創で関節近傍に近い損傷では画像検査を行う．X線は2方向撮影し，骨折や異物を評価する．

3）全身炎症をきたしている場合
- 1）と並行して血液培養検査，創部培養を実施し抗菌薬投与．

2 引き続き行うべき救急処置
- 一期的縫合を行う場合：顔，創部に感染徴候がない．受傷12時間以内（顔は24時間以内）．手や足以外の創．
- 縫合を行わない場合：挫滅，穿通創，手や足を含めた損傷，受傷12時間以上（顔は24時間以上），ネコやヒトの咬創（顔以外），易感染状態．
- 専門医に依頼：骨，腱，関節の損傷，複雑な顔面の創傷，神経血管損傷，深部の複雑な感染を伴う．
  1) 軽度汚染：クラブラン酸・アモキシシリン（オーグメンチン®配合錠250RS）　1回1錠　1日3回
  2) 高度汚染：アンピシリン・スルバクタム（ユナシン®-S注）　3g　点滴静注，またはタゾバクタム・ピペラシリン（ゾシン®注）　4.5g　点滴静注
- 予防接種：破傷風，狂犬病（輸入動物や海外での受傷）．

3 合併症とその対策
- 48～72時間以内に創部を再評価する．

4 特殊な感染症
- 狂犬病（4類感染症）：わが国での新規発症はないが海外からの帰国症例あり．海外で野生動物に咬まれた患者には速やかなワクチン投与が望ましい．
- ネコひっかき病：ネコの爪や咬創から *Bartonella henselae* の侵入により起こる．2～15日の潜伏期間を経て，創部の水疱，膿胞を形成し，リンパ節腫脹，発熱，筋肉痛を発症する．予後良好．
  1) アジスロマイシン（ジスロマック®錠）　1回500mg　1日1回　3日間

5 入院・帰宅の判断
- 手術や感染症の治療が必要な場合には入院．

ⓒ ヘビ毒咬創

- 北海道から九州はマムシとヤマカガシ，奄美大島以南にはハブが生息．
- 毒が入ると痛みに加え 30 分程度で腫脹し暗紫赤色となる．悪心・嘔吐，頭痛，腹痛，下痢が出現．筋壊死を伴いミオグロビン尿を認める．腫脹が軽度でも短時間で循環不全や腎不全を起こす場合がある．

マムシ	血小板減少が徐々に進む．血中に直接入ると受傷 1 時間で血小板 <10 万/μL に下がる．
ヤマカガシ	出血症状，線溶亢進型の DIC を引き起こす．
ハブ	嘔気嘔吐，チアノーゼ，意識障害，血圧低下を伴う．

1 最初の処置

- 患部の安静，腫脹するため指輪や時計を外す．
- 毒がリンパ管を通るため牙痕より中枢側を軽く縛る(約 40 mmHg まで)．毒の吸収を遅らせる．
- 毒牙痕をつなぐように浅く切開を入れて吸引する．ネラトンカテーテルの両端に注射器をつなぎ，片方のピストンを抜いた本体の基部を創部に密着させ，反対の注射器で陰圧をかけて吸い出す(有効性は証明されていない)．

2 引き続き行うべき救急処置

1）点滴，血液検査

抗血清投与	・生理食塩液か 5%ブドウ糖液 50 mL に溶解し点滴．症状をみながら 1 バイアルずつ投与． ・ウマ由来でありアナフィラキシーをきたす可能性があるため，事前にアドレナリン(エピペン®注)0.25 mL 皮下注を考慮． ・抗血素はマムシとハブでは保険適用だがヤマカガシは保険適用外．
投与基準	・マムシは腫脹が肘関節や膝関節まで広がった場合． ・ヤマカガシはフィブリノゲン値 100 mg/dL 未満． ・ハブは投与基準がない．

2）破傷風予防．

3) コンパートメント症候群：筋膜切開.

> 問い合わせ：日本蛇族学術研究所(TEL：0277-78-5193)

3 入院・帰宅の判断

- 全身症状が乏しい場合には無毒ヘビか毒が組織に注入されない無毒咬創であり帰宅.
- 疼痛や腫脹が強い場合には専門施設へ転送.

（小林陽介）

11 熱傷

POINT

- 気道熱傷：上気道型による気道狭窄(+)では緊急挿管を考慮.
- 頸部, 体幹部の全周性のⅢ度熱傷↔換気障害(+)では焼痂切開が必要.
- 四肢, 頸部, 体幹の全周性のⅢ度熱傷↔循環障害があれば焼痂切開が必要.
- Ⅱ度熱傷15～20%TBSA(total body surface area)以上, Ⅲ度5%TBSA以上(小児, 高齢者：Ⅱ度熱傷10%TBSA以上, Ⅲ度3%TBSA以上)：輸液療法が必要.
  - ▶ 小範囲熱傷でも下痢や熱中症などで脱水が併存している場合は輸液が必要.
  - ▶ Ⅲ度30%TBSA以上→早期手術(5日以内)が必要.
- 意識障害(+)では, 頭部外傷(頸椎損傷を含む), 電撃傷, CO中毒, シアン中毒, 睡眠薬内服, 内因性疾患などの傷病の可能性を考慮.
- 脊髄損傷などの合併損傷の可能性を考慮.
- 院内難治性感染を防ぐため, 20～30%TBSA以上では標準予防策(帽子, マスク, 滅菌手袋, 滅菌ガウン)により創部を扱う. 特に易感染宿主では要注意.

Ⓐ Primary Survey

1 A(airway：気道)

- 嗄声, 咽頭痛, 顔面熱傷, 鼻毛の焦げ・煤付着, 呼吸音異常→気管支鏡

- 気道粘膜の発赤・浮腫・出血・びらんの所見では，上気道型気道熱傷を疑う．進行性の増悪
  - ▶ 速やかに気管挿管．
  [注意]喉頭浮腫による不完全狭窄→呼吸数上昇，SpO_2・PaO_2正常，$PaCO_2$値低下．頸椎損傷併存に注意(☞p269)．

2 B(breathing：呼吸)

- 高流量の酸素投与．
- 体幹部の全周性Ⅲ度熱傷創→呼吸抑制→減張切開の準備と開始．

3 C(circulation：循環)

- 熱傷深度Ⅱ度以上で15〜20%TBSA以上(小児・高齢者：10%TBSA以上)では1ルート，30%TBSA以上では2ルート以上，18G以上の針で静脈路確保，乳酸リンゲル液(ラクテック®)または酢酸リンゲル液(ヴィーン®F)で輸液開始．
  - ▶ 輸液開始の目安：5歳以下は125 mL/時，6〜13歳は250 mL/時，14歳は500 mL/時．
- 尿道カテーテルの挿入：輸液速度の指標としての時間尿量管理．
  - ▶ **ヘモグロビン尿**：潜血陽性では，①尿量1 mL/kg/時以上を目標に輸液量を調整，②人ハプトグロビン(ハプトグロビン)4,000単位点滴静注を投与．
- 四肢全周性のⅢ度熱傷や電撃傷の場合→皮下組織の浮腫が高度な状態になり四肢末端への循環が障害される(extremity compartment syndrome)．5P's※を確認→速やかに減張切開．

4 D(disability：意識・神経系)

- 意識障害では，電撃傷，頭部外傷の合併，薬物使用，ショックの遷延，低体温，基礎疾患の有無を考慮．また，閉鎖空間での受傷の場合は，CO中毒(☞p317)やシアン中毒を疑う．

シアン中毒	症状・所見	過換気，動悸，めまい(軽症)，意識障害，痙攣，ショック，肺水腫(重症)
	治療	症状により下記1)〜4)を併用する．

1)亜硝酸アミル吸入液(0.25 mL/A)

※：Pain(疼痛)，Pallor(蒼白)，Pulselessness(脈拍消失)，Paresthesia(知覚障害)，Paralysis(麻痺)

2) 3%亜硝酸ナトリウム(院内製剤)　1回10 mL　5分かけて点滴静注
3) チオ硫酸ナトリウム(デトキソール®注, 2 g/20 mL)　1回12.5〜25 g　静注
4) ヒドロキソコバラミン(シアノキット®注)　初回5 gを生理食塩液200 mLに溶解し15分かけて点滴静注

5 E(exposure/environment：熱傷創の冷却と保温)

- **熱傷創の冷却**：受傷早期に創部の炎症の進行を抑えることは重要．小範囲熱傷では5〜15℃の水道水や濡れたタオルで創部を冷却．冷却で疼痛が緩和される場合は冷却を続ける．
- **低体温予防**：広範囲熱傷では乾いた滅菌ガーゼを使用し創面を被覆(湿ったガーゼによる被覆は体温低下の危険性あり)．
- **Warming**：全身のシバリングが発生する場合は冷却を中止し，毛布で保温ないし温める．

Ⓑ Secondary Survey

1 AMPLE history

- 受傷機転(火炎, 高温液体, 化学物質, 電撃), 受傷前体重を確認．
- 疼痛対策：創処置時に激しい疼痛を訴える場合, 下記のいずれかを用いる．
  1) ブプレノルフィン(レペタン®注)　初回0.2(〜0.3)mg(4〜6 μg/kg)　筋注
  2) フェンタニル(フェンタニル注)　0.02〜0.04 mL/kgで緩徐に静注

2 熱傷深度の診断(表1)

3 熱傷面積(BSA)の診断

- 熱傷範囲は, Ⅱ度およびⅢ度熱傷面積が体表面積の何%に相当するかで表す．
- ①「5の法則」(小児用)と「9の法則」(成人用)(図1)あるいは②「Lund & Browderの図表」(図2)を用い算定する．
- 散在性の熱傷では, 手掌法(患者の片手の手掌と指腹の面積が約1%BSAに相当)を用いる．
- 手掌法は前述の①あるいは②と組み合わせて用いるとよい．な

表 1 熱傷深度と皮膚所見,治癒過程

分類	症状と所見	予後
Ⅰ度熱傷	**表皮の熱傷**[※1,2]:炎症所見軽度,疼痛弱,発赤強	表皮剥離し,2~3日で治癒.
Ⅱ度浅在性熱傷	**真皮に及ぶ熱傷**:炎症所見強,疼痛強,発赤強,水疱著明,湿潤	1~2週で治癒,通常,瘢痕は残らない.
Ⅱ度深達性熱傷	**真皮深層に及ぶ熱傷**:炎症所見弱,疼痛弱,知覚鈍麻,発赤弱,水疱少,湿潤,体毛が容易に抜ける	2~5週で治癒,色素沈着や瘢痕を残す.
Ⅲ度熱傷	**真皮全層以上の壊死で皮下組織の炎症を伴うことが多い**[※3,4]:無痛覚,蒼白,乾燥,体毛消失・体毛が容易に抜ける	真皮組織が傷害されており,下層からの上皮化はない.通常植皮手術が必要.

※1:日焼けなどで全身に及ぶものは脱水などに注意.
※2:Ⅱ度熱傷との鑑別は受傷日では困難な場合がある.
※3:Ⅲ度熱傷は一見正常にみえることがあるので注意.
※4:深達性Ⅱ度(Ⅱd)熱傷との鑑別は受傷後数日間は困難なことが多い.

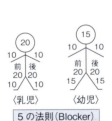

〈乳児〉 〈幼児〉 〈成人〉
5の法則(Blocker) 9の法則(Wallace)

図1 5の法則(小児用)と9の法則(成人用)
数字は身体各部位の体表面積に対する百分率を示す.

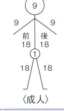

部位		0歳	1歳	5歳
A	1/2 頭,顔	9.5	8.5	6.5
B	1/2 大腿	2.75	3.25	4.0
C	1/2 下腿	2.5	2.5	2.75

部位		10歳	15歳	成人
A		5.5	4.5	3.5
B		4.25	4.5	4.75
C		3.0	3.25	3.5

図2 Lund & Browder の図表
数字は身体各部位の体表面積に対する百分率を示す.

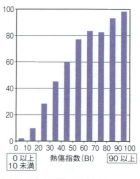
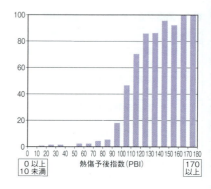

図3 BIとPBIの死亡率
日本熱傷学会が2010年4月〜2016年3月までに集計した急性期入院した熱傷患者7,252名からCPA 98名を除いた症例7,154名を対象とした(日本熱傷学会HPより転載).

お,Ⅰ度熱傷は表皮の炎症であり,熱傷範囲には含めない.

4 重症度の判定

- head-to-toe examination による全身の検索.

熱傷指数(BI:burn index)	Ⅲ度熱傷面積(%)+Ⅱ度熱傷面積(%)/2 ・死亡率と相関する.10〜15以上→重症熱傷
予後熱傷指数(PBI:prognostic burn index)	BI+年齢 ・予後評価に有用.PBI 100以上→重篤

▶ PBIに気道熱傷,合併損傷,既往歴などを考慮し重症度を総合的に評価する.BIとPBIの死亡率を図3に示す.

5 入院治療の判断

- 熱傷深度・範囲あるいはPB,PBIを基準とするが,気道熱傷や外傷などの合併症や,基礎疾患や併存疾患の有無を考慮し決定する(表2).

6 輸液速度の調整

- 深度Ⅱ度以上で20%TBSA以上の熱傷患者では,表3に基づき乳酸リンゲル液(ラクテック®)または酢酸リンゲル液(ヴィーン®F)を投与する.
- 30 kg以下(または1歳未満)の小児では低血糖を起こす危険があるため,5%ブドウ糖液を併用する.
- **利尿薬は禁忌**:尿量が輸液量の指標として役立たなくなるため,

表2 重症度の判定基準（Artzの基準一部改変）

重症 (救命救急センター熱傷専門治療ができる施設への入院加療)	①Ⅱ度熱傷で30%TBSA以上の患者 ②Ⅲ度熱傷で10%TBSA以上の患者 ③顔面, 手, 足, 会陰部, 主要関節に熱傷がある患者 ④気道熱傷が疑われる患者 ⑤電撃傷（雷撃傷を含む）の患者 ⑥化学損傷の患者 ⑦生命にかかわる合併損傷のある患者
中等症 (一般病院への入院加療)	①Ⅱ度熱傷で15〜30%TBSAの患者 ②Ⅲ度熱傷で2〜10%TBSAの患者
軽症 (外来通院治療可能)	①Ⅱ度熱傷で15%TBSA未満の患者 ②Ⅲ度熱傷で2%TBSA未満の患者

表3 初期輸液に使用する輸液公式（ABLSに基づく）

	成人（15歳以上） または化学損傷	電撃傷 （すべての年齢）	小児（14歳未満）で 体重40kg未満の小児
輸液公式 (初期24時間の輸液量)	2(mL)×体重(kg)×熱傷面積(%TBSA)	4(mL)×体重(kg)×熱傷面積(%TBSA)	3(mL)×体重(kg)×熱傷面積(%TBSA) 5%ブドウ糖液点滴静注併用 → 体重10kg以下：4mL/時 11〜20kg：2mL/時 21〜30kg：1mL/時
輸液速度	最初の8時間で計算量の1/2, 残りの16時間で残りの1/2		
時間尿量の目安	正常尿→尿量0.5 mL/kg/時(30〜50 mL/時)		尿量1.0 mL/kg/時
	ヘモグロビン尿→尿量1.0〜1.5 mL/kg/時(最大75〜100 mL/時)		熱傷専門医にコンサルト

深度Ⅱ度以上（Ⅰ度は適応外）で20%TBSA以上の熱傷患者では乳酸リンゲル液（ラクテック®）または酢酸リンゲル液（ヴィーン®F）を表に基づき投与する. 時間尿量を指標に輸液量を1/3ずつ増減する.

既往に慢性腎不全や心不全がある場合を除き, 利尿薬は使用すべきではない.

7 Curling胃潰瘍予防

- 胃十二指腸粘膜病変の既往歴がある場合, あるいは20〜30%TBSA以上の患者では, H_2受容体拮抗薬を投与.

  1) ファモチジン（ガスター®注）　1回20 mg ＋生理食塩液20 mL　1日2回　静注

8 胃管

- ①20%TBSA以上，②気管挿管，③合併損傷のある患者では，胃管の挿入を考慮する．

9 導尿カテーテル留置

- 20%TBSA以上の患者または尿道にかかる熱傷患者では留置を考慮する．

10 全身的抗菌化学療法

1) 破傷風の予防は重要(☞p234)．

2) 創部の消毒前に細菌培養検体を採取し培養検査を行っておく．気道熱傷や広範囲熱傷の場合は喀痰培養も併せて行う．

3) 適応

1. 広範囲熱傷で創部が汚染されている場合
2. 易感染性宿主(高齢者，重症糖尿病患者，肝硬変患者，免疫疾患患者，進行癌患者など)
3. 重症気道熱傷　など

4) 選択：汚染物質に応じて，高い病原性をもつ細菌(ブドウ球菌，A群β溶連菌，肺炎球菌，大腸菌，肺炎桿菌，緑膿菌，*Vibrio vulnificus*, *Aeromonas hydrophila* など)を標的に選択する．嫌気性菌は標的にしない．

腸内細菌汚染の可能性	小	アンピシリン・スルバクタム(ユナシン®-S)，ピペラシリン(ペントシリン®)，セファゾリン(セファゾリン®)のいずれか．
	大	タゾバクタム・ピペラシリン(ゾシン®)，メロペネム(メロペン®)，セフェピム(セフェピム®)のいずれか．

- **投与期間**：2〜3日間まで．初回の培養コロニーを参考に継続を決める．

Ⓒ 局所療法

- 20〜30%TBSA以上の広範囲熱傷患者の包帯交換時は，原則としてガウンテクニックで行う．ガウンテクニックによりメチシリン耐性黄色ブドウ球菌(MRSA)や多剤耐性緑膿菌(MDRP)などの院内感染菌の接触の機会は減少する．

1 創の洗浄・消毒

- 広範囲熱傷患者では，無菌の加温生理食塩液と無菌ガーゼを用い

洗浄し，泥や付着物を除去する．院内シャワーで洗浄する場合は，器具（シャワーヘッド，水道蛇口，浴槽，ストレッチャー）の衛生管理が必須である．

- **創の消毒**：汚染された熱傷では0.02%クロルヘキシジングルコン酸塩（ステリクロン®，マスキン®水，ヒビテン®）や10%ポビドンヨード（イソジン®液）を用いて創部の消毒を行う．

2 局所療法剤の選択

- **Ⅰ度熱傷**：日焼けは表皮の熱傷で，炎症は真皮に及ばないため，熱傷面積に算定せず，感染予防も不要．脱水を起こしていることがあり，全身状態に注意する．炎症が遷延し翌日，水疱を形成することがあるため経過をみる．

小範囲	リンデロン®軟膏，特に炎症が強い部位へはデルモベート®軟膏
広範囲	エキザルベ®軟膏，フルコート®軟膏・スプレー

- **浅達性Ⅱ度（Ⅱs）熱傷**

水疱の処置	破れやすい大きな水疱はあらかじめ清潔なメスやクーパーでカットし内容の滲出液を解放．表皮はそのまま残しbiological dressingとして利用．すでに破れて不潔化した水疱は除去．
局所療法剤	バラマイシン®軟膏，ワセリン軟膏．
創傷被覆材（感染の恐れがある小範囲Ⅱ熱傷創）	Aquacel™ Ag Foam, Hydrosite Gentle Ag, Mepilex® Border Agなど．

3 Ⅲ度熱傷・広範囲深達性Ⅱ度（Ⅱd）熱傷

局所療法薬	非汚染創	バラマイシン®軟膏やワセリン軟膏（深度の判別困難時）
	汚染創	ゲーベン®クリーム（1日1回以上，約2〜3mmの厚さに塗布）
創傷被覆材（非汚染創）	Algisite Ag, Aquacel™ Ag, Hydrosite Ag, Mepilex® Agなど	

D 気道熱傷（Inhalation burn, Inhalation injury：吸入損傷）

- 高温ガス，蒸気，高温液体または煙中の有害生成物の曝露・吸入をいう．

- 重症度は，温度，成分（化学物質など），曝露時間に依存する．
- 一酸化炭素（CO），シアン化水素中毒，低酸素および上気道の浮腫があると重症となる．
- 熱傷患者に気道熱傷が併存すると，輸液量が増加するとともに上気道の浮腫が増悪，早期の呼吸障害を引き起こすため，早期の気管挿管を要することが多く，予後を増悪させる要因となる．
- 高温ガスや液体の吸入では，主として上気道に作用し狭窄の原因となることが多く（上気道型気道熱傷），化学物質の吸入では，主として気管支に作用し呼吸障害を引き起こす（下気道型気道熱傷）．
- 上気道型気道熱傷では，気道粘膜の障害で気道狭窄や粘液分泌過多を起こし閉塞する可能性がある．
- 下気道型気道熱傷では，気管支・細気管支の痙攣，ガス交換の障害，肺血流分布の障害，肺水腫，そして粘膜の障害による感染などを起こす．また，中毒性物質の吸入では毒素による全身症状を引き起こす．作用数日後に焼痂組織が脱落し，気道閉塞を起こすことがある．
- 火災での受傷では，皮膚の熱傷に加え，建材，家具，衣類，寝具などから出たCOやシアンなどによる中毒，上気道狭窄や下気道損傷による呼吸障害などの病態が複合的に起こりえる．

（田熊清継）

12 電撃傷

POINT

- 心停止，呼吸停止があるため，ただちに心電図モニターを装着し，経過をみる．
- 電流による傷害には，ジュール熱が深部組織を損傷する電撃傷と，arcing（アーク放電）やflash（閃光），衣服着火による熱傷があり，しばしば混在する．電撃傷では体表面の創と重症度は一致しない．
- 意識障害や痙攣の原因となることがある．
- 高電圧では，過度の筋収縮により呼吸筋麻痺，また，跳ね飛ばされることにより頭部・胸腹部外傷，脊椎・脊髄損傷，気胸，骨折，脱臼を生じることがある．

1 最初の処置

- 重症外傷や重症熱傷の初期治療に準じて,ABCD アプローチで対応(☞p237, 296)する.
- A(Airway):特に頸椎保護を行いつつ,評価する.
- C(Circulation):輸液管理.横紋筋融解を伴う場合に出現するミオグロビン尿やヘモグロビン尿に対しては,以下を考慮.

> - 時間尿量を多めに維持すること(尿量 1.0~1.5 mL/kg/時).
> - 尿アルカリ化薬の使用(☞p296).

2 引き続き行う処置

1) Head-to-toe アプローチで評価する.
2) 脱衣,身につけている貴金属を除去する.
3) 電極に接触した部位,特に両手や両足,頭皮を注意深く確認.

> - **電流斑**:電流出入口部の特徴的な潰瘍,炭化・凝固壊死をいう.電流出入口部の抵抗と面積により創の程度が異なるため,重症度は創の大きさと一致しない.
> - 電流斑の位置から通電した皮膚,心臓血管系,筋肉,腱の損傷を推定.一般的に,上肢-下肢間の通電が,左右上肢間または左右下肢間の通電よりも心肺系への影響が大きい.
> - 入浴中の家庭用電流での感電では通電時間は比較的長くても,創が形成されないことが多い.この場合は,胸部症状,麻痺,意識障害および心電図変化,不整脈から重症度を評価する.
> - **電気による熱傷**:高電圧(10 万 V 程度)のアーク放電により瞬間的に高温(500~2,500℃)となり,電紋(シダの葉状の I 度熱傷)を生じ,衣服などに着火すると熱傷を生じる.

4) 受傷範囲を診断.
5) 神経学的徴候に変化がないかを確認.
6) 骨折や各種臓器損傷,コンパートメント症候群の徴候がないか確認.
7) 頭頸部,顔面損傷の場合,気管挿管が必要になることがある.
8) 局所治療(☞p302).

3 合併症とその対策

1) 意識障害

- 身体所見,頭部 CT で合併損傷(頭部・胸腹部外傷,臓器損傷,脊椎・脊髄損傷,骨折,脱臼)を評価.

2）失神・不整脈

- 高電圧の感電，長時間の電源への接触，皮膚湿潤時の低電圧の感電，胸部症状，意識障害では心室細動（VF）の発症を疑う．
- 心機能を継続的に評価．

3）筋肉損傷

- 広範囲の筋肉損傷ではミオグロビン流出により急性腎不全となる．
- 赤色尿を伴う乏尿では輸液量を増やし，尿量 1.0〜1.5 mL/kg/時を確保する．
- コンパートメント症候群や挫滅症候群に対しては筋膜切開と壊死組織除去を行う．

4）血管損傷

- 血栓形成により壊死が進行し患肢切断を要することがある．
- 1万V以上の高電圧では受傷後4週頃までに動脈瘤発生がありうる．
- 腋窩動脈瘤では破裂，大量出血による突然死のリスクが高いため，造影CTあるいはMRIで経過観察を行う．

4 入院・帰宅の判断

- 以下の電撃傷は原則入院

  - 高電圧（600V以上）によるもの．
  - 手掌大以上の筋肉挫滅や筋肉露出を伴うもの．
  - 関節の自他動運動制限がある症例．
    ▶ 動脈瘤，神経障害，コンパートメント症候群と鑑別．
  - 口唇部や顔面の電撃傷で疼痛や出血により経口摂取が困難な場合．
  - 意識障害，失神，胸痛を伴ったもの．
    ▶ 心機能を継続的に評価．
  - 心電図変化や不整脈を伴うもの，接触部位から考えて胸部を通電した可能性があるもの（特に家庭用電源による電撃傷は危険）．
    ▶ 心機能を継続的に評価．
    ▶ 交流では，周波数が低いほうが危険（VFは40〜100 Hzの周波数で最も起こりやすく，一般家庭電源50〜60 Hzは最も危険）．

- 入院後も心電図モニターを装着し継続観察すること．

（田熊清継）

13 化学損傷

POINT

- 化学損傷(chemical injury)とは，化学物質の作用により人体が損傷されることをいう．必ずしも熱作用が原因ではないため，化学熱傷(chemical burn)という用語は用いない．
- 皮膚や粘膜に傷害をきたし化学損傷の原因となる化学物質は3万種類以上ともいわれ，その中で酸・アルカリによる傷害が最も多い．
- 事故発生現場で原因物質を特定，ビニール袋で密閉し持参させる．
- 「標準予防策」を施行．ただし，有毒ガスでは「曝露防止および保護措置」が必要である．
- 受傷後，可及的速やかに化学物質を除去する．液体は大量の水で洗浄し，粉末はブラシで払う．中和剤を使用すると反応熱がでるため使用しない．
- 作用物質の種類，濃度，量，接触時間，生体への傷害の作用機序を確認する．

1 初期対応(共通の基本手技)

1)「標準予防策」または「曝露防止および保護措置」

- 「標準予防策」が基本．サリンや硫化水素などの有毒ガスによる傷病者の処置では「曝露防止および保護措置」(硫化水素ガスの場合は「硫化水素ガス用吸収缶」を使用)を施行．
- 患者の衣服や毛髪に付着→脱衣・除染．気管挿管時など近接する場合は要注意(ガスは患者の呼気中に含まれる)．

2) 除染・洗浄

- 液体は大量の水道水で洗浄．粉末はブラシで払い落とした後で洗浄．
- 洗浄の継続：**傷害の進展が止まる**(疼痛軽減)まで継続(目安：酸→1時間，アルカリ→4〜8時間)

[注意]セメントの成分である生石灰(酸化カルシウム)は水と反応して反応熱を生じ，アルカリである消石灰(水酸化カルシウム)を生じる→可能な限り除去したあとで大量の水で洗浄．

3) **中和剤**：反応熱産生による損傷を生じるため原則禁忌．

[例外] 中和剤が有用な場合	・フッ化水素酸に対するグルコン酸カルシウム ・フェノールに対するエチルアルコール ・イソシアネートに対するイソプロピルアルコール　など

4）皮膚以外の部位

酸・アルカリによる眼球への曝露	・角・結膜炎，角膜潰瘍，失明の可能性． ・長時間の持続洗浄が必要． ・点滴ラインを用い生理食塩液で眼瞼や結膜円蓋部を持続洗浄． ・生理食塩液で2L洗浄後，pH試験紙(リトマス紙，尿検査紙)で結膜嚢のpHが7.4付近になっていることを確認する．洗浄終了後，5〜10分以内に再度pHを測定し7.4から変化している場合は再度洗浄する．洗浄終了後，少なくとも30分はpHが正常であることを確認する． ・眼科依頼．
有毒化学物質の経口摂取	・経口摂取1時間以内では水を飲ませて催吐させるか，誤嚥させないよう慎重に胃管を挿入し持続洗浄を行う． ・催吐・胃洗浄の禁忌：**酸・アルカリ，灯油・シンナー・ガソリンの経口摂取**では，誤嚥で重篤な肺傷害を起こすため，気管挿管後の胃洗浄を原則とする． ・特に，**酸・アルカリの経口摂取**→胸部CTで気道の浮腫，誤嚥性化学肺炎，食道の浮腫，消化管穿孔，縦隔炎，腹膜炎の所見を確認．上部内視鏡の施行は消化管穿孔を起こす恐れがあり，慎重に考慮．
有毒ガスの吸引	・呼吸不全→気管挿管と人工呼吸． ・喉頭浮腫の疑い(嗄声，咽頭痛，吸気性呼吸困難)→気管挿管 ・徐脈→アトロピン静注．

2 主な作用物質と損傷

1) **アルカリによる傷害**：重炭酸ナトリウム，水酸化ナトリウム，水酸化カルシウム-セメント成分(pH 12以上)，など多数の物質がある．接触で深層に達しⅢ度熱傷に似た傷害を生じる．経口摂取の場合，催吐不可，牛乳や水で希釈．

2) **酸による傷害**：塩酸など接触により皮膚や粘膜が傷害される．

フッ化水素酸(錆びとりクリーナーや金属の腐食剤)	皮膚粘膜への接触	高濃度	急速に壊死
		低濃度(10%以下)	数時間後に傷害
	組織深部まで侵襲し低Ca血症を起こし死亡の危険性		・心電図モニターで不整脈の確認 ・Ca値の確認と補正
	皮膚傷害		8.5%グルコン酸カルシウム(カルチコール®)5 mLを軟膏100 gに混ぜて塗布
	経口摂取		催吐不可で牛乳や水で希釈

- 低 Ca 血症
    1) 8.5%グルコン酸カルシウム(カルチコール®注)　0.1〜0.2 mL/kg で緩徐に静注

3) **有機化合物**：フェノール，クレゾール，石油化合物などは，接触で皮膚粘膜組織への傷害と肝や腎への毒性がある．

フェノール (殺菌消毒薬)	経口摂取	活性炭と下剤を飲ませる．
	皮膚	洗浄後，50%ポリエチレングリコールやエタノールで洗う．
	メトヘモグロビンの血中レベルが30%以上	メチレンブルー(1%注射液を調製)を1〜2 mg/kg(0.1〜0.2 mL/kg)，約10分間で点滴静注．血中レベルをモニターし4時間ごとに投与．

ガソリン，石油	・ヒトの経口摂取の最小致死量はガソリン10〜50 mL，灯油90〜120 mL. ・誤嚥→数 mL 以下でも化学性肺炎を生じ致命的． ・長時間の皮膚接触→びらん． ・催吐は誤嚥の危険あり，胃洗浄は気管挿管後に施行． ・心室細動，遅発性の呼吸障害や肝心障害の危険があるため24時間経過観察する． ・アドレナリンの投与は心筋感受性が亢進しているため禁忌．

4) **コールタール**：皮膚への曝露の場合，すぐに除去する必要はなく，まずは上からよく冷却．冷却後にワセリン軟膏で覆い，剝離してきたところから徐々に除去．

3 入院の判断

- 以下の場合は原則入院．

> ・酸・アルカリによる5%熱傷面積(BSA)以上(小児：3%BSA 以上)の皮膚粘膜損傷，眼球，顔面・足底・会陰部の損傷．
> ・酸・アルカリ，灯油・シンナー・ガソリンの吸入・経口摂取．
> ・その他：①激しい疼痛，②バイタルサイン異常，③検査値異常(アシドーシスなど)．

(田熊清継)

第6章

中毒・環境障害

1 薬物中毒

POINT

- 原因不明の意識障害では中毒患者を除外すべきではない.
- 患者からの情報聴取が困難な場合も多い.
- 自殺企図が多いため身体面だけでなく精神面の評価も必要.

1 最初の処置

- **医療従事者の二次汚染防止**:標準予防策.必要によっては脱衣や換気も考慮.
- **気道,呼吸,循環,意識レベル,体温の確認**:意識の確認,バイタルサインのチェックと安定化(気道,呼吸,循環の異常は心停止に直結するため,原則としてその管理は中毒の原因物質に対する特異的な治療よりも優先される).

2 重症度の判定

呼吸の管理	換気不全,低酸素血症,肺水腫
循環の異常の管理	低血圧,高血圧,徐脈,房室ブロック,心室性不整脈
体温の異常の管理	低体温,高体温
中枢神経系の異常の管理	昏睡,痙攣,不穏・興奮

- 気管挿管・人工呼吸器,経皮的心肺補助法(PCPS),大動脈内バルーンポンプ法(IABP),抗痙攣薬,昇圧薬などが必要になる場合あり.
- 最初は軽症にみえても重症化することも多い.

3 病態の把握,診断の進め方

1) **問診**:薬の種類と量,服薬時刻,発見時の状況,既往歴(特に精神疾患).
- 家族や友人,救急隊員からの情報,空のPTP包装,携帯電話やメールなどからの情報も大切.

2) **身体所見**：トキシドローム(toxic syndrome からの略語)からの薬物推測.

縮瞳	有機リン，アルコール，麻薬，バルビツール酸系薬
散瞳	コカイン，アンフェタミン，シアン，交感神経作動薬
流涙，流涎など分泌亢進	有機リン
臭い	アーモンド臭(シアン化合物)，腐った卵臭(硫化水素)，ニンニク臭(有機リン)
皮膚紅潮	一酸化炭素(CO)中毒

3) **心電図**：三環系の QRS 延長やリチウムの徐脈・洞停止など.
4) **血液検査**：肝機能障害や腎機能障害のチェック，横紋筋融解症や悪性症候群の可能性，有機リン中毒のコリンエステラーゼ(ChE)など.
5) **X線・CT**

頭	意識障害の鑑別や頭部外傷の合併の有無
胸	誤嚥性肺炎や肺塞栓の可能性の有無

6) **薬物血中濃度**：抗てんかん薬やアセトアミノフェン，ジギタリス，テオフィリンの血中濃度を測定可能.
7) **尿検査**：インスタントビュー®M-1(覚醒剤，大麻，コカイン系，ベンゾジアゼピン系，バルビツール酸系，三環系抗うつ薬の6種類)とトライエージDOA®(フェンシクリジン系，ベンゾジアゼピン系，コカイン系，覚醒剤，大麻，モルヒネ系，バルビツール酸系，三環系抗うつ薬の8種類)など.

4 引き続き行うべき救急処置

1) 吸収の阻害

(1) 胃洗浄

方法	・パルスオキシメーター，心電図，自動血圧計を装着し，左側臥位・頭部をおよそ20°下げる. ・36~40 Fr(小児24 Fr 以上)の胃管を経口で挿入. ・38℃の生理食塩液または水 200~300 mL で洗浄(小児は生理食塩液，10 mL/kg で洗浄).
適応	・毒物の摂取量が致死的で，原因物質の摂取から1時間以内. ・ただし，抗精神病薬など消化管蠕動遅延や薬による凝集塊で1時間以上経って胃内に薬剤が留まっている場合もある.

(2) 活性炭

方法	患者を 45°ギャッジアップする. 1 g/kg(または内服量の 10 倍)を 300 mL 程度の微温湯に懸濁し投与する.
適応	毒・薬物を服用し,1 時間以内. ただし,1 時間以上経過しても投与されることが多い. テオフィリン,カルバマゼピン,フェノバルビタールなど腸肝循環するものは活性炭の頻回投与(4 時間ごとに 0.5~1 g/kg)を考慮する.
禁忌	意識障害が高度で気管挿管されていない患者. イレウスの患者.

禁忌	腐食性の物質,意識障害が高度で気管挿管されていない患者.

- 活性炭に吸着されない毒薬物の語呂合わせ[1] → A FICKLE(アフィックル:気まぐれ)

A	Alcohols(アルコール類), Alkalis(アルカリ類)
F	Fluorides(フッ化物)
I	Iron(鉄), Iodide(ヨウ化物), Inorganic acids(無機酸類)
C	Cyanides(シアン化合物)
K	Kalium(カリウム)
L	Lithium(リチウム)
E	Ethylene glycol(エチレングリコール)

(3) 静脈脂肪乳剤(ILE:intravenous lipid emulsion)

方法	・ダイズ油(イントラリポス®注,20%)を 1~1.5 mL/kg を 1 分間かけてボーラス投与する. その後,0.25~0.5 mL/kg を循環動態が改善するまで点滴静注する. ・最大で 8 mL/kg までで中止する.
適応	局所麻酔,三環系抗うつ薬,Ca 拮抗薬,β遮断薬の急性中毒(ただし 2017 年 12 月時点では保険適用外).

2) 排泄の促進
(1) 強制利尿

方法	炭酸水素ナトリウム 200 mEq(メイロン®注 8.4%,200 mL)を 1 時間以上かけて点滴静注. 尿中 pH 7.5~8.5 に維持する(アルカリ利尿).
適応	アスピリン,フェノバルビタールに対してアルカリ利尿.
副作用	過量投与によるアルカローシス,電解質異常(高 Na,低 K).

(2) 血液浄化：血液灌流（吸着）法と血液透析法．

方法		分子量が比較的小さい（分子量 2,000 以下は透析法．大きいものは吸着法）
適応	血液吸着法	カルバマゼピン，カフェイン，フェノバルビタール，フェニトイン，テオフィリン
	血液透析法	メタノール，エチレングリコール，アスピリン，リチウム

- 適応のある毒・薬物の語呂合わせはCAT-MEAL[1]．CATは血液吸着法，MEALは血液透析法．

C	Carbamazepine（カルバマゼピン），Caffeine（カフェイン）	M	Methanol（メタノール）
A	Anticonvulsants（抗痙攣薬）：phenobarbital（フェノバルビタール），phenytoin（フェニトイン）	E	Ethylene glycol（エチレングリコール）
		A	Aspirin（アスピリン）
T	Theophylline（テオフィリン）	L	Lithium（リチウム）

3）解毒拮抗薬（表1）

5 合併症とその対策

誤嚥性肺炎	咽頭反射の低下などから合併しやすい．[対策]酸素，抗菌薬．
低体温（高体温）	夏や冬の外気温，さらには冷暖房による外部環境による影響．[対策]保温，冷却．
コンパートメント症候群	寝返りもなく体動もないことで深部静脈血栓症や高K血症なども起こりうる．[対策]輸液，メイロン®，カルチコール®．
悪性症候群	ドパミン系刺激薬の急激な増量や中止による．[対策]ダントリウム®，ブロモクリプチンメシル酸塩（保険適用外）．
横紋筋融解症	骨格筋細胞の壊死，融解による．[対策]対症療法．

6 入院・帰宅の判断

- 自殺企図は精神科に依頼して「死へのエネルギー」の評価が必要．
- 自殺企図後には負の感情が一時的に浄化される「カタルシス効果」を得ることがあるので落ち着いているようにみえても，本当はまだ危険な状態な場合があるので注意が必要．
- 以下の場合は入院．

治療に反応しない	意識レベルの低下，呼吸状態の異常，心機能の異常．
遅発性障害	血中濃度が中毒域，腎機能障害や肝機能障害など臓器障害の出現，重篤な合併症．
原因が特定できない	

表1 解毒拮抗薬

薬物	拮抗薬	薬物	拮抗薬
一酸化炭素	酸素,高圧酸素	有機リン	アトロピン,パム®
ベンゾジアゼピン	フルマゼニル	三環系抗うつ薬	メイロン®
モルヒネ	ナロキソン	アスピリン	メイロン®
アセトアミノフェン	N-アセチルシステイン	アトロピン	フィゾスチグミン
β遮断薬・Ca拮抗薬	グルカゴン,脂肪乳剤	砒素,水銀,金	BAL®
メトヘモグロビン	メチレンブルー	鉄	デフェロキサミン
メタノール エチレングリコール	エタノール 4メチルピラゾール	ジゴキシン	Fabフラグメント
抗コリン薬	フィゾスチグミン	青酸(シアン)	ヒドロキシコバラミン
鉛	エデト酸カルシウムニナトリウム	ヘパリン	プロタミン

文献
1) 相馬一亥(監),上條吉人(著):臨床中毒学.p16, 29, 医学書院, 2009

(中谷宣章)

2 農薬中毒

POINT

- 農薬の種類や剤形によっては経皮的や誤飲,または服用後重篤な中毒症状を発現するまでに,数時間〜数十時間を要することがある.
- クロルピクリンや有機リンを飲み込んだ患者の嘔吐物により,救急医療従事者が二次被害にあう可能性がある.
- 農薬は大まかには殺虫剤,除草剤,殺鼠剤に分けられる.

1 最初の処置

- 汚染した衣類を脱がせ,皮膚を多量の水と石鹸でよく洗い,付着した農薬を除去する.
- 一般的に散布液調製時や散布作業中の事故では,軽度の中毒症状や皮膚のかぶれが主で,重篤なものは少ない.その一方で,意図的服用では重篤な全身症状を呈することも少なくない.
- 医療従事者の二次汚染防止.
- 気道,呼吸,循環,意識レベル,体温の確認.

2 重症度の判定

1） 呼吸，循環，意識レベルを評価．薬剤によっては持続時間が長いものや，のちに重篤化するものがあるので，原因薬剤の特定が重要．

2）全身管理

- 呼吸不全には酸素を投与し，必要があれば気管挿管と人工呼吸器管理を施行する．
- 輸液を施行し，血圧の安定化や尿量を維持する．低血圧にはカテコールアミンなど昇圧薬も使用する．
- 高K血症や代謝性アシドーシスを伴う急性腎不全には血液透析法を施行する．痙攣重積にはミダゾラム（ドルミカム®）やプロポフォール（ディプリバン®）も使用する．

3 病態の把握，診断の進め方

1）問診

(1) 事故発生の状況

- 飲み込んだのか，吸ったのか，付着したのか？
- 誤飲・誤用か（農薬と知らずに飲んだ，皮膚にかかった），あるいは意図的か（自殺・他殺目的）？
- どのような作業中か（散布液調製中，散布中），場所は（施設内か否か）？
- 現場などで除染の有無は？
- 保護具（農薬用の防護マスク，保護メガネ，防除衣）の着用は？

(2) 農薬の種類，剤形，濃度および摂取量

農薬の種類	使用した農薬の瓶や袋のラベル
農薬の剤形	乳剤，水和剤，粉剤，粒剤など
濃度，希釈倍数	通常 500〜2,000 倍に希釈
摂取量	経口的に摂取したとき
散布量と散布時間	散布中の中毒の場合

2）心電図

ムスカリン様症状	徐脈	ニコチン様症状	頻脈

3）血液検査

有機リン中毒	コリンエステラーゼ(ChE)	クロルピクリン	メトヘモグロビン血症
ピレスロイド	高 Na 血症	アニリン系除草剤	
グリホサート	高 K 血症	塩素酸ナトリウム	
4-ヒドロキシクマリン誘導体	PT-INR など		

4）X 線・CT

パラコート	肺水腫
クロルピクリン	急性肺障害(ALI)/ARDS
有機リン	気管支分泌物増加や横隔膜不全による窒息

5）尿検査

- パラコートなど定性反応検査の場合もあればタリウムのように定量検査ができるものもある．
- アニリン系除草剤や塩素酸ナトリウムのヘモグロビン尿も大切な所見である．

4 引き続き行うべき救急処置

1) 胃洗浄や活性炭を通常の薬物中毒と同様に考慮する(☞p310)．
2) グリホサートは腐食性があるので胃洗浄は施行しない．また，4-ヒドロキシクマリン誘導体は胃管挿入による出血のリスクがあるので胃洗浄は施行しない．
3) 以前はパラコート中毒には血液灌流法が施行されたが，最終的に呼吸不全を防ぐエビデンスはない．以下も考慮．

- メトヘモグロビン血症に対して
  1) メチルチオニニウム(メチレンブルー注)　メトヘモグロビン濃度>30%で1%メチレンブルー溶液 0.1〜0.2 mL/kg(1〜2 mg/kg)を5分以上かけて静注
- 4-ヒドロキシクマリン誘導体に対して
  1) フィトナジオン(ビタミン K_1 注)　1 mg/分以下の速度で5〜10 mg を静注

4）有機リンによる気道分泌物増加や気管支攣縮

- リン誘導体に対して下記を併用する．
  1) アトロピン　1〜3 mg　静注

2) プラリドキシムヨウ化物(パム®注) 1回2g 10〜20分かけて点滴静注,その後に1g/時で48時間点滴静注となっているが有効性の評価は分かれている

5 合併症とその対策

1) 皮膚,衣服に付着した場合
- 洗浄時間は15分以上(有機リンはアルカリ性にすると分解しやすいので,石鹸を使用).

2) 眼に入った場合:ただちに流水で(コンタクトレンズは外し)十分に洗浄を行う.

3) 治療の多くは対症療法:嘔吐,下痢,腹痛,咽頭痛,頭痛.

6 入院・帰宅の判断

- パラコートは経口でも経皮でも全例入院.
- グルホシネートやモノフルオロ酢酸ナトリウムも最低48時間はICUで呼吸状態をモニター管理する.
- 農薬の種類や剤型によっては誤飲または服用後重篤な中毒症状を発現するまでに,数時間から数十時間を要することがあるため,中毒を疑えば入院を考慮したほうが無難.

(中谷宣章)

3 一酸化炭素中毒

POINT

- 患者が一酸化炭素(CO)中毒を起こしうる状況であったかを確認(表1).
- 意識障害を認めた場合,頭部CTによる他疾患の除外が必要.
- カルボキシヘモグロビン(COHb)の半減期は常圧大気中では約320分とされるが,常圧下100%酸素吸入によって半減期は1/5に短縮される.
- CO中毒急性期における標準的治療は,速やかにCO曝露現場からの搬出,次いで100%酸素吸入(NBO:normobaric oxygenation),そして全身管理である.
- 曝露後24時間以内の重症例には,高気圧酸素療法を考慮する.

表1 患者が一酸化炭素中毒を起こしうる状況

屋内火災	呼吸困難,意識障害があれば疑う.
都市ガス	ガスの不完全燃焼により CO が発生.現在の都市ガスの主流は天然ガスで,ガス自体の CO 含量は少ない.
車(ガソリン車)の排ガス	車庫内でエンジンをかけたままの状態,または排気ガスの車内侵入により発症.ディーゼル車の排ガス中 CO 濃度は極めて低い.
・ペンキ剝離剤 ・機械の脱脂洗浄剤 ・エアロゾル噴射剤使用者 ・不燃フィルムの製造者	体内に吸収されたハロゲン化メタン,特にジクロロメタン(塩化メチレン)が分解され,二次的に発生した CO による中毒.
・各種炉 ・アーク溶接 ・メタノール・アンモニア・シュウ酸製造の従事者	製造過程で用いるか,発生するガスに CO が含まれる.

1 最初の処置

1) **バイタルサインの確認と気道確保**:意識障害,呼吸状態不安定の場合は,ただちに気管挿管.
2) **静脈路確保,血液検査,血液ガス分析,COHb 測定実施**:COHb 上昇に伴い血液酸素含量は低下するが,SpO_2 や PaO_2 では評価不能で,COHb の測定が必須.
3) **100%酸素吸入**:意識障害がなく,十分な自発呼吸がある場合は,リザーバーバッグ付きマスクで≧10 L/分酸素投与.気管挿管を行った患者では FiO_2 100%で人工呼吸開始.
4) **神経学的検査,頭部 CT,MRI 撮影**:意識障害をきたす他疾患の除外.CO 中毒に伴う淡蒼球・大脳白質の変性を認めることがある.
5) **心電図**:虚血性変化や不整脈を認めたら重症と判断.
6) **胸部 X 線**:合併症(誤嚥性肺炎,肺水腫)の検索.

2 重症度の判定

- 意識障害,ショック,重度代謝性アシドーシス(pH<7.1),心電図変化や不整脈頻発,COHb>40%は重症と判断.ただし,来院時の COHb が低値でも軽症とは限らない.

3 病態の把握・診断の進め方

1) CO 曝露中は血中 COHb 濃度に応じた症状を呈するが(表2),

表2 血中COHb濃度と症状

血中COHb濃度(%)	症状および徴候
0〜10	無症状
11〜20	頭痛,労作時呼吸困難
21〜30	中等度頭痛,呼吸困難,嘔気,めまい
31〜40	重度頭痛,嘔吐,疲労感,判断力著明低下
41〜50	昏迷状態,失神,頻呼吸,頻脈
51〜60	失神,痙攣,昏睡状態
61〜70	昏睡状態,低血圧,不整脈,死亡
71〜100	即死

実際には搬送時間に影響されるため,必ずしもCOHbが重症度を反映しない.また体内で二次的に産生されたCOによる中毒では,一般に血中COHb濃度に比し軽症.

2) COHbが測定できない場合,ほかの原因による中毒や,脳血管疾患の各種疾患との鑑別が必要.特に巣症状(focal sign)の有無は重要.

4 引き続き行う処置

- **高気圧酸素療法(HBO)**:HBOはNBOに比べて,半減期は約1/3に短縮されると同時に,血中溶存酸素は約3倍に上昇し,COHbを速やかに低下させて低酸素脳症を是正するとされている.臨床効果は確立されていないが,以下のいずれかを満たす重症例には受傷後24時間以内の開始を考慮する.

  - 受傷現場または病院での意識障害,失神,痙攣,ショック
  - 新たな神経学的巣症状,意識状態変化の出現
  - 重要臓器虚血:心電図異常,重度代謝性アシドーシス(pH<7.1)
  - COHb>25%(>40%とする文献あり)
  - 妊婦 COHb>20%(>15%とする文献あり)
  - 長時間の曝露

5 合併症とその対策

- **間欠型CO中毒**:CO中毒患者の約10%で受傷後数日〜数週間後に突然失見当識,錯乱,不穏状態,無関心,異常行動,不全失語,歩行障害,失禁,痙攣,パーキンソニズムが出現することがある.受傷後1か月間は注意深く経過を観察し,頭部CT, MRIを

再検.異常を認めたら再度入院とし,症状に応じた治療を行う.
- **多臓器(機能)不全(MODS)**:呼吸・腎・肝不全,消化管出血,播種性血管内凝固症候群(DIC)に各々対処.

6 入院・帰宅の判断

- 原則入院.
- COHb が正常化し,臓器障害が改善するまで入院加療.

参考文献
1) Weaver LK:Clinical practice. Carbon Monoxide Poisoning. N Engl J Med 360(12):1217-1225, 2009
2) Hampson NB, et al:Practice Recommendations in the Diagnosis, Management, and Prevention of Carbon Monoxide Poisoning. Am J Respir Crit Care Med 186(11):1095-1101, 2012

(清水千華子)

4 アルコールと救急疾患

A 急性アルコール中毒

POINT

- エタノールの中枢神経抑制作用による意識障害が主症状.重症例では昏睡となり死亡することもある.
- 意識障害の原因として低血糖の鑑別は重要.

1 最初の処置

- バイタルサインの評価,静脈路を確保し細胞外液の輸液を開始.意識障害を伴う嘔吐患者に対しては誤嚥,窒息防止のために側臥位にする.低体温症,頭部外傷,コンパートメント症候群などの合併症の有無の評価.

2 重症度の判定

- アルコールの摂取歴が明らかで軽度~中等度の中毒症状を呈する患者では,診断は比較的簡単で血中エタノール濃度と血糖値を調べるだけでよい.重症あるいはアルコール摂取歴が不明の場合はルーチン採血とともにほかの意識障害をきたす疾患(脳血管障害,外傷,肝性脳症,薬物中毒など)の鑑別も必要となる.

- 血中エタノール濃度は 0.5 mg/mL 程度で「ほろ酔い」(ごく軽い酩酊), 3.0～4.0 mg/mL 前後になると歩行困難, 意識障害を呈し, 4.0 mg/mL 以上で昏睡, 死の危険を伴う.

3 病態の把握, 診断の進め方

- 短時間に大量のアルコールを摂取することによる中毒症. 酩酊により意識障害や身体障害を生じ, 重症例では呼吸抑制, 誤嚥, 心血管系虚脱により死に至ることもある.
- アルコール摂取時は抗利尿ホルモン(ADH)抑制作用による利尿作用で脱水を伴う.
- アルコール中間代謝物のアセトアルデヒドの作用により紅潮, 動悸, 頻脈, 頭痛, 悪心などが生じ, 濃度がより高くなると徐脈, 血圧低下, 意識消失を呈する. アセトアルデヒドはアルデヒド脱水素酵素(ALDH)によって代謝されるためアルコール不耐性者は ALDH2 欠損のためごく少量の飲酒で血中アルデヒド濃度が上昇する.

4 引き続き行うべき救急処置

- 拮抗薬はない. 対症療法が中心.
- 意識障害を伴い嘔吐による誤嚥の可能性が高い場合や呼吸抑制があれば気管挿管を考慮.
- アルコールは 30～60 分で吸収されるため胃洗浄の適応は限られる. 活性炭の適応はない(ほかの薬物との複合中毒であれば考慮).
- 脱水を伴うため輸液は細胞外液の補充を行い, 適切な尿量を確保する. 低血糖や電解質異常を補正する.
- 血液透析はエタノール除去に有効だが, たいていは輸液および全身管理で治療可能で必要になることはまれ.
- 低体温症に対しては重症度に応じて加温や保温.

B アルコール性ケトアシドーシス(AKA)

POINT

- アルコール常用者の急死の原因となりうる疾患であり, 栄養不良と脱水が主な病態. アルコールに関連した疾患として常に念頭に置く必要がある.
- 剖検で軽度の脂肪肝しか認めない「大酒家突然死症候群」.

1 最初の処置
- バイタルサインの評価，血糖値の測定，静脈路の確保．意識障害を伴う低血糖であれば高濃度ブドウ糖液の静脈投与．アシドーシス評価のための血液ガス分析．

2 重症度の評価
- 酩酊の程度や血中アルコール濃度は重症度に比例しない．悪心，嘔吐症状のみの患者から昏睡状態まで多様である．バイタルサイン，アシドーシスの程度から重症度を評価する．

3 病態
- アルコール常用者に長期間の栄養不良とそれに引き続く脱水を契機として発症することが多い．
- たいていはアルコール常用者だが，成人におけるアルコールの暴飲，意図しない子どもの飲酒も原因となり得る．
- 悪心，嘔吐，腹痛などの腹部症状や意識障害を主訴に来院し，アニオンギャップの開大を伴う代謝性アシドーシスと，β-ヒドロキシ酪酸を中心としたケトン体の上昇を認める．
- 飢餓・低栄養によるグリコーゲン貯蔵量低下およびアルコール代謝過程で補酵素 NADH/NAD 比が増大し，糖新生が抑制され，低血糖となる．低血糖でインスリン分泌が抑制され，グルカゴン分泌が促進されることにより，脂肪組織からの遊離脂肪酸合成とβ酸化を促進し，ケトーシスを起こす．
- 血管内脱水や細胞外液量低下は抗インスリンホルモンであるカテコールアミン，コルチゾール，成長ホルモンやグルカゴンなどの分泌を促進する．また，脱水により腎からのケトン体排泄が抑制されることでケトアシドーシスが進行する．
- 急死した大酒家の死因には肝不全，消化管出血，脳出血など剖検で明らかになるもののほか，剖検しても脂肪肝しか認めないものもある．このようなアルコール性脂肪肝の状態においても食事をせずに飲酒を続けることでケトアシドーシスを引き起こすことがあり，時に致死的となる．
- アルコール性肝障害のうち，肝硬変にまで至らない前段階においても致死性発作を生じる可能性があり，**大酒家突然死症候群**と称され，意識障害のほかに，低血圧，脱水，低血糖，代謝性アシドーシス，低体温などを認め，受診後 24 時間以内に死亡するこ

とが多い.

4 診断の進め方

- 身体所見として意識障害,低体温,頻脈,頻呼吸,腹部症状が多い.
- アニオンギャップの開大を伴う代謝性アシドーシス.
- β-ヒドロキシ酪酸は尿試験紙に反応せず尿中ケトン体は偽陰性となりうる〔糖尿病性ケトアシドーシス(DKA)との鑑別〕ため血中ケトン体分析が望ましい(Point of Care test として簡易ケトン体測定器の利用も有効).
- 来院前数日間は消化器症状のため飲酒もできない状態となり血中アルコール濃度は低値のこともある.
- 大酒家では,意識障害出現時に精神運動興奮を伴いやすく身体所見の評価が遅れがちだが,アルコール臭があっても急性アルコール中毒と決めてかからず,AKA,大酒家突然死症候群も念頭に診療を進める.

5 引き続き行うべき救急処置

- **輸液**:重度の脱水を補正するために大量の細胞外液の輸液を行う.尿量や中心静脈圧などを参考に投与量を調整する.低血糖を伴っていることが多く,グルコースを補う必要もある.輸液と糖質投与により代謝性アシドーシスは改善することが多いので炭酸水素ナトリウム(メイロン®)の投与は pH≧7.2 では不要.
- 低栄養状態にあり通常ビタミン B_1 は低下するため,補充する(Wernicke 脳症予防).

C アルコール離脱症候群 (精神科救急の観点から☞p353)

POINT

- アルコール常用者になんらかの疾患や入院によりアルコール摂取が中断された場合に起こるのが典型的.

1 最初の処置

- バイタルサインの評価,痙攣を起こしている時には抗痙攣薬〔ジアゼパム(セルシン®)〕の静注.

2 重症度の判定

1) 小離脱症状,早期離脱症状:断酒後数時間で出現し,約24時

間でピークに達し2〜数日以内に消失．易振戦状態，悪心・嘔吐，発汗増加，頻脈，血圧上昇，不安，焦燥感，脱力感，被刺激性亢進，幻覚，睡眠障害，痙攣発作(アルコールてんかん)などが主症状で徐々に増悪した後に改善し，数日以内に治まる．

2) **大離脱症状，振戦せん妄**：断酒後48〜96時間で発症し，全身の粗大な振戦，幻覚，興奮，幻覚妄想，錯乱，見当識障害，自律神経亢進症状(発熱，発汗，頻脈，瞳孔散大)などの症状を呈する．5〜10%が死亡する．

3 病態の把握と診断の進め方

- 離脱症候群は血中アルコール濃度の低下によって出現する神経機能興奮症状であり，発症機序は不明な点が多い．
- アルコール常用者がアルコール摂取を中断して上記のような症状が出現した場合，本症を疑う．

4 引き続き行うべき救急処置

- **輸液**：電解質異常，脱水，低血糖の治療．ビタミンB_1の補充．
- 痙攣発作に対してはジアゼパム(セルシン®)静注．アルコールてんかんは依存症の10%程度に発症するが重積することは少なく，発作後の抗てんかん薬の治療は通常不要である．
- 自律神経症状を抑制し，小離脱症状から振戦せん妄への移行を防ぐことがポイント．経口摂取可能であれば下記の投与などが有効．
  1) ジアゼパム(セルシン®錠)　6〜15 mg　1日3回
  2) フルニトラゼパム(サイレース®錠)　1〜2 mg　1日1回　就寝前
  3) エチゾラム(デパス®錠)　0.5〜1 mg　1日1回　就寝前
- 不眠が強ければ睡眠導入薬の使用も考慮．

5 入院・帰宅の判断

- 急性アルコール中毒の場合は通常，十分な輸液で改善するが意識障害が改善しなければ入院を考慮．
- AKAおよびアルコール離脱症候群はアシドーシスが著明な場合や意識障害を伴う場合は入院適応．
- アルコールてんかんを伴う小離脱症状は高率に振戦せん妄に移行するため十分な観察が必要．2回以上の痙攣発作を起こす場合は経過観察入院．
- アルコール依存が著しい患者は，退院時にアルコール依存症リハ

ビリテーションプログラムの導入も考慮する．

(上野浩一)

5 熱中症

POINT

- 暑熱環境によって生じる生体障害の総称が熱中症(heat illness)．
- 熱失神(heat syncope)，熱痙攣(heat cramp)，熱疲労(heat exhaustion)，熱射病(heat stroke)に分類．
- 日本救急医学会の分類，Ⅰ度(熱失神，熱痙攣)，Ⅱ度(熱疲労)，Ⅲ度(熱射病)が用いられることもある．

日本救急医学会分類	臨床症状からの分類	対応
Ⅰ度	熱失神，熱痙攣	応急処置と見守り
Ⅱ度	熱疲労	医療機関へ
Ⅲ度	熱射病	入院加療

1 最初の処理

- バイタルサイン，病歴(高温環境曝露，スポーツ，高齢者居室内の場合はエアコンの有無)から熱中症を考慮，ほかの高体温を呈する疾患の鑑別．
- 体温上昇を伴う場合(Ⅱ度，Ⅲ度)は冷却(脱衣，霧吹きで水を噴霧し扇風機：気化熱による蒸泄法)，静脈路確保(冷却輸液)，血液検査，血液ガス分析，深部体温測定，心電図．

2 重症度の判定

1) **熱失神**：発汗・血管拡張が原因の一過性意識消失．体温は正常もしくは軽度上昇(38℃以下)，日陰への移動，水分補給，安静で改善．
2) **熱痙攣**：高温多湿環境での作業による塩分喪失を伴う多量の発汗(電解質異常・脱水)が原因の筋痙攣．体温は正常もしくは軽度上昇(38℃以下)，塩分を含む水分補給，必要に応じて輸液．
3) **熱疲労**：高度の脱水，末梢血管拡張による循環障害．体温上昇(40℃以下)，冷却，輸液．

4）熱射病：体温調節機序の破綻，意識障害や多臓器不全，播種性血管内凝固症候群（DIC）などを伴う．高体温（40℃以上），緊急冷却，集中治療．

3 病態の把握，診断の進め方

- 病歴や検査結果から高体温を呈するほかの救急疾患の鑑別．感染症，悪性症候群，悪性高熱症，甲状腺クリーゼ，痙攣，重症頭部外傷，中毒など．

4 引き続き行うべき救急処置

- 深部体温39℃まで緊急冷却後は緩徐に冷却．38℃で冷却中止（低体温予防）．

5 合併症とその対策

- 熱射病は多臓器不全やDICを伴い，体液呼吸循環管理，脳浮腫治療，DIC治療を軸とした集中治療が必要．

6 入院・帰宅の判断

- 熱疲労（Ⅱ度）は入院が必要となることが多い．特に熱射病（Ⅲ度）はICU適応．

参考文献
1）日本救急医学会（編）：熱中症診療ガイドライン2015．2015

（上野浩一）

6 低体温（偶発性低体温）

POINT

- 深部体温＜35℃を低体温症（hypothermia）と呼ぶ．不慮の事故などが原因のものを偶発性低体温と呼ぶ．
- 蘇生不可能にみえる高度低体温でも社会復帰の可能性がある．
- 深部体温＜30℃では，心肺停止（CPA）に対する蘇生のアルゴリズムが通常と異なる．

1 最初の処置

- CPAであれば，心肺蘇生（CPR）を開始する（☞ **5**「合併症とその対策」参照）．
- バイタルサイン，心電図，深部体温の測定（直腸温，膀胱温）．

- 血糖値測定.

2 重症度の判定

- 深部体温による重症度分類の一例を示す(表1).

3 病態の把握,診断の進め方

- 深部体温を測定し,診断する.
- CPA の場合,ただちに CPR を開始するため,深部体温の測定は困難である.そのため,皮膚冷感などから低体温症を疑う.
- **病歴の聴取**:低体温症を発症した状況(寒冷曝露や溺水など)を確認する.また,原因疾患(低血糖,低栄養,薬物中毒,アルコール,脳卒中,脊髄損傷,副腎機能低下症など)の有無を確認する.
- 深部体温と先に挙げた臨床所見(表1)は必ずしも一致しないので,意識,呼吸,循環を評価し,それぞれの状態を把握する.
- 深部体温<30℃では,心室細動(VF)が起こりやすいため,乱雑な搬送や処置を避け,常に愛護的処置を心がける.徐脈に対しての経静脈・経皮ペーシングは控える.

4 引き続き行うべき救急処置

- 意識,呼吸,循環の状態に合わせて,適宜人工呼吸器管理などを行う.
- 以下の通り,復温を行う.

軽度低体温 (32℃以上 35℃未満)	Passive rewarming として,毛布やアルミシートによる保温,室温調整を行う.
中等度低体温 (30℃以上 32℃未満)	Active external rewarming として,電気毛布,加温ブランケット,赤外線ヒーター,局所加温器具などによる加温処置,また,加温輸液(43℃)や加温加湿酸素(42~46℃)の投与を行う.

表1 低体温症の重症度分類の一例

	高度	中等度	軽度
深部体温	<30℃	30℃以上32℃未満	32℃以上35℃未満
意識障害	深昏睡	高度	軽度
呼吸	呼吸停止	徐呼吸	徐呼吸
脈拍	徐脈	徐脈	頻脈
血圧	著明に低下	低下	やや低下~正常
シバリング	なし	なし	あり
心電図	心停止,心室細動(VF)	J波を認める	正常

高度低体温 (<30℃)	Active internal rewarming として,加温輸液による消化管洗浄,腹腔洗浄などを考慮.食道加温チューブや血管内体温調節カテーテル(サーモガード®)(保外),体外循環(血液透析や体外式膜型人工肺(ECMO))も考慮.

5 合併症とその対策

- CPA となった場合,ただちに CPR を開始する.
- 深部体温<30℃における心肺蘇生アルゴリズム

> ① Passive rewarming, active external rewarming に加えて,積極的に active internal rewarming を行う.V-A ECMO も考慮する.
> ② VF/pulseless 心室頻拍(VT)に対する除細動:深部体温<30℃では除細動の効果が減少しているため,1 回の除細動のあとに持続する VF/pulseless VT に対しては,深部体温>30℃に加温されたあとに,再度除細動を行う.
> ③ アドレナリン:深部体温<30℃ではアドレナリンは無効である.中等度低体温(30~32℃)でも投与間隔を長めにする.
> ④ 低体温による脳保護を考慮し,心拍再開後は復温を 32~34℃にとどめる.

6 入院・帰宅の判断

- 中等度および高度低体温は集中治療管理が必要な病態であり,入院が必要である.
- 軽度低体温では,基礎疾患や合併症を認めず,復温によく反応し,かつ暖かい環境が確保されている場合は,帰宅可能である.

(山元 良)

7 溺水

POINT

- 浸水あるいは浸漬によって呼吸不全を認めた状態.
- 全く呼吸不全を呈さない場合は溺水に分類されない.
- 主たる病態は低酸素血症であり,浸水・浸漬時間と低酸素血症の程度が重要.
- 実際に吸引した水はわずかなことが多く,臨床上は淡水・海水による区別は不要.湿性と乾性の区別もされなくなった.
- 低体温や頸椎・頸髄損傷,合併するほかの病態や外傷に注意する.

1 最初の処置

1）気道・呼吸管理

高濃度酸素投与	全患者で気道を確保し開始する.
気管挿管	意識障害, 呼吸障害, 嘔吐・誤嚥の恐れがある場合に施行する. 肺水腫では呼気終末陽圧換気 (PEEP) を用いた人工呼吸管理を開始する.

2）輸液
肺水腫を認めても循環血液量は減少していることが多い. 血清電解質異常は問題になることは少なく, 細胞外液を用いて低容量状態を改善する.

3）心肺停止 (CPA) の場合
一次救命処置 (BLS), 二次救命処置 (ACLS) に沿って治療するが, 溺水の場合は呼吸管理が重要. 低酸素血症が主たる病態のため, 胸骨圧迫のみの蘇生は勧められない.

- ▶ 低体温症合併の場合, 安易な蘇生中止の判断はしないが, 溺水時間が長い成人では予後不良. 復温後 20 分間経過しても心静止が持続する場合には蘇生中止を考慮.

2 重症度判定と病型

- 浸水・浸漬時間, 意識・呼吸・循環の状態, 合併外傷・疾患により予後が決まる.

3 病態の把握, 診断の進め方

- 溺水前にほかの病態 (てんかん, 頸椎・頸髄損傷, 心筋梗塞, 脳血管障害) が生じた可能性を考慮する. 溺水単独の場合は重症度の把握に努める.
- 発生時刻・場所・状況, 浸水・浸漬時間, 水温, 既往歴, 来院までの処置を中心に病歴を聴取する.
- 血液検査 (末梢血・生化学, 凝固系), 血液ガス分析, 胸部 X 線, 心電図を行う.
- 意識障害があれば呼吸循環動態の安定後に頭頸部 CT を施行する. 体幹部・四肢の外傷にも注意する.

4 引き続き行うべき救急処置

体温管理	低体温症は ☞ p326 参照.
胃管挿入	胃内容吸引により誤嚥の危険性を減らす. 腹腔内圧を下げることで呼吸状態を安定化させる目的もある.

5 合併症とその対策

低酸素脳症,脳浮腫	浸透圧利尿薬,低体温療法.
肺炎	誤嚥した水が汚染されていることも多く,喀痰・胃内容物・血液培養を提出し抗菌薬投与を考慮する.

6 入院・帰宅の判断

- 呼吸状態が改善しても遅発性に再度呼吸状態が悪化する場合があるので,少なくとも24時間の経過観察入院が原則である.しかし,自覚症状・身体所見・検査結果に問題がなく,症状悪化時すぐに再診可能な患者では数時間の外来経過観察後に帰宅としてもよい.

(栗原智宏)

8 急性高山病

POINT

- 主な病態は吸入酸素分圧低下による低酸素血症である.
- 急性高山病は,高地環境に順応していない人が通常海抜2,500m以上(時に2,000m以上)の高地に急速に移動することにより発症する.登山以外にも,飛行機などでの高地移動でも生じうる.
- 軽症〜中等症(山酔い)では頭痛・倦怠感・めまい・食欲不振・嘔気・嘔吐・体温上昇・浮腫・易疲労感・脱力・睡眠障害を高地到達後6〜10時間程度で認め,重篤化すると高地脳浮腫(HACE)や高地肺水腫(HAPE)から死に至ることもある.

1 最初の処置

1) **安静と下山**:軽症〜中等症では安静による改善が多く下山は必須でないが,症状悪化の場合には速やかに下山する.特に重症病型を疑う場合は速やかに下山し,ICUへ収容する.
2) **酸素投与・気道確保**:2〜4L/分の酸素吸入を適宜使用し,重症病型では人工呼吸管理も考慮する.
3) **輸液**:登坂による運動・気圧低下・水分摂取不足の原因で脱水を生じていることがある.脱水状態では血液粘度上昇により,毛細血管での酸素の組織移行が円滑に行われず,通常問題にな

らない程度でも低酸素血症を助長する．

2 重症度の判定

1) 軽症〜中等症
下山などで低酸素血症が改善すれば，特別な治療をせずとも数日以内に軽快する．必要に応じて酸素投与や輸液を行う．

2) 重症病型

HACE	・山酔いの重症例で精神症状や小脳失調，意識障害が特徴的． ・主病態は脳浮腫による頭蓋内圧上昇で，多発性の脳出血や脳梗塞を伴うことがある．ほかの意識障害をきたす疾患の除外が重要．
HAPE	・最も死亡率の高い病型で，高地移動後数日以内に山酔いを経ずに発症しうる． ・初期症状は乾性咳嗽・呼吸困難・運動能力低下で，進展すれば肺水腫の病像を呈する． ・HACE の合併も多く，過度の低酸素性肺血管収縮による非心原性肺水腫である．

HACE：high-altitude cerebral edema，HAPE：high-altitude pulmonary edema

3 病態の把握，診断の進め方

- 問診・状況から高山病を疑うことは容易．最近ではパルスオキシメーターを携行している登山者もおり，発症時の SpO_2 値も参考となる．ほかの中枢神経疾患や呼吸循環器疾患を除外し，重症病型を見落とさない．
- HACE では頭部 CT や MRI，HAPE では胸部 X 線や胸部 CT でそれぞれ脳浮腫・肺水腫の所見を認めることがあり重症度にも相関するが，これらの検査ではほかの原因による脳浮腫・肺水腫を除外できない．

4 引き続き行うべき救急処置

1) 薬物療法

1) アセタゾラミド（ダイアモックス® 注） 1 回 250 mg 1 日 2 回 静注または筋注 (保外)（経口投与も (保外)）
2) 頭痛に対しては NSAIDs
3) 上記に加え HACE ではデキサメタゾンリン酸エステル（デカドロン® 注）またはデキサメタゾン（デカドロン® 錠） 4 mg 筋注または経口 6 時間ごと (保外)，HAPE ではニフェジピン（アダラート® L 錠） 1 回 20 mg 1 日 2 回 経口 (保外)
不眠に対する睡眠薬投与は低酸素血症助長の危険性があり，

できるだけ使用しない

5 入院，帰宅の判断

- 症状がなければ帰宅可能．

6 予防

- 登坂前は十分な休養と水分摂取をしておく．
- 徐々に高度を上げ馴化させ，適宜水分摂取を心がける．
- 飲酒・喫煙・睡眠薬内服はしない．
- 高地到着後すぐに睡眠をとらず深呼吸を行う．
- **予防薬**
    1) アセタゾラミド（ダイアモックス®錠）　1回1錠　1日2回経口を登坂前日から開始 保外
- 高山病の危険性がある登坂では携帯用酸素ボンベを準備する．

（栗原智宏）

9 減圧症（潜函病，潜水病）

POINT

- 高圧環境からの減圧に際し，生体組織内に溶解していた不活化ガス（主に窒素）が気泡を形成し生じる障害．
- 気泡が組織を直接圧迫し，臓器に応じた多様な症状を起こすほか，血液や血管内皮が気泡に曝され凝固能亢進や血管透過性亢進などを起こす．
- 動脈ガス塞栓と鑑別が困難な場合も多く，まとめて減圧障害と呼ぶ．
- Ⅰ型（軽症）とⅡ型（重症）に分類され，病型と重症度は気泡の生じた部位と量による．
- 多くは減圧後から数時間以内に発症するが，数日して発症することもありうる．

1 最初の処置

1) 不活化ガスの気泡化により生じる器質的疾患であり，自然治癒は期待できない．発症早期に治療を開始し後遺症を最小限に留める．
2) **輸液**：血管透過性亢進により血管内脱水に陥っている．生理食

塩液またはリンゲル液を用いた輸液(ブドウ糖輸液は浮腫を悪化させる)を行う．血管内容量を維持できない場合には低分子デキストランなどを使用する．
3) **酸素吸入**：高濃度酸素投与により不活化ガスの排出を促進し，組織低酸素状態に起因する障害や後遺症を緩和できる可能性がある．
4) **高圧酸素治療**：ほぼ唯一の特異的な治療方法である．症状が軽くても後遺症を残す可能性があるため適応を広くする．皮膚型以外の減圧症では高圧酸素治療が可能な施設への搬送を考慮する．可及的早期の施行が望ましいが，数日遅れた場合でも後遺症を軽減できる可能性がある．

2 重症度の判定

1) 病型と主な症状

Ⅰ型(軽症)：毛細血管のみのわずかな閉塞では，下記症状がみられないこともあるが，その場合でも長期的には組織壊死を引き起こす可能性があり，経時的に症状を観察する．

Ⅰ型(軽症)	運動器型(いわゆるベンズ)：関節痛・筋肉痛	
	皮膚型：発疹，瘙痒感	
Ⅱ型(重症)	中枢神経型：窒素は脂肪に溶けやすく，中枢神経系など脂肪含有率の高い組織での発生頻度が高い	脊髄型：下肢の麻痺・感覚障害，膀胱直腸障害
		脳型：頭痛，意識障害，痙攣
	呼吸循環器型：呼吸困難，胸痛	
	内耳前庭型：めまい，嘔気	

3 病態の把握，診断の進め方

- ダイビングなど急減圧の問診や発症のタイミングから比較的診断は容易である．減圧の程度と減圧時間から大体の重症度が推測できるが，必ずしも相関はしない．Ⅱ型の症状が出現しないか経時的に観察を要する．
- 数日後に発症した減圧症は診断困難な場合があるが，減圧の問診を逃さずに症状の経過を観察することが重要．CTやMRIで脳脊髄の損傷がわかる場合もあるが確実な検査ではなく，診断が明らかな場合には検査で治療を遅らせるべきでない．

4 引き続き行うべき救急処置

1) **体温管理**：低体温症合併に注意する．遷延する低体温は凝固能異常・血管透過性のさらなる亢進を招く．
2) **薬物療法**：必要に応じ抗凝固療法を行う．ステロイドの有効性は確立していない．
3) 自施設での対応が困難な場合には適切な医療機関へ搬送を考慮する．ヘリコプターなど室内気圧を保てない搬送手段の場合，飛行高度は 300 m 以下が望ましいとされる．

5 入院，帰宅の判断

- 軽症であっても何らかの症状があれば入院治療・経過観察が必要．症状が一度改善しても，少なくとも 24 時間以内は再発の可能性がある．
- 診察時にⅠ型であっても，時間が経つとⅡ型の症状が出現することもある．ダイビングなどを繰り返す可能性のある患者には，予防の注意点を再確認し再発防止に努める．

6 予防

- 加圧前後は飲酒を避け，十分な休養と水分摂取をしておく．
- 潜水時には安全停止時間を十分とる．
- 減圧後には航空機搭乗・山間部への移動を避ける．
- 治療以外に短時間（通常 1 日以内）での再加圧は避ける．

(栗原智宏)

第7章

各科救急

1 小児科

POINT

- 小児科の対象は，通常15歳(中学生)まで．
- 多くの軽症患児の中から，いかにすばやく重症患児を発見できるかが勝負．
- 成人とは薬物投与量が違い，同じ病態でも治療方針が異なることに注意．
- 特に乳幼児は症状の表現力に乏しく，判断が難しい．
- 夜間や時間外の受診が多く社会問題になっているが，家族の心配にも配慮し，共働きの若い夫婦も多いことを理解する．
- 「年齢別の体重とバイタルサイン正常値」(表1)を把握する．

Ⓐ 発熱

POINT

- 体温は成人より高い．腋窩温で37.5℃以上を発熱と考える．正確に体温が測れないことも多いため，診察所見に合わない場合には再検する．
- ウイルス感染が多い．救急外来での安易な抗菌薬の使用は控える．
- 迅速キット(インフルエンザ，RSウイルス，アデノウイルス，溶連菌など)を積極的に使用し，早期の病因診断に努める．
- 症状が急激に進行しやすい．帰宅の場合，随伴症状の出現に注意するよう家族に伝える．
- ウイルス感染は，地域や季節により流行が異なる．流行状況について情報を得ておく．

1 年齢別のポイント

1) 生後1か月未満

- 常に敗血症を考え，基本的には全例入院のうえ，精査する．

表1 年齢別の体重とバイタルサイン正常値

年齢	体重(kg)	呼吸数(/分)	脈拍数(/分)	収縮期血圧(mmHg)
新生児	3～4	30～50	120～160	60～80
6か月～1歳	8～10	30～40	120～140	70～80
2～4歳	12～16	20～30	100～110	80～95
5～8歳	18～26	14～20	90～100	90～100
9～12歳	26～50	12～20	80～100	100～110
13歳以上	>50	12～16	60～90	100～120

- 分娩経過,哺乳力,臍炎,家族の発熱などの情報を調べる.
- ただちに小児科医に依頼.
- 血液検査,尿検査,髄液検査,各種培養(血液,髄液,尿・咽頭,便,臍)を行い,抗菌薬を開始する.

2)生後1～3か月

- 上記と同様,全例入院を前提に診療を進める.
- 全身状態がよい場合はX線,血液検査,尿検査などの検査後,外来フォローとする場合もある.
- 検査結果判明後,小児科に依頼.この時期は母体由来の抗体があるため感染症を発症しにくいが,ひとたび発症すれば重篤化しやすい.
- 特に尿路感染症,出生後に感染を繰り返す児には注意.

3)生後4か月～1歳

- 生後6か月頃より母体由来の抗体が消失するため,感染症に罹患しやすくなる.
- 生後初めての高熱でほかの症状がなく,食欲もある場合,突発性発疹が多い.
- 初診時の診断は難しく,必要に応じて血液検査,尿検査,ウイルス迅速検査を行う.
- 発熱が3,4日以上続く場合,全身状態が悪い場合には必ずWBC, CRP, 尿検査(尿培養),さらに症状に応じた検査を追加する.
- 検査データ,経口摂取量,脱水などの全身状態に応じて入院適応を決定する.

4) 1〜6歳
- 集団生活が始まる時期であり，疾患の流行状況を把握する．
- 中耳炎の合併も多いため，耳鏡で診察する．
- 発熱が3日以上続く場合，全身状態が悪い場合には上記同様に検査を行う．その結果により必要な場合，小児科に依頼する．

5) 6歳以上
- 学校での集団感染に注意．マイコプラズマ感染症が多い．
- 全身状態が悪い場合，上記同様に検査を行い，その結果により小児科に依頼する．

2 感染症迅速検査
- 救急患者の病因診断に有用．30分以内に結果が判明する．

1) 微生物検査

A群溶血性レンサ球菌	咽頭拭い液	マイコプラズマ	咽頭拭い液，血液
B群溶血性レンサ球菌	髄液，尿，腟分泌物，血液	腸管出血性大腸菌O-157	糞便
		ベロ毒素	糞便
肺炎球菌	髄液，尿，血液	クロストリジウム・ディフィシル検査(GDH)	糞便
ヘモフィルス・インフルエンザ菌b型(Hib)	髄液，尿，血液	クロストリジウム・ディフィシルトキシンA/B	糞便
クラミジア	咽頭拭い液		

2) **ウイルス検査**：RSウイルス（鼻腔拭い液，鼻汁），アデノウイルス（角結膜および咽頭上皮細胞，糞便），インフルエンザウイルス（鼻咽頭拭い液），ロタウイルス（糞便），ノロウイルス（糞便）.

3 処方とその注意
- 解熱薬については4か月未満には投与せず，6か月未満も極力避けることを基本とする．解熱薬を投与する場合は以下の方針とする．

    1) アセトアミノフェン〔アンヒバ® 坐剤(50, 100, 200 mg)および水薬，散剤，錠剤がある〕10 mg/kg/回　頓服　使用間隔は6〜8時間はあけて，1日3回まで

1) 保護者には，解熱薬は一時的に熱を下げる効果しかなく，使用目的は解熱時に水分補給と食事摂取してもらうことであり，重篤感がなければ使用しなくてもよいことを伝える．また，解熱薬使用による解熱は，病気の治癒ではないことを伝える．
2) 保護者の希望や，便性により坐薬が使用できない場合がある．

Ⓑ 痙攣

1 病態

1）熱性痙攣
- 通常 38℃以上の発熱に伴い，6～60 か月までの乳幼児時期に生じる発作性疾患で中枢神経感染症，代謝異常，その他の明らかな原因疾患のないもの．てんかんの既往のあるものは除外する．
- 痙攣の多くは 5 分以内，左右対称性の全身性強直間代発作．熱性痙攣のうち，以下の 3 項目の 1 つ以上を満たすものを複雑型熱性痙攣と定義し，いずれにも該当しないものを単純型熱性痙攣とする．

  - 焦点性発作(部分発作)がある．
  - 発作が 15 分以上持続する．
  - 一発熱機会(通常は 24 時間以内)に発作が複数回反復する．

- 熱性痙攣において長時間持続する発作や，複数の発作でその間に脳機能が回復しないものを熱性痙攣重積状態と呼ぶ．痙攣の持続時間が 30 分以上と定義されることが多いが，「熱性けいれん診療ガイドライン 2015」では，5 分以上持続する場合，薬物治療開始を考慮すべき熱性痙攣の重積状態の operational definition（実地用定義）としている．

2）中枢神経感染症（髄膜炎，脳炎）
髄膜刺激症状，30 分以上の意識障害，大泉門膨隆などを認める例では細菌性髄膜炎をはじめとする中枢神経感染症を疑い，髄液検査を積極的に行う．ワクチン接種歴の聴取も重要．Hib ワクチンや肺炎球菌ワクチンを接種されていない 6～12 か月の症例では，特に髄液検査を検討すべき．

3）無熱性痙攣
頭部 CT 検査で頭蓋内病変が否定されても，初発例では精査目的で入院とする．てんかん以外で無熱性痙攣の原因として多い疾患を下記に挙げる．

- 乳幼児下痢症に伴う痙攣：主に冬季のロタウイルス，ノロウイルスによるものが主因
- 電解質異常(低 Ca，低 Na，高 Na，低 Mg)，低血糖
- 頭蓋内出血，低酸素性虚血性脳症，脳腫瘍
- 憤怒痙攣
- 薬剤性(テオフィリン関連など)
- 先天異常症(先天代謝異常，中枢神経形成異常など)

- その他(破傷風,銀杏摂取,心因性,過換気症候群など)

2 初期治療
1) 外来到着時に痙攣が停止している場合
- 応急処置としてジアゼパム(ダイアップ®)の予防投与は,ルーチンには不要である.ただし,社会的な要因(①医療機関・地域の救急体制,②医療機関へのアクセス,③家族の不安など)を考慮し,使用することもある.使用する場合の用量は以下の通り.
  1) ジアゼパム(ダイアップ®坐薬) 1回0.3〜0.5 mg/kg (一般血液検査および必要に応じて点滴して)1〜2時間外来で経過観察することが望ましい.その結果,帰宅する場合には,1回目から8時間後に同量を投与する指示を出す(合計2回投与)

2) 外来到着時痙攣が持続している場合
- モニターを装着し気道確保,酸素投与.生理食塩液で末梢静脈路を確保のうえ,下記1)または2)を開始.なお,小児の痙攣の原因として低血糖があるため,同時に血糖値を測定.血糖値<60 mg/dLの場合,まずブドウ糖0.5 g/kg(20%ブドウ糖25 mL/kg,最大25 g)をゆっくり静注.
  1) ジアゼパム(セルシン®注またはホリゾン®注,5 mg/mL) 0.3〜0.5 mg/kgをゆっくり静注.呼吸抑制に注意(最大1.0 mg/kgまで投与可)
  2) ミダゾラム(ドルミカム®注,5 mg/mL) 0.15 mg/kgをゆっくり(1 mg/分)静注.ミダゾラムが有効であれば,0.1〜0.15 mg/kg/時で点滴静注.発作が停止しない場合,5分後に同量を追加するか,下記3)または4)を開始.
    ミダゾラムの鼻腔投与,口腔投与は国内では未承認,筋注も麻酔前投薬としての承認のみ
    体重10 kgの場合:ドルミカム®注 2 mLを5%ブドウ糖液18 mLに加え合計20 mLとすると,1 mL/時で0.05 mg/kg/時となる
  3) フェノバルビタール(ノーベルバール®注,50 mg/mL) 1回15 mg/kg 1バイアルを5 mLの生理食塩液に溶解し,10分以上かけて点滴静注
  4) ホスフェニトイン(ホストイン®注,75 mg/mL) 1回22.5

mg/kg 生理食塩液で5倍に希釈して点滴静注．投与速度は3 mg/kg/分または150 mg/分のいずれか低いほうを超えないこと．日本では2歳未満は適応外

乳幼児下痢症による痙攣にはジアゼパムは無効．カルバマゼピン〔テグレトール® 錠(粉砕)・細粒〕の経口もしくは胃管から注入投与(5 mg/kg)が有効．

3) **入院を考慮する目安**：入院の基準は施設や地域によって異なるが，以下の項目があれば入院を考慮する．

- 痙攣発作が5分以上続き，抗てんかん薬の静注が必要．
- 髄膜刺激症状，発作後30分以上の意識障害，大泉門膨隆など，中枢神経感染症が疑われる．
- 全身状態不良または脱水所見がみられる．
- 痙攣発作が一発熱機会(通常24時間以内)に繰り返しみられる．
- 上記以外でも診療した医師が入院が必要と考える場合．

3 検査項目

- 重症感染症を疑う場合，痙攣後の意識障害が遷延する場合，脱水を疑う場合では，血液培養を含めた血液検査を考慮する．

緊急で行う検査	・血液検査(含炎症反応) ・尿検査 ・血糖 ・電解質(Na, K, Cl, Ca) ・肝機能	・腎機能 ・血液ガス(含乳酸) ・アンモニア ・薬物血中濃度(テオフィリン，抗痙攣薬)
必要に応じて行う検査	・頭部CT ・MRI ・髄液検査 ・脳波検査	・ウイルス迅速検査(インフルエンザ，ロタ) ・凝固検査

C 呼吸器疾患

1 病態

1) **上気道閉塞**：吸気性呼吸音の異常(stridor)，クループ，急性喉頭蓋炎，扁桃腺炎(アデノイド肥大)，舌根沈下，気道異物，鼻閉など．
2) **下気道閉塞**：呼気性呼吸音の異常(wheeze)，気管支炎(喘息性気管支炎)，喘息発作，下気道狭窄など．

3) **肺病変**：気胸，肺炎，無気肺，肺出血など．
- 呼吸音の減弱・左右差，努力呼吸（鼻翼呼吸，retraction など）の有無に注意して診察．

4) **成人との比較**：異物誤嚥や窒息の危険が高い．気管が細く狭窄を起こしやすい．横隔膜が平坦で浅いため換気効率が悪い．成人と比べ小児の呼吸不全は重症化しやすい．小児の心肺停止では成人に比べて呼吸障害が多い．

2 治療

1) **クループ症候群**：吸気性喘鳴，犬吠様咳嗽，嗄声などをきたす疾患の総称．
- 軽症では，まず1)を投与．中等症以上では1)に加えて2)，3)（重症度スコア：Westley croup severity score）．治療後2～4時間は外来で経過観察し，症状が残る場合，小児科依頼．
  1) デキサメタゾン（デカドロン®錠）　初回量として0.15～0.6 mg/kg を経口投与
  2) アドレナリン（ボスミン®注）　0.1～0.2 mL＋生理食塩液　2 mL（20～30分間隔で3回まで反復可）　吸入
  3) 酸素吸入，加湿（低温ミスト）

2) **急性喉頭蓋炎**：細菌感染による喉頭蓋の化膿性炎症．呼吸困難を伴い急激に進行する．
(1) 強い咽頭痛，嚥下困難，呼吸困難があればただちに耳鼻科および小児科に連絡．
(2) 舌圧子の使用は窒息を誘発するので禁忌．
(3) 呼吸状態悪化時にはサイズ1 mm 程度の細い挿管チューブで気管挿管．困難な場合は気管切開．ステロイドとセフトリアキソン（ロセフィン®，セフキソン®），セフォタキシム（クラフォラン®，セフォタックス®）を投与．

3) **細気管支炎**：1歳以下の乳幼児に多く，原因としてRSウイルスが多い．症状は，発熱，鼻汁，咳嗽，喘鳴，呼吸不全．および哺乳力低下．生後3か月未満の場合，発熱がなく無呼吸が初発症状のこともある．
(1) パルスオキシメーターを装着し，低酸素血症には酸素吸入，鼻吸引を行い，輸液を開始し小児科依頼．一般血液検査および血液ガス測定．

4）喘息性気管支炎，気管支喘息
受診時呼吸状態が悪ければ，モニターを装着．低酸素血症には酸素吸入．

(1) β_2 刺激薬吸入．薬剤量の目安は以下の通り．
　1）サルブタモール硫酸塩（ベネトリン®吸入液）
　　乳幼児：ベネトリン®　0.3 mL＋生理食塩液　2 mL
　　学童：ベネトリン®　0.3〜0.5 mL＋生理食塩液　2 mL
　　施設内で投与量の決まりがあればそれに従う（効果がなければ，20 分後に同量を再吸入，計 3 回まで可）．吸入後も症状が続く場合，受診時症状が強い場合，吸入後点滴静注へ移行

(2) ステロイド点滴静注．
　1）ヒドロコルチゾンコハク酸エステル（ソル・コーテフ®注）
　　5〜7 mg/kg/回もしくはメチルプレドニゾロンコハク酸エステル（ソル・メドロール®注）　1〜1.5 mg/kg/回
　　体重 10 kg の場合：ソル・メドロール®注　10 mg＋生理食塩液 100 mL を 1 時間で点滴静注
　2）追加治療としてアミノフィリン（ネオフィリン®注）
　　あらかじめ経口投与されていない場合：初期投与 4〜5 mg/kg，維持投与 0.6〜0.8 mg/kg．あらかじめ経口投与されている場合：初期投与 3〜4 mg/kg，維持投与 0.6〜0.8 mg/kg 点滴静注　血中濃度モニタリング管理を要する（2 歳未満の患者，痙攣既往者，中枢神経系疾患合併例には投与を推奨しない）

(3) 以上の治療で改善がみられない場合，小児科依頼．
(4) ステロイド薬の種類と特徴を表 2 にまとめた．

表 2 ステロイド薬の種類と特徴

一般名	商品名	コルチゾール作用	アルドステロン作用	半減期
ヒドロコルチゾン類（コルチゾール）	ソル・コーテフ®	1	1	8〜12 時間
プレドニゾロン類	プレドニン®	4	0.8	12〜36 時間
メチルプレドニゾロン類	ソル・メドロール®	5	ほぼ 0	12〜36 時間
デキサメタゾン類	デカドロン®	25	0	36〜54 時間
ベタメタゾン類	リンデロン®			

5) **百日咳**：咳発作が起き，乳児期には無呼吸や低酸素による痙攣を起こすことがある．予防接種歴を確認する．百日咳に対する抗体は胎盤を通過しにくいため，新生児時期にも罹患する．血液検査上リンパ球優位の WBC 増多が特徴．無呼吸を伴う場合，挿管になることもある．疑いがあれば小児科依頼．

Ⓓ 循環器疾患

POINT

- 救急外来に到着後，全身状態を観察し，呼吸心拍モニターを装着する．
- 原則として 12 誘導心電図も装着する．
- ①循環動態は安定か不安定か，②頻脈か徐脈か，を必ず診断する．

	乳児	乳児以降
頻脈	220 bpm 以上	180 bpm 以上
徐脈	60 bpm 以下	50 bpm 以下

1 治療

1) 頻脈＋QRS 幅狭（＜0.1 ミリ秒）の場合

- 血圧が安定していれば，アデノシン三リン酸(ATP，アデホス®-L) 0.1〜0.3 mg/kg/回を急速静注する．ただし，喘息患者には禁忌である．
- 用量は極微量で半減期も非常に短いため，必ず後押しの 5％ブドウ糖液または生理食塩液で一気に投与する．一過性に房室ブロックが形成され，頻脈が停止する．
- 頻脈が停止しなければ，最大 0.5 mg/kg まで（最大 20 mg/回）増量する．頻脈が停止しなくても，一過性房室ブロックを不整脈の診断に利用できる．
- 一方，血圧が安定していない（ショックなど）の場合は，同期下カルディオバージョン(0.5〜1 J/kg)を行う．

2) 頻脈＋QRS 幅広（＞0.1 ミリ秒）の場合

- 血圧が安定していれば，上記アデホス®-L 静注．一過性房室ブロック時に心電図波形を評価する．心室頻拍なら変化はなく，変更伝導を伴う上室頻拍であれば停止する．

- 薬剤抵抗性で心室頻拍が続く場合は，同期下カルディオバージョン（0.5〜1 J/kg）を行う．

3）徐脈＋ショックの場合
- 心臓マッサージを開始する．重度の徐脈でショック状態では一時ペースメーカー挿入を考える．薬剤治療を試みながら専門医にコンサルトする．

E 消化器疾患

POINT
- 浣腸は治療的診断に有用性が高い．腹痛の原因として便秘が多く，浣腸で改善がみられる．腸重積の診断にも有用である．ただし，消化管穿孔に注意が必要．基礎疾患を必ず検索する．
- 腹痛が主訴のアレルギー性紫斑病がある．全身診察で紫斑・出血斑をみつける．
- 小児の急性腹症では，症状の進行が急激な場合がある．腹痛が持続する場合，禁飲食として輸液を行い数時間観察するか入院を検討する．

1 腹痛，嘔吐，血便で注意する疾患

新生児期から乳児期	・初期嘔吐 ・空気嚥下 ・便秘 ・消化管閉鎖 ・腸回転異常	・中腸軸捻転 ・肥厚性幽門狭窄症 ・Hirschsprung病 ・ビタミンK欠乏症 ・ミルクアレルギー	・先天代謝異常 ・嘔吐下痢症（胃腸炎） ・鼠径ヘルニア ・腸重積
幼児期以降	・嘔吐下痢症（胃腸炎） ・腸重積 ・急性虫垂炎	・胆道拡張症 ・アレルギー性紫斑病 ・Meckel憩室	・周期性嘔吐症 ・ケトン性低血糖 ・便秘

1) 嘔吐，発熱では髄膜炎を必ず念頭に置く．
2) 全年齢で細菌性腸炎（食中毒を含む）に注意．疑われる場合，便培養を必ず提出．
3) 女児では，卵巣捻転などの産婦人科領域疾患にも注意．
4) 男児では，精巣捻転などの，泌尿器科領域疾患にも注意．

2 診断・治療
1) **浣腸の投与量**：排便により改善すれば便秘の可能性が高いが，便秘をきたす基礎疾患が隠れていないかどうか，必ず評価する．

1) 50％グリセリン浣腸(1～2 mL/kg が目安)　乳児：10～20 mL,
幼児：20～30 mL, 学童：40～60 mL

2) 腸重積

(1) **好発年齢**：3 か月〜2 歳. 好発年齢以外(特に 3 歳以上)では Meckel 憩室, ポリープ, アレルギー性紫斑病などの基礎疾患に注意.

(2) **症状**：腹痛(間欠的, 児は不機嫌), 嘔吐(食物残渣, イレウスが進行すれば胆汁性嘔吐に変化), 粘血便(イチゴゼリー状：浣腸により確認).

(3) **診断**

触診(児が泣いていないとき)	重積部が, 腫瘤として触知される場合もある.
超音波検査	短軸で target 徴候, 長軸で pseudokidney 徴候を認める.
腹部 X 線	早期は腸管ガスの少ない像. 時間の経過した症例では, 通過障害によりニボーを呈する.
注腸	ほとんどの症例で, 診断的治療として注腸造影を実施する. 先進部での造影剤停滞により, 「カニ爪状」の所見を呈する.

(4) **治療**：非観血的治療(ガストログラフィン®などの造影剤, 空気整復, 超音波下の高圧浣腸整復). 原則として発症後 24 時間以内の症例が対象. 以下の場合は小児外科に依頼し, 観血的整復を考慮.

- 発症より 48 時間以上経過(24 時間以上で全身状態不良)
- 著明な腹満, 腹膜刺激症状(腹腔内遊離ガス像など)
- 器質的病変が疑われる場合(頻回再発例を含む)

3) 急性虫垂炎

小児では症状が非典型的で穿孔しやすい. 好発年齢は 5 歳以上(学童期). 成人と比べて嘔気・嘔吐がみられやすく, 右下腹部に痛みが限局しない例も多い. 腹膜刺激症状が明らかな場合は外科に依頼.

血液検査	WBC, CRP.
画像検査	第 1 選択は腹部超音波検査, 診断に至らない場合は腹部 CT.

4) 肥厚性幽門狭窄症

好発年齢は新生児および乳児. 男児に多い. 体重を測定し, 最近の体重および出生時体重(母子手帳)と比

較．1か月健診までは 30～40 g/日の体重増加が正常．くり返す嘔吐により，体重増加不良，脱水，胃液(HCl)喪失による代謝性アルカローシスをきたす．小児外科に依頼する．

Ⓕ アナフィラキシーショック

1 初期治療

- 成人と治療方針は同じ．薬用量に注意．
- **1）気道確保，酸素投与**(気管挿管，気管切開準備)．
- **2）細胞外液(生理食塩液など)輸液**：20 mL/kg，10～20 分で血圧が上昇するまで繰り返す．
- **3）アドレナリン**

  1) アドレナリン(アドレナリン注，1 mg/mL)　効果ない場合は 5～20 分ごとに再投与．使用量の目安は 15 kg 未満：0.05～0.1 mL，15～30 kg：0.15 mL，30 kg 以上：0.3 mL

- エピペン®注を携帯している場合，すぐに(自己)注射．通常，体重 15 kg 以上 30 kg 未満で 0.15 mg 注 1 本，体重 30 kg 以上で 0.3 mg 注 1 本を使用．

- **4）ステロイド**

  1) ヒドロコルチゾンコハク酸エステル(ソル・コーテフ®注) 5～7 mg/kg/回もしくはメチルプレドニゾロンコハク酸エステル(ソル・メドロール®注)　1～1.5 mg/kg/回　静注．効果発現に時間を要する

- **5）**皮膚症状が強い場合は抗ヒスタミン薬を使用．
- **6）**軽症アナフィラキシー例では，まず抗ヒスタミン薬で治療．

Ⓖ 異物誤飲

1 タバコ誤飲

- わが国では最も多い異物誤飲．タバコ 1 本分のニコチンが体内に吸収されると小児では致死量となるが，刺激が強く嘔吐するため致死量を誤飲することはない(死亡例の報告なし)．
- ただし，タバコからニコチンが滲み出した液体を摂取した場合は，吸収が速いため注意する．誤飲後早期の治療は胃洗浄(絶対

適応ではない).

2 硬貨
- 食道異物の大半を占め，生理的第一狭窄部位に存在することが多い．バルーンカテーテルで摘出する．
- 誤飲後12時間以上経過した場合，無理せず小児外科に依頼．食道を通過して胃ないし腸に進んでいれば原則経過観察とし，自然排出困難な場合のみ処置を検討する．

3 ボタン型電池
- 胃内であれば原則経過観察(ただし，画像検査でフォローアップする)．小型電池の場合，磁石付きカテーテルで摘出する．
- 大型のリチウム電池は胃粘膜障害を生じるため，早期に摘出が必要(小児外科に依頼)．

4 胃洗浄が禁忌となる場合
- ①意識障害，痙攣，②石油製品，有機溶剤，③強酸，強アルカリなどの腐食性の毒物など．

(H) 脱水

POINT
- 必ず受診時に体重測定し，最近の体重と比較．

1 病態

軽症脱水 (5%未満の 体重減少)	・水分喪失量は50 mL/kg程度であり，意識は清明で皮膚ツルゴール正常．バイタルサインは安定しており，末梢も温かい． ・血清Na濃度は正常(130〜145 mEq/L)．
中等症脱水 (5〜10%の 体重減少)	・水分喪失量は100 mL/kg程度であり，傾眠またはやや興奮している．皮膚ツルゴールは軽度低下し，心拍数・呼吸数ともにやや増加． ・血清Na濃度低張性(120〜129 mEq/L)もしくは高張性(145〜160 mEq/L)．
重症脱水 (10%以上の 体重減少)	・水分喪失量は150 mL/kg以上であり，意識消失または無欲様である．皮膚乾燥は著明，末梢の網状チアノーゼを呈する．頻脈となるが，最重症例では徐脈となる． ・血清Na濃度120 mEq/L以下もしくは160 mEq/L以上．

2 治療(輸液)

1) **緊急輸液**:血圧低下,尿量減少などショック状態のとき,等張性輸液(生理食塩液)20 mL/kg を 5〜20 分で急速静注.状態が改善しない場合,急速静注を反復し,アルブミン,輸血を検討.
2) **初期輸液**:血圧が改善もしくは維持されているとき,初期2時間程度の輸液.小児は成人に比べて,生理的に細胞外液の割合が多いため脱水になりやすい.そのため,細胞外液型の浸透圧をもつ,生理食塩液が選択される.乳幼児では低血糖やケトン体産生亢進を起こしやすく,適宜 5〜20%ブドウ糖を加えることが多い.

    1) 体重 10 kg の場合:生理食塩液 250 mL + 20%ブドウ糖液 20 mL を約2時間で点滴静注〔軽症の場合は開始液(ソリタ®-T1 号輸液)を使用してもよい〕

3) **維持輸液**:初期輸液後の輸液.主に維持液(ソリタ®-T3 号)で行われることが多い.体重別の1日当たりの輸液量の目安は以下の通り.

10 kg 以下	100 mL/kg
10〜20 kg	1,000 mL + (体重 kg−10) × 50 mL
20 kg 以上	1,500 mL + (体重 kg−20) × 20 mL

- 心不全,腎不全など,水分制限が必要な基礎疾患がベースにある場合,輸液量を適宜調節する必要がある.ショック状態では緊急輸液が必要だが,血圧が回復したら,病態に合わせて初期輸液時間を長くする,維持輸液量を減らす,といったきめ細かい調整が必要.

Ⓘ 被虐待児症候群

1 虐待を示唆する病歴,既往歴

- 外傷により頻回に受診,または未治療の外傷がある.
- 外傷の原因が不明(児の活動レベルに合わない).
- 病歴と身体所見が一致せず,受診までに時間がかかっている.
- 親が児の外傷に関心を示さない.兄弟姉妹,もしくは親族が虐待されたことがある.親の説明がたびたび変わり一貫性がない.

- **発育不良**:成長曲線をプロットして,発育不良の有無を確認する.

2 診察
- **骨折**:虐待に特異性が高い骨折は,骨幹端部,肋骨,棘突起,胸骨肩甲骨など.
- **熱傷**:splash(飛散),sharply-demarcated(辺縁明瞭)熱傷面.
- **頭部外傷**:急性・慢性の硬膜下血腫が,特に乳幼児の身体的虐待に多くみられる.頭蓋骨骨折や頭蓋内出血は,相当の外力が加わらない限り発生しない.
- **揺さぶられ症候群**:乳幼児を激しく振盪することにより,多発性の脳内出血と眼底出血を認める.

3 虐待と診断した場合
- 関係機関(児童相談所,警察,福祉事務所など)へ連絡.入院による治療および保護が必要な場合がある.小児科,整形外科,脳外科などと協力する.

J 発疹性疾患

1) **突発性発疹**:生後初めての発熱のことが多く,3~4日間の高熱に続き,解熱後に体幹を中心に皮疹が出現する.高熱の割に元気.下痢が随伴することも多い.原因ウイルスはHHV-6, 7で熱性痙攣などの合併がある.発疹に対しての処方は必要なく,対症療法を行う.

2) **蕁麻疹**:痒みを伴う膨疹で,乳児では初めて食べたもので起きることがあるが,原因不明のことも多い.全身状態が良好であれば,抗ヒスタミン薬または抗アレルギー薬内服,および外用(軟膏)を処方する.
   1) ジプロヘプタジン(ペリアクチン® シロップ) 1日0.6 mL/kgを3回に分けて投与

3) **水痘**:水痘・帯状疱疹(VZV)ウイルスの飛沫感染で,紅斑→丘疹→水疱→痂皮となる.約2~3週間の潜伏期間がある.頭髪部位,外陰部の発疹・水疱があれば,疑わしい.外用薬として,フェノール・亜鉛華リニメント(カチリ®)を処方する.免疫不全やアトピー性皮膚炎のため重症化の恐れがある場合,下記を投与する.

1) アシクロビル(ゾビラックス® 顆粒)　1日 80 mg/kg を 4回に分けて投与(内服 5 日間)
4) **川崎病**:不定形の発疹,4日以上の発熱があれば疑う.他の診断基準(眼球結膜充血,リンパ節腫脹,口唇・口腔所見,四肢末端の硬性浮腫)の有無を診察する.BCG 接種部位の発赤は,参考条項である.川崎病が疑われた場合は小児科に依頼.全例が緊急入院治療の適応で,早期診断・治療により心血管後遺症を予防する.
5) **その他**:小児では麻疹,風疹,伝染性紅斑など,ウイルス性疾患による発疹が非常に多い.発熱を伴い,診断がつきにくい場合,血液検査などによる鑑別も考慮する.細菌性疾患としては,伝染性膿痂疹,ブドウ球菌性熱傷様皮膚症候群(SSSS)などがある.伝染性疾患の場合,登校停止規則もある.判断がつきにくい場合,小児科依頼.

(多喜 萌,山岸敬幸)

2　精神科

POINT

- 時間をかけて病歴聴取し,同伴者からも情報収集する(キーパーソンは誰か).患者単独受診の場合は,必要に応じて家族などに連絡をとり来院してもらう(患者のプライバシーには十分配慮).
- いま一度,「身体疾患に基づく精神症状ではないか?」と疑う.精神疾患が疑われても,身体症状を見逃さないようにする.
- 患者の行動が予測できない場合は,患者や周囲の者の安全を確保し,事故を防止するように努める.自傷・他害の恐れがあれば,精神科に相談する.時には警察への通報も必要となる.

Ⓐ 不安

1 状態の把握

- 過度の不安や心配,焦燥感を訴える.**過換気症候群**では,動悸・呼吸困難・発汗・口渇・振戦・胸痛などの身体症状(自律神経症

状)が前景にたつ.

2 対応と処置

- 狭心症・不整脈・肺血栓塞栓症・カフェイン中毒などの鑑別を行い,身体的な問題がないことを確認する.不安が強度になると身体症状も生じることをわかりやすく説明し,安心感を与える.
  1) ロラゼパム(ワイパックス®錠) 0.5～1 mg 経口,または ジアゼパム(セルシン®錠) 5 mg 経口
  2) 20～30分観察し改善がなければ,ジアゼパム(セルシン®注) 10 mg 筋注
  3) 帰宅時に,ロラゼパム(ワイパックス®錠) 0.5～1 mg,またはジアゼパム(セルシン®錠) 2～5 mg 不安時頓用経口(3～5回分)

3 入院・帰宅の判断

- 外来治療が原則.不安発作を頻回に繰り返す場合は,精神科受診を勧める.

B 興奮

1 状態の把握

- 意識清明でありながら落ち着きがなく,暴れたり,衝動行為がみられたりする.

2 対応と処置

- 安全に配慮しつつ複数で対応し,落ち着いて話を聞く.必要に応じて,以下の方法で鎮静を図る.
  1) オランザピン(ジプレキサ®錠) 5 mg 経口,またはリスペリドン(リスパダール®錠) 2～3 mg 経口
  2) オランザピン(ジプレキサ®注) 10 mg 筋注,またはハロペリドール(セレネース®注) 5 mg 筋注
  3) フルニトラゼパム(サイレース®注,2 mg/A) 1 A+生理食塩液18 mLをゆっくり静注,または サイレース®注2 mg+生理食塩液100 mLを30分ペースで点滴静注(**入眠したら止める.SpO₂モニターを装着し呼吸抑制がないか観察**).トータル20 mLとすると使用量がわかりやすい

3 入院・帰宅の判断

- 自傷・他害の恐れがあれば,精神科に診察依頼し(可能であれば,薬物による鎮静で精神症状の評価が困難となる前に)判断を仰ぐ.自傷・他害の恐れがあるが,精神科に依頼できない場合は,警察に通報することも必要となる(その結果,措置入院が検討される).

Ⓒ 幻覚・妄想

1 状態の把握

- 実際にはない物が見えたり(幻視),聞こえたり(幻聴),実際にはありえないことを確信する(妄想).幻視があれば,脳器質性疾患(アルコール,薬物,せん妄,認知症など)の可能性が高い.

2 対応と処置

- 妄想は内容を否定も肯定もせずに,不安などの感情に焦点を当てて受け止めるとよい.抗精神病薬を用いる.
    1) リスペリドン(リスパダール®錠) 1~2 mg 経口,またはオランザピン(ジプレキサ®錠) 5 mg 経口
    2) ハロペリドール(セレネース®注) 5~10 mg 筋注,またはハロペリドール(セレネース®注) 0.5~1 A(2.5~5 mg)+生理食塩液 100 mL を 60 分ペースで点滴静注

3 入院・帰宅の判断

- 原則として精神科に依頼する.家族などにも十分説明し,精神科受診を勧める.本人の病識が乏しいことも多いので,「不眠や食欲不振があるので神経科の先生にも診てもらいましょう」と身体症状を話題にすると,精神科受診を納得しやすい.

Ⓓ せん妄

1 状態の把握

- 軽度の意識障害を背景として,見当識障害・注意力障害・睡眠覚醒リズム障害・錯覚・幻視が加わり,状態像は変化しやすい.身体的要因の関与が大きく,術後患者や高齢者に多い.

2 対応と処置

- 原因疾患の治療を優先し,身体的要因(薬物,電解質異常,脱水,

高/低血糖, 感染)の除去により, 全身状態の改善を図る. 居室環境を整備(日中の覚醒を促す, 時計を置く)し, 昼夜の睡眠リズムを整える. そのうえで薬物療法として, 下記を投与する.

1) 興奮・幻覚・妄想が強くない場合, ラメルテオン(ロゼレム®錠) 8 mg またはトラゾドン(レスリン®錠) 25 mg 経口 就寝前, またはシアンセリン塩酸塩(テトラミド®錠) 10 mg 経口 就寝前
2) 興奮・幻覚・妄想が強い場合, リスペリドン(リスパダール®錠) 0.5〜1 mg 経口 夕食後, またはクエチアピン(セロクエル®錠) 25 mg 経口 夕食後, またはハロペリドール(セレネース® 注)0.5〜1 A(2.5〜5 mg)+生理食塩液 100 mL 点滴静注(18〜19時)
3) 原因疾患の治療を妨げるような危険行為がある場合は, 緊急避難的にフルニトラゼパム(サイレース® 注) 点滴(☞p351)で鎮静を図る

3 入院・帰宅の判断
- 入院適応は原因疾患の状態による.

E アルコール離脱症候群 (身体科救急の観点から☞p323)

1 状態の把握
- アルコール常用者の急激な断酒で生じる(事故や緊急手術による不測の断酒も含まれる). 早期には自律神経症状(発汗, 頻脈), 不安焦燥感, 時に強直間代性痙攣発作が生じる. また断酒後48〜96時間をピークとして振戦せん妄(四肢振戦, 意識障害, 見当識障害, 興奮, 小動物幻視)を呈することがある.

2 対応と処置
- 飲酒歴と最終飲酒の日時を確認する. 脱水・栄養障害・肝機能障害を合併していることが多いので, 電解質・血糖値・肝機能を検査する. 適切な輸液を行い, ビタミンB群を投与する. アルコール離脱の予防には, ベンゾジアゼピン系薬でアルコールを置換する.

1) ロラゼパム(ワイパックス®錠) 4 mgを1日4回に分けて経口, またはジアゼパム(セルシン®錠) 15 mgを1日3回

に分けて経口から開始し，1週間かけて漸減・中止する
2) 激しい振戦せん妄では，ハロペリドール(セレネース®注) 5～10 mg 筋注，または セレネース® 注 0.5～1 A(2.5～5 mg)＋生理食塩液 100 mL を 60 分ペースで点滴静注も併用

3 入院・帰宅の判断

- 身体症状の程度による．離脱症状がおさまったら，速やかに専門家(精神科，保健センターなど)へ相談するように本人に勧める．

(F) 自殺企図

1 状態の把握

- 本人が「死にたい」と訴えているときは，決して安易に考えてはいけない．自殺の危険因子は，①男性，②高年齢，③自殺企図の既往，④うつ病・統合失調症・アルコールや薬物依存などの精神疾患，⑤失業などの経済的困難，⑥最近の離別・離婚・死別，⑦痛みを伴う慢性疾患などである．

2 対応と処置

- 否定はせずに共感的態度で，時間をかけて傾聴し，ねぎらう．危機に直面している患者の重荷を軽減するよう努める．

3 入院・帰宅の判断

- 切迫した希死念慮を認めなければ，自殺しない約束をして帰宅とする．かかりつけの精神科医療機関がある場合は，速やかに受診するよう促す．自殺企図を表明し，時間をかけても希死念慮が減少しない場合，自傷行為を繰り返している患者で状態が変化した場合，併発する精神疾患が重度である場合，社会的サポート(付き添える家族など)がない場合には，精神科に依頼する．

4 電話相談

- 日本いのちの電話連盟(http://www.inochinodenwa.org/)では全国約 60 か所で自殺予防を目的とした無料電話相談を行っている．

(G) 急性薬物中毒

1 状態の把握

1) 全身状態やバイタルの把握とともに，処方歴，薬手帳，空の薬

包から，服薬内容と量を推測する．尿中薬物の簡易検査キット（トライエージ DOA®）で，アンフェタミン，大麻，モルヒネ，ベンゾジアゼピン系薬，バルビツール酸系，フェンシクリジン，コカイン，三環系抗うつ薬の検出が可能．

2) 過量服薬で危険な向精神薬を以下に示す．治療量の 14 日分が致死量となるので要注意．

> 1)炭酸リチウム(リーマス®)　治療量：～1.2 mEq/L(血中濃度)，中毒量：1.5 mEq/L，致死量：3.5 mEq/L
> （リチウムは，NSAIDs の併用で血中濃度が上昇する）
> 2)三環系抗うつ薬　治療量：100 mg/日，中毒量：10 mg/kg～，致死量：20 mg/kg～
> 3)バルビツール酸〔フェノバール®，ベゲタミン®(フェノバルビタールを含む配合薬)，イソミタール®，ラボナ®〕　致死量：1,000 mg～
> 4)フェニトインナトリウム(アレビアチン®)　致死量：2,000 mg～

2 対応と処置

1) 三・四環系抗うつ薬，フェノチアジン系(ウインタミン®など)：心電図で QT 延長・不整脈がないか確認．

2) リーマス®，デパケン®，テグレトール®，アレビアチン®，フェノバール®：採血で血中濃度を測定．炭酸リチウム(リーマス®)には血液透析，カルバマゼピン(テグレトール®)・フェノバルビタール(フェノバール®)には活性炭が有効．

3) 入院・帰宅の判断：全身状態が改善し，意識が回復して清明となり，切迫した希死念慮を認めなければ帰宅とする．かかりつけの精神科医療機関がある場合は速やかに受診するよう促す．

Ⓗ 精神保健福祉法

- 精神科病床は，精神保健福祉法に則り運用される．同法による入院には以下がある．

> 1)本人の同意に基づく**任意入院**．
> 2)本人の同意が得られず，精神保健指定医の診察の結果入院が必要とされた場合，家族など(配偶者，親権者，扶養義務者など)の同意による**医療保護入院**．
> 3)自傷・他害の恐れのある患者に知事の権限で行われる**措置入院**．警察官からの通報を経て行われることが多い．

4) このほかに、**緊急措置入院**、**応急入院**があり、いずれも精神保健指定医の診察が必要.

① 公的救急体制

- 夜間・休日を含む精神科救急に対応するため、都道府県ごとに精神科救急情報センターが設置されている。例えば、東京都では03-5272-0303、神奈川県では045-261-7070、大阪府では0570-01-5000、愛知県では052-681-9900が電話窓口.

(新村秀人)

3 眼科

Ⓐ 眼外傷

POINT

- 眼部の外傷は腫脹や出血、疼痛のため詳細な観察が困難な場合も多いが、視力の確認をするのが最も重要である。次にペンライトで瞳孔不同や対光反射異常の有無を確認する.
- 眼科内容物が脱出している場合には眼科医による緊急手術が必要である。また、著明な視力低下や疼痛がある場合も眼科医に診療を依頼すべきである.

1 穿孔性眼外傷

- 鋭的なものによる外傷や飛来異物により、強膜または角膜が穿孔した状態.
- 疼痛や眼瞼腫脹のため診察が困難な場合は点眼麻酔〔オキシブプロカイン(ベノキシール® 点眼液 0.4%)〕を行う。眼瞼や眼球を圧迫しないように注意する。眼瞼裂傷があれば生理食塩液で洗浄する.
- 眼内組織(虹彩、硝子体、脈絡膜)が眼外に脱出していれば、可及的速やかに穿孔創の縫合閉鎖を要す.
- 眼内または眼窩内の異物が疑われる場合は眼窩部CTにて確認す

る．金属片の可能性を考慮し，MRIは禁忌．CTでは眼球の形態に左右差がないかも確認する．

2 鈍的外傷

1）眼球破裂
- 眼球の強打（交通外傷や転倒）により強角膜が裂傷した状態．
- 裂傷の好発部位は強膜の外眼筋付着部．内眼手術（特に白内障手術や角膜移植）の既往例では手術創の離開を生じやすい．

2）外傷性視神経症
- 眉毛部外側の打撲による視神経管骨折．視神経圧迫により同側の視力・視野障害を生じる．
- 診断には瞳孔の検査が重要．瞳孔不同や対光反射の左右差をみる．
- 眼窩部CT（水平断，冠状断，矢状断は視神経に平行に）では視神経管の骨折は明らかではない場合も多い．骨折が生じていなくても視神経障害は生じうる．
- CTにて視神経管骨折が明らかであれば緊急手術（視神経管開放術），そうでなければ早期のステロイドパルス療法が適応となる．

3）眼窩壁骨折
- 鈍的外傷後に複視を認める場合は眼窩壁骨折を疑い眼窩部CTを施行する．水平断だけでなく冠状断と矢状断の再構成も行う．
- 眼球運動障害による複視，眼球運動時痛，三叉神経第2枝の障害による頬部の知覚異常をきたす．
- ほとんどの場合は早急な処置は必要ない．副鼻腔と眼窩が交通している状態であり，鼻をかむと眼窩内気腫となるので鼻をかまないように指示する．
- 小児の場合は下直筋が骨折部位に絞扼されると嘔気や嘔吐，著明な眼球運動時痛と眼球運動制限が生じる場合があり緊急手術の適応である．

4）眼瞼裂傷
- 内眼角部の裂傷では涙小管の断裂に注意する．涙小管断裂の整復（縫合と涙管チューブの留置）は専門医に任せる．
- 上眼瞼の深い裂傷では上眼瞼挙筋の裂傷に注意する（縫合・整復しないと眼瞼下垂となる）．

5）（外傷性）前房出血
- 前房内（角膜と虹彩の間）に出血が貯留した状態．

- 霧視，視力低下，羞明感.
- 出血量が多くニボーが確認されるときはセミファウラー位でのベッド上安静を指示する．ニボーの高さが角膜の1/3〜1/2以上のときは入院を考慮する(特に自宅で安静を守れない小児例).
- 再出血例は予後が悪い．処方は止血薬〔トラネキサム酸(トランサミン®)〕や散瞳薬〔アトロピン(アトロピン点眼液1%)〕．血小板凝集能を低下させる薬剤(アスピリン系鎮痛薬)の処方は控える.

6) その他の眼内の異常
- 虹彩離断，水晶体脱臼，網膜剥離，硝子体出血，高眼圧により視力障害を生じうるが，眼科的検査機器を用いないと診断は難しい.

3 化学外傷
- 有機溶剤や家庭用洗剤が誤って目に飛入した場合，酸性のものは組織浸透性が低いが，アルカリ性のものは組織浸透性が高く重篤な組織障害(角膜混濁による失明や瞼球癒着)をきたす可能性がある.
- 初期治療は大量の洗眼が最も重要である．アルカリ外傷が疑われる連絡を受けた場合は至急来院を指示するのではなく，すぐに水道水で10分以上かけて洗眼することを指示する.
- アルカリ性物質の例：消石灰，生セメント，苛性ソーダ，塩素系漂白剤，水虫薬.
- 来院後はpH試験紙で両側の結膜嚢のpHを測定し，正常範囲(pH 7.0〜7.2)に近づくまで生理食塩液で持続洗眼を繰り返す．結膜嚢の原因物質の残留に注意する.

B 眼痛

POINT
- 角膜障害による眼表面の痛みであれば「目がゴロゴロして開けていられない」，「涙がたくさん出る」といった訴えになる．それ以外の眼疾患によるものでは眼深部痛となり，「目の奥が痛い，ズキズキする」といった訴えになる.
- 緑内障発作は放置すると失明するので，疑われる場合は眼科医に診療を依頼する.

1 急性緑内障発作

- 急激に眼圧が上昇し，著明な充血と視力障害を生じる．頭痛や嘔吐の症状が強いと頭蓋内疾患や内科的疾患を疑われ治療が遅れることがある．
- 中高年の女性に多い．診断には眼圧測定が必須だが，片眼性の充血，瞳孔の中等度散大，対光反射の減弱，角膜上皮浮腫があれば本症を疑う．左右差を確認する．
- 薬物治療として縮瞳薬〔ピロカルピン(サンピロ®点眼液1〜2%)〕とβ遮断薬〔チモロール(チモプトール®点眼液0.5%，喘息では使用不可)〕を1時間に2〜3回点眼する．また高浸透圧薬〔D-マンニトール(20%マンニットール®注射液)〕を点滴静注(脱水症状に注意)する．症状が軽減しなければレーザー治療または観血的虹彩切開術を要す．放置すると早ければ一晩で失明することもある．

2 角膜・結膜異物，コンタクトレンズ障害

- 異物感，流涙，充血．
- 異物飛入や不適切なコンタクトレンズの使用による角膜上皮障害．
- 疼痛が強い場合には点眼麻酔(ベノキシール®点眼液0.4%)後に綿棒で異物の除去を試みる．結膜異物は上眼瞼裏の異物溝に多い．砂の場合は持続洗眼にて除去．1日以上経過した角膜鉄片異物では周囲の錆も除去する必要がある．
- 処置後の疼痛緩和には眼軟膏〔オフロキサシン(タリビッド®眼軟膏0.3%)〕を点入して眼帯で閉瞼状態とする．

3 感染性角膜潰瘍

- 病原体の感染により角膜上皮と実質が欠損した状態．コンタクトレンズユーザーが多い．病原体は細菌が最多(65〜90%)で，主な起因菌はレンサ球菌属，黄色ブドウ球菌，緑膿菌．
- 強い眼痛，充血，流涙，視力低下．
- 典型例では角膜中央部付近に，境界不鮮明な白色病巣を認める．
- 眼脂の培養・薬剤感受性検査を提出する．治療は，抗菌点眼薬〔レボフロキサシン(クラビット®点眼液1.5%)の単剤，あるいはセフメノキシム(ベストロン®点眼用0.5%)を併用〕の頻回点眼(1時間ごと)と，眼軟膏(タリビッド®眼軟膏0.3%，就寝時)の点

入を基本とする．準緊急疾患であり1日以内に眼科医に相談する．

4 紫外線曝露による角膜上皮障害

- 電気溶接や雪山で強い紫外線を長時間浴びると，数時間後に角膜上皮障害から眼痛，流涙を生じる．
- ヒアルロン酸の点眼〔精製ヒアルロン酸(ヒアレイン®点眼液0.1%)〕を処方する．疼痛緩和には眼軟膏と閉瞼が有効．

5 眼窩蜂窩織炎

- 眼窩内および眼球周囲軟組織に生じる急性化膿性炎症．
- 眼瞼の発赤，腫脹，疼痛，膿性眼脂，発熱・悪心，眼球突出，眼球運動障害．
- 副鼻腔炎(篩骨洞炎)の眼窩への波及によることが多く，眼窩部CTが診断に有用．
- 主な起因菌はブドウ球菌属(最多)，レンサ球菌属，インフルエンザ菌(小児)．
- 血液培養や鼻腔・咽頭の擦過培養を考慮．
- 重症化すると急速に炎症が周囲に波及して失明・死亡に至ることもあるため，早期から強力な治療を開始する．以下に成人での処方例を示す．下記を併用する．
  1) アモキシシリン(サワシリン®錠)　1回250 mg　1日3～4回
  2) メロペネム(メロペン®注)　1回1 g　1日3回　点滴静注
  3) セフトリアキソン(ロセフィン®注)　1回2 g　1日1回　点滴静注
  以上1)～3)を単独投与し，入院歴や抗菌薬投与歴からメチシリン耐性黄色ブドウ球菌(MRSA)が否定できない場合は4)を追加する．
  4) バンコマイシン注　1回1 g　1日2回　点滴静注

6 球後視神経炎

- 数日の経過で片眼または両眼の視力低下，視野障害を生じる．
- 初期症状として眼球運動痛や眼深部痛を伴う．多発性硬化症の一症状のことがある．
- 片眼性であればswinging flashlight検査でMarcus Gunn瞳孔〔相対性求心性瞳孔反応欠損(RAPD)陽性〕を示す．

ⓒ 急激な視力低下，視野障害，複視

POINT

- 症状の発症や持続時間を問診する．発症時期がはっきりしない（急性発症ではない），症状が一過性であれば緊急性はない．
- 外傷がなく，これらの症状が急激に生じている場合は頭蓋内疾患も考慮する．

1 眼動脈閉塞症，網膜中心動脈閉塞症

- 動脈の血栓や攣縮により網膜の血流が途絶すると急激な視力低下や視野欠損をきたす．
- 処置には眼球マッサージ，前房穿刺，高圧酸素療法があるが，視力の回復は困難なことが多い．

2 裂孔原性網膜剝離

- 周辺からはじまる進行性の視野欠損で，中心まで及ぶと視力低下を伴う．典型例では数日前から飛蚊症や光視症を自覚する．
- 好発年齢は50～60歳代，20歳代の二峰性で，中高年では進行が早い．
- 観血的手術を要する準緊急疾患．

3 閃輝暗点

- 一過性の視野異常で，片頭痛の前駆症状として現れることが多い．
- 典型的には視野の中心あたりにギザギザした光のようなものが出現し，次第に周辺に拡大していく．視覚症状は10分程度で改善し，その後に頭痛を生じるのが典型だが必ずしも頭痛は伴わない．

4 頭蓋内疾患

- 複視を訴える場合は眼位，眼球運動の検査を行う．正面視にて斜視がないか，上下左右方向視時に左右差がないか観察する．急性発症や頭部外傷後であれば動眼・滑車・外転神経麻痺を疑う．外傷歴がなく，瞳孔散大と眼瞼下垂を伴うときは脳動脈瘤による動眼神経麻痺が疑われ，頭蓋内精査を要す．
- 視野異常を訴える場合は対座法による視野検査を行う．同名半盲であれば視索・視放線・後頭葉の障害を，両耳側半盲であれば下垂体病変を疑う．

文献
1) 内田敦郎：眼科. 堀進悟（監）：マイナー外科救急レジデントマニュアル. pp139-185, 医学書院, 2016

(内田敦郎)

4 耳鼻咽喉科

Ⓐ 咽頭痛

POINT

- 多くは炎症性疾患であるが，異物や腫瘍性疾患，全身疾患の部分症状も含まれるため，病態に応じた的確な初期治療が重要である．

1 最初の処置

問診	発症経緯と経口摂取の可否，呼吸困難，嗄声の有無について聴取.
身体所見	光源と舌圧子を用いて咽頭を観察する．併せて頸部の触診も行う.

2 病態の把握，診断の進め方

- 呼吸困難，嗄声を伴う①急性喉頭蓋炎，②急性声門下喉頭炎では，窒息の可能性を常に念頭に置き，SpO_2 モニターと気道狭窄音に細心の注意を払う必要がある．

急性喉頭蓋炎	中咽頭所見に異常がないにもかかわらず，臨床症状(嚥下痛，発熱，含み声)が強い場合に疑う．画像診断も可能だが，内視鏡検査が可能であれば診断は容易.
急性声門下喉頭炎	3歳以下の乳幼児に多く，犬吠様咳嗽と喘鳴を伴う呼吸困難が特徴である(☞ p340).
急性咽喉頭炎・扁桃炎	咽頭粘膜・扁桃の発赤，腫脹，膿栓が特徴．急性扁桃炎は両側性が多い.
扁桃周囲炎・扁桃周囲膿瘍	扁桃周囲が腫脹・発赤し，口蓋垂の健側への偏位．開口障害が出現する．多くは片側性.
伝染性単核球症	EBウイルスの初感染による．若年者に多く扁桃の偽膜と頸部リンパ節腫脹，肝機能異常，末梢血液像での異型リンパ球出現が特徴.

咽頭異物	口蓋扁桃・舌根扁桃の魚骨異物が多い．高齢者では義歯も多い．義歯異物の診断はX線が有効．

3 引き続き行う処置

急性喉頭蓋炎	抗菌薬・ステロイド投与が原則だが，SpO_2 をモニターし，常に緊急気道確保に備える．
急性咽喉頭炎・扁桃炎	・抗菌薬内服または点滴投与する．迅速検査でA群β溶連菌陽性の場合はペニシリン系薬を選択する． ・A群β溶連菌陰性の場合，対症療法，輸液． ・ウイルス性咽喉頭炎を疑えば，対症療法，輸液．
扁桃周囲炎・扁桃周囲膿瘍	初期治療は抗菌薬投与でよいが，切開排膿が必要な場合もあるため耳鼻科を受診させる．頸部腫脹を伴う場合は深頸部膿瘍に準じて診断・治療を進める．
伝染性単核球症	輸液，対症療法．ペニシリン系薬は禁忌．
咽頭異物	魚骨が肉眼で確認できれば摘出は容易だが，確認できなければ抗菌薬，消炎鎮痛薬を処方したうえで耳鼻科を受診させる．義歯は，ブリッジが穿孔を起こすことがあるため耳鼻科・消化器科と相談を要する．

4 合併症と対策

扁桃周囲膿瘍では，深頸部膿瘍，降下性縦隔炎を伴うことがある．以下，深頸部膿瘍の項参照(☞p364)．

5 入院・帰宅の判断

・**入院適応**：経口摂取不可，気道狭窄の可能性あり．

B 頸部腫脹

POINT

・深頸部膿瘍では緊急気道確保を要する場合がある．また早期に，切開排膿処置に踏み切る必要があることもある．

1 最初の処置

問診	発症経緯と呼吸困難の有無，扁桃周囲膿瘍・扁桃炎・咽喉頭炎および齲歯の罹患を聴取する．
身体所見	腫脹の特徴(びまん性，リンパ節腫脹，唾液腺腫脹)を確認する．気道狭窄音を聴取した場合は気道確保を行う．

2 病態の把握・診断の進め方

深頸部膿瘍	頸部は,びまん性に腫脹し,触診で圧痛を訴える.先行感染(扁桃周囲膿瘍,う歯)に続発する場合が多い.造影 CT を撮影すると,膿瘍の周囲は造影効果を有し,膿瘍は低吸収域として描出される.糖尿病の基礎疾患を有することも多い.
頸部リンパ節炎	上気道の先行感染に続発することが多い.
ムンプス耳下腺炎	発熱を伴い,両側性であることが多い.感染者との接触,既感染の有無を聴取する.アミラーゼ(AMY)上昇あり.
顎下腺唾石	食事に伴う反復性の顎下部腫脹が特徴.

3 重症度の判定

- 深頸部膿瘍で舌骨よりも尾側の膿瘍は縦隔まで波及する可能性があり,縦隔膿瘍に至ると致死率 40％と重篤な状況になりうる.

4 引き続き行うべき救急処置

深頸部膿瘍	抗菌薬投与を行う.原因菌は A 群レンサ球菌,嫌気性菌が多く,ペニシリン系薬や第 3 世代セフェム系薬にクリンダマイシンを併用する.縦隔への炎症の波及やガス産生を認める降下性縦隔炎の場合は早急に切開排膿処置を行う必要があるため,至急耳鼻科および胸部外科専門医に相談する.
リンパ節炎,唾液腺腫脹	病態に応じた対症療法(症例により抗菌薬投与)を行う.

5 入院・帰宅の判断

- 深頸部膿瘍が確定したら入院適応.

Ⓒ 急性難聴・耳痛

POINT

- 救急では小児急性中耳炎が圧倒的に多いが,成人の外耳炎や一側性急性難聴もしばしば遭遇する.診断には耳鏡検査が簡便かつ最重要である.

1 最初の処置

問診	発症経緯と随伴症状(耳鳴,めまい,耳閉感)を聴取する.

身体所見	耳鏡検査で鼓膜,外耳道を観察する.

2 病態の把握・診断の進め方

急性中耳炎	小児に多い.耳痛と鼓膜発赤・膨隆にて診断する.鼻汁の先行感染を伴うことが多い.
外傷性鼓膜穿孔	「耳かき」など受傷経緯と鼓膜所見から診断する.
一側性急性感音難聴	鼓膜は正常.急性発症の難聴で耳鳴,耳閉感の訴えがあれば感音難聴を疑う.めまいを伴うことも少なくない.

3 引き続き行うべき救急処置

急性中耳炎	抗菌薬(サワシリン®などのペニシリン系薬やメイアクト®など第3世代セフェム系薬),消炎鎮痛薬内服投与.耳漏がある場合も同様でいいが,後日耳鼻科を受診させる[1].
外傷性鼓膜穿孔	消炎鎮痛薬などの対症療法.後日耳鼻科を受診させる.めまい,顔面神経麻痺を伴う場合は,耳鼻科に相談する.
一側性急性感音難聴	中枢性疾患を除外できれば救急処置は必要ないが,早期に耳鼻科を受診させる.

4 合併症とその対策

- 急性中耳炎に,著明な耳後部腫脹や髄膜刺激症状を伴う場合,乳様突起炎または髄膜炎を疑う.治療は髄膜炎に準ずる.耳鼻科にて切開排膿を行う場合もある.

5 入院・帰宅の判断

- 入院適応は①乳様突起炎または髄膜炎,②激しいめまいや嘔気を伴う難聴.

D 顔面神経麻痺

POINT

- 脳梗塞との鑑別を要する.
- Bell麻痺,Hunt症候群は早期に適切な診断と治療を要する.
- 発症3日以内の治療開始が望ましい.麻痺は発症後数日間進行することがある.

1 最初の処置

- 問診:発症経緯と随伴症状(耳痛,耳介皮疹,難聴,めまい,味覚障害)を聴取する.問診は極めて重要.

2 病態の把握,診断の進め方

Bell 麻痺	原因不明の顔面神経麻痺をいう.単純ヘルペスウイルスが主病因説であり,随伴症状は少ない.
Hunt 症候群	水痘・帯状疱疹ウイルスが主病因であり,耳介皮疹と難聴,めまいを伴うのが特徴である.

3 引き続き行うべき救急処置

Bell 麻痺	プレドニゾロン(プレドニン®錠)1日 30 mg を 1~3 回に分けて投与,バラシクロビル(バルトレックス®錠)1回 500 mg 1日2回を処方し,目の保護(ヒアレイン点眼,就寝時に目を閉眼させてテープ処置など)を指示し,早期に耳鼻科を受診させる.治癒率は 90%前後.
Hunt 症候群	Bell 麻痺と同様の目の処置,およびプレドニゾロン(プレドニン®錠)1日 30 mg を 1~3 回に分けて投与と,バラシクロビル(バルトレックス®錠)1回 1,000 mg,1日3回を処方する.治癒率は 50~80%前後.

- 既往歴に高血圧,糖尿病,胃潰瘍,B 型肝炎などがありステロイド投与に悩む場合は,早期の耳鼻科受診時まで内服なしで,目の保護のみでもよい.

4 入院帰宅の判断

- Bell 麻痺,Hunt 症候群ともに原則帰宅でよいが,早期に必ず耳鼻科を受診させる[2].

E 外耳道,鼻腔異物

POINT

- 小児に多く,初期治療を誤ると除去が困難になり,全身麻酔を要することもある.緊急性のない異物は後日耳鼻科を受診させる.

1 最初の処置

病歴	異物の種類を聴取する.同じものを持参していれば確認.
身体所見	耳鏡,前鼻鏡を用いて異物および周囲の状態を把握する.外耳道異物の場合,めまいや顔面神経麻痺の有無も確認する.

2 病態の把握・診断の進め方

球形異物	鉗子でつかみにくく,つかみ損ねると深部へ入り込み厄介である.先端が鈍で曲がったフックを異物の奥まで挿入し,静かに引き出す.プラスチック製玩具であれば無理せず耳鼻科を受診させればよい.
ボタン型電池	周囲の組織障害を誘発するため,早急な除去が必要.除去後は生理食塩液で十分に洗浄する.小児の場合は☞p347 参照.
昆虫	外耳道に多い.鼓膜穿孔がないなら,リドカイン(8%キシロカイン® スプレー)を数回噴霧し,昆虫が動かなくなってから鉗子で除去,または生理食塩液で洗浄する.めまいに注意.

3 入院・帰宅の判断

- ほとんどが帰宅可能である.

文献

1) 日本耳科学会,他(編):小児急性中耳炎診療ガイドライン 2013 年版.金原出版,2013
2) 日本顔面神経研究会(編):顔面神経麻痺診療の手引き Bell 麻痺と Hunt 症候群 2011 年版.金原出版,2011
3) 羽生昇:耳鼻科.堀進悟(監):マイナー外科救急レジデントマニュアル,pp187-221,医学書院,2016

(羽生 昇)

5 産婦人科

POINT

- 生殖可能年齢の女性の診療に際しては,まず妊娠の有無を判定する.
- 産婦人科救急の主症状は性器出血・下腹部痛である.病態を想起するとともに,経腟超音波・双合診に習熟した産婦人科医師との連携が重要である.
- 産科出血例では大量出血・播種性血管内凝固症候群(DIC)への進展に注意する.

- 産婦人科救急では妊娠・非妊娠により鑑別疾患が異なる(表1).生殖可能年齢の女性において「非妊婦」と断定できない場合にはまず妊娠判定を実施.
- **妊娠判定**:一般に尿を用いた妊娠検査キットを使用.「陽性」の場合には妊娠と判定.通常,妊娠 4 週頃には「陽性」となる.受診日

表1 産婦人科救急における代表的症状と疾患

症状		鑑別疾患
妊娠関連	性器出血	流産,異所性妊娠,切迫流早産,常位胎盤早期剝離,前置胎盤,子宮復古不全,胎盤遺残
	腹痛	流産,異所性妊娠,切迫流早産,常位胎盤早期剝離,HELLP症候群,子宮破裂,子宮筋腫・卵巣腫瘍
	意識障害（痙攣含む）	妊娠高血圧症候群,脳血管障害
	嘔吐	妊娠悪阻,妊娠高血圧症候群,消化器疾患
妊娠非関連	性器出血	子宮腫瘍,ホルモン分泌異常,外傷
	下腹部痛	月経困難症（子宮内膜症）,骨盤内炎症性疾患,子宮腫瘍,卵巣腫瘍（破裂,茎捻転）,卵巣出血
	頭痛	月経困難症,月経前緊張症,更年期障害

から遡って2週間以内に性交渉歴があり,かつ妊娠の可能性を否定できない場合には「陰性」であっても「妊娠していない」とは断定できない.患者から「月経中もしくは月経直後」との自己申告があっても,「普段より少量」など通常と異なる場合には妊娠の可能性がある.疑わしいときには必ず妊娠判定を実施.

Ⓐ 産科

- 妊娠時期・症状をもとに双合診・超音波検査にて診断.腹痛の原因検索における安易なCT施行は控える.

1 妊娠初期（妊娠成立後〜妊娠13週）

1）性器出血・腹痛（図1）

(1) 診断

- 腟鏡診にて出血源・出血量,双合診にて子宮・付属器の大きさ・疼痛部位を確認.
- 超音波検査にて子宮・付属器の形態および妊娠部位を確認.

子宮内妊娠	切迫・進行流産.出血（−）なるも,疼痛が強く付属器腫瘤を認める場合には,卵巣腫瘍茎捻転も考慮.
妊娠部位不明	進行流産もしくは異所性妊娠.腹腔内出血・ショック状態では異所性妊娠の可能性大.

(2) 治療

切迫流産	安静管理.

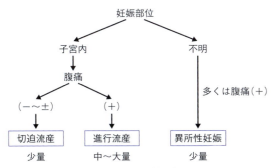

図1 妊娠初期における性器出血・腹痛例の鑑別診断の流れ

進行流産	安静管理，大量出血では出血制御目的の早期内容除去も考慮.
異所性妊娠・卵巣腫瘍茎捻転	手術療法.

2）嘔気（嘔吐）

(1) 診断

- 病歴の確認，一般検尿・血液検査（末梢血・生化学）の実施.

妊娠成立後発症, 特に空腹時増悪	妊娠悪阻.
腹痛合併	卵巣腫瘍茎捻転にて嘔気・腹痛を認めることあり. その他, 虫垂炎, 胃腸炎を鑑別.

(2) 治療

妊娠悪阻	輸液（ビタミン B_1 補充）
卵巣腫瘍茎捻転	手術療法
胃腸炎	輸液・整腸剤投与
虫垂炎	抗菌薬による保存療法無効時は速やかに手術療法に移行

2 妊娠中期〜妊娠後期（妊娠14〜41週）

1）性器出血（図2）

(1) 診断

- 腟鏡診にて出血源・出血量，双合診にて子宮口開大の有無を確認.
- 超音波検査にて胎児心拍，胎盤位置，子宮頸管を評価.

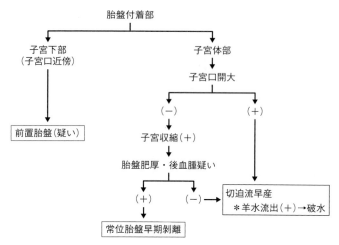

図2 妊娠中・後期における性器出血例の鑑別診断の流れ

胎盤が子宮下部の内子宮口近傍に位置		前置胎盤(疑い)
胎盤が子宮体部に位置	子宮収縮(+)または子宮口開大(+)	切迫流早産
	子宮収縮(++), 胎盤後血腫(肥厚)(+)	常位胎盤早期剥離
	水様性帯下かつ BTB 試験紙青変(+)	破水疑い

(2) 治療

前置胎盤	・安静管理および子宮収縮抑制薬投与〔リトドリン塩酸塩(ウテメリン®)〕. ・大量出血時には緊急帝王切開(輸血準備). ・産後の弛緩出血では子宮収縮薬投与〔オキシトシン(アトニン®-O), メチルエルゴメトリンマレイン酸塩(メチルエルゴメトリン注), ジノプロスト(プロスタルモン®・F)〕. ・止血困難例では子宮内バルーンタンポナーデや子宮動脈塞栓術を検討. ・循環管理(DIC 治療含む)が重要.
切迫流早産	安静管理, 子宮収縮抑制薬投与〔リトドリン塩酸塩(ウテメリン®)〕, 破水疑い例では抗菌薬投与〔アンピシリン(ビクシリン®)〕.
常位胎盤早期剥離	緊急帝王切開(輸血準備), 循環管理(DIC 治療含む)が重要.

2）意識障害（痙攣含む）
(1) 診断
- 頭部 CT にて脳血管障害の有無につき評価.

脳梗塞・脳出血（＋）	脳血管障害
後頭葉優位の浮腫かつ高血圧	妊娠高血圧症候群（子癇発作，可逆性白質脳症）．上腹部痛・嘔気は重症妊娠高血圧症候群の合併症状．

(2) 治療

脳血管障害	神経内科専門医と診療連携へ		
妊娠高血圧症候群	・安静管理 ・降圧薬投与（アプレゾリン®，ペルジピン®，アダラート®） ・抗痙攣薬投与（マグネゾール®）	・脳浮腫（＋）なら脳浮腫改善薬投与（神経内科専門医との診療連携）	・肝機能障害・血小板減少（HELLP症候群）に注意 ・全身状態評価ののち早期分娩考慮

3）急性腹症
- 超音波検査にて常位胎盤早期剥離および子宮破裂の可能性を検討．腹部打撲時には常位胎盤早期剥離に注意．また，子宮破裂では短時間で腹腔内出血，ショック状態に進展．両病態ともに緊急帝王切開（輸血準備），循環管理（DIC 治療含む）が重要．

4）腰痛
- 超音波検査・一般検尿にて尿管結石および水腎症の可能性を検討．

尿管結石	輸液，鎮痛薬投与（カロナール®，アセリオ®注）
水腎症	安静，鎮痛薬投与（カロナール®，アセリオ®注），難治例では尿管ステント留置を検討

3 妊娠終了後
1）性器出血
(1) 診断
- 腟鏡診にて出血源・出血量，双合診にて子宮の大きさを確認．
- 経腟超音波検査もしくは CT にて子宮内腔を確認．

内腔に腫瘤像（−）	子宮復古不全
内腔に腫瘤像（＋）	胎盤遺残・胎盤ポリープ・仮性動脈瘤

(2) 治療

子宮復古不全	子宮収縮薬投与(メチルエルゴメトリン注).
胎盤遺残,胎盤ポリープ,仮性動脈瘤	入院管理のうえ,腫瘤における血流評価.大出血の誘因となるため安易な内容除去は禁忌.膀胱内留置カテーテルを用いた子宮内バルーンタンポナーデや子宮動脈塞栓術による止血を検討.

2) 発熱
(1) 診断

- 感冒など一般的原因検索に加え,子宮内膜炎および授乳婦では乳房所見に注意.

子宮の圧痛・帯下異常(悪臭)	子宮内膜炎
乳房緊満のみ	うっ滞性乳腺炎
乳房緊満かつ発赤・腫脹あり	化膿性乳腺炎

(2) 治療

子宮内膜炎	・抗菌薬内服投与〔セフェム系薬(フロモックス®),βラクタマーゼ阻害薬配合ペニシリン系薬(ユナシン®)〕. ・重症例では抗菌薬点滴投与〔セフェム系薬(フルマリン®),βラクタマーゼ阻害薬配合ペニシリン系薬(ユナシン®-S)〕.
うっ滞性乳腺炎	授乳,搾乳による乳汁排出促進.
化膿性乳腺炎	・搾乳による乳汁排出促進. ・抗菌薬内服投与〔セフェム系薬(フロモックス®),βラクタマーゼ阻害薬配合ペニシリン系薬(ユナシン®)〕. ・重症例では切開排膿および抗菌薬点滴投与〔セフェム系薬(フルマリン®),βラクタマーゼ阻害薬配合ペニシリン系薬(ユナシン®-S)〕.

Ⓑ 婦人科

- 非妊婦の最多主訴は性器出血・下腹部痛である.

問診	月経歴(少なくとも過去2か月),既往歴,性器出血量・期間,疼痛部位,性交渉の有無,発熱.
診察	腟鏡診・双合診,超音波検査にて子宮・付属器,Douglas 窩を観察.

1 性器出血

子宮筋腫, 子宮腺筋症	• 過多月経の主因. • 超音波検査にて筋腫は結節像, 腺筋症はびまん性の筋層肥厚として描出. • 治療の基本はホルモン療法(GnRH アゴニスト(リュープリン®))もしくは手術療法. • 緊急止血法としては中用量エストロゲン・プロゲスチン配合薬投与(プラノバール®), 腟内ガーゼ充填, 膀胱内留置カテーテルを用いた子宮内バルーンタンポナーデ. • 止血困難例では子宮動脈塞栓術を検討.
機能性子宮出血	• 思春期・更年期における月経異常に伴うことが多い. • 中用量エストロゲン・プロゲスチン配合薬内服(プラノバール®).
子宮悪性腫瘍	• 代表例は進行頸癌・体癌. 腟内ガーゼ充填による圧迫止血. • 止血困難例では子宮動脈塞栓術を検討. 状態安定後に原疾患治療.

2 下腹部痛(図3)

骨盤内炎症性疾患(子宮・付属器炎, 子宮留膿症, 付属器膿瘍)	• 双合診による子宮・付属器周囲痛, 子宮挙上痛, Douglas 窩圧痛. 発熱・白血球増多. 淋菌・クラミジアが代表的鑑別. • 子宮内避妊具長期使用例では放線菌症にも注意. • 抗菌薬内服投与〔セフェム系薬(フロモックス®), βラクタマーゼ阻害薬配合ペニシリン系薬(ユナシン®), ニューキノロン系薬(クラビット®)〕もしくは点滴投与〔セフェム系薬(フルマリン®), βラクタマーゼ阻害薬配合ペニシリン系薬(ユナシン®-S)〕. • 重症例では入院管理(表2). 難治例では手術療法.
子宮内膜症	• 慢性疼痛, 性交時疼痛. • NSAIDs(ボルタレン®, ロキソニン®), ホルモン療法〔低用量エストロゲン・プロゲスチン配合剤(ルナベル®), プロゲスチン(ディナゲスト®)〕
卵巣腫瘍茎捻転・破裂時	• 急性腹症として発症. 経腟超音波検査にて卵巣腫瘍あり(破裂時には Douglas 窩液体貯留あり). • 手術療法.
卵巣出血	• 黄体からの出血が原因. 排卵期性交渉は誘因の1つ. • 経腟超音波検査にて内部不均一な卵巣嚢胞(出血性黄体), Douglas 窩液体貯留あり. • 安静管理, 保存療法. • 全身状態不良例では手術療法.

• 月経時の高度疼痛を主訴に来院する例も多い(月経困難症). 器質的疾患・骨盤内炎症性疾患を認めない場合には, NSAIDs 内服(ボルタレン®, ロキソニン®)や坐薬(ボルタレン® サポ)にて経過観察.

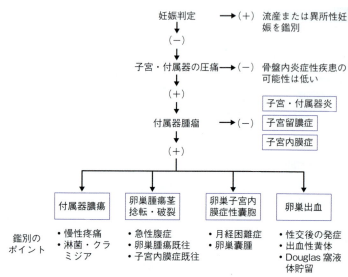

図3 下腹部痛例の鑑別診断の流れ

表2 入院管理を要する骨盤内炎症性疾患例

- 緊急手術疾患疑い(例：虫垂炎, 膿瘍)
- 嘔気・嘔吐・発熱合併
- 経口抗菌薬無効または内服不可能

(宮越 敬)

6 泌尿器科

Ⓐ 肉眼的血尿

POINT

- 透明なカップに尿を採取し，向こうの文字が透けて見える血尿スケール3以下は貧血や凝血塊形成の原因とならないことが多い．
- 原因疾患には，腎癌，前立腺癌，尿路上皮癌，前立腺肥大症，腎動静脈奇形，腎梗塞，糸球体疾患，尿路結石，尿路感染，特発性腎出血，外傷がある．

1 重症度の判定

- バイタルサインのチェック．
- 血尿スケール．

2 病態の把握，診断の進め方

1）症状の有無：何の症状もない無症候性肉眼的血尿は悪性腫瘍の可能性も考える．

2）排尿中の「いつ赤いか」による出血部位の予測

初期血尿（排尿のはじめだけ赤い）	前立腺部尿道より遠位からの出血
終末時血尿（排尿の終わりだけ赤い）	膀胱頸部～前立腺部尿道からの出血
全血尿（排尿のはじめから終わりまで赤い）	膀胱および上部尿路からの出血

- 抗凝固薬の有無，月経中であるかどうかを確認する．

3）検査

検尿・尿沈渣	血尿，膿尿，蛋白尿の確認（ヘモグロビン尿，ミオグロビン尿でも尿潜血は陽性になる）
採血	貧血，腎機能の確認
超音波検査	水腎症の有無，結石の有無，腎や膀胱の腫瘍性病変の有無，膀胱内凝血塊の有無を確認

3 引き続き行うべき救急処置

- 膀胱内の凝血塊により尿閉をきたしている場合は，膀胱洗浄を行う．
- 膀胱洗浄は 20 Fr 以上の太いバルーンカテーテルを挿入し，50 mL 程度のカテーテルチップを用いて生理食塩液で洗浄する．生理食塩液を入れすぎると膀胱破裂の原因となるので注意を要する．

4 入院・帰宅の判断

- 自排尿可能で全身状態がよく，貧血や腎機能障害がなければ，帰宅可能である．止血薬や抗菌薬の投与を検討し，泌尿器科受診を指示する．
- 著明な貧血がある場合，凝血塊による尿閉や腎不全をきたしている場合は泌尿器科へコンサルトする．

B 精索捻転

POINT

- 青少年の深夜早朝に急激発症することが多い．
- ゴールデンタイム(6時間以内)に解除されないと精巣が壊死に陥る可能性がある．
- 鑑別疾患は，精巣上体炎，精巣炎，精巣垂・精巣上体垂捻転，精巣外傷，精索静脈瘤，鼠径ヘルニア陰嚢内嵌頓である．

1 病態の把握，診断の進め方

- 陰嚢の激痛で発症し，経過とともに陰嚢全体の腫大を認める．
- 精巣上体炎では，陰嚢内容を挙上すると疼痛が緩和する(Prehn徴候陽性)が，精索捻転では逆に疼痛は増加する．
- 超音波ドプラ検査で，精巣血流消失．

2 引き続き行うべき救急処置

- 泌尿器科にて緊急手術(精索捻転解除術＋対側精巣固定術)を行う．精巣がすでに壊死に陥っている場合は，精巣を摘出する．
- 見逃さないことが重要なので，診断がつかないときは迷わず泌尿器科へコンサルトする．

C 嵌頓包茎

POINT

- 翻転された包皮が元に戻らず，亀頭の近位側で陰茎を絞扼した状態．
- 亀頭の循環不全をきたし，壊死する危険があるためできるだけ早く整復を行う．

1 病態の把握，診断の進め方

- 亀頭の腫脹を認める．また，亀頭と絞扼部の間に翻転して腫脹した包皮を認める．
- 成人では診察や尿道カテーテル挿入の際に翻転した包皮を医療従事者が戻さなかった場合に，小児では本人や親が包皮を翻転し，その後戻さなかった場合に起こることが多い．

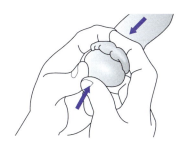

図1　嵌頓包茎の用手整復

2 引き続き行うべき救急処置
- 包皮の腫脹が強い場合はまず圧迫して腫脹の軽減を行う.
- 腫脹した包皮を両側の示指と中指にはさみ,両母指で亀頭を包皮輪の中に押し込む(図1).
- 用手整復が困難な場合は,包皮を切開しなくてはならないこともあるため,泌尿器科へコンサルトする.

3 入院・帰宅の判断
- 用手整復が可能であれば帰宅可能である.

D 陰茎折症

POINT
- 勃起時に外力が加わって生じた陰茎白膜の断裂.

1 病態の把握,診断の進め方
- 性交渉,自慰,寝返り,転倒事故で生じる.
- ボキッという音とともに陰茎に激痛が生じる.
- 受傷後陰茎は弛緩し,血腫により白膜断裂部の反対側に屈曲する.

2 引き続き行うべき救急処置
- 泌尿器科にて緊急手術(血腫を除去し断裂した白膜を縫合する)を行う.

E 持続勃起症

POINT

- 勃起が4時間以上続いている状態.
- 陰茎海綿体の血液が戻らない静脈性と動脈血が常に流入する動脈性があるが,静脈性は6時間で海綿体組織の壊死が起こり,勃起障害をきたす.
- 静脈性は非常に硬く痛く,動脈性は硬くなく痛くない.

1 病態の把握, 診断の進め方

- 静脈性の原因は陰茎海綿体注射,飲酒,薬剤性,血液疾患であり,動脈性の原因は外傷が多い.
- 陰茎海綿体血液検査で,静脈性は酸素分圧が低く(静脈血に近い),動脈性は酸素分圧が高い.
- 超音波ドプラ検査は,動脈性では動脈血流が観察される.

2 引き続き行うべき救急処置

- 動脈性の緊急性はないが,静脈性は泌尿器科にて緊急手術を行う.

F 陰嚢外傷

POINT

- 陰嚢内容の損傷,尿道損傷の有無が重要である.

1 病態の把握, 診断の進め方

- スポーツ,交通事故,産業事故,暴行,騎乗型外傷で起こる.
- 尿道損傷があれば検尿・尿沈渣検査にて血尿を認める.場合によっては尿閉をきたす.
- 超音波検査は必須であり,精巣内血腫でみられる不均一な内部超音波像,精巣破裂でみられる辺縁不整,白膜断裂の有無を確認する.

2 引き続き行うべき救急処置

- 陰嚢裂傷のみであればデブリドマンのあとに縫合を行うのみである.

- わずかな精巣内血腫のみであれば保存的に治療する．
- 精巣破裂が疑われた場合には，泌尿器科にて緊急手術を行う．
- 精巣腫瘍があるとわずかな外傷でも精巣内出血をきたすことがあるため，軽度の精巣内血腫であっても必ず泌尿器科での経過観察を要する．

参考文献
1) 武田利和：泌尿器科．堀進悟(監)：マイナー外科救急レジデントマニュアル．pp223-260, 医学書院, 2016

(武田利和)

7 歯科・口腔外科

Ⓐ 顎関節脱臼

POINT
- 患者の開閉口運動に合わせて整復する．
- 顎関節部の構造を理解しておくと整復しやすい(図1)．

1 病態の把握，診断の進め方
- 問診：発症経緯と習慣性脱臼の有無，脱臼してからの経過時間を把握する．

2 引き続き行うべき救急処置
1) Hippocrates 法
- 坐位，あるいは仰臥位にて後方に頭部をしっかり固定し，術者が患者の前方に立つ．両手の母指を下顎大臼歯部に置き，残りの4指で下顎骨体部を保持する(図2)．
- 患者にいったん開口するよう指示する．その動作に合わせて両母指で下顎を下方に押し込みながら閉口を促し，後方に誘導する．

3 重症度の判定
- 脱臼してから5～6時間も経過しているときや疼痛が強いときは整復困難なことが多く，関節部への局所麻酔や鎮静を検討する．それでも整復不可能な場合は全身麻酔下での処置を考慮し，口腔外科へ紹介する．

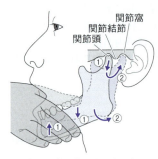

大臼歯部に①, ②の順に力を加えることによって, 関節頭が関節結節を乗り越え, 関節窩に復位する.

図1 顎関節の構造と脱臼修復方法
〔文献1), pp66-67より〕

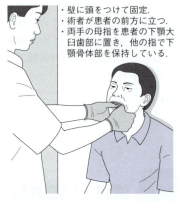

- 壁に頭をつけて固定.
- 術者が患者の前方に立つ.
- 両手の母指を患者の下顎大臼歯部に置き, 他の指で下顎骨体部を保持している.

図2 Hippocrates法
〔文献1), pp66-67より〕

Ⓑ 顎骨骨折

POINT

- 咬合不全を認めたら骨折を疑い, CT(特に3D構築が有用)で確認する.
- 関節突起の骨折を見逃しやすい.

1 重症度の判定

- 頭部外傷の合併と気道閉塞の有無を確認. 大量出血.

2 病態の把握, 診断の進め方

身体所見	・咬合不全や開口障害, 顎運動異常(開口時に片側に偏位など)の有無. ・歯肉や口腔底に裂創や出血斑がみられる場合, その周囲の骨折を疑う. ・下唇や頰部皮膚に知覚異常を認める場合は, それぞれ下顎管(下歯槽神経)や眼窩下孔(眼窩下神経)が損傷されている可能性が高い.
画像診断	パノラマX線と顔面骨単純CT(3D構築が有用)の撮影.
下顎骨骨折	・正中部周辺, 下顎角部, 関節突起が好発部位で, これらが複合した多線骨折が生じやすい.

上顎骨骨折	・周囲骨に併発骨折していることが多い. ・頬骨骨折, 鼻骨骨折, 眼窩底骨折, 複視を合併している場合は, 形成外科, 口腔外科, 耳鼻咽喉科, 眼科の各専門医に相談する.

3 引き続き行うべき救急処置

1) **副子の装着**:口腔外科に連絡し,シーネや顎間固定スクリューで速やかに顎間牽引や顎間固定を行う.これらの保存的治療で十分な整復固定が得られない場合は,後日手術が必要となる.二線以上の骨折では手術適応となることが多い.

2) **口腔外科を受診できない場合**:顎抑制帯(チンキャップ)や弾性包帯で顎の安静を図り,数日内に口腔外科を受診させる.2週間以上経過すると変形治癒や偽関節化の可能性が高まり,咬合回復が困難となる.

4 入院・帰宅の判断

- **入院適応**:①著しい出血,腫脹を認める場合,②気道閉塞の可能性が疑われる場合.

C 歯の外傷

POINT

- 歯の脱臼では脱落後の保存状態と経過時間が重要であり,生着させるには受傷後 30 分以内,湿潤状態で保存されていても 2 時間以内の再植が望ましい.

1 最初の処置

- 完全脱臼,すなわち歯の脱落の場合はただちに口腔外科や歯科を受診させる.
- 脱落歯は乾燥させず,再植に備えて生理食塩液内に保存する.
- 室内での受傷など汚染の少ない状態であれば,歯と歯槽窩を生理食塩液で洗浄し,元の位置に戻しておく.歯を把持するときは,歯根膜に損傷を与えないよう歯根に触れない.

2 病態の把握,診断の進め方

- **パノラマ X 線(可能ならばデンタル X 線)の撮影**:完全脱臼,不完全脱臼,破折の鑑別(図 3),歯槽骨骨折併発の有無を精査.

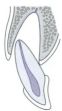 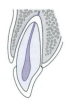 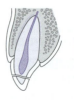 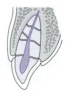

完全脱臼　不完全脱臼　露髄を伴わない　露髄を伴う　歯根破折
　　　　　（亜脱臼）　歯冠破折　　　　歯冠破折

図3　歯の外傷
〔文献1），p59より〕

完全脱臼		歯が歯槽窩から逸脱した状態.
不完全脱臼（亜脱臼）		歯の位置異常や動揺を認めるが歯槽窩に留まっている状態.
破折※	露髄を伴わない歯冠破折	破折が歯髄に達していない状態.
	露髄を伴う歯冠破折	破折面に歯髄の露出を伴う状態.
	歯根破折	歯槽窩内で折れているため，肉眼的には脱臼と鑑別できないことが多い.

※：左記の3タイプに大別され，それぞれ処置方針が異なる.

3 引き続き行うべき救急処置

- 脱臼では当日中，破折も翌日までには口腔外科へ依頼する．破折のなかでも露髄を伴った場合はより疼痛が強く，早期の抜髄処置を必要とする．

Ⓓ 口腔軟部組織の損傷

1 病態の把握，診断の進め方

口唇の裂創	・創内に歯の破片や砂が残存することが多く，可能ならば縫合前に口唇のデンタルX線を撮影する． ・屋外での受傷では破傷風トキソイドの投与を検討する．
歯肉や口腔底の裂創	歯の損傷や顎骨骨折を併発していることがある．

2 重症度の判定

- **軟口蓋の刺創**：歯ブラシや箸，鉛筆などの異物が迷入していないかを問診やCT，MRIで確認する．異物の刺入位置によっては頭

蓋内損傷や大出血の可能性があり,耳鼻咽喉科,脳神経外科にも連絡して全身麻酔下での処置を検討する.

3 引き続き行うべき救急処置

1) **局所麻酔**:口腔内は,8万倍希釈アドレナリン添加2%リドカイン塩酸塩が第1選択.
2) **洗浄**:創内を生理食塩液にて洗浄し,必要があれば滅菌ブラシで異物を除去する.
3) **デブリドマン**:口腔顔面は血流が豊富で比較的壊死しにくいため,最小限にとどめるほうがよい.不用意にデブリドマンを行うと変形治癒を招くことがある.
4) **止血**:歯科治療時の偶発症や舌の自傷行為などで動脈が損傷している場合は,血管の結紮が必要となる.
5) **縫合**:創の深さが5 mm以上ある場合は,死腔を残さないために内層縫合を考慮する.
   ▶ **縫合糸**:基本は針付きのモノフィラメントナイロン糸(口腔内は4-0,赤唇部は5-0,あるいは6-0).内層(筋層)は5-0の吸収糸(DEXON®, Maxon®, PDS®など).

Ⓔ 口腔内出血

POINT

- 抜歯後出血では縫合処置が必要となることが多い.
- 自然出血の場合は局所要因以外に出血性素因も疑う.

1 最初の処置

- ガーゼで直接圧迫して一時的止血を図り,口腔外科に連絡する.
- 圧迫している間に吸引装置,アドレナリン添加の局所麻酔薬を準備する.
- **バイタルサイン**:血圧が高い場合は,降圧と圧迫のみで止血することがある.

2 重症度の判定

- 大量出血では,出血性ショックの評価と静脈路確保.

3 病態の把握,診断の進め方

- **問診**:出血の原因となる処置の内容,出血性素因の確認(抗血栓薬

の服用や透析，肝機能障害，血小板減少，血友病など），必要により血液検査．

4 引き続き行うべき救急処置

- 口腔外科を受診できない場合，麻酔および止血効果を期待して，8万倍希釈アドレナリン添加2％リドカイン塩酸塩を出血部位の周囲に2～4 mL程度局注．
- 3,000倍～5,000倍アドレナリン（ボスミン®）ガーゼを15分噛ませたまま圧迫．
- 出血性素因への対応．
- 上記処置で止血しない場合，縫合処置や，肉芽搔爬，局所止血剤〔ゼラチン（スポンゼル®）など〕の挿入，サージカル（歯周）パックなどが必要となる．

F 歯痛および歯周組織の炎症

POINT

- 重症化すると生命を脅かす蜂窩織炎や深頸部膿瘍に移行することがある．

1 重症度の判定

- 頸部・頰部の腫脹や開口障害の有無．
- 嚥下障害や口腔底の挙上，呼吸困難を認める場合は気道閉塞の危険性がある．

2 病態の把握，診断の進め方

- 疼痛を訴える歯を軽く打診して部位を特定する．
- 間欠的激痛の場合は三叉神経痛の可能性も考慮する．
- 重症感染ではCTにて炎症の波及している組織隙を確認し，深頸部膿瘍（☞p364）に準じて診断・治療を進める．

3 引き続き行うべき救急処置

- 歯痛の原因のほとんどは歯髄炎や歯周炎によるものであり，周囲に著明な腫脹を認めなければ，鎮痛薬と抗菌薬〔アモキシシリン（サワシリン®など）1回500 mg，1日3回〕の経口投与を行う．これは一時的に症状を緩和するのみであり，最終的には歯の削合によるドレナージ（根管開放）を要するため，数日内に歯科あるい

は口腔外科を受診するよう説明する.
- 開口障害や嚥下障害,頸部・頰部の腫脹を認める場合は注射用抗菌薬や切開排膿処置の適応となる.原因歯については消炎後に抜歯,または保存的治療を行う.

4 入院・帰宅の判断
- 蜂窩織炎などの重症例で摂食困難な場合は入院を考慮.
- ガス壊疽などの致死的感染症は緊急入院下で切開排膿処置.

文献
1) 莇生田整治:口腔外科.堀進悟(監):マイナー外科救急レジデントマニュアル.pp31-89,医学書院,2016

(莇生田整治)

第 8 章

救急治療手技

1 止血法

POINT
- 致命的な出血は,胸腔,腹腔,後腹膜,長管骨からの出血あるいは外出血である.
- 出血に対して最も重要な治療は止血である.
- 外出血に対する最も効果的な止血方法は,圧迫止血である.

1 適応
- 活動性の外出血.
- 胸腔,腹腔,後腹膜,長管骨の手術中に認めた,活動性の出血.

2 必要な機器・用具
- **感染防護具**:帽子,アイシールド,マスク,手袋,ガウン.緊急時には清潔物品を用意できないこともあるが,感染防護は必須である.
- **ターニケット**:いわゆる駆血帯.自動加圧が可能なターニケットカフは,圧力が設定できるので,有用である.
- **消毒セット,局所麻酔薬,縫合器具**:鑷子,持針器,クーパー,糸針などを含む簡易なもの.
- **その他手術機器**:出血している血管を露出させ鉗子や鑷子で直接把持する止血法は,損傷部位の拡大や周辺組織の損傷の原因となるため,救急外来で行うことは推奨されない.同様の理由で,電気メスを用いた止血も,救急外来で安易に行うべきではない.

3 実際の手順
- 施行する医師の技量によって,実施可能な止血方法が異なる.簡易なものから順に挙げる.

1)圧迫止血
(1) どんな場面でも最も効果的な止血方法.追加の止血処置なく,圧迫止血のみでコントロール可能な出血は多い.
(2) 止血部位がはっきりしない場合や,止血部位を露出するために

別の処置が必要な場合（胸腔，腹腔，後腹膜，長管骨からの出血）は圧迫止血が困難である．
(3) 出血部位がはっきりしない場合は，中枢側の動脈を圧迫止血する（下肢からの出血に対して，鼠径部で大腿動脈を圧迫）．

2）ターニケット
(1) ターニケットによる止血は一時的な処置であり，必ず追加の止血処置が必要となる．
(2) 病院前救護で非常に重要．ターニケットを使用することで，四肢切断のリスクは上がらない．
(3) 病院前に装着されたターニケットは，外さずにより高度な止血処置に移行してもよい．
(4) 病院前に装着されたターニケットを外す場合は，自動加圧が可能なターニケットカフを用意してから外す．
(5) 圧迫止血で止血困難な出血にはターニケットを使用．それでも持続する出血には，より中枢側にターニケットを追加使用してもよい．

3）縫合止血
(1) 頭皮など，出血部位の深層に主要血管，神経，靱帯がないことが明らかな場合は，縫合止血が可能である．
(2) 多くの四肢の出血は，出血部位の深層に主要血管，神経，靱帯があるため，盲目的な縫合止血は行わない．

4）より高度な止血処置
(1) 十分な技量がある医師が行う．手術室で行うことが望ましい．
(2) 救急外来で行う場合，麻酔や体幹四肢の抑制が不十分である可能性を考慮し，十分に注意して行う．
(3) 電気メスによる止血は，十分な視野を確保し，確実に出血部位を同定したあとに行う．静脈性の出血に有効である．
(4) 出血している血管を露出させ鉗子や鑷子で直接把持する止血法は，最も高度な技量が要求される．主要血管である場合，その後の血管縫合を考慮し，損傷部位の拡大に十分に注意する．

4 ピットフォール
- 圧迫止血の失敗は，ほとんどが不十分な圧，不十分な時間，あるいは不適切な圧迫部位である．
- 縫合止血を不十分な視野で行うと主要血管や神経の損傷につながる．

（山元 良）

2 創処置

POINT

- **創の観察**：部位，種類，創縁，深達度，創底，深部組織の状態，創の長さ，異物・汚染の有無をカルテに記載する．
- **創処置の基本**：創の洗浄，異物の除去，デブリドマン，止血，正しい縫合，計画的な縫合手順．

1 準備

1）一時的止血：活動性出血は，ガーゼによる圧迫もしくは止血鉗子により止血（盲目的な止血鉗子の使用は禁忌）．

2）創の評価

(1) 創汚染の程度を評価し，デブリドマンの要否を決定．
(2) 組織損傷の程度を評価．
(3) 深部組織損傷が疑われる場合，合併損傷の評価のために必要に応じてX線検査を行う．

3）創周囲皮膚の清拭・剃毛：創周囲を清拭・剃毛する．眉や髪の生え際は，剃毛により境界不明瞭となり，変形を生じるので剃毛しない．

4）麻酔

(1) 麻酔歴を聴取し，副作用の既往があれば血管確保．
(2) 創周囲を消毒し，局所麻酔薬を皮下注射[※1]．創面から直接浸潤させる方法は，新鮮創では痛みが少なく有用．
  ▶ 汚染創では汚染を深部に広げる可能性があるので，創周囲に浸潤麻酔を行う．
  ▶ エピネフリン入り局所麻酔薬は，指趾・耳・陰茎など終末動脈領域では血行障害をきたし，組織壊死を起こすことがあるので禁忌．

※1：局所麻酔薬の大量使用により血中濃度が上昇すると（局所麻酔薬中毒），中枢神経症状（痙攣，めまい，悪心・嘔吐，抑うつ）を呈し，重篤な場合は呼吸停止，心停止をきたす．通常，注射後10～30分後に発症するが，血管内注入時や高濃度局麻薬使用時は注射直後に発症することがある．局所麻酔薬の使用は10 mL以内にとどめる．

▶ 不整脈・高血圧・甲状腺機能亢進症の患者にも禁忌.
(3) 創の部位・深達度により浸潤麻酔以外に適切な麻酔法[※2]を検討.

2 手順

1) **洗浄**：生理食塩液もしくは水道水で創部を洗浄. 汚染創の場合は, 注射器を用いて, 創内の異物, 凝血塊を洗い流す.

2) **デブリドマン**：汚染創の場合, 壊死組織もしくは壊死に陥りそうな挫滅組織を切除し, 新鮮な創面を十分露出し創面を整える. 損傷部が頭部や顔面のような皮膚が十分に伸展しない部位ではデブリドマンを最小限にとどめる.

3) **止血**：一時的に止血した出血部を再評価. 止血が得られていない場合は, 結紮もしくは電気凝固により止血. 血腫は創感染の原因となるため, 確実に止血する.

4) **創閉鎖**

(1) **一次的縫合**(図1～3)：受傷6～8時間以内の新鮮創は一次的に縫合. 死腔を残さないように縫合. 汚染創でも十分なデブリドマンが得られれば, 一次的縫合を行う. 血腫の形成が予想される場合はドレナージを併用.

> ①糸は炎症反応の少ないモノフィラメントのナイロン糸を用いる.
> ②結紮を強く締めすぎると, 血行障害により縫合部の壊死をきたす. 皮膚縫合は軽度隆起する程度とし, 段差・めくれこみがないように.
> ③美容上問題となる部位では, atraumatic needle および 5-0 ナイロン糸を使用.
> ④浅い創で出血を認めず, 張力があまりかからない創では, テープもしくはスキンステープラー, 合成皮膚表面接着剤(ダーマボンド®)を用いることもある.

(2) **各種縫合法**

単結節縫合(図4a)	標準的縫合法.
垂直マットレス縫合(図4b)	緊張のかかる皮膚や深い創で用いる. 創面密着度が高い.
水平マットレス縫合(図4c)	緊張がかかる部位であまり深くない場合に用いる. 創面密着度が低い.

[※2]：上肢には腋窩ブロック, 指には指神経ブロック(Oberst法), 深部組織損傷を伴う創に対しては全身麻酔を検討.

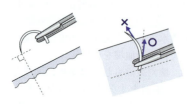

- 皮膚の縫合には通常角針を使用
- 針は皮膚に対し直角に刺入
- 針の彎曲に沿って回転するように運針
- 針はこねるように抜くのではなく，接線方向に抜く
- 皮膚刺入後，皮下組織を十分につかむ
  *美容上問題となる部位では刺入は創縁近くに行い，刺入後組織を多くつかむようにする

図1　一次的縫合：運針

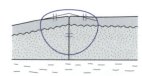

- 各創面が密に接合する
- 糸を結んだとき，創縁が少し隆起する
- 原則として「創の深さ」=「刺入点からの創縁までの距離」

図2　一次的縫合：完成イメージ1

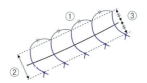

①各縫合の間隔は均等に縫合する
②各縫合の幅は均一に縫合する
③縫合のとり幅を均等に縫合する

図3　一次的縫合：完成イメージ2

a
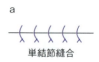
単結節縫合

b

垂直マットレス縫合

c
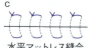
水平マットレス縫合

図4　各種縫合法

(3) 遷延縫合：高度の汚染創は4〜5日間創部を開放し，滅菌生理食塩液で湿らせたガーゼにて wet dressing とし，感染の徴候を認めなくなってから創縫合．

(4) 開放療法：高度の汚染創，すでに感染している創，咬傷，嫌気性菌感染の可能性が強く疑われる場合は，肉芽が形成されてから縫合．

(5) 擦過創など創閉鎖が困難な場合：洗浄の後，創傷被覆材（アルギン酸塩創傷ドレッシング材など）にて創を被覆後，フィルムドレッシング材で固定する．浸出量を確認しながら適宜交換する．

3 縫合後の処置

1）圧迫包帯：死腔のない創縫合でも，縫合後の皮下血腫により創傷治癒が遷延する．創部を適度に圧迫し，可能なら患部を心臓より高い位置に置く．創部を過度に圧迫することは阻血をもたらす．

2）抗菌薬の投与

外傷後の創感染	黄色ブドウ球菌，レンサ球菌，緑膿菌が起炎菌となる．
新鮮創で十分な洗浄を行った場合	抗菌薬の予防的投与は原則不要[*]
来院時すでに感染徴候を認めた場合	培養検体を採取したうえでペニシリン系薬もしくは第1世代セフェム系薬の点滴静注を行う．
感染徴候に改善が認められない場合	培養結果から適正な抗菌薬を選択し継続投与する．
土壌汚染や挫滅が顕著な創に対して	嫌気性菌への対応を考慮する．

[*]：ただし，易感染性要因を有する患者，汚染創の場合は，予防的投与としてペニシリン系薬もしくはセフェム系薬を3日間経口投与し，その後継続投与が必要か否か判断．

3）破傷風の予防：☞p234参照．

4）経過観察：創処置の翌日に外来を受診させる．

5）抜糸のタイミング：通常1週間．顔面や頸部は3～5日目で行い，テープで固定．創傷治癒の遷延が予想される場合（栄養状態不良，ステロイドの使用，糖尿病など）や創部に緊張のかかる部位（背部，臀部，関節，指趾）の抜糸は創の状況を観察しながら10～14日目とする．

（葉 季久雄）

3 バッグバルブマスク換気

POINT
- 無呼吸や低換気を認めればすぐに開始.
- 下顎を挙上しつつマスクを顔面に密着させ,気道を確保し換気.

1 適応
1) 無呼吸や低換気. 遷延する場合は気管挿管.
2) 気胸では換気を行う前にドレーンを挿入する.
3) **欠点**:頬のこけた人,下顎骨骨折ではマスクの密着性が悪い.

2 必要な器具・備品
1) マスク

透明なもの	口唇チアノーゼ,吐物,マスク内面が白くくもることによる呼気の確認
軟らかいもの	顔面と密着性がよい

2) バッグバルブマスクまたは Jackson-Rees 回路(図1,2)
- 酸素流量

バッグバルブマスク	4〜6 L/分(FiO_2:0.5) →リザーバーバッグ付きマスク装着時には FiO_2:1.0
Jackson-Rees の回路	8〜10 L/分(FiO_2:1.0)

3 実際の処置
1) **口腔内異物,義歯,吐物の除去**:用手的または吸引. 義歯は装着していたほうがマスクの密着度がよい.
2) **気道確保(左手)**:下顎挙上法(EC法)が第1選択(図3).

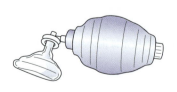
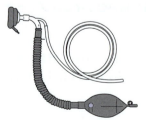

図1 バッグバルブマスク　　図2 Jackson-Rees 回路

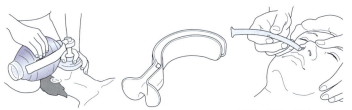

図3 マスク保持法　　図4 経口エアウェイ　　図5 経鼻エアウェイ

① 第1,2指でマスクを把持
② 第3,4指を下顎骨下枝に添える
③ 第5指で下顎角を挙上
④ 鼻根部には力を加えマスクを顔面に密着

3）バッグによる換気（右手）

(1) 胸郭の挙上を確認しながら右手でバッグを加圧.
(2) Jackson-Rees回路の場合，適当な気道内圧が得られるように排気量を調節（1回換気量：10〜15 mL/kg，換気回数：10〜15/分）.

4 エアウェイの併用

- 意識障害患者では舌根沈下に対しエアウェイを併用する.

経口エアウェイ	180°逆に挿入し，舌をすくうように回転させる（図4）
経鼻エアウェイ	・リドカイン（キシロカイン®ゼリー）を塗り，下鼻道の方向へ気道に沿って挿入 ・男子：7〜8 mmφ，女子：6〜7 mmφ（図5）

5 ピットフォール

- 左手による気道確保とマスクの圧着が重要.
- 右手でのバッグ加圧を押しすぎない（1回換気量が多くなりがち）.

（安倍晋也）

4 酸素療法

POINT

- 鼻カニューラでの酸素投与量は4（〜5）L/分まで，簡易酸素マスクは5 L/分以上で投与.
- 酸素投与前や，投与量や投与器具を変更した場合，動脈血ガスやパルスオキシメーターで酸素化の状態を評価する.

表1 器具ごとの大まかな吸入酸素濃度 FiO_2 (%)

酸素投与量 (L/分)	鼻カニューラ	簡易酸素マスク	リザーバーバッグ付き酸素マスク
1	24		
2	28		
3	32		
4	36		
5	40	40	
6	44	40～50	60
7		50～60	70
8		60	80
9			90
10			99

患者の分時換気量や器具と顔面の密着具合により,上記の吸入酸素濃度は変化しうる.

1 適応

- 室内気で $PaO_2<60$ Torr あるいは $SaO_2(SpO_2)<90$% のとき.

2 治療目標

- 基礎疾患がない患者では PaO_2 80～100 Torr,慢性心肺疾患の患者では平時の PaO_2 が目標.

3 必要な器具と大まかな吸入酸素濃度 FiO_2(%) (表1)

鼻カニューラ	鼻腔に当てたチューブから酸素を流すもの.
簡易酸素マスク	口と鼻を覆うドーム状の器具.つながっているチューブから酸素を流す.
リザーバーバッグ付き酸素マスク	マスクとチューブの間に,酸素を貯めておく袋(リザーバー)がある器具.

4 実際の手順

- 例:室内気における動脈血ガスやパルスオキシメーターで $PaO_2<60$ Torr あるいは $SaO_2(SpO_2)<90$% にて,鼻カニューラ 2 L/分から始めた場合.

> 1) 十分な酸素化が得られない場合には 4(~5)L/分まで適宜増量. 不十分なら簡易酸素マスクにて 5~8 L/分まで適宜増量.
> 2) それでも酸素化不良の場合はリザーバーバッグ付き酸素マスク, さらに非侵襲的陽圧換気(NPPV), 気管挿管・人工呼吸器管理を考慮.

- NPPV, 人工呼吸器については☞p405 参照.
- 原則, 以降の酸素投与量や器具の変更は, 症状(努力様呼吸や頻呼吸の有無), 診察および動脈血ガスやパルスオキシメーターによる酸素化の再評価を繰り返しながら行う.

5 ピットフォール

鼻カニューラ	6 L/分以上流しても FiO_2 は上昇しにくい. また鼻粘膜の乾燥が避けられず, 疼痛や鼻出血が起こりうる. このため 5 L/分までとする. CO_2 ナルコーシスのリスクのある患者では微量流量計を用い鼻カニューラ 0.5~1 L/分の管理が求められることがある.
簡易酸素マスク	4 L/分以下では, CO_2 を再吸入してしまい CO_2 ナルコーシスの原因となることがある. このため 5 L/分以上で用い, 4 L/分以下にはしない.

6 Advanced

ベンチュリマスク	流量ごとに色分けされた調節管にて酸素流量を指定することにより, FiO_2 24~50%の間で調節できる.
Nasal High Flow™	加湿器が一体となった, 経鼻で高流量(30~60 L/分)での高濃度酸素投与が可能な器具.

(志賀光二郎)

5 気管挿管

POINT

- 気道確保の一手段. 無呼吸のときは経口気管挿管が第1選択. 自発呼吸があるときは緊急度により経口または経鼻挿管を選択.

1 適応

- 心肺停止(CPA), 呼吸停止.
- 意識障害による舌根沈下.
- 人工呼吸を必要とする急性呼吸不全.

- 外傷による重度の出血性ショックまたは意識障害(GCS≦8).
- 気管内吸引(誤嚥, 気管内への出血, 分泌物).
- 大量喀血時, 片肺挿管により換気の確保.

2 必要な機器・備品

- 気管チューブ.

成人	男子 8.5 mm φ, 女子 7.5 mm φ
小児	カフなしチューブ 4+(年齢)/4 mm φ

- リドカイン塩酸塩(キシロカイン®ゼリー), スタイレット, (Magill 鉗子).
- 喉頭鏡(ブレード:Macintosh #3, 4, 直).
- バッグバルブマスク, 吸引器, 12 Fr 吸引チューブ.
- カフ用 10 mL 注射器, バイトブロック, 固定テープ.
- 心電図モニター, パルスオキシメーター.

3 実際の処置

- 成人にカフ付きチューブを経口挿管する場合.

1) あらかじめ挿管チューブ内にスタイレットを挿入し, 挿管しやすいように屈曲をつける.
2) バッグバルブマスクで可能な限り酸素化する.
3) 後頭部に枕を入れ, 頭を高くする(sniffing position). この姿勢では, 気管の軸と視線の軸が一致するので挿管しやすい.
4) 右手母指, 示指をクロスさせ歯に当て, 開口(指交差法). **義歯は外す**.
5) 喉頭鏡を右口角から挿入, 舌を左に避ける.
6) ブレードの先端を喉頭蓋の根部へ静かに進める(図1a).
7) 喉頭鏡を直線運動で術者の前上方へ動かし喉頭展開する(図1b). **前歯を中心とするテコの回転運動は切歯を損傷する. 喉頭展開困難時は間接声門視認型硬性喉頭鏡を考慮**.
8) 声門を確認し, 気管チューブを愛護的に挿入.

成人	男子 8.5 mm φ, 女子 7.5 mm φ
小児	カフなしチューブ 4+(年齢)/4 mm φ

9) チューブの先端が声門を通過したら, スタイレットを抜去. カフ後端が, 声門を通過したらさらに 2 cm 挿入.

5 気管挿管

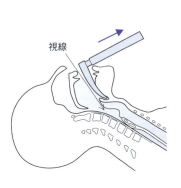
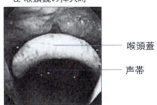

a. 喉頭鏡の挿入時
— 喉頭蓋
— 声帯

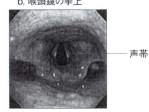

b. 喉頭鏡の挙上
— 声帯

図1 喉頭鏡による喉頭展開

10) バイトブロックを歯に噛ませ,喉頭鏡を取り除く.
11) チューブを右口角で抑え,バッグバルブマスクで換気.胸郭の挙上を確認.カフに空気を入れ,両肺野および上腹部の聴診(片肺挿管,食道挿管に注意).
12) バッグを外し,挿管チューブをテープで口角に固定.
- **固定の目安**:成人男性は約 20~22 cm,女子は約 19~21 cm.
13) 12 Fr 滅菌カテーテルで気管内吸引.バッグで用手換気し,バッグの抵抗,呼気の排出具合を確認.
14) ポータブル胸部 X 線:チューブ先端位置を確認.
15) 挿管時の注意

- 直の喉頭鏡ブレードを使用する場合,喉頭蓋ごと掛けて展開.
- **頸髄損傷の疑い**:整形外科医に連絡し,気管支ファイバーを使用して経鼻挿管.
- 自発呼吸のある患者では声門が開いた瞬間に挿管.

4 介助者がいる場合

- 術者の右に立ち,術者を介助.
1) 右口角を引き,喉頭を圧迫し,挿管視野を確保.
2) 患者の状態,心電図,パルスオキシメーターの監視.必要により喉頭展開を中止し,バッグバルブマスクで換気.**30 秒以上無**

呼吸にしない.
3) 挿管チューブが声門を通過したらスタイレットを抜く.

5 間接声門視認型硬性喉頭鏡

- エアウェイスコープ®, エアトラック® など. 声門を直視しにくい挿管困難例, 頸髄損傷, 大量口腔内出血に有効. あらかじめ吸引管を気管チューブの先まで入れておくと視野確保しやすい.

6 盲目的経鼻挿管

- 自発呼吸がある, 開口困難, 頸椎損傷疑い, 血圧上昇, 脳圧上昇を避けたい症例で考慮してもよい. 特殊な器具なしに施行可能だが確実性に欠ける. 鼻腔からチューブを進め, 呼気が1番よく聞こえる場所で患者の頭を浮かせ, 吸気時に挿管.

7 Rapid Sequence Intubation (RSI：フルストマック患者の迅速気管挿管)

- 100％酸素で十分に酸素化（陽圧換気はしない）. 収縮期血圧上昇または頭蓋内圧上昇時はリドカイン（キシロカイン®）静注 1 mg/kg 後 3 分間待機（麻酔作用を期待）
- **筋弛緩薬静注**：ロクロニウム（エスラックス®）0.6〜0.9 mg/kg（またはスキサメトニウム 1〜1.5 mg/kg）. 高 K 血症, 熱傷, ジギタリス使用例はベクロニウム臭化物 0.1 mg/kg.
- **鎮静薬静注**：収縮期血圧低下または頭蓋内圧上昇時はフェンタニル 3 μg/kg. それ以外はミダゾラム（ドルミカム®）0.1 mg/kg またはプロポフォール 0.5〜1.5 mg/kg.
- セリック法（輪状甲状圧迫）を行いながら気管挿管.
- カフを膨らませたらセリック法解除.

（関根和彦）

6 輪状甲状間膜穿刺・切開

POINT

- 気道確保手段としての超緊急手技であり, 1 分以内で完了することが求められる.
- 通常の気道確保が困難な場合, 本手技の施行をためらわない.

1 適応

- 上気道閉塞患者の緊急時の気道確保.
- 気管挿管が困難な患者の緊急時の気道確保.

2 必要な機器・用具

1) 輪状甲状間膜穿刺

・消毒薬 ・滅菌手袋 ・14 G のサーフロー®針(トラヘルパー®, ミニトラック®といった穿刺キット※を用いる場合はキット内の針を使用)	・5〜10 mL のシリンジ ・高圧ジェット換気(穿刺キットにバッグバルブマスクとの接続コネクターが入っている場合は不要) ・局所麻酔薬(1%キシロカイン®)

※:穿刺キットは小児(12歳以下)には使用不可.

2) 輪状甲状間膜切開

・消毒薬 ・滅菌手袋 ・メス ・曲がりペアン鉗子 ・カフ用 10 mL シリンジ	・内径 5〜6 mm のカフ付き気管カニューレ(なければ気管チューブ)・バッグバルブマスク ・局所麻酔薬(1%キシロカイン®) ・滅菌ドレープ

3 実際の手順

- 頸部の解剖については気管切開の項目の図1を参照(☞p404).
- 本手技では甲状軟骨と輪状軟骨の間にある輪状甲状間膜を穿刺・切開して,同部より気道確保を行う.輪状甲状間膜は皮膚からの深さが浅く短時間で容易にアプローチが可能である.
- 本手技が行われる多くの状況で患者は危機的状況にある.手技の完了まではできるだけ短時間(1分以内)を目標とする.
- また,通常のサーフロー®針を使用した輪状甲状靱帯間膜穿刺の場合,換気のためには高圧ジェット換気が必要である.換気量も不十分なため,成人では緊急時の気道確保としては輪状甲状間膜切開を優先して行う.小児(12歳以下)の場合は声門下狭窄の可能性があるため,輪状甲状間膜穿刺を行う.

1) 輪状甲状間膜穿刺

- 体位は仰臥位.可能であれば頸部伸展位とする.

> 1)術者は患者の左側に立つ(術者が右利きの場合,穿刺針を右手で操作するため).

> 2) 輪状軟骨両側を左手母指と中指で挟むように触知し,示指を用いて甲状軟骨とその尾側の陥凹(輪状甲状間膜)を確認する.
> 3) 最低限の清潔操作(消毒,滅菌手袋着用)※を行う.
> 4) 輪状甲状間膜の位置を再度確認する.
> 5) リドカイン(1%キシロカイン®)で局所麻酔※を行う.
> 6) 14Gのサーフロー®針に5~10mLのシリンジを接続し,輪状甲状間膜を直上の皮膚ごとやや尾側へ傾けて穿刺する.
> 7) シリンジに陰圧をかけながらサーフロー®針を進め,空気が引けたところからさらに数mm針を進める(進めすぎると食道損傷となるため注意).
> 8) サーフロー®針の内筒を抜去しながら,外筒を根元まで挿入する.外筒にシリンジを接続し,空気が引けることを確認する.
> 9) 外筒が抜けないように注意して高圧ジェット換気を接続して正常に換気できていることを確認する.
> 10) 外筒が抜けないように皮膚に固定する.

※:本手技を行う際は時間的猶予のないことが多く,清潔操作にこだわることのないようにする.またすでに患者がGCS 3など深昏睡状態であることも多いため,その場合,局所麻酔は不要.

2) 輪状甲状間膜切開

- 体位は仰臥位.可能であれば頸部伸展位とする.

> 1) 術者は患者(仰臥位)の右側に立つ(術者が右利きの場合,メスを右手で操作するため).
> 2) 甲状軟骨を左手母指と中指で挟むように触知し,示指を用いてその尾側の輪状甲状間膜を確認する.
> 3) 最低限の清潔操作(消毒,滅菌手袋着用)※を行う.
> 4) 甲状軟骨,輪状甲状間膜の位置を触知して再度確認し,同部を動かないように固定する.
> 5) 1%キシロカイン®で局所麻酔※を行う.
> 6) メスで輪状甲状間膜直上の皮膚を横に3cm程度切開する(皮膚切開は大きなほうが以後の手技は容易となるが,あまり切開を横に拡大すると前頸静脈を損傷して視野の妨げとなるので注意を要する).
> 7) そのまま直下の輪状甲状間膜をメス先端で横に切開する.
> 8) 切開した輪状甲状間膜を介して曲がりペアン鉗子を気管内に挿入して,鈍的に創を拡大する.
> 9) 曲がりペアン鉗子を頭側に倒してそのまま,気管カニューレを気管内に挿入し,カフを膨らませる.
> 10) 気管カニューレとバッグバルブマスクを接続して正常に換気できていることを確認する.
> 11) 気管カニューレを抜けないように皮膚に縫合固定する.

※:本手技を行う際は時間的猶予のないことが多く,清潔操作にこだわることのないようにする.またすでに患者がGCS 3など深昏睡状態であることも多いため,その場合,局所麻酔は不要.

4 ピットフォール

- 本手技は緊急手技なため,信頼できる明確な統計データは存在しないが,頸部の解剖を熟知して行うことが求められる.起こり得る早期合併症として出血,感染,皮下への迷入,皮下気腫,甲状軟骨・輪状軟骨の損傷,甲状腺損傷,食道損傷がある.
- サーフロー®針による輪状甲状間膜穿刺は換気量が不十分なため,可及的速やかに気管切開といった十分な換気量を確保できる気道確保法に切り替えが必要である.輪状甲状間膜切開は長期の合併症として声門下狭窄が起こり得るので長期の気道確保が必要ならば気管切開への切り替えが必要である.

(豊崎光信)

7 気管切開

POINT

- 気管切開を安全・確実に実施するには熟練を要し,通常20〜40分程度の時間がかかる.緊急時の気道確保手段とはなり得ない(☞p398).
- 気管にメスで切開を加えてからは引火の恐れがあるため,原則として電気メスを使用しない.
- キットを用いた経皮気管切開も実施されることが多いが,安全面から外科的気管切開を標準手技とする.

1 適応

- 長期(概ね2週間以上)の気道確保が必要となる患者.
- 喀痰の自己排出困難で頻回の吸引を要する患者.
- 顔面の手術・外傷で経口での気道確保が困難な患者.

2 禁忌

- 絶対的な禁忌は存在しないが,出血傾向,切開予定部位の感染・熱傷,解剖学的構造異常は実施にあたって注意を要する.

3 必要な機器・用具

- 心電図モニター
- SpO_2モニター
- 人工呼吸器
- 酸素
- バッグバルブマスク
- 吸引器
- ライト

• 鎮静薬 • 鎮痛薬	• 局所麻酔薬(1%キシロカイン®)	• 局所麻酔用シリンジ(10 mL) • シリンジ用 23 G 短針
• キャップ • マスク※	• 滅菌手袋 • 滅菌ガウン	• 滅菌ドレープ • 滅菌ガーゼ
• 気管カニューレ(男性:8.0 mm,女性:7.5 mm) • キシロカイン®ゼリー • カフ用シリンジ(10 mL)		
• メス • 電気メス	気管切開セット(有鉤・無鉤鑷子,各種サイズ筋鉤,クーパー,直・曲ペアン,ラボルデ鉗子,持針器,縫合針・糸)	

※:気管切開時に血液が飛散することが多いためシールド付きが望ましい.

- その他,万が一の急変時に備えて救急カート(再挿管に必要な物品含む)を準備しておく.

4 実際の手順

- 術者と助手,気管チューブを抜去する介助者の3名で臨むことが基本である.助手の術野展開が必須であり,必ず複数名で臨む.
- 患者を仰臥位として肩枕を入れて頸部をよく伸展させる.術中の抜管といった思わぬトラブルに備えて人工呼吸器の投与酸素濃度を80~100%とする.適宜,鎮静薬,鎮痛薬を使用する.

> 1. 術者は患者の右側,助手は左側に立つ.(頭側に介助者)
> 2. 輪状軟骨を触知し,下縁から一横指尾側の第1~2気管軟骨直上にマーキングする.
> 3. 消毒して滅菌手袋,滅菌ガウンを着用する.
> 4. 切開線を再確認し,局所麻酔後にマーキングに沿ってメスで4~5 cm程度皮膚を横切開する(切開を拡大すると前頸静脈を損傷しうるが,電気メスで止血可能).
> 5. 電気メスで直下の広頸筋を横切開し,胸骨舌骨筋を露出する.
> 6. 電気メスで胸骨舌骨筋,直下の胸骨甲状筋を白線上で縦切開して筋鉤で左右に開大する.
> 7. 白色の気管軟骨を透見したら,前面の脂肪織を処理する(気管前面に甲状腺を視認したら,損傷しないように気管前壁から剝離して頭側か尾側へ圧排する)
> 8. 触知して第1~2気管軟骨を確認する.介助者にカフ脱気後に気管チューブを切開予定部位より口側まで引き抜いてもらい,その位置で再度カフを膨らませる(気管チューブの位置は気管軟骨の上から触診で確認する.この時点では決して気管チューブを完全に抜去しない).
> 9. 第1~2気管軟骨正中にメスで縦一文字の切開※を加える.
> 10. ラボルデ鉗子を気管切開孔に挿入し,開大する.気管カニューレを気管内に挿入し,ラボルデ鉗子を抜去してカフを膨らませる.
> 11. 吸引カテーテルを気管カニューレに挿入し,気管内を吸引しつつ奥

まで抵抗なく挿入できることを確認する.
12. 気管カニューレと人工呼吸器を接続して正常に換気されることを胸部の視診・聴診で確認する.
13. 介助者に気管チューブを完全に抜去してもらう.
14. 気管カニューレ周囲の皮膚を縫合閉鎖し，カニューレ本体も皮膚に縫合して固定する．布紐でカニューレを固定する.
15. 胸部X線を撮影して挿入位置の確認を行う.

※：気管切開の形式はその他に逆U字型切開など複数の方法が存在する．ここでは最も簡便な縦一文字切開を紹介した．

5 ピットフォール

1) 術中（図1）

(1) 気管は想像より深部にある．常に正中を意識し，気管の位置を触診で確認することで周囲構造物の思わぬ損傷を防げる.

(2) 甲状腺の高さは個人差があり，術前にCT検査で確認することが望ましい．甲状腺より頭側で行う上気管切開，峡部で結紮・離断して行う中気管切開，尾側で行う下気管切開の3つがあり，症例に応じて使い分ける．甲状腺はBerry靱帯で気管前面と癒着しており，上・下気管切開でも気管切開部位に重なるときは剝離が必要となる．出血に注意して愛護的操作を心掛ける.

(3) 腕頭動脈は特に高齢者では思わぬ高さで気管前面を走行していることもあり，損傷すれば大出血を起こす．術前のCT検査で走行を確認し，第4気管軟骨以下での気管切開は避ける.

(4) 気管に切開を加えてからは基本的に電気メスを使用しない．漏出した高濃度酸素に引火して気道熱傷を生じた事例がある．気管切開後は酸素濃度を30%以下とし，やむを得ない止血時の電気メス使用時には漏出した酸素に引火しないように十分に注意する.

(5) 気管カニューレを挿入し，気管チューブを抜去する瞬間が最も注意を要する．気管カニューレが正常に挿入されずに抜管された場合，患者は窒息の危機にある．換気が正常に行われていることを十分に確認したうえで抜管する．万が一，抜管後に換気が正常に行われていない場合は，気管カニューレが気管外に迷入している可能性がある．ただちに抜去して再挿入を行う.

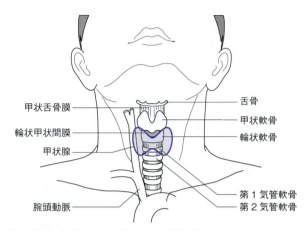

図1 術中に注意すべき頸部の解剖学的構造物

2) 合併症・その他

(1) 早期合併症には，出血，感染，チューブの閉塞，皮下気腫，気胸があるが，気管切開直後の気管カニューレの抜去事故には特に注意する．気管孔が十分に形成されていない早期に抜去事故が起きた場合には，盲目的再挿入は極めて困難である．いたずらに盲目的手技を繰り返さずに，再度経口気管挿管を行ったうえで気管切開時と同様に各種筋鉤を準備して再挿入を行う．慢性期合併症には，気管狭窄，気管腕頭動脈瘻がある．

(2) 経皮気管切開は短時間で行えることとその簡便さから選択されることもあるが，盲目的手技であり，甲状腺損傷による致死的な出血性合併症を起こした事例もある．実施する場合には慎重に適応を検討し，頸部解剖について熟知し，外科的気管切開も行える医師のみが行うべきである．

〔豊﨑光信〕

8 人工呼吸器(NPPV含む)

POINT

- 呼吸の3要素(換気,拡散,循環)のうち換気を補助.
- 救急室では従量式でPSモードの設定可能なものが望ましい.
- 病態を把握して条件設定し,早期の離脱を目指す.
- ICU入室後は従圧式も考慮.
- 意識がよく協力的で,循環が安定していて気管挿管が不要の場合は非侵襲的陽圧換気(NPPV)も考慮.

1 適応

- 以下の条件を満たす場合.

1)無呼吸,肺胞低換気. $PaCO_2$ >50 Torr かつ pH<7.3
2)FiO_2=0.5 で PaO_2<60 Torr
3)呼吸数>30〜40/分
4)心停止,重篤なショック
5)治療上,特に調節呼吸を必要とする場合(例:脳圧亢進時の強制過換気)
6)フレイルチェストの内固定
7)意識障害を伴う一酸化炭素中毒

2 必要な機器・用具

- ベンチレーター本体・回路,酸素・圧縮空気配管(または酸素ボンベ・コンプレッサ),加湿器または人工鼻,ネブライザ回路,リザーバーバッグ付きのバッグバルブマスクまたはJackson-Rees回路,滅菌蒸留水.

3 実際の手順

1) 換気条件の設定

(1) モード

① **間欠的強制換気(IMV),同期的間欠的強制換気法(SIMV)**:自発呼吸の間に強制換気を挿入し,不足の換気量を補う.患者の吸気努力により強制換気がトリガーされるSIMVが主流.

② **圧支持(PS)**:患者の吸気をトリガーし,自発吸気時に気道内圧を補助.患者の吸いたいときに楽に吸気が行える.

③ **持続的気道陽圧(CPAP)**:十分な自発呼吸がある場合,自発呼吸を残したまま呼吸の全サイクルを陽圧にする.虚脱肺胞の再拡張により,肺内シャントの減少・機能的残気量(FRC)増加・肺コンプライ

アンス改善・呼吸仕事量減少・PaO_2 上昇を図る．胸腔内圧上昇による静脈還流低下に注意．
- **(2) 1回換気量**：10 mL/kg 以下とする．小児ではプレッシャーリリーフを併用し，最高気道内圧を抑え，換気量は多めに設定．
- **(3) 換気回数**：通常 10〜15 回/分から開始．$PaCO_2$ 40〜45 Torr を目標．頭蓋内圧亢進時は $PaCO_2$ 30〜35 Torr を目標．
- **(4) 酸素濃度**：FiO_2 0.4〜0.6 で開始．心肺停止（CPA）では FiO_2 1.0 より開始．以後 $PaO_2 \geq 70$ Torr を保つように設定．
- **(5) 呼気終末陽圧換気（PEEP）**：通常でも生理的 PEEP として 3〜5 cmH_2O 程度を付加．肺水腫では循環抑制の少ない範囲でさらに付加．
- **(6) トリガー感度**：呼気終末圧より 1〜2 cmH_2O 下げた値に設定．SIMV，PS の換気モードで，患者の吸気努力のみを感知し，ほかの変動を拾わないよう調節．
- **(7) I：E 比（吸気：呼気時間比）**：通常 1：2．

2）ベンチレーターを患者に接続

3）アラームの設定：作動開始時にアラームが作動するかを確認

- **(1) 無呼吸，換気量低下，換気回数低下**：患者の自発呼吸状態の変化を検知させる．
- 〈アラーム〉→換気モード・換気回数を検討．
- **(2) 気道内圧低下**：PEEP＋5 cmH_2O 程度にアラームを設定．
- 〈アラーム〉→回路外れ，回路リーク，カフエア漏れ．
- **(3) 気道内圧上昇**：①緊張性気胸，②喘息発作，③肺炎，肺水腫，④チューブトラブル，気道閉塞：チューブの折れ曲がり，詰まり，凝血塊・喀痰の付着．
- **(4) その他**：ガス供給圧低下，電源圧不良．
- **(5) アラームが鳴ったら**
① まず患者をベンチレーターから外し，バッグバルブマスクまたは Jackson-Rees 回路で純酸素換気．
② 換気不能の場合，ただちに患者側の原因検索（気道閉塞，緊張性気胸，喘息発作）．気管内吸引チューブ挿入不能の場合は再挿管を考慮．
③ 換気可能の場合，換気しながら，ベンチレーターを点検．

4 ICU 入室時の呼吸管理

1）移動時：確実にモニタリングすること．

2) 気管内吸引.
3) 気道内加湿が必要.
4) **ファイティング**：換気設定や鎮痛・沈静を調節.
5) **モニター**：SpO₂, EtCO₂, 血液ガス分析.
6) **肺保護換気**：ARDS に推奨される.1回換気量を減らすことにより人工呼吸関連肺障害が軽減.

> ① 1回換気量 6〜8 mL/kg を目標にする.
> ② プラトー圧＜30 cmH₂O
> ③ Permissive hypercapnia（正常時より高い PaCO₂ を許容）
> ④ 十分な PEEP（5〜20 cmH₂O）を付加し，呼気終末の末梢気道を開通

7) **管理が長期化する場合の気道確保法の目安**：原則として経口挿管は最大 2 週間を目安に気管切開に移行.感染管理の面から極力経鼻挿管は避ける.

- **NPPV**：中等症までの呼吸不全（特に COPD の急性増悪や急性心原性肺水腫）に考慮.循環動態安定，意識清明で協力が得られる，気道が確保されていることが条件.

5 ウィーニング（ベンチレーターからの離脱）

1) ウィーニングの条件

> ① 呼吸状態の改善　　　③ 意識状態が良好
> ② 循環動態の安定　　　④ 栄養状態の改善

2) 実際の手順
患者の状態・血液ガス分析の経過を観察しながら行う.［注意］呼吸条件の変更は1回に1項目のみとする.

> ① 強制換気の回数を徐々に減らす　③ 酸素吹き流しへ
> ② CPAP 単独，または CPAP＋軽度 PS へ　④ 抜管時には必ず再挿管の準備をしたうえで行う

6 合併症とその対策

1) **感染防止**：患者間感染および人工呼吸器関連肺炎（VAP）の予防，標準予防策の徹底，閉鎖式吸引カテーテルの使用，カフ上吸引，口腔内洗浄.
2) **圧損傷の防止**：適正な換気モード，最高気道内圧，1回換気量の設定.喘息発作時はしばらく，用手換気で様子をみる.

（山崎元靖）

9 気管支鏡

POINT

- SpO₂ モニターや心電図モニターは必ず装着する．気管支鏡操作は，患者の呼吸状態や装着したモニターを確認しながら行う．気管支鏡操作中，できるだけ粘膜への接触は避ける．

1 適応（救急領域）

- 気道異物，気道熱傷，内腔観察．

2 必要な器具・備品

- 気管支鏡，光源，テレビモニター
- 酸素，心電図・SpO₂ モニター，吸引器
- リドカイン塩酸塩（2%キシロカイン®）10 mL×2 本，ジャクソン型手動スプレー，マウスピース
- 鉗子類
- ミダゾラム（ドルミカム®，10 mg/2 mL）1 A ＋生理食塩液 8 mL（総量 10 mL に調製）

3 実際の手順

1) キシロカイン® アレルギーやドルミカム® アレルギーがないことを確認．
2) 末梢静脈確保．
3) ジャクソン型手動スプレーを用いて 2%キシロカイン® 10 mL を患者の呼吸に合わせ，咽喉頭部に噴霧．
4) 患者を仰臥位にし，心電図・SpO₂ モニター装着．マウスピース装着．
5) ドルミカム® 0.08〜0.1 mg/kg を緩徐に静注（バイタルサインが安定していることが条件）．

> 例：体重 50 kg の場合，4〜5 mg/50 kg が予想投与量．
> 10 mL 注射用シリンジにドルミカム®（10 mg/2 mL）1 A ＋生理食塩液 8 mL（総量 10 mL に調製）をセットし，そのうち 4〜5 mL 投与すれば 4〜5 mg 投与したことになる．

6) 患者の頭側に立ち，気管支鏡を挿入．
7) 声帯可動性を観察し，声門を通過．
8) 異物の有無や気管支粘膜の性状を確認しながら気管分岐部から

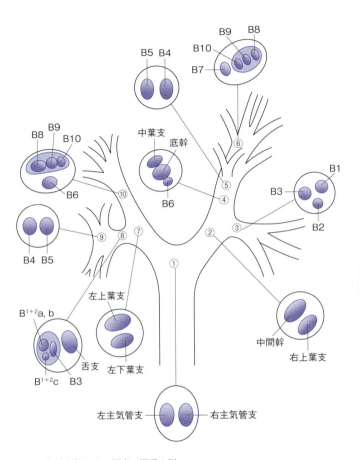

図1 気管支鏡による観察の順番の例
①〜⑩から見えうる一般的な形状の簡略図を示した.

右と左のB1〜10を観察する(図1). その際, 気管分岐部や第2分岐部, 観察する部位などに2%キシロカイン®1 mLを噴霧し麻酔する. 10 mL注射用シリンジに2%キシロカイン®1 mL＋空気9 mL(総量10 mLに調製)をセットしておくと施行しやすい. また, 咳嗽や損傷を防ぐために気管支鏡の先端は粘膜に

極力触れず内腔の中心にあるように心がける.
9) 痰や分泌物を吸引する. 異物の場合は生検鉗子や吸引を有効に使い除去する.
10) 終了後, 胸部 X 線で異物が除去されているか, 鉗子などにより気胸が生じていないかを確認.

4 ピットフォール

1) **出血**:鉗子などでの損傷の可能性. 気管支鏡検査・治療の際の出血は咳嗽や低酸素血症につながる.

予防	・気管支鏡や鉗子の先端で不用意に粘膜に触れない. ・あらかじめ酸素カニューラ 1〜2 L で開始しておくのもよい.
処置	・気管支鏡を wedge し圧迫止血, 冷生理食塩液散布, ボスミン®加生理食塩液散布, トロンビン散布, 止血薬点滴, 出血部位を下にした側臥位などの方法がある. ・それでもコントロールできない出血の場合, 出血していない側への片肺挿管を行い, 胸部外科医や呼吸器に精通した救急医に相談.

2) **リドカイン中毒**:リドカインの過投与.

予防	成人では投与量を 8.2 mg/kg を超えないようにする.
処置	・心機能抑制症状(徐脈, 血圧低下, 不整脈)や中枢神経症状(振戦, 痙攣など)がみられたら, 気管支鏡中止. ・必要に応じ昇圧薬や抗痙攣薬を投与し, 救急医や集中治療医に相談.

(志賀光二郎)

10 直流除細動(DC)

POINT

- 除細動器を用いた電気的除細動(いわゆる DC)は R 波非同期で行う除細動(defibrillation)と R 波同期で行うカルディオバージョン(cardioversion)に大別される.
- 一般的な初期通電量は心室細動(VF)と pulseless 心室頻拍(VT)は 200 J, VT は 100 J, 心房細動(AF)は 120〜200 J, 発作性上室性頻拍(PSVT)と心房粗動(AFL)は 50 J である.

1 適応

- 一般的な defibrillation の適応は VF と pulseless VT であり，cardioversion の適応は VT，AF，PSVT，AFL で心筋虚血，ショック，心不全を伴う場合である．

2 必要な機器・用具

1) **除細動器**：「二相性か単相性か」「推奨初回通電量」を確認．現在は低エネルギーで心筋へのダメージが少ない二相性の除細動器が主流．
2) **パドルもしくはパッド**．
3) **鎮静薬**：チオペンタール（ラボナール®）など，患者に意識がある場合．
4) **救急カート**：バッグバルブマスク．

3 実際の手順

- 患者状態を確認してモニターを装着する．明らかな呼名反応がなく脈拍が確認できない場合は除細動器，救急カートなどの準備が整うまで心肺蘇生を行う．モニター（必要があれば心電図）から波形の確認を行う．
- 患者とベッドから医療者全員が離れたことを確認する．

1) VF, pulseless VT の場合

- 速やかに除細動の準備を行う．パドルもしくはパッドを確認し，前胸部は第2もしくは第3肋間胸骨右縁に，心尖部は第5肋間の前腋窩線に当てる．
- 200 J（初回通電量の表記がある機種ではその通電量，単相性では360 J）で充電を行い，通電する．効果がなければ 200 J → 200～300 J → 360 J の順に通電量を増加させる．除細動後には必ずモニターで洞調律への復帰を確認する．
- ただちに洞調律への復帰ができなければ，アドレナリン（ボスミン®）1 mg の投与を行って心肺蘇生を継続する．

2) VT, AF, PSVT, AFL の場合

- R波同期のために除細動器のモニターを患者に装着して波形を確認し，同期をオンにする．患者の意識がある場合はラボナール® 3 mg/kg などをゆっくりと静注し，十分な鎮静が得られるまで適宜追加投与する．

- 呼吸抑制が起きる可能性があるため,救急カートとバッグバルブマスクの準備をしておく.患者に意識がない場合は鎮静の必要はない.パドルもしくはパッドを確認し,前胸部は第2もしくは第3肋間胸骨右縁に,心尖部は第5肋間の前腋窩線に当てる.
- 通電の際,万が一 VF,pulseless VT に移行した場合は同期をオフにする.
- VT であれば初回通電量は100 J,AF であれば120〜200 J から開始し,200 J → 300 J → 300 J の順に停止するまで通電量を増加させる.
- PSVT,AFL であれば初回通電量は50 J から開始し,100 J → 200 J → 300 J → 360 J の順に停止するまで通電量を増加させる.

4 ピットフォール

- 普段から除細動器の場所・種類・取り扱いに慣れておく.
- 電気的除細動のみで速やかに洞調律への復帰が得られないと判断した場合は,抗不整脈薬の投与を含めて早めに循環器内科医への応援要請を行う.

(鯨井 大)

11 人工ペーシング

POINT

- 経皮ペーシングは病棟や ER でもできる緊急処置.
- 経静脈ペーシングは心臓カテーテル検査室で行う処置.

1 適応

- 3度房室ブロックや洞不全症候群の徐脈性不整脈によるショック.

2 経皮ペーシング

1) 必要な機器・用具

- 除細動器
- 電極パッド
- 心電図
- 鎮痛薬(フェンタニル)
- 鎮静薬〔プロポフォール(ディプリバン®)〕

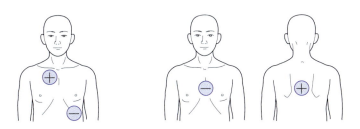

図1 経皮ペーシングの電極装着

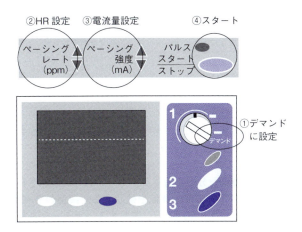

図2 ペーシング設定

2) 実際の手順

(1) 心停止する可能性もあるため,必ず救急蘇生セットも準備しておく.必要に応じて鎮痛・鎮静を併用する.
(2) 心電図を装着する.
(3) 電気除細動器の心電図も装着する.
(4) 電極パッドを右前胸部と心尖部,あるいは前胸部と背部に装着する(図1).
(5) 除細動器をデマンドモードにし(図2-①),電流量40 mA,心拍数(HR) 100回/分に設定する(図2-②,③).

(6) ペーシングをスタート(図2-④)し,心電図でQRS波の出現を確認するまで電流量を増量する(図2-③).
(7) 大腿動脈でQRS波に一致して拍動を触知できることを確認する(頸動脈は電極が近いため).
(8) ペーシング回数を80回/分前後の血行動態が安定する適切な数値に設定する(図2-②).

3 経静脈ペーシング

1) 必要な機器・用具

- 心電図
- ペースメーカー
- 5 Frバルーン付きカテーテル電極
- イントロデューサー
- 局所麻酔薬〔1%リドカイン(キシロカイン®)〕
- 消毒セット
- 穴あき消毒布

2) 実際の手順

(1) 右内頸静脈穿刺し,透視下に5 Frイントロデューサーを挿入する.
  ▶ 状況によっては大腿静脈からアプローチすることもある.
(2) カテーテル電極を挿入し不整脈に注意しながら右室心尖部に電極先端を留置する.
(3) 電極をペースメーカーに接続し,デマンドモード,電流量1 mA, HR 100回/分で出力する.ペーシングが確認されたら電流量を徐々に下げて最小閾値を確認する.閾値の2〜3倍の電流量に設定してHR 70回/分に調整する.カテーテル電極に若干のたるみをもたせ,右室心尖部に軽く押し付けるように固定する.
(4) イントロデューサーを抜去,電極を皮膚に固定する.

4 ピットフォール

- 経皮ペーシングは血行動態を安定させるための緊急処置である.原因疾患の治療や経静脈ペーシングまでの「時間稼ぎ」である.
- 合併症は不整脈(VT, VF),血管損傷,心室穿孔,感染がある.

(金子 靖)

12 経皮的心肺補助法(PCPS)

POINT

- 経皮的心肺補助(PCPS)は，大腿動静脈に経皮的にカテーテルを挿入し，右房より脱血した静脈血を人工肺で酸素化し，大腿動脈(または大腿動脈)から送血する，全身臓器血流を維持するための補助循環法．
- 適応は通常の心肺蘇生法や人工呼吸器管理，昇圧薬では救命困難な循環不全(循環停止)または重症呼吸不全のうち，可逆性と思われる病態である．
- VV-ECMO または VA-ECMO とも称する．心肺停止患者に対する侵襲的心肺蘇生の場合には，VA-ECMO や体外循環式心肺蘇生(ECPR)と称される場合もある．
- 原則，経験豊富な上級医師や循環器内科医と協力のもと，カテーテル室で X 線透視下に，血管穿刺およびカテーテル挿入を行うことが望ましい．救急外来で血管穿刺を行う場合には，可能な限り超音波ガイド下穿刺を行う．

1 適応

- **心不全**：急性心筋梗塞，劇症型心筋炎，心筋症，低拍出症候群．
- **不整脈**：難治性の心室頻拍(VT)/心室細動(VF)．
- **虚血性心疾患**：PCI 時のサポートや手術までのブリッジ．
- **肺血栓塞栓症**：循環虚脱を伴うもの．
- 偶発性低体温＋循環不全．
- ACLS に反応しない心原性心停止患者の脳蘇生を目的とした ECPR．

2 院外心停止患者に対する ECPR 適応基準(図1)

消防応需要請電話受信時に PCPS 導入の適応の可能性がある患者	・初期調律 VF/VT ・目撃あり	・75 歳以下 ・心停止が持続
救急外来収容後の適応基準	・来院時心停止	・担当医師の判断※
	・覚知〜収容まで 45 分以内	

※：発症前の ADL や既往歴・現病歴から適応判断を行う．

3 合併症

1) **出血**：通常，PCPS 回路内での血液凝固を防ぐために，必要に応じて抗凝固薬を投与する．そのため，カテーテル挿入部位か

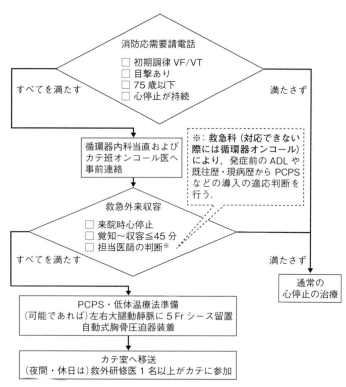

図1 院外心停止に対する PCPS 適応(慶應義塾大学病院救急科)
蘇生後の心カテ適応とは異なる.その他の特別な場合はカテ班と要相談.

ら出血した場合は,止血が困難となる.また,皮下血腫,消化管出血,併存する外傷部位からの出血が持続することがあるため注意深い観察が必要.必要に応じて輸血や外科的止血術を行う.

2)血栓塞栓症:抗凝固薬投与中でも血液が凝固し,血栓が生じることがあり,血栓による血管閉塞(塞栓症)が生じることがある.消耗性血小板減少の原因となりえる.

3)下肢虚血:大腿動脈に挿入された太い送血管により,同側下肢の血流が阻害されることがある.放置すると下肢の壊死をきたし致命的となる.下肢虚血の可能性を常に念頭に置いて,触診

や超音波血流計を用いた送血管挿入側の下肢の血流の確認を毎日行う. 下肢虚血の徴候があれば, 下肢の流血を保つために足先へ向けて動脈カテーテルを追加挿入する.

(林田 敬)

13 動脈穿刺・動脈ライン

Ⓐ 動脈穿刺

POINT

- 単回の血液ガス分析には金属針による穿刺, 観血的持続動脈血モニタリング, 複数回の血液/ガス採取が必要な場合はプラスチック留置針による動脈ライン留置を行う.
- 血液検査, 血液培養を目的とした動脈採血は極力避け, 静脈を穿刺.
- 穿刺部位は疼痛や安全面から第1選択は大腿動脈, 第2選択は橈骨動脈. 意識清明の患者では, 橈骨動脈穿刺では局所麻酔を行う.
- 静脈血混入のリスクは大腿動脈穿刺>橈骨動脈穿刺.

1 適応

- 血液ガス分析を行う場合.
- 観血的動脈血圧測定を行う場合.

2 必要な器具・備品

- 血液ガス採血用キット, アルコール綿.

3 実際の手順

1) 動脈の拍動を2指で確認し, 穿刺部位を決定(大腿動脈では鼠径靱帯内側1/3付近から2横指末梢側).
2) 穿刺部位を消毒.
3) 皮膚に対し大腿・上腕動脈で90°, 橈骨動脈では45°で穿刺.
4) 注射器内への血液流入を確認.
5) 穿刺部位をアルコール綿で圧迫しながら針を抜く.
6) 穿刺部位をピンポイントで5分間圧迫, その後止血を確認. ヘパリンなど抗凝固薬を使用している患者では, さらに長い時間圧迫する.

4 注意点・ピットフォール

- 穿刺失敗を繰り返す血腫形成や血管攣縮で困難となる.
- 穿刺後の圧迫止血を確実に.
- 橈骨動脈穿刺では局所麻酔が必要.

B 動脈ライン

POINT

- 動脈内にカテーテルを留置することにより，①圧トランスデューサによる持続的動脈圧モニタリング，②血液ガス分析，その他の採血，③循環補助が随時可能となる.

1 適応

- ショックなどカフによる血圧測定困難.
- 循環動態が不安定で厳密な管理が必要.
- 各種デバイス使用時〔経皮的心肺補助(PCPS)，大動脈内バルーンポンプ法(IABP)，大動脈閉塞バルーンカテーテル(IABO)など〕.

2 必要な器具・備品

- 圧トランスデューサ，フラッシングデバイスが一体化した回路
- 生理食塩液 500 mL バッグ
- ヘパリン
- 加圧バッグ
- モニター
- サーフロー®針
- ポビドンヨード(イソジン®)
- シーネ　など

3 実際の手順

1）回路の組み立て

- 生理食塩液 500 mL バッグの中にヘパリン 1,000 単位(1 mL)を注入.
- 空気塞栓，誤測定防止のために空気を抜きながら回路を組む.
- 加圧バッグにて生理食塩液 500 mL バッグを測定血圧より高く加圧(約 300 mmHg).

2）挿入法

挿入部位	・通常成人では橈骨動脈，足背動脈を穿刺 ・ショックなどで穿刺困難の場合には大腿動脈，上腕動脈を穿刺
挿入針	・橈骨・足背動脈では 22 G サーフロー®針 ・大腿・上腕動脈では深さに対応して 2 インチ長の 18~20 G サーフロー®針など

(1) 手関節を背屈させソフトシーネなどで固定.
(2) 刺入部イソジン®消毒.
(3) 拍動部走行に沿って 15°〜30°ほどの角度で刺入.
(4) 内筒に血液が逆流したら穿刺針を水平に近づけわずかに送り込む.
(5) 外筒のみをできるだけ深く挿入.
(6) 圧トランスデューサ,フラッシングデバイスに接続固定.

3) モニターの設定

- 圧トランスデューサを大気に開放し,ゼロ設定する(この際振動を与えないこと).
- 圧トランスデューサをモニターに接続,正しい波形を確認.
- 圧トランスデューサを右房(中腋窩線)の高さに固定.

4 注意点

- 回路内空気の混入.
- カテーテル先端の壁への先あたりと屈曲.
- 接続点不具合.
- 長い延長チューブ(共鳴現象,抵抗などで誤差を生じる).

5 ピットフォール

- 血栓形成や感染予防のため採血時清潔操作と後フラッシュを十分に行う.
- 回路・刺入点からの出血・血腫をきたさないよう,特に出血傾向や体動の激しい患者には注意.固定を確実に行う.
- 血管閉塞・末梢壊死を早期に発見するため穿刺部位末梢のチェックを励行し,循環不全徴候を確認.
- 長期留置・汚染の場合には抜去,刺し換えをためらわない.

(安倍晋也)

14 中心静脈カテーテル

POINT

- 安全かつ確実に挿入するため,可能な限り超音波ガイド下に施行する.

1 適応

- 末梢静脈からは投与困難である薬剤・輸液の投与が必要な症例.

- 血液透析・血漿交換・血液吸着を要する症例.
- 末梢静脈が確保困難な症例.
- 中心静脈を介して留置するデバイス(ペーシング,Swan-Ganzカテーテル,IVCフィルターなど)が必要な症例.
- 中心静脈圧(CVP)測定が必要な症例.

2 必要な機器・用具

- 中心静脈カテーテルキット.
- 表在用超音波プローブ,滅菌プローブカバー.
- 局所麻酔〔1%リドカイン(キシロカイン®)〕,消毒〔1%クロルヘキシジン(スワブスティックヘキシジン®)〕,高度バリアプレコーションセット(滅菌手袋,滅菌ガウン,滅菌ドレープ,マスク,帽子).

3 実際の手順

1)準備

同意	あらかじめ患者,家族へインフォームド・コンセント(目的,内容,合併症)を行う.
体位	内頸静脈穿刺ではTrendelenburg体位(心不全,頭部外傷,脳血管障害では禁忌)をとり,顔を穿刺側反対側に向ける.鎖骨下静脈穿刺ではTrendelenburg体位に加え背部にタオルを入れ伸展位にする.大腿静脈穿刺では下肢を軽度外旋位にする.
消毒	穿刺部周囲を広めに消毒し,穴あき滅菌ドレープで覆う.
器材	生理食塩液もしくはヘパリン入り生理食塩液でカテーテル内を満たし,ガイドワイヤーも生理食塩液を通しておく.局所麻酔薬,表在用超音波プローブを用意する.

2)手技(図1,表1)

(1) 右内頸静脈

① 超音波ガイド下穿刺法

- 胸鎖乳突筋鎖骨頭と胸骨頭,鎖骨で囲まれた三角部(小鎖骨上窩)に超音波プローブを当て,内頸静脈と総頸動脈の位置を把握する.
- 穿刺部皮膚を局所麻酔し,短軸像で超音波プローブの中央に内頸静脈が描出されるように位置を調整する(図2).
- 超音波プローブの中央に合わせて本穿刺針(18 G)を45~60°の角度で穿刺する.穿刺する際は陰圧をかけながら行い,静脈血の逆流および超音波で穿刺針が静脈内に到達したことを確認後,内筒と外筒の長さを考慮し1~2 mmさらに穿刺針を進める.
- 内筒を抜去し,空気が入らないようすばやくシリンジを外筒に接

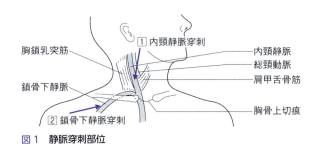

図1 静脈穿刺部位

表1 留置静脈別の特徴

	特徴
内頸静脈穿刺法	比較的安全で全身状態悪化時の第1選択.総頸動脈穿刺の頻度が高いが圧迫止血が可能.カテーテルの固定が頸部の動きで不安定になりやすい.
鎖骨下静脈穿刺法	固定が容易で扱いやすく長期の留置に適している.鎖骨下動脈穿刺と血気胸を起こす可能性あり（用手圧迫で止血困難）.カテーテルの先端が内頸静脈の頭側に迷入しやすい.左鎖骨下静脈穿刺では胸管損傷の可能性あり.
大腿静脈穿刺法	手技が比較的容易.緊急時の第1選択.腹部骨盤外傷は適応外.腹腔内穿刺・膀胱穿刺の恐れがある.穿刺部位は不潔になりやすい.また，長期留置では深部静脈血栓症（DVT）を起こしやすい.

続し静脈血の逆流を確認する.
- シリンジを外し，すばやくガイドワイヤーを挿入する.抵抗があった場合には無理に進めずやり直す.
- 超音波プローブでガイドワイヤーが内頸静脈内に留置されていることを確認する.
- ガイドワイヤーのみ残し外筒を抜去する.ダイレーターをガイドワイヤー越しに挿入，抜去し刺入部を拡張する.
- ガイドワイヤー越しにカテーテルを挿入する.この際，ガイドワイヤーは絶対に手から離してはならない.
- カテーテル挿入後，ガイドワイヤーを抜去する.カテーテルにシリンジを接続し，逆血を確認したあとに生理食塩液もしくはヘパリン入り生理食塩液でカテーテル内を満たす.
- 固定用のハネを接続し，皮膚とカテーテルを縫合糸で固定する.

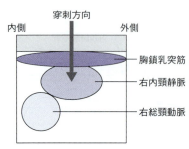

図2 右内頸静脈短軸像

- 刺入部を保護し，X線でカテーテル先端位置と合併症がないことを確認する．
- 挿入するカテーテルの長さは13〜15 cmとする（左内頸静脈の場合には18〜20 cm）．

② landmark法

- 小鎖骨上窩の頂点を局所麻酔し，同側の乳頭に向けて陰圧をかけながら皮膚に対して約45°の角度で試験穿刺（23 G）する．この際，左手で総頸動脈の拍動を触知して動脈位置を確認しながら行う．
- 静脈血逆流が確認できたら，同じ部位，同じ角度で本穿刺（18 G）を行う．
- 本穿刺での静脈血逆流を確認後，内筒と外筒の長さを考慮し1〜2 mm穿刺針を進める．
- 内套を抜去し，静脈血逆流を確認後ガイドワイヤーを挿入する．
- ガイドワイヤーを挿入後は，前述の超音波ガイド下穿刺法と同様にカテーテルを挿入する．

(2) 右鎖骨下静脈
① 超音波ガイド下穿刺法

- 鎖骨外側下方にプローブを当て鎖骨下動脈と鎖骨下静脈の位置を把握する．
- 鎖骨下静脈の長軸像を描出し，穿刺ラインに動脈が含まれないよう調整する（図3）．
- 穿刺部皮膚を局所麻酔する．
- 長軸像で描出しながら本穿刺（18 G）する．穿刺針が超音波画面内に描出されるように行う．

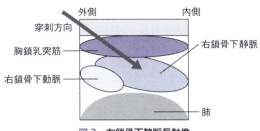

図3 右鎖骨下静脈長軸像

- 静脈血逆流を確認後,内筒と外筒の長さを考慮し1〜2 mm穿刺針を進める.
- 前述の内頸静脈穿刺と同様,ガイドワイヤー,カテーテルを挿入する.

③ landmark法

- 針先を胸骨切痕に向け,鎖骨直下1〜2 cmの鎖骨中線上を穿刺し,針先を鎖骨に当て少しずつ穿刺角度を変えて鎖骨後面を沿うように針を進める(気胸の予防).このとき,針をしならせてはならない.
- 静脈血逆流が確認できたら,同じ部位,同じ角度で本穿刺(18 G)を行う.
- 本穿刺での静脈血逆流を確認後,内筒と外筒の長さを考慮し1〜2 mm穿刺針を進める.
- 前述の内頸静脈穿刺と同様,ガイドワイヤー,カテーテルを挿入する.

(3) 右大腿静脈

① 超音波ガイド下穿刺法

- 鼠径靱帯末梢側2横指に超音波プローブを当て,大腿静脈と大腿動脈の位置を把握する.
- 穿刺部皮膚を局所麻酔し,短軸像で超音波プローブの中央に大腿静脈が描出されるように位置を調整する.
- 超音波プローブの中央に合わせて本穿刺針(18 G)を45〜60°の角度で穿刺する.穿刺する際は陰圧をかけながら行い,静脈血の逆流および超音波で穿刺針が静脈内に到達したことを確認後,内筒と外筒の長さを考慮し1〜2 mmさらに穿刺針を進める.
- 前述の内頸静脈穿刺と同様,ガイドワイヤー,カテーテルを挿入する.

② landmark法

- 鼠径靱帯末梢側2横指,拍動する大腿動脈の内側1 cmの部位

で，針の先端を頭側に向けて大腿静脈を試験穿刺(23 G)する．
- 静脈血逆流が確認できたら，同じ部位，同じ角度で本穿刺(18 G)を行う．
- 本穿刺での静脈血逆流を確認後，内筒と外筒の長さを考慮し1〜2 mm 穿刺針を進める．
- 前述の内頸静脈穿刺と同様にガイドワイヤー，カテーテルを挿入する．

4 合併症と対策

- 気胸は胸腔ドレーンを挿入する．血胸は観血的止血術が必要となる可能性がある．
- 動脈穿刺時は十分に圧迫止血する．
- カテーテル先端位置異常を認めたら速やかに抜去する．
- 挿入後，感染が疑われたら早期に抜去する．

(金子 靖)

15 胸腔ドレーン

POINT

- 局所麻酔にて十分に鎮痛する．局所麻酔の注射やドレーン挿入は肋骨下縁で行ってはいけない．ドレーン内のくもりや液体の存在により，ドレーンが胸腔内にあることを確認する．

1 適応(救急領域)

- 気胸・胸水・血胸・膿胸により呼吸困難，低酸素血症をきたしている場合．ショックをきたしている場合．

2 必要な器具・備品

- 消毒，滅菌手袋，滅菌ガーゼ，穴あき四角巾
- 10 mL 注射器，22 G 注射針，局所麻酔用 1%リドカイン(キシロカイン®)注射液
- ディスポーザブルメス，ペアン
- 鉗子，縫合セット
- トロッカーカテーテル(16〜28 Fr，胸水・血胸・膿胸では詰まらないよう太めのもの)
- 持続吸引バッグ，持続チューブ

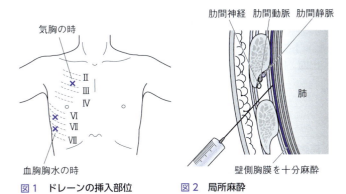

図1　ドレーンの挿入部位　　**図2　局所麻酔**

3 ドレーン挿入の手順

1) キシロカイン®アレルギーがないことを確認.
2) 患者を仰臥位〜坐位にする．末梢静脈確保，心電図・SpO_2モニター装着．
3) 刺入部をマジックでマーキング．気胸の場合は，一般に第2肋間鎖骨中線上，血胸・胸水貯留の場合は第6, 7中腋窩線上(図1)．限局性胸水の場合は，超音波で貯留スペース確認．
4) 刺入部位と周辺を広く消毒．
5) 1%リドカイン注射液で局所麻酔．皮膚，皮下組織を麻酔しながら針先を肋骨に当てる．肋骨骨膜を十分に麻酔しながら針先を肋骨上縁に向け進める．さらに進め空気または液体が引けたら針先を少し戻し引けなくなる部位，つまり壁側胸膜を確認．壁側胸膜を十分に麻酔(図2)．
6) 麻酔をした肋骨上縁に十分な幅の皮切．ペアン鉗子で皮下組織，肋間筋を鈍的に剝離．壁側胸膜を愛護的に突き破り胸腔内に達する(肋間動静脈・神経が走る肋骨下縁からのアプローチは禁忌)．
7) トロッカーを挿入し，数cm目的の方向へ進めたら外筒のみをさらに進める．
8) 内筒を抜き，ペアン鉗子でクランプ．ドレーン内のくもりや液体の存在により，ドレーンが胸腔内にあることを確認．

9) 縫合セットでドレーンを固定, 創を縫合.
10) 胸部 X 線で位置確認.

4 ピットフォール

1) 出血：刺入時の肋間・内胸動脈損傷, 肺損傷, 心損傷の可能性.

予防	肋骨上縁を常に意識, 縦隔方向にドレーンを向けない, 内筒ごと深く入れない.
処置	出血量が多い場合, 胸部外科医, 救急外科医(Acute Care Surgeon)に相談.

2) 再膨張性肺水腫：急速な肺の再膨張後に発症する肺水腫.

予防	発症後長時間経過した例では低圧でドレナージ.
処置	酸素投与. 人工呼吸器を要することもある.

(志賀光二郎)

16 心嚢穿刺

POINT

- 心嚢液貯留の原因検索や心タンポナーデの治療として行う.
- 外傷性心タンポナーデには適応がない.
- 心嚢穿刺に続いて, 心嚢内にカテーテルを留置することが多い.

1 適応

- 非外傷性の心タンポナーデ.
- 心嚢液貯留の原因検索.

2 必要な機器・用具

- 心臓超音波, 穿刺針(エラスター®針やサーフロー®針 18 G), 注射器, 消毒セット, 局所麻酔薬, 心電図.
- 心嚢内にカテーテルを留置する場合は, ガイドワイヤー, 心嚢内留置カテーテル(中心静脈カテーテルでも可), 心嚢穿刺セット(Cook 社)を用いてもよい.
- 心肺蘇生用の備品・薬品.

3 実際の手順

(1) 心窩部より心臓超音波を当て, 心前面から心尖部のエコーフリースペースを確認する.

(2) 可能であれば患者上半身を30°挙上，心電図装着，静脈路確保．
(3) 心窩部を消毒，局所麻酔．穿刺針に注射器を接続し，可能であれば超音波ガイド下でフリースペースを描出しながら，剣状突起のすぐ左側から穿刺する．
(4) 超音波ガイド下でなければ胸骨裏面に接するように針を進め，軽い吸引を繰り返す．
(5) 心囊液が吸引されたら針の外筒を進め，内筒を抜去．心囊内にカテーテルを留置する場合は，外筒よりガイドワイヤーを挿入し，外筒を抜去．ガイドワイヤーを使って，心囊内留置カテーテルを挿入し，ガイドワイヤーを抜去する．
(6) 必要に応じて，心囊液の検査を行う．

4 ピットフォール

- 外傷性心タンポナーデには適応がない(緊急手術が必要)．
- 心囊液貯留を認めても，循環動態が安定していれば心タンポナーデではないので(☞閉塞性ショック，p43)，緊急心囊穿刺は不要である．
- 救急外来で心囊穿刺が必要となる場合，循環動態が不安定であることが多い．心室への誤穿刺だけでなく，心肺停止となる可能性は常にあるので，心肺蘇生用の備品・薬品の準備を忘らない．

(山元 良)

17 イレウス管挿入

POINT

- イレウス管は適応を絞れば非常に効果的に腸管減圧を行うことができる手技である．不要な手術を回避するために熟知しておくべきである．
- 意識のある患者では苦痛を伴う手技の1つであり，合併症を避けるためにも正しく管理する必要がある．

1 適応

- ①高度の消化管の狭窄，または②血流障害を伴わない腸閉塞．
- 特に経鼻胃管のみでの減圧が困難と思われる腸管拡張を伴う場合

に適応となる．
- 拡張の強い大腸閉塞では経肛門的な減圧もしくは緊急人工肛門造設を考慮．

2 必要な機器・用具

- イレウス管(16～18 Fr，300 cm が汎用されている)，ガイドワイヤー，潤滑用ゼリー，消化管用造影剤〔アミドトリゾ酸ナトリウムメグルミン(ガストログラフイン®)など〕，滅菌蒸留水(バルーン用)，低圧持続吸引器，上部消化管内視鏡(挿入困難が予測される場合)．

3 実際の手順

1) X線透視下で行う．意識がある患者であれば，これから行う手技の内容を説明して協力を得る．挿入前にチューブのバルーンの破損がないかを確認し，ガイドワイヤー操作を容易にするためにチューブの水通しなどの準備を行う．
2) 潤滑用のゼリーを多めに塗布し，鼻腔からチューブを挿入する．鼻出血を起こさないように初めはできるだけゆっくりと愛護的に行う．喉頭梨状窩付近まで進めてから嚥下を促し，気管への誤挿入を避ける．この際に透視を行って確認してもよい．
3) 胃内にチューブの先端が進んだことを確認したのち，胃の拡張があれば十分に吸引を行う．これによりその後の操作中の嘔吐を予防し，十二指腸への挿入がしやすくなる．十二指腸への挿入が難しければ患者を右側臥位にしたり造影剤を注入したりするとよい．
4) チューブの先端が十二指腸へ達したら，造影を行って方向を確認し，さらに先端を進める．先端が Treitz 靱帯を通過すればそこから先は自然に進んでいくことが多いが，拡張腸管を早く減圧するためにも適宜造影を行いながら可能な限りチューブを進め，バルーンを拡張させて留置する．腸蠕動に伴って自然に先端が進んでいくように胃内でチューブをたわませておく．
5) チューブ留置中は間欠吸引あるいは低圧持続吸引を行い，排液の量と性状をチェックする．定期的に腹部X線で先端の位置やバルーンの状態，減圧効果を確認する．
6) 数日後にイレウス管先端からの造影を行い，減圧効果や腸管蠕動，閉塞部位の評価を行い，手術適応を決定する．

4 ピットフォール

1) 挿入操作中

鼻粘膜・咽喉頭からの出血	愛護的な操作を心がける.
誤嚥	手技中は患者の状態に注意を払い、モニター装着する.
ガイドワイヤーによるチューブの破損	彎曲したチューブに無理にガイドワイヤーを押し込まない.
消化管穿孔	腹部症状や全身状態の増悪が起きた場合は穿孔の可能性を考える.

2) 留置中

腸管粘膜の壊死	バルーンが長時間同じ部位に位置している場合には注意が必要である.
腸重積	過度な陰圧吸引を避ける.
自己抜去	協力が得られない患者の場合は特に注意し、腸管損傷を予防するためにバルーンをしぼませておくことも考慮する.

3) 抜去時

- 腸重積・腸管損傷を防ぐため，X線透視下もしくはベッドサイドで必ずバルーンを完全にしぼませてから時間をかけてゆっくりと抜去する.

(鯨井 大)

18 腹腔穿刺

POINT

- 腹腔内貯留液の質的検索を行う補助診断方法.
- 超音波, CT などの普及により施行頻度は減少したが, 貯留液の実際の性状を確認することができ, 診療方針の決定に有用である.

1 適応

- 腹腔内貯留液の性状の評価を必要とする腹部外傷(腹腔内出血, 消化管穿孔を疑う場合など).
- 汎発性腹膜炎の原因検索(腸管壊死, 急性膵炎, 異所性妊娠, 肝癌破裂など). 腹腔内貯留液による腹腔内圧上昇.

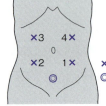

図1 腹腔穿刺部位と穿刺順位

×：腹腔穿刺部位
◎：腹腔洗浄用穿刺部位

- 癌や肝硬変による大量腹水貯留．

2 必要な機器・用具

- 18〜20 G のサーフロー®針またはエラスター®針
- 局所麻酔薬〔リドカイン（キシロカイン®）〕
- 皮膚消毒薬
- 滅菌ドレープ
- 滅菌手袋
- 10〜50 mL シリンジ

3 実際の手順

1) 超音波で穿刺予定部位直下の腹腔内に腸管がないかを確認する．一般的な穿刺部位と優先順位は図1に示す．Monro-Richter 線（臍と左上前腸骨棘を結ぶ線）上を第1選択とするが，エコーの結果でより安全に穿刺が行えそうな部位があればこの限りではない．下腹壁動静脈と臍の頭尾方向の側副血行路を穿刺しないように十分注意する．また，穿刺予定部位近傍に手術創がある場合は癒着が予想されるので十分離れた部位から穿刺を行う．

2) 皮膚消毒・局所麻酔後に穿刺を行うが，局所麻酔により腹腔内に到達するまでに要する距離が増加するため注意する．本穿刺の前により細い針で試験穿刺を行い，おおよその深さを把握してもよい．本穿刺の際は皮下組織まで穿刺してから陰圧をかけながら5mm ずつ針を進め，腹腔内貯留液が引けてきたら穿刺針の外筒を腹腔内に進めて留置する．

3) 穿刺液が引けたらその性状（漿液性，血性，胆汁性，膿性など），匂い（無臭，腐敗臭，便臭）を確認し，必要に応じて各種検査用の検体を採取する．

参考 鈍的外傷に対する診断的腹腔洗浄（DPL）の陽性基準

① 10 mL 以上の血液の吸引

②腸管内容物の吸引	
③洗浄後回収液 （洗浄液の30％以上の回収が必要）	WBC≧500/mm³ RBC≧10万/mm³

4 ピットフォール

1）禁忌

- 絶対的な禁忌は存在しないが，著明な腸管拡張，凝固障害，妊婦，最近の手術歴のある患者では特に注意を要し，手技によって得られる利益とリスクを考慮して総合的に判断する．

2）合併症

腹水漏出	ほとんどは自然に停止するが，量が多い場合は縫合を考慮.
出血	圧迫止血困難であればZ縫合などで止血を行う.
腸管穿刺	誤って腸管を穿刺した際は十分に内容物を吸引してから穿刺針を抜去する．腹膜炎を発症することはまれであるが，注意深く経過観察を行い腹痛や発熱などの症状があれば治療を行う.

(鯨井 大)

19 腰椎穿刺

POINT

- 腰椎クモ膜下腔にスパイナル針を刺入し，髄液の性状観察・圧測定・採取を行う．

1 適応

診断目的	・中枢神経感染症 ・クモ膜下出血（CT所見が陰性時） ・Guillan-Barré症候群，多発性硬化症
処置目的	・腰椎麻酔，抗がん薬，抗菌薬の髄腔内注射の処置目的（救急外来ではまれ）

2 禁忌

- 頭蓋内圧亢進時
- 血小板数低値，出血傾向
- 硬膜外膿瘍（穿刺部付近）

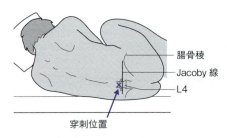

図1　腰椎穿刺の体位と穿刺位置

3 必要な機器・用具

- スパイナル針（22～25 G）
- 圧測定用ガラス棒
- 検体採取用試験管（数本）
- 滅菌手袋・帽子・マスク・ガウン
- 消毒〔ポビドンヨード（イソジン®）〕
- ガーゼ
- 滅菌四角巾
- 局所麻酔用リドカイン（1％キシロカイン®）5 mL・5 mL シリンジ・23 G 注射針

4 手技

1) **体位（右利きの術者の場合）（図1）**：膝を抱えた左側臥位をとる．頭は臍を見るように指示し，介助者が体位を補助する．
2) **穿刺位置の確認**：腰椎棘突起を触診し，Jacoby 線（左右の腸骨稜の上端を結ぶ線；L4の高さ）を参考に，成人ではL3～4またはL4～5の棘突起間に穿刺位置をマークする．
3) **消毒**：穿刺部を中心に，周囲へ十分広範囲に消毒する．
4) **穿刺（以後は滅菌操作）**
(1) **清潔野の確保**：滅菌四角巾を患者とベッドの間に差し込む，もしくは穴あき四角巾で穿刺部の周囲を覆う．患者に十分な屈曲体位をとらせ，両肩および骨盤のラインがベッドと垂直になるように体位をとる．
(2) **局所麻酔**：穿刺部上下の腰椎棘突起を触診し，棘突起の幅および2棘突起間の正中で，皮内に皮疹をつくるように，次いで穿刺方向の棘突起間に針を進め局所麻酔を行う．
(3) **穿刺**
- スパイナル針の方向をやや頭側へ向け（10～15°）刺入する．ベー

ベル斜端は脊柱に平行に(切り口を上向きに)穿刺する.
- 棘突起間へ針を進める前に,刺入方向が患者の正中から左右に外れていないか,患者の尾側からスパイナル針の向きを確認する.
- 示指と中指でスパイナル針を保持し,母指の腹でスパイナル針の頭を押すようにすると,針先の感触がつかみやすい.
- 成人では皮膚から 40～60 mm で硬膜に達する.棘間靱帯に達すると軽い抵抗を感じるので,注意してスパイナル針を進めると"プツン"と硬膜を貫く感触がある.内筒を抜去し髄液の流出をみる.
- 髄液の流出がないときは刺入方向に間違いがないか確認し,内筒を挿入して 2～3 mm 針を進める.反対側の硬膜まで達すると traumatic tap となってしまう.内筒を抜いて血液が流出するときは外筒を抜去し,穿刺棘間を変更する.

(4) **初圧測定(クモ膜下出血の診断目的では不要)**:屈曲体位を楽にさせて身体の緊張を解き,接続した圧棒を垂直に立てて測定する.圧棒中の髄液が急速に上昇して 200 mmCSF を超えるようであれば,圧棒中の髄液のみを採取し,ただちに外筒を抜去,ガーゼで穿刺部の皮膚を強く圧迫する.

(5) **髄液採取**
- 自然滴下を原則とする(三方活栓を接続して,自然滴下を確認してからシリンジで採取してもよい).患者に声をかけながら,状態に変化がないか注意する.
- クモ膜下出血の診断目的では性状の観察を行い,血性髄液の場合は traumatic tap との鑑別のため少量ずつ自然滴下により 2～3 本のスピッツに分取する.
- 髄膜炎・脳炎の診断目的では,細胞数・蛋白・糖・細菌培養の検査に必要最小量を採取し検査に提出する.

(6) **検査の終了**:外筒を抜去し,穿刺部の皮膚をガーゼで強く圧迫後,滲出がないことを確認して消毒,ガーゼをあてる.

(7) **検査終了後**:2 時間以上の安静臥床とする.穿刺椎間,髄液性状,初圧,採取量,提出検査項目名,穿刺前後で患者状態に変化のなかったことを,施行医がカルテに記録する.

5 ピットフォール
- **腰椎穿刺後頭痛**:女性の患者に多く,髄液の採取・穿刺孔からの

髄液の漏出による低髄圧のため，頭痛・頭重感・嘔気などを生じる．予防としては，細い針の使用，挿入時のベーベルの向きを長軸方向にする，抜去時には内筒を挿入して抜去するなどがある．発生と安静時間に関しては関連がないことが報告されている．
- **Traumatic tap**：クモ膜下出血と異なり，traumatic tap では最初は血性であるが，徐々にそれが薄くなるであろうといわれている．肉眼初見だけでの判断は難しく，髄液中の赤血球数減少率もその有用性が定かではない．髄液中の赤血球数とキサントクロミー所見の併用が有用という報告もある．

(松岡 義)

20 関節穿刺

- 関節穿刺は整形外科的基本手技である．救急外来では専門医でなくとも膝関節の穿刺は習得しておきたい．

1 目的

診断	関節液の性状をみるため．
治療	局所麻酔薬やステロイドなどの薬剤注入や，純粋な減圧目的の関節液吸引のため．

2 適応

- 関節内骨折や靱帯損傷など，関節内に多量の血液が貯留しているとき．関節内圧の上昇による疼痛を解除するため(減圧)に有用．また，X線上関節内の骨折がはっきりしないとき，油滴(＝骨髄由来)を伴う血液が吸引されれば関節内骨折と診断できる．
- 偽痛風，痛風，変形性関節症，リウマチ性関節症，化膿性関節炎など．減圧による疼痛解除および診断目的に，関節液を顕微鏡検査や細菌培養検査に提出する．

3 手技

1) 膝関節穿刺・外側法

- 通常の膝関節穿刺法である．患者を仰臥位，膝関節伸展位とする．膝蓋骨を触れ，その上縁と外側縁の交点がおおよその穿刺点となる(図1)．膝蓋骨を外側に押しやると「指が入る」ポイントが

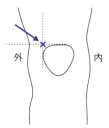

図1 外側法の穿刺点

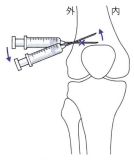

図2 穿刺点のポイント

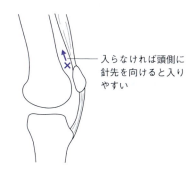

図3 穿刺方向

刺入点である（図2）．

- 穿刺方向は，18Gの注射針を外側から内側へ，つまり下肢の長軸と直交するように，また深さは，針先が下肢長軸の正中に達する深度を目指す．針先が膝蓋骨後面もしくは大腿骨顆部に針先が当たってしまう場合は尾側ではなく，頭側へ針の向きを変える（図3）．

2）膝関節穿刺・前方法

- もともと膝関節の拘縮があり膝伸展位をとれない症例や，半月板ロッキングなどで疼痛が強く膝伸展位が不能な場合に行う．膝蓋腱の両縁（内側でも外側でもどちらでも）から5mm，脛骨上縁の5mmのところも「指が入る」点が存在する（図4）．ここから，下肢長軸には水平に，約30°正中方向に針先を向けて刺入する．

4 禁忌・合併症

- 禁忌は特にない．易出血性の患者の場合は，穿刺後は刺入部をしばらく圧迫しておくとよい．

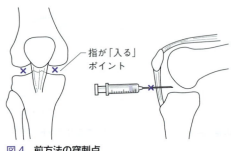

図4 前方法の穿刺点

(田島康介)

21 血液浄化

POINT

- 主な治療法としては,血液透析(HD),持続的血液濾過透析(CHDF)があり,循環動態,病態に応じて選択する.
- 薬物中毒には血液透析,血液吸着療法が,各種免疫疾患には血漿交換療法が有効である.
- 急性腎障害に対する急性血液浄化療法の開始時期,治療法の選択(HDかCHDFか)は明確な基準はない.

1 主な血液浄化法

血液透析	HD,血液濾過透析(HDF),CHDF
血液濾過(HF)	HF,持続的血液濾過(CHF),限外濾過(ECUM)
血液吸着(HA),直接血液吸着(DHP)	—
血漿交換(PE),血漿灌流(PP)	—
腹膜透析(PD)	—

2 主な適応疾患・病態

- 血液浄化法の選択については，専門医に相談．

高 K 血症，急性腎不全，慢性腎不全	HD
クラッシュ症候群，横紋筋融解症	HD，CHDF
急性薬物中毒，農薬中毒	HD，HA，HDF，PE
敗血症	HA（エンドトキシン吸着カラム使用）
急性肝不全・急性膵炎	CHDF，PD，PE
血栓性血小板減少性紫斑病(TTP)/溶血性尿毒症症候群(HUS)	PE，HD，CHDF
多臓器不全(MODS)	CHDF
自己免疫疾患，Guillain-Barré 症候群	PE
うっ血性心不全	ECUM
潰瘍性大腸炎	HA（白血球吸着カラムを使用）

3 Blood access の確保

1) ダブルルーメンカテーテルを使用する．サイズは必要血流量で決めるが，成人の場合は 11.5 Fr でよい．

2) 穿刺部位

右内頸静脈	第1選択．解剖学的にバリエーションが多いため，超音波ガイド下の穿刺を行う．
大腿静脈	ベッド上安静の患者に．安全性が高いが，感染リスクは他部位より高い．
鎖骨下静脈	合併症（気胸，静脈閉塞など）が多い．

4 抗凝固薬の選択と使用法

1) **抗凝固薬の選択**：出血やその危険のある患者では，ナファモスタット（フサン®）あるいはダルテパリン（フラグミン®）を用い，その他の患者ではヘパリンを用いる．

2) 抗凝固薬の投与量

抗凝固薬	初回使用量	持続使用量
ヘパリン	3,000 単位	1,000 単位/時
フラグミン®	1,000 IU	500 IU/時
フサン®	20 mg	40 mg/時

5 合併症・トラブルとその対策

ショック	除水速度を落とす．流量を減らす．生理食塩液負荷．
筋攣縮・嘔気	ショックの症状であることが多いので注意．
ダイアライザーの閉塞	交換．
カテーテルの閉塞	入れ替え．
ヘパリン使用下での出血	他の抗凝固薬の使用とプロタミン硫酸塩静注．
カテーテル感染	血液培養，カテーテル先培養，入れ替え．
不均衡症候群	意識障害や不安など，さまざまな症候を起こす．

(本間康一郎)

22 輸血

POINT

- 輸血に関する院内規定を順守する．
- 輸血の適応と合併症について理解する．
- 説明と承諾を得て記録を残す．

1 輸血の目的と適応

1) 赤血球濃厚液
(1) **目的**：末梢への酸素供給．
(2) **使用指針(急性出血)**：Hb 値のみでの開始決定は不適切．一般的に Hb>10 g/dL では不要．Hb<6 g/dL では必須．冠動脈狭窄のある患者では Hb 値の目標を健常者より高く設定する．

循環血液量の 50〜100%の出血	適宜等張アルブミン製剤を併用．
循環血液量以上の出血	新鮮凍結血漿や血小板濃厚液を併用．

(3) **投与量指針**
  1) 予測上昇 Hb 値(g/dL) = 投与 Hb(g)/循環血液量(dL)
  体重 50 kg 成人に 2 単位輸血で約 1.5 g/dL 上昇

2) 血小板濃厚液
(1) **目的**：止血と出血防止．
(2) **使用指針**：血小板数を目安にし，出血リスクを考慮する．

血小板数の目安	・5万/μL以上では原則として不要 ・活動性出血では5万/μL以上に維持 ・2~5万/μLで止血困難な場合 ・1~2万/μLでは出血リスクに応じて使用 ・1万/μL以下では慢性の場合を除き原則として使用
侵襲的処置に際して	待機的手術,腰椎穿刺など侵襲を伴う処置では,血小板数5万/μL以上であれば血小板輸血不要
大量輸血に際して	止血困難と血小板数減少を認める場合に使用
DIC	出血を伴う播種性血管内凝固症候群(DIC)で血小板数が5万/μL以下へ減少した場合

(3) 投与量指針

1) 予測血小板増加数(/μL) = 輸血血小板数 ÷ 循環血液量(L) × 0.67

体重50 kg成人に5単位輸血で約1.8万/μL上昇

3) 新鮮凍結血漿(FFP)

(1) 目的:凝固因子補充による治療的使用が原則.予防的投与に意義は乏しい.

(2) 使用指針:投与前にPT,活性化部分トロンボプラスチン時間(APTT),フィブリノゲンを測定する.

凝固因子補充	・INR>2.0で出血傾向あり ・大量輸血時で希釈性または消費性凝固障害による止血困難 ・INR>2.0のワルファリン中毒による緊急補正(ビタミンK補充では1時間で改善が認められるので,それよりも即効性を期待する場合に限定) ・DICでINR>2.0かつフィブリノゲン<100 mg/dL
血漿因子補充	TTP(血栓性血小板減少性紫斑病):PT,APTTが正常でも血漿交換を行う

(3) 投与量指針

1) 凝固因子の血中レベルを20%増加させるにはFFP 8 mL/kg

体重50 kg成人では5単位輸血で20%以上増加

(4) 不適切使用の例

・循環血漿量の補充
・蛋白源としての栄養補給
・末期患者

4) アルブミン製剤

(1) 目的:血漿膠質浸透圧の維持により循環血漿量を確保すること.

または治療抵抗性の浮腫を治療すること．

(2) 使用指針

出血性ショック	循環血液量の50％以上の出血で血清アルブミン濃度＜3.0 g/dLでは等張アルブミン製剤使用を考慮．
低蛋白血症による著明な浮腫や肺水腫	重症で治療抵抗性の浮腫や肺水腫では高張アルブミン製剤を短期投与．利尿薬併用を考慮する．
重度熱傷	細胞外液では循環血漿量の維持が困難な場合には人工膠質液あるいは等張アルブミン製剤を考慮．
急性膵炎など	急性膵炎や腸閉塞などの循環血漿量著明減少によるショックで考慮．

(3) 投与量指針：下記を2～3日に分割して投与．

1) 必要投与量(g)＝期待上昇濃度(g/dL)×循環血漿量(dL)×2.5

(4) 不適切使用の例

- 蛋白源としての栄養補給
- 末期患者
- 単なる血清アルブミン濃度の維持

2 緊急時の実際の手順

- 院内の血液供給体制を熟知し，輸血管理部門と連携する．大量輸血(24時間以内に循環血液量以上の輸血を行うこと)では，緊急性が高いために院内規定から逸脱し，事故を起こす危険が高くなると認識する．大量輸血の可能性があれば，輸血管理部門に協力依頼を行い，院内規定に則って対応する(図1)．

1) **検体採取**：ただちに検査用血液を採取．採取不能の場合，出血した血液を用いることができる．
2) **O型赤血球濃厚液使用**：血液型確定以前の輸血に使用．ただし，全血は不可．
3) **血液型確定後**：同型血の使用を原則とする．
4) **Rho(D)抗原陰性**(日本人の頻度は0.5%)：Rho(D)陰性の血液入手に努める．Rho(D)陰性のABO異型適合血を使用してもよい．なお，女児または妊娠可能女性では，可能な限りRho(D)陰性の血液を使用する．
5) 輸血の種類と投与量については前項(**1**「輸血の目的と適応」)を参照．
6) 大量輸血を要する病態では赤血球濃厚液に新鮮凍結血漿と血小

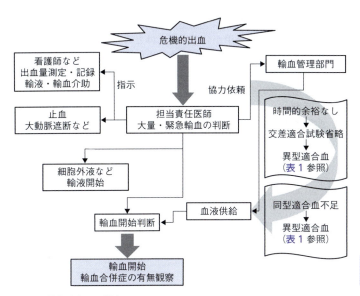

図1 危機的出血への対応

表1 緊急時の適合血の選択

患者血液型 (型)	赤血球濃厚液 (型)	新鮮凍結血漿 (型)	血小板濃厚液 (型)
A	A > O	A > AB > B	A > AB > B
B	B > O	B > AB > A	B > AB > A
AB	AB > A=B > O	AB > A=B	AB > A=B
O	Oのみ	全型適合	全型適合
未確定	O	—	—

板濃厚液を併用する.

7) 説明と記録:救命のため,異型輸血,交差適合試験未実施,あるいは血液型検査未実施で輸血を行った場合には,その事由と予想される合併症について説明し,その経緯を記録する.

8) 大量輸血に伴う合併症:以下が発生しうるので留意する.

- 過剰または急速輸血・輸液による心不全
- 電解質異常(低 Ca 血症,高 K 血症)
- 加温不足による低体温

3 輸血の副作用・合併症

- 20%に何らかの副作用が発生する．ほとんどは軽微だが，致死的な場合もある（表1参照）．患者の輸血中の予期しない変化に留意し，副作用を疑えば，即座に輸血を中断する．単なる蕁麻疹以外の副作用については，専門医にコンサルトする．

1）即時型
(1) 血管内溶血

症候	悪寒・戦慄・発熱・皮膚紅潮，ショック・頻脈，呼吸困難，背部痛，Hb尿
対応	①輸血中断，②バイタルサイン安定化，③大量補液と利尿薬投与
検査	①血液型と交差適合試験の再検，②間接・直接Coombs試験，③血液検査（末梢血，LDH，腎機能，凝固，ハプトグロビン），④尿中Hb検出

(2) 非溶血性発熱

症候	悪寒・戦慄・発熱
対応	①初期は血管内溶血に準じる，②感染症の鑑別，アセトアミノフェン投与
検査	血管内溶血の有無の確認

(3) アレルギー反応（アナフィラキシー）

症候	紅潮，ショック，呼吸困難
対応	輸血中断，アナフィラキシーに準じる
検査	血管内溶血の有無の確認

(4) アレルギー反応（蕁麻疹）

症候	痒疹，蕁麻疹
対応	①輸血中断，②H_1受容体拮抗薬投与，③軽快すれば輸血再開
検査	検査不要

(5) 輸血関連急性肺水腫：抗白血球抗体が原因で新鮮凍結血漿または血小板輸血で1～2時間以内に発生する非心原性肺水腫．

症候	呼吸困難・低酸素血症，発熱，ショック
対応	①輸血中断，②バイタルサイン安定化
検査	①血管内溶血の有無の確認，②過量輸血・輸液による心不全の鑑別

2) その他

- 専門医にコンサルトする.
  - ▶ 細菌・ウイルス感染, 遅発型溶血性副作用, 輸血後移植片対宿主病(GVHD).

4 インフォームド・コンセント

- 患者または家族に平易に理解できる言葉で輸血療法に関わる以下の項目を説明し, 同意を得る. また, その記録を残す.

・輸血療法の必要性	・輸血に伴うリスク
・使用する輸血製剤の種類と使用量	・副作用・感染等被害救済制度
	・感染症検査と検体保管

(鈴木 昌)

第9章 救急検査

1 12誘導心電図

POINT

- 救急医は12誘導心電図を読んで解釈(interpretation)できなければならない. 非侵襲的で繰り返し施行可能なため, 救急領域で施行される頻度は高い.
- 必ず心電図診断をつけて, それを診療録へ記載する. それを繰り返し, 指導医のフィードバックを受けることでinterpretation能力は向上していく.

1 適応となる症状

- 胸痛, 背部痛, 心窩部痛, 失神(一過性意識消失), 動悸. これら以外でも入院する患者には必ず施行する. 患者に電極を取り付け, できる限り静止させた状態で記録する.

2 電極位置

肢誘導	赤	右手	緑	左足
	黄	左手	黒	右足
胸部誘導	V_1	第4肋間胸骨右縁	V_4	第5肋間左鎖骨中線上
	V_2	第4肋間胸骨左縁	V_5	V_4の水平線で左前腋窩線との交点
	V_3	V_2とV_4の中央点	V_6	V_4の水平線で左中腋窩線との交点

3 判読の実際

1) 読んで解釈する前に

電極つけ間違い	肢誘導の赤と黄のつけ間違いが多い.
ノイズ	電極の接触不良. poor tracingと表現してもよい. 読めないときは再検する.
ドリフト	基線全体が上下に変動するもの.
交流障害	ノイズのみで正常波形がみられないもの.

低電位	QRS波の振幅の上下の和が肢誘導で5 mV, 胸部誘導で10 mV未満の時は肢/胸部誘導低電位とする.

- **心拍数(rate)**：60回/分以下を徐脈，100回/分以上を頻脈とする.

2）調律(rhythm)

(1) **洞調律(sinus rhythm)**：洞結節の興奮に引き続く心房の興奮を表す洞性P波はⅠ，Ⅱ，$V_{4\sim6}$で陽性，aV_Rで陰性となる．心拍数が正常範囲から逸脱したら，洞性徐脈(sinus bradycardia)あるいは洞性頻脈(sinus tachycardia)となる．洞性P波以外のP波を認めたら異所性心房調律．P波が経時的に変化するときはwandering pacemakerという．

(2) **洞性不整脈(sinus arrhythmia)**：PR間隔が不変でPP間隔が変動するとき．

(3) **心房細動(AF)**：P波を認めず細動波(f波)が出現し，RR間隔が全く不規則(絶対不整脈)となる．心拍数によりAF with rapid/ moderate/ slow ventricular responseと表現する．

(4) **心房頻拍(AT)**：心房を起源とする頻拍で洞性頻脈と似ているが，病歴が突然の頻脈発作であればこちらを考える.

(5) **心房粗動(AFL)**：基線が鋸歯状に規則正しく変動する心房粗動波(F波)を認める．心拍数150回/分の頻脈をみたら2：1のAFLを必ず鑑別する．

(6) **発作性上室性頻拍(PSVT)**：RR間隔が規則正しく，140〜220回/分程度の頻脈でQRS間隔が狭い場合に考える(変行伝導がある場合は幅広いQRSになる)．逆行性P波を認めるものは房室回帰性頻拍(AVRT)で，認めないものは房室結節回帰性頻拍(AVNRT)となる．

(7) **心室頻拍(VT)**：心室期外収縮が3個以上連続して出現するもの．30秒以内に自然停止するものをnon-sustained VTあるいはshort run，30秒以上持続する場合をsustained VTという．脈拍が触れなければpulseless VTであり電気的除細動の適応.

(8) **心室細動(VF)**：振幅/周期ともに全く不規則な波形．電気的除細動の適応．

(9) **多形性心室頻拍(TdP：torsade de pointes)**：QRS軸の方向が刻々と変化する心室頻拍で，QT間隔延長のときに出現しや

すい．
(10) 房室ブロック

1度房室ブロック	PR間隔が0.20秒以上で一定のもの．治療を要さない
2度1型房室ブロック (Wenckebach型)	PR間隔が漸次延長し，ついには心室への伝導が脱落する．その後は同様のリズムを繰り返す．治療を要さないことが多い．
2度2型房室ブロック (MobitzⅡ型)	PR間隔の漸次延長を伴わずに心室への伝導が突然脱落する．ペースメーカーの適応．2：1の第2度房室ブロックはWenckebach型かMobitzⅡ型か鑑別はできない．2個以上のP波が連続して心室に伝導されない場合を高度房室ブロックという．
3度(完全)房室ブロック	すべての心房興奮が心室に伝わらず，心房と心室がそれぞれ別個の周期で出現する．心室興奮は補充調律となる．ペースメーカーの適応．

(11) **洞不全症候群(SSS)**：Ⅰ群(原因の明らかでない心拍数50回/分未満の洞性徐脈)，Ⅱ群(洞停止，洞房ブロック)，Ⅲ群(徐脈頻脈症候群)に分類される(Rubenstein分類)．

(12) **心房(上室)期外収縮(PAC)**：房室結節より上位から発生する早期収縮．変形したP波の早期出現を認める．例：sinus rhythm with frequent PACs/rare PAC.

(13) **心室期外収縮(PVC)**：心室，左右の脚およびプルキンエ線維を起源とする早期興奮．先行するP波は認めず，幅広いQRSとなる．洞興奮による心拍と交互に出現するものを二段脈(bigeminy)という．T波の頂点付近でPVCが生じると心室細動を惹起する危険があり，R on T現象という．外傷による心筋挫傷では上室性および心室性の期外収縮を認めることがある．

(14) **補充収縮/調律**：上位中枢からの興奮が遅延ないし途絶したために，下位中枢の自動能により心室が興奮する状態．下位中枢の起源により房室接合部性と心室性に分けられる．急性心筋梗塞急性期に心拍数100回/分程度の促進心室固有調律(AIVR：accelerated idioventricular rhythm)を認めることがある．

(15) **ペースメーカー調律**：スパイクをみて，心房/心室のセンシング/ペーシングを診断する．ノイズを除去するフィルタを変化させるとスパイクがみやすくなる．

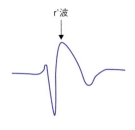
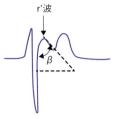

タイプ1
coved pattern

r'波が2mV以上
r'波の下行脚は上に凸
陰性T波

タイプ2
saddle-back pattern

r'波が2mV以上
r'波が広角(β)の三角形を形成
V_2で陽性T波

図1 Brugada型心電図における$V_{1\sim3}$波形

3）QRS波の形
(1) **脚ブロック**：左右の脚のどこかに伝導障害をきたした状態. QRS幅が広い(0.12秒以上)場合は完全，狭い(0.12秒未満)場合は不完全を接頭語として付す.

右脚ブロック		V_1でrsR'型（時にrR'型，R型）
左脚ブロック		$V_{5,6}$のq波が消失し，しばしば$V_{1,2}$でQS型を示す．胸部誘導でR波頂点のプラトー形成が特徴.
	ヘミブロック	左軸偏位＋Q_1S_3型（Ⅰ誘導にq波，Ⅲ誘導にS波）なら左脚前枝ブロック
	二枝ブロック	左脚前枝ブロック＋完全右脚ブロック
	三枝ブロック	二枝ブロック＋1度房室ブロック

(2) **Brugada型心電図**：$V_{1\sim3}$において図1に示す波形を認める．これにVFやVTの誘発，突然死の家族歴，失神発作，夜間のあえぎ呼吸の1つ以上を満たせば，Brugada症候群と診断される.

(3) **J波**：下壁または左側壁誘導の2誘導以上に0.1mV以上のJ点（QRS終末付近にある）上昇またはJ波振幅増大を示す場合に診断される．J波症候群はBrugada症候群，早期再分極症候群，虚血性J波，低体温性J波を包括した概念.

(4) **WPW症候群**：デルタ波（QRS波起始部がゆっくり斜めに上行し，三角形の波が付着しているようにみえる）が特徴的．PR短

縮とQRS延長を認める.心房細動を合併すると偽性心室頻拍となる.

4) 電気軸(axis), 移行帯(rotation)

- 心起電力ベクトルの方向を心臓電気軸といい, $-30°$から$+90°$までが正常である. Ⅰ誘導とⅡ誘導の平均振幅で判断し(QRS振幅の上向きと下向きどちらが大きいか), ともに上向きなら正常軸, Ⅰ誘導のみ下向きなら右軸偏位, Ⅱ誘導のみ下向きなら左軸偏位, ともに下向きなら不定軸と判断する.
- 移行帯は胸部誘導のQRSの平均振幅がマイナスからプラスへ移行する場所で, 通常はV_3付近にある. 右方に偏位した場合を反時計方向回転(CCWR), 左方に偏位した場合を時計方向回転(CWR)という. また, V_1からV_4にかけてR波振幅の増大の程度が著しく少ない場合をpoor R wave progressionと呼ぶ.

5) 心房負荷, 心室肥大

左房負荷	・P terminal force V_1(V_1の二相性P波の陰性相の幅(秒)と深さ(mm)の積の絶対値)が0.04以上であるとき ・Ⅰ, Ⅱ誘導のP波の幅が広く2峰性で, V_1のP波が二相性となり, 陰性相の幅が広くかつ深くなる. 僧帽性P波(P mitrale)ともいう
右房負荷	・Ⅱ, Ⅲ, aV_F, $V_{1,2}$のP波の振幅増大(≥ 2.5 mm)と尖鋭化を認めるとき. ・肺性P波(P pulmonale)ともいう
左室肥大 (Sokolow-Lyon基準)	・$R_{V5}+S_{V1} \geq 3.5$ mV ・$R_Ⅰ+S_Ⅲ \geq 2.5$ mV ・$R_{V5} \geq 2.6$ mV ・$R_{aVL} \geq 1.1$ mV
右室肥大[4]	・V_1でR/S≥ 2, かつ$R_{V1} \geq$ 5 mm ・V_6でR/S<1のいずれか1項目を満たしたとき ・$+110°$を超える右軸偏位

6) 心筋梗塞

異常Q波	心筋壊死を表し, aV_R以外で幅0.04秒以上, 深さがR振幅の1/4以上のQ波をいう. 発症2, 3時間から出現し, 年余にわたり残存する(陳旧性心筋梗塞).
ST上昇	全層性心筋傷害を表し, R波の下行脚が基線に戻る前に上方でST部分に移行し(high take-off), 上に凸のST上昇となる. ST上昇型急性心筋梗塞(STEMI)である. 発症数分~数週間持続する.

hyper acute T	幅がやや広く,テント状に尖鋭化した高い陽性 T 波.冠動脈閉塞直後に生じる.
冠性 T 波	非全層性心筋傷害を表し,左右対称の尖鋭化した陰性 T 波.発症数時間〜数か月持続する.

- ST 上昇を認める誘導から梗塞部位を推定する.
- 下壁はⅡ,Ⅲ,aV_F〔下壁梗塞をみたら右側胸部誘導(V_{3R},V_{4R},V_{5R})をとって,右室梗塞の有無もチェックする〕,前壁は $V_{2〜6}$,中隔は V_1,側壁は I,aV_L で判断する.また,ST 上昇の相反性変化(reciprocal change, mirror image)である ST 低下を別の誘導で認めれば診断はほぼ確定する.
- 後壁は $V_{7〜9}$ の相反性変化として V_1 の ST 低下で判断する.
- 心筋炎/心膜炎/たこつぼ心筋症では冠動脈支配で説明できない ST 上昇を認めるので,相反性変化を認めないことから心筋梗塞と鑑別できる.

7) 電解質異常・薬剤による変化

低 K 血症	・T 波の平低〜陰性化,ST 低下 ・U 波増高	・QT 延長
高 K 血症	・テント状 T 波 ・PR/QRS 延長 ・P 波の減高〜消失	・正弦波(sine wave)状の QRS 波
ジギタリス効果	・徐脈 ・PR 延長(1 度房室ブロック)	・QT 短縮 ・盆状型 ST 低下
QT 間隔	心拍数により変動するため,QT 間隔補正値(QTc=QT 間隔実測値/$\sqrt{RR}$ 間隔)で判断する.QTc が 450〜460 ミリ秒より長ければ延長と判断する.	

参考文献
1) Wagner GS, et al：Marriott's Practical Electrocardiography 12th edition. Lippincott Williams & Wilkins, Philadelphia, 2014
2) デイル デュービン：図解心電図テキスト— Dr. Dubin 式はやわかり心電図読解メソッド 原著第 6 版.文光堂,2007
3) 森博愛,他：徹底解説!心電図—基礎から臨床まで.医学出版社,2015
4) 森博愛：心電図の新しい考え方(3)—右室肥大診断基準.臨牀と研究,45(3)：594-597,1968

(渋沢崇行)

2 単純X線

POINT

- 基本となる画像検査.
- 情報量も多く,読影も奥が深い.
- 情報量については求める情報を明確に,読影については引き続き施行されるCT,超音波検査からのフィードバックが重要.
- 観察部位を複雑な重なりから外し,かつフィルムまたはフラットパネルに近づく方向を選択する.

頭部単純X線

正常像

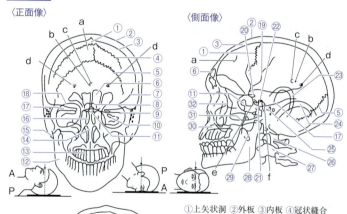

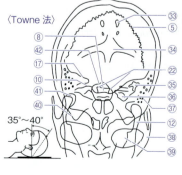

①上矢状洞 ②外板 ③内板 ④冠状縫合
⑤ラムダ縫合 ⑥前頭洞 ⑦蝶頭頂縁
⑧トルコ鞍背 ⑨鶏冠 ⑩内耳道 ⑪蝶形骨洞
⑫下顎骨 ⑬上顎歯 ⑭鼻中隔 ⑮錐体尖
⑯篩骨洞 ⑰錐体縁 ⑱上眼窩縁 ⑲硬膜溝
⑳前床突起 ㉑トルコ鞍底 ㉒後床突起
㉓耳介 ㉔横静脈洞溝 ㉕外耳道 ㉖環椎
㉗軸椎 ㉘上顎角 ㉙軟口蓋 ㉚硬口蓋
㉛翼口蓋 ㉜眼窩縁 ㉝静脈湖 ㉞後頭隆起
㉟前庭蝸牛管 ㊱茎静脈孔 ㊲乳突蜂巣
㊳頬骨弓 ㊴上顎洞 ㊵蝶形骨大翼
㊶顎関節 ㊷大孔

〈生理的石灰化〉
a. 大脳鎌 b. 松果体 c. 手綱交連 d. 脈絡糸球 e. 内頸動脈壁 f. 錐体床突起靱帯の石灰化

異常像

〈Waters 撮影〉

眼窩・副鼻腔など顔面の描出に優れる．
上顎骨骨折の分類（Le Fort，太い点線）と
下顎骨骨折の好発部位（細い点線）を示す．

吹き抜け骨折のX線所見

①眼窩下壁の断裂
②骨片の偏位
③軟部組織の脱出
④上顎洞の混濁
⑤眼窩気腫

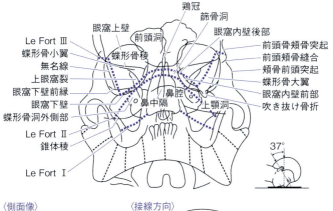

〈側面像〉　〈接線方向〉

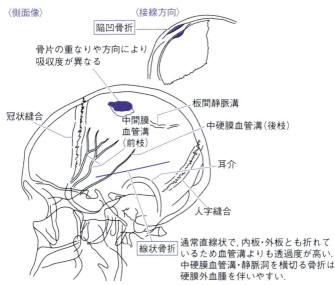

通常直線状で，内板・外板とも折れて
いるため血管溝よりも透過度が高い．
中硬膜血管溝・静脈洞を横切る骨折は
硬膜外血腫を伴いやすい．

胸部単純X線

正常像

VPW：vascular pedicle width
上大静脈と右主気管支の交点と大動脈頭からの左鎖骨下動脈起始点間の横径．循環血液量・中心静脈圧を反映．
正常 48±5 mm
臥位では約20％増し．

奇静脈影
正常 7 mm 以下．
心不全・肝硬変・妊娠・上大静脈症候群などで増大する．

肺動脈右下行枝 A
伴走気管支 B
同レベル肋骨幅 R
$A ≒ B ≒ R$

$CTR = \dfrac{T_r + T_l}{IDC}$
正常上限 50％
臥位上限 57％

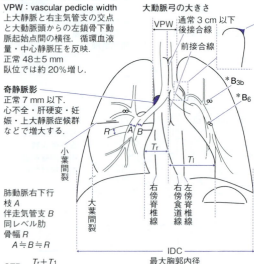

大動脈弓の大きさ
通常 3 cm 以下
後接合線
前接合線
$*B_{3b}$
$*B_6$

aortic nipple
大動脈頭左壁の superior intercostal vein の正接像．
正常 1 cm 以下．
上大静脈症候群などで側副路として拡張する．

大動脈外側縁と内膜石灰化の距離
5 mm 以上（カルシウムサイン）で大動脈解離を疑う．

横隔膜左右差
左のほうが右より 0.5〜1.5 cm 低いが，正常でも9％は同じ高さ．

横隔膜–胃泡間距離
正常 1 cm 以下．
肺胸水・腹水・腫瘍の際に増大．

$*B_{3b} \cdot B_6$ 正接像
よく見えない時は肺内偏位を伴う病変を疑う．

posterior tracheal stripe（食道後壁の厚さ）
正常値 3.5 mm 以下．
食道癌などで増加する．

saber sheath
気管の左右径/前後径 ≦ 50％ なら COPD を疑う．

⑭と⑯は通常明るい（黒い）．暗ければ何らかの病変を考える．

右室肥大
胸骨後縁と心陰影前面との接触面が 1/3 以上．

胸部側面像
①胸骨柄
②胸骨体
③右横隔膜
④左横隔膜
⑤軟部組織（両腕）
⑥左右肩甲骨
⑦胸部大動脈弓
⑧気管
⑨右上葉気管支
⑩左肺動脈幹
⑪左上葉気管支
⑫右肺動脈幹
⑬胸骨後縁
⑭心後透亮域（Holzknecht）
⑮下大静脈後縁
⑯胸骨後透亮域

左室肥大
左室後縁と下大静脈との交点（C）が横隔膜下にくる．
C点からの垂直頭方 2 cm における下大静脈（A）と心後縁（B）の水平距離（AB）が 1.8 cm を超える．

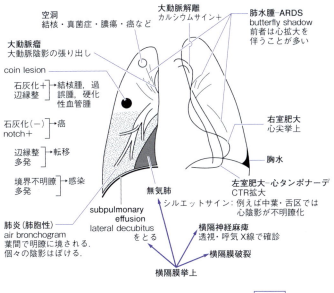
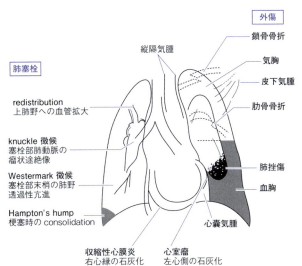

腹部単純X線

1）腹部単純X線のチェックポイント
(1) 支持組織の異常（骨折，異物，ガスなど）
(2) 腹部内液体貯留（結腸傍溝，骨盤腔，側腹線条の圧排）
(3) 腹膜外液体貯留（腎，腰筋の辺縁，側腹線条の消失）
(4) 消化管内のガスの異常（胃拡張，イレウス，thumb printsなど）
(5) 消化管外ガス（気腹，腹膜外ガス，消化管壁内ガス，門脈内ガス，胆管内ガス）
(6) 軟部腫瘤あるいは臓器腫大（消化管ガスの圧排）
(7) 異物，結石，異常石灰化
(8) 横隔膜部の異常（胸水，板状無気肺，縦隔気腫，脊椎傍線の異常など）

2）腸管ガス正常像
(1) 正常成人では主に胃泡・十二指腸球部・大腸にみられるのみ．
(2) 通常小腸ガスは認めないかあってもわずか．
(3) 液体がたまった球部は腫瘤と誤られやすい．
(4) 大腸内には通常では細かい気泡を含んだ糞便像と，盲腸・横行結腸・直腸などには比較的大きなガス像がみられる．
(5) ガスを含んだ小腸との区別には，この糞便像と走行・ハウストラの有無（小腸はKerckring皺襞）によって行う．
(6) 本来ガスがあるべきところに全くガスがない場合には，下痢，無ガスイレウスを疑う．

正常像

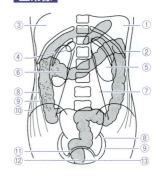

〈腹部，側腹部および骨盤部の解剖図〉
①脾臓
②脾角
③肝臓
④肝角
⑤左腎臓
⑥右腎臓
⑦腰筋
⑧腹膜
⑨腹膜外脂肪層
⑩側腹線条（腹壁筋層）
⑪膀胱周囲脂肪層
⑫膀胱
⑬殿筋

異常像

〈気腹像〉(背臥位)

(立位)少量でも横隔膜下に集まる.

① foot ball 徴候
② air dome 徴候
③ double wall 徴候
④ triangle 徴候
⑤ 正中ひだの描出
⑥ 臍動脈ひだの描出
⑦ 肝鎌状間膜の描出
⑧ 肝下ガス
⑨ Morison 窩ガス
⑩ 肝, 胆嚢の輪郭の描出
⑪ 陰嚢内ガス
⑫ 網嚢内ガス

立位困難例では左下側臥位にすると見やすい. 右下側臥位では胃泡と重なり見づらい.

(左下側臥位)

〈その他の異常ガス像〉

壊死性腸炎などによる門脈内ガス
肝末梢へ分布する air

pneumobilia
肝門部へ分布する air

正常胃泡

逆U字状小腸ガス像 (同じ高さのニボー)
→ 麻痺性イレウス

急性膵炎などで見られる sentinel loop, colon cut-off sign は, 限局性の麻痺性イレウス

紋扼性イレウス
pseudotumor
(ガスを全く欠く場合)
↕
oblique string beads sign
(左上から右下へ配列する小ガス像)

stepladder appearance
(ニボーの高さが異なる)
→ 機械性イレウス

coffee bean 徴候
→ S 状結腸軸捻

腸重積
ガス像の急激な中断

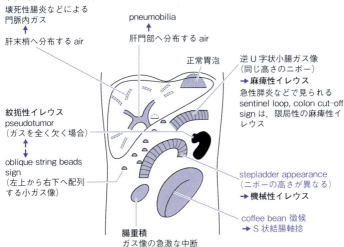

注:空気の部分を色に, X 線では白くみえる線は黒線で示していることに留意されたい.

〈腹腔内液体貯留像〉

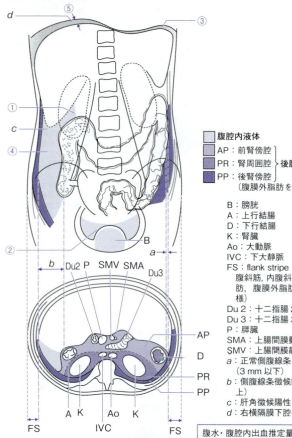

腹腔内液体
AP：前腎傍腔
PR：腎周囲腔 ｝後腹膜
PP：後腎傍腔
（腹膜外脂肪を含む）

B：膀胱
A：上行結腸
D：下行結腸
K：腎臓
Ao：大動脈
IVC：下大静脈
FS：flank stripe（腹横筋，外腹斜筋，内腹斜筋，筋層間脂肪，腹膜外脂肪による縞模様）
Du 2：十二指腸 2nd portion
Du 3：十二指腸 3rd portion
P：膵臓
SMA：上腸間膜動脈
SMV：上腸間膜静脈
a：正常側腹線条・結腸間距離（3 mm 以下）
b：側腹線条徴候陽性（4 mm 以上）
c：肝角徴候陽性（肝縁消失）
d：右横隔膜下腔の厚さ

腹水・腹腔内出血推定量	mL
①Morison 窩	150
②Douglas 窩・膀胱上窩 (dog's ears sign)	400
③左横隔膜下腔	600
④傍結腸溝（左右）	800
⑤右横隔膜下腔 d：5 mm	1,000
d：10 mm	1,500
d：15 mm	2,000
d：20 mm	3,000

(小泉 淳)

3 心臓超音波

POINT

- 明瞭な画像を描出するため,必要に応じて体位変換・呼吸調節を行う.
- 異常像を発見するためには日頃から正常像を認識することが重要.
- 急性冠症候群(ACS)では冠動脈支配領域に一致した壁運動異常の有無に注意.
- 弁膜症では弁の性状や逆流・乱流の程度の把握が重要.
- 心タンポナーデではエコーフリースペースの把握が重要.

1 正常像

(1) 胸骨左縁長軸像

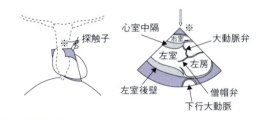

(2) 胸骨左縁短軸像

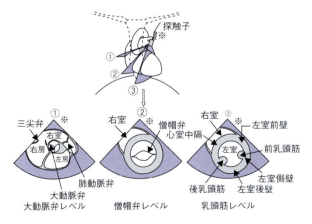

(3) Mモード

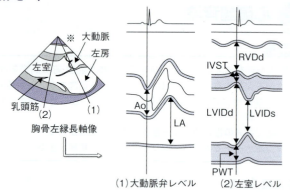

胸骨左縁長軸像

(1) 大動脈弁レベル　(2) 左室レベル

Ao：大動脈径＜3.5 mm
LA：左房径＜4.2 mm
LVIDd：左室拡張末期径＜5.5 mm
LVIDs：左室収縮末期径＜4.5 mm
IVST：心室中隔径＜1.2 mm
PWT：左室後壁厚＜1.2 mm

(4) 心尖部四腔像　　(5) 心尖部二腔像　　(6) 心尖部三腔像

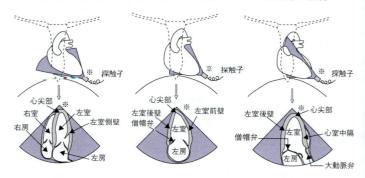

(7) 下大静脈径

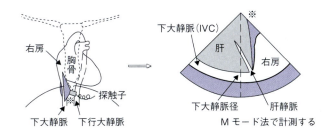

Mモード法で計測する

2 異常像

1) 虚血性心疾患
冠動脈支配領域に一致して壁運動異常（hypokinesis, akinesis, dyskinesis）を認める．

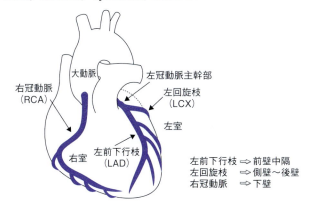

左前下行枝 ⇒ 前壁中隔
左回旋枝　 ⇒ 側壁～後壁
右冠動脈　 ⇒ 下壁

(1) 胸骨左縁短軸像

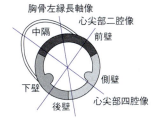

(2) 胸骨左縁短長軸像

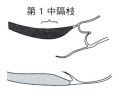

(3) 心尖部二腔像　　**(4) 心尖部四腔像**

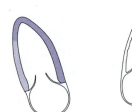
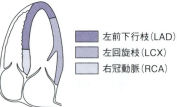

■ 左前下行枝(LAD)
■ 左回旋枝(LCX)
■ 右冠動脈(RCA)

2) 大動脈解離：Stanford A 型であれば心臓超音波で診断可能な場合もある．

(1) 傍胸骨長軸像

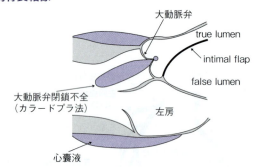

3) 大動脈弁狭窄症：進行すると胸痛・失神・心不全を呈する．

(1) 心尖部三腔像

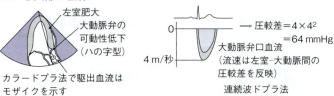

圧較差 = 4×4^2 = 64 mmHg

大動脈弁口血流（流速は左室-大動脈間の圧較差を反映）

連続波ドプラ法

4) 肥大型心筋症：しばしば不整脈を伴う．閉塞性肥大型心筋症では左室流出路狭窄を生じ，圧較差を認め，僧帽弁の収縮期前方運動(SAM)や大動脈弁の収縮中期半閉鎖を認める．

1. 非対称性心室中隔肥大型

2. 心室中部肥大型

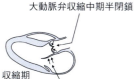
大動脈弁収縮中期半閉鎖
収縮期
僧帽弁収縮期前方運動（SAM）

3. 心尖部肥大型

4. 対称性肥大型

5）感染性心内膜炎
(1) 傍胸骨長軸像

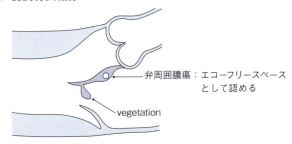

弁周囲膿瘍：エコーフリースペースとして認める

vegetation

6）右室圧負荷：急性に起こったものでは急性肺血栓塞栓症（PE）を疑う．

(1) 傍胸骨短軸像

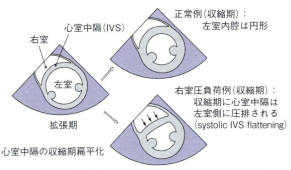

右室
心室中隔（IVS）
左室
拡張期
心室中隔の収縮期扁平化

正常例（収縮期）：左室内腔は円形

右室圧負荷例（収縮期）：収縮期に心室中隔は左室側に圧排される（systolic IVS flattening）

右室圧＝$4 \times$（三尖弁閉鎖不全の逆流波速度）^{2}＋右房圧

(2) 心尖部四腔像

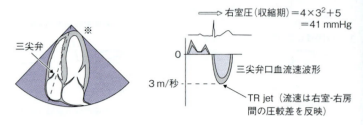

三尖弁

※

右室圧(収縮期)=$4×3^2+5$
   =41 mmHg

三尖弁口血流速波形

3 m/秒

TR jet（流速は右室-右房間の圧較差を反映）

7）心タンポナーデ
(1) 傍胸骨短軸像

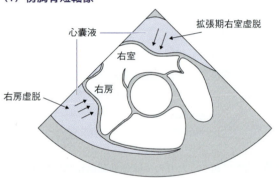

心嚢液
拡張期右室虚脱
右室
右房
右房虚脱

〔本項のイラストは木村満（編）：心エコー法・マスターガイド改訂第2版. 診断と治療社, 2002より作成〕

（吉澤 城）

4 腹部超音波

POINT

- 反射波を検知するため，均一なもの（例えば液体）ほど hypoechoic（黒い）で，不均一なものや強く反射するもの（脂肪組織，血管腫や石灰化，ガスなど）ほど hyperechoic（白い）となる．
- 腹部などの深部臓器には散乱されにくい低周波数（3.5 MHz 前後）を，表在臓器には分解能に優れる高周波数（5～10 MHz）のプローベを選択する．
- ゼリーを用いたり，強くプローベを被検者に圧着させることにより，できるだけプローベと身体の間隔をなくし，必要に応じた呼吸停止，体位変換を行うことが肝要．
- 断層像であるから必ず連続的かつ他方向から画像を捉え，見える範囲すべてをスキャンすることが見落としを防ぐために重要．
- Duplex, CDUS, Power Doppler, CEUS を適時併用．

正常像

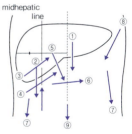

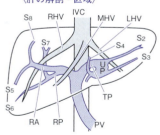

〈肝の解剖・区域〉

FAST：Focused Assessment for the Sonographic examination of the Trauma patients.
外傷症例に対して腹（胸）腔・心囊内液体貯留（出血）検出を目的とした走査法
剣状突起下（①），右側腹部（②，⑦），左側腹部（⑦，⑧），恥骨上（⑨）

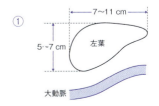

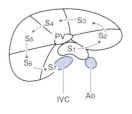

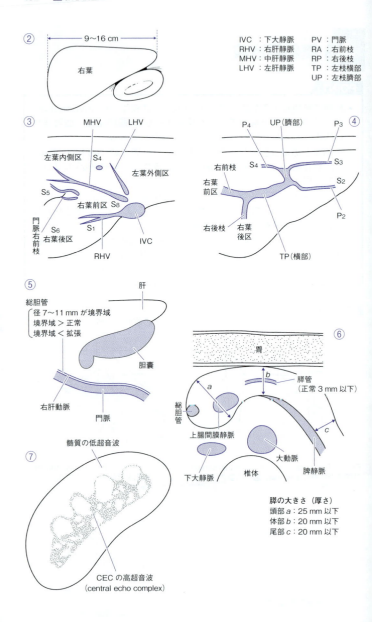

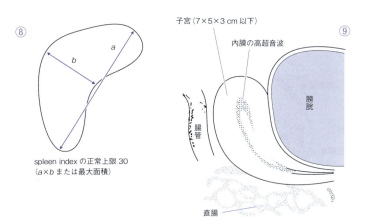

異常像

〈肝〉

〈胆道〉

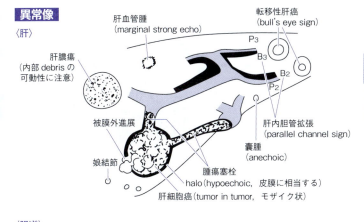

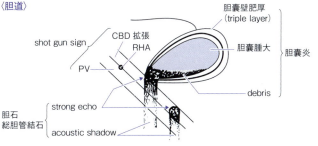

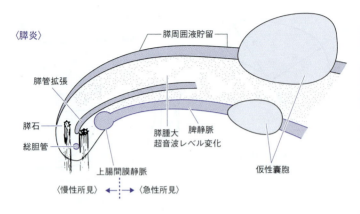

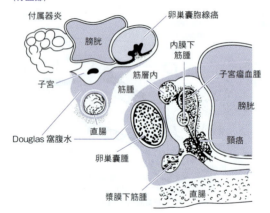

〈肝〜腎〉

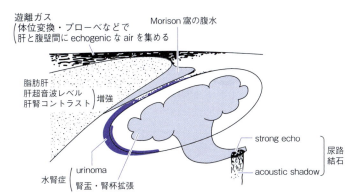

- 正常下肢動脈は三相性のドプラ波形を有する.
- プラークなどによる狭窄部では,ピーク速度の局所的増大(ジェット)による折り返し現象が起こり,カラードプラでは乱流がモザイク状に表示される.
- 狭窄・閉塞遠位部では立ち上がり加速が鈍化し,ピーク速度も低下する.

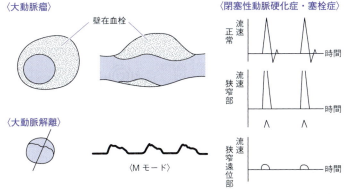

〈憩室炎・虫垂炎〉

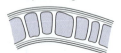

突出した壁肥厚像　盲腸　糞石　周囲膿瘍　虫垂結石

圧痛部をプローベで圧迫してもつぶされない．しかも盲端で終わり，蠕動がなく，壁肥厚を伴ったソーセージ状管状物がみられる．

〈胃癌・大腸癌〉

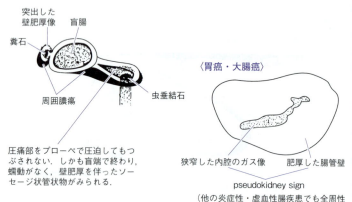

狭窄した内腔のガス像　肥厚した腸管壁

pseudokidney sign
（他の炎症性・虚血性腸疾患でも全周性の壁肥厚をきたせば同様となりうる）

〈無ガス性イレウス〉

key-board sign

小腸内腔は貯留した液体で拡張し，Kerckring 皺襞が櫛状に見える．

〈腸重積〉

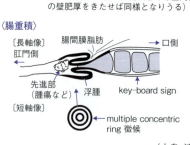

〔長軸像〕　腸間膜脂肪　→ 口側
肛門側 ←
先進部（腫瘍など）　浮腫　key-board sign

〔短軸像〕
← multiple concentric ring 徴候

（小泉　淳）

5 頭部 CT・MRI

POINT

- 適応に注意する(無駄に CT で被曝させない).
- CT でヘリカルスキャンの場合，多断面再構成画像(MPR)や 3D 画像を作成することで情報量が増える.
- 解剖学的に病変分布を把握することで原因・位置を推定する.
- MRI は検査時間が CT に比して長く患者管理が困難なので，脳梗塞超急性期(拡散強調・還流・MRA など)や脊髄損傷・総胆管結石・妊婦や小児の急性虫垂炎に限定する.

正常像

a. 側脳室上部を通る断面　b. 脳梁幹を通る断面　c. 側脳室体部を通る断面(脳梁膨大部レベル)

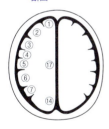

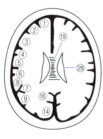

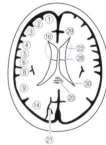

① 上前頭回
② 中前頭回
③ 下前頭回
④ 前中心回
⑤ 後中心回
⑥ 縁上回
⑦ 角回
⑧ 上側頭回
⑨ 中側頭回
⑩ 下側頭回
⑪ 舌状回
⑫ 海馬回
⑬ 鉤
⑭ 後頭葉
⑮ 島
⑯ 帯状回
⑰ 半卵円中心
⑱ 前交連
⑲ 脳梁帯
⑳ 脳梁膨大部
㉑ 島距溝
㉒ 尾状核頭部
㉓ 被殻
㉔ 淡蒼球
㉕ 視床
㉖ 内包
㉗ 松果体
㉘ 側脳室体部
㉙ 側脳室前角
㉚ 側脳室後角
㉛ 側脳室下角
㉜ 第 3 脳室
㉝ 第 4 脳室
㉞ 中脳
㉟ 四丘体
㊱ 大脳脚
㊲ 橋
㊳ 小脳
㊴ Sylvius 裂
㊵ 四丘体槽
㊶ 迂回槽
㊷ 脚間槽
㊸ 視交叉槽
㊹ 小脳橋角部
㊺ 鞍背
㊻ トルコ鞍

前頭葉：①～④
頭頂葉：⑤～⑦
側頭葉：⑧～⑬

d. 松果体を通る断面

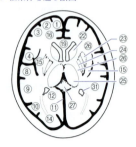

e. 四丘体・第3脳室を通る断面

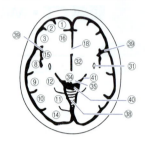

f. トルコ鞍上部を通る断面

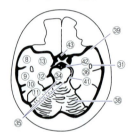

g. トルコ鞍を通る断面

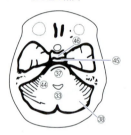

異常像

①〈外傷性変化〉

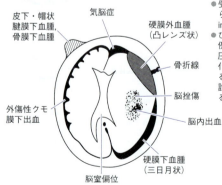

皮下・帽状腱膜下血腫,骨膜下血腫
気脳症
硬膜外血腫(凸レンズ状)
骨折線
脳挫傷
脳内出血
硬膜下血腫(三日月状)
脳室偏位
外傷性クモ膜下出血

〈頭部外傷〉
- 受傷部位(coup injury)のみならず,反対部位(contre-coup injury)にも注意する.
- びまん性軸索損傷(DAI)の重症例では,脳浮腫(脳室・脳槽の圧排,灰白質・白質境界不明瞭化)や白質内点状出血がみられるが,中等症〜軽症例ではCT診断は困難でMRIが鋭敏である.

②〈脳血管病変〉

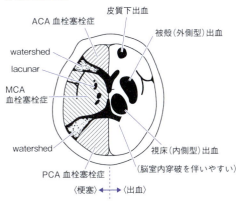

〈梗塞〉↔〈出血〉

〈脳梗塞・脳出血〉
脳梗塞では急性期には異常所見が指摘できないことがある．MRIを用いれば，拡散強調画像にて発症後数時間から指摘可能．脳幹部の評価も MRI のほうが優る．脳出血では，発症後数時間で血腫が拡大することがあり，臨床所見に応じて経時的に撮影を要する．

ACA：前大脳動脈
MCA：中大脳動脈
PCA：後大脳動脈
A-com：前交通動脈
IC-PC：内頸動脈-
　　　　後交通動脈

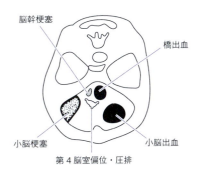

〈クモ膜下出血〉
正常では黒い脳底部脳槽・Sylvius 裂などが同定困難（疑診）となったり，白く（確診）なる（イラストでは黒で表示）．

(船曳知弘)

6 胸部CT・腹部CT

POINT

- 病態に応じて造影剤（経静脈：血流状態を強調）を使用する．
- 造影剤使用時は，副作用の出現に注意し，発現時に早急に対応する
- 造影剤使用時は撮影方法（注入速度，撮像タイミング）に配慮する．
- 解剖を把握し，前後のスライスから診断し，多列CT（MDCT）では多断面再構成画像（MPR）も参考にする．

胸部CT

正常像

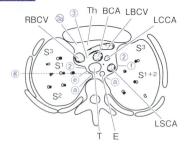

左右腕頭静脈合流部のレベル

BCA：腕頭動脈
R(L)BCV：右（左）腕頭静脈
LCCA：左総頸動脈
LSCA：左鎖骨下動脈
Ao：大動脈
Az：奇静脈
SVC：上大静脈
LSIV：左上肋間静脈
R(L)PA：右（左）肺動脈
Tr.sup：上肺動脈幹
TS：心外膜腔の横行静脈洞
T：気管
E：食道
B：気管分岐部
R(L)ULB：右（左）上葉気管支
BI：中間気管支幹
PA：肺動脈幹
R(L)IPV：右（左）下肺静脈
RA，LA：右心房，左心房
RV，LV：右心室，左心室
LULB：右上葉気管支
LBB：左底幹気管支
MLB：右中葉気管支

胸腺腫の出現する領域：Th

縦隔リンパ節の腫脹する領域＊
②傍気管リンパ節（＃2）
③血管前・気管後リンパ節（＃3）
③a血管前リンパ節（＃3a）
③b気管後リンパ節（＃3p）
④気管気管支リンパ節（＃4）
⑤大動脈（Botallo）リンパ節（＃5）
⑥傍大動脈リンパ節（＃6）
⑦気管分岐部リンパ節（＃7）
⑧傍食道リンパ節（＃8）
⑨肺靱帯リンパ節（＃9）
＊リンパ節腫脹：短径1cmまでのリンパ節腫脹は良性の場合もある．

肺と縦隔が形成する各線の形成部位
ⓐ 後接合線
ⓑ 傍大動脈線
ⓒ 傍脊椎線
ⓓ 傍食道線
ⓔ 右傍気管線
ⓕ 傍動脈線
ⓖ 後気管線
ⓗ 大葉間裂

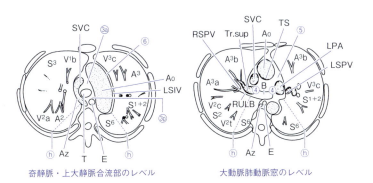

奇静脈・上大静脈合流部のレベル

大動脈肺動脈窓のレベル

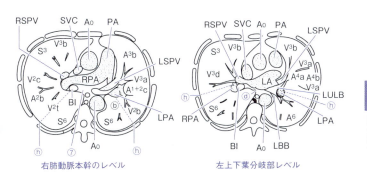

右肺動脈本幹のレベル

左上下葉分岐部レベル

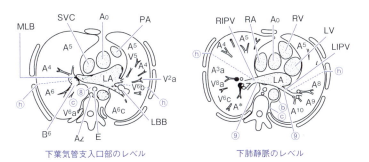

下葉気管支入口部のレベル

下肺静脈のレベル

〔泉孝英, 他(編):呼吸器病レジデントマニュアル. 医学書院, 1988 より改変〕

異常像

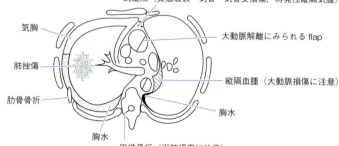

- 造影剤の注入速度は，1〜1.5 mL/秒．血管(動脈)自体を描出させたい場合は，3〜5 mL/秒程度の急速注入(通称「ダイナミック撮影」)．
- 撮像タイミングは目的によって異なる．
- 動脈相・動脈優位相：動脈に造影剤が濃い状態で流れているタイミングで撮影〔血管外漏出像や仮性動脈瘤を検出したい，動脈の病変(動脈瘤・解離)をみたい場合〕．
- 実質相：臓器の実質が十分に造影されるタイミングでの撮影(臓器によって異なるが通常は造影剤注入開始後 90〜110 秒)．
- 平衡相：全身に造影剤がいきわたり平衡状態になったタイミングでの撮影(通常は造影剤注入開始から 180 秒前後)．
- 排泄相：造影剤が腎臓から排泄されるタイミングでの撮影(5〜15 分後)．
- 注入開始から適切なタイミングで撮影するためには，「ボーラストラッキング法」と呼ばれる手法を用いる．これは，ある断面で造影剤が達している状態をモニタリングしながら，十分な造影効果が得られたタイミングで撮影を開始する方法である．通常は 30 秒前後であるが，循環動態により前後する．

腹部 CT

正常像

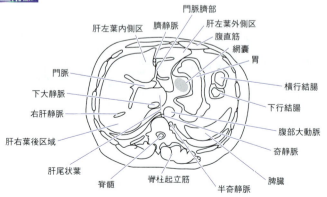

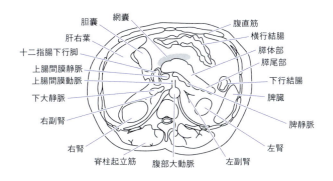

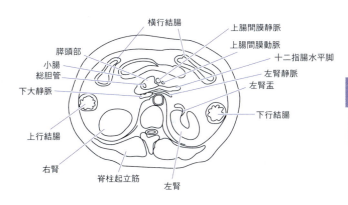

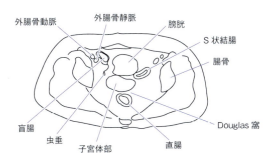

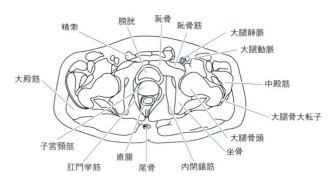

異常像

〈肝硬変・肝癌破裂〉

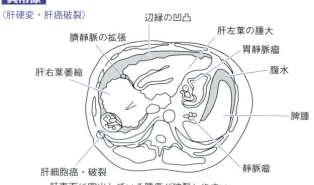

肝表面に突出している腫瘍が破裂しやすい．
血性腹水は，他の腹水に比し，CT値が高くなる．

〈外傷性変化〉

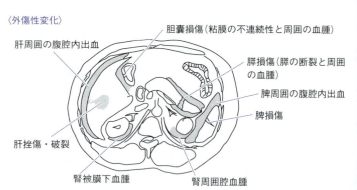

〈急性膵炎・慢性膵炎急性増悪〉

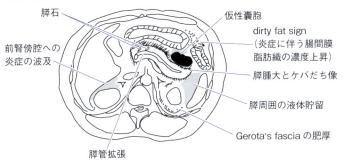

〈消化管・血管・後腹膜の異常像〉

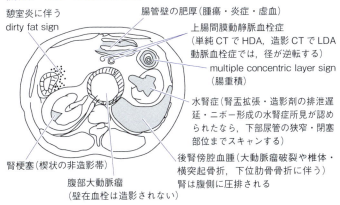

〈骨盤部異常像〉

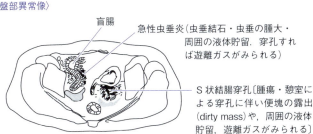

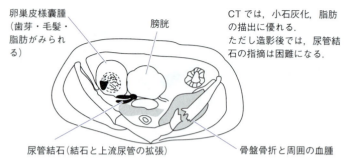

(船曳知弘)

7 血管造影・IVR

POINT

- CT, 超音波画像の進歩により診断目的の適応は減少し, 治療 (IVR) 目的が多い.
- 症例・施設・スタッフの技量により異なるため, 随時, 専門医に相談.

1 適応と内容

1) 診断目的：CT 血管造影(CTA) (もしくは MRA) で代用可能

クモ膜下出血	動脈瘤の検索
脳出血	脳動静脈奇形・静脈洞血栓症・脳腫瘍の原因検索

2) 出血性ショックに対する治療

鼻出血・顔面外傷	外頸動脈塞栓術
喀血	気管支動脈や肋骨動脈鎖骨下動脈分岐の塞栓術
腹部臓器損傷・腹部腫瘍破裂	臓器栄養動脈の破綻部位を含めた塞栓術
腹部臓器動脈瘤破裂	選択的動脈塞栓術(コイルによる瘤の孤立化もしくは瘤内パッキング)
消化管出血	上腸間膜動脈(SMA)・下腸間膜動脈(IMA)の末梢の破綻部位を選択的に塞栓

食道・胃静脈瘤破裂	バルーン下逆行性経静脈的塞栓術(BRTO)・経皮経肝的静脈瘤塞栓術(PTO)の硬化療法
骨盤骨折における後腹膜出血	内腸骨動脈や腸腰動脈,正中仙骨動脈,腰動脈,外腸骨動脈から恥骨への分岐の塞栓術
腹部大動脈瘤破裂	ステントグラフト(EVAR)
体幹主幹動脈損傷(鎖骨下動脈・総肝動脈・脾動脈・腎動脈・外腸骨動脈・浅大腿動脈)	カバードステント(バイアバーン®)留置

3) 血流閉塞による臓器虚血治療

脳梗塞超急性期	局所血栓溶解・血栓回収療法
肺血栓塞栓症	血栓吸引・破砕・溶解術
急性心筋梗塞	冠動脈インターベンション(PCI)
腸間膜動脈塞栓症	血栓吸引・破砕・溶解術,血管拡張術
急性四肢動脈閉塞症	血栓吸引・破砕・溶解術,血管拡張術

4) 出血予防

クモ膜下出血	動脈瘤塞栓術
大動脈損傷・大動脈瘤切迫破裂	ステントグラフト

5) シャント治療

肺動静脈瘻・外傷性内頸動脈海綿静脈洞瘻(CCF)	シャント塞栓術
血液透析用シャントの閉塞	血栓吸引・破砕・バルーン拡張

6) その他

重症急性膵炎	ナファモスタット(フサン®)やガベキサート(エフオーワイ®)の経動脈的局所投与
医原性の血管内異物	スネア・バスケットカテーテルを用いた除去

　IVR治療中は,患者の全身状態(呼吸循環状態・意識レベル)の変化に常に留意し,急変時にはこれに迅速に対応する.呼吸状態の悪化に対しては気管挿管・人工呼吸器管理を行う.血圧低下に対して緊急輸血,昇圧薬の投与を行い,血圧上昇に対して降圧薬の投与や鎮痛・鎮静薬などの投与を行う.

また，IVR以外での治療（外科的治療）も考慮し，治療の変換の判断をしなければならない．

（船曳知弘）

8 その他の緊急画像検査

POINT

- 消化管内視鏡検査は通常，治療を兼ねて行う．
- 消化管・胆道造影検査は，専門医にコンサルトが必要．
- 核医学検査の頻度は機器（CT/MRI）性能向上および利便性向上に伴い低下．

1 消化管内視鏡

1）上部消化管内視鏡

吐血における出血源検査および治療	・胃・十二指腸潰瘍，胃癌，Mallory-Weiss症候群，食道潰瘍の出血性潰瘍の診断と露出疾患に対する止血術（クリッピング・エタノール注入・止血剤散布）． ・食道・胃静脈瘤の診断と止血術〔内視鏡的結紮術（EVL）〕．
食道異物における摘出	・特にPTP誤飲における摘出術が増加．食道粘膜損傷に注意．
胃アニサキス症における診断と虫体の摘出	―

2）下部消化管内視鏡

下血における出血源検査および治療	・大腸憩室出血や大腸腫瘍の出血源検査と治療（クリッピング）． ・止血困難な場合は血管造影に移行することも．循環状態が安定していれば，前処置を行ったうえで検査を行う．
S状結腸軸捻転	・診断は単純X線（coffee bean徴候）で可能． ・内視鏡的に解除． ・粘膜壊死がみられる場合は穿孔の可能性を考えて緊急手術を考慮．
大腸イレウスに対する内視鏡下イレウスチューブ挿入	・大腸癌による大腸閉塞の解除目的で内視鏡下に経肛門的にイレウスチューブで減圧．

2 消化管・胆道造影検査
1）消化管造影検査

小児腸重積における注腸検査・治療	バリウムによる高圧浣腸（☞ p344）.
特発性食道破裂（Boerhaave症候群）における造影検査	ガストログラフイン®を用い，食道造影検査で穿孔部位の確認．立位では不明瞭なことも．臥位や斜位，左側臥位での撮影も考慮．

2）胆道造影検査および治療

- 急性胆管炎における内視鏡的逆行性胆管膵管造影（ERCP）：急性胆管炎は重症化することがあり，ドレナージ〔内視鏡的経鼻胆管ドレナージ（ENBD）〕，または内視鏡的逆行性胆管ドレナージ（ERBD）を行う．肝内胆管拡張時は経皮経肝的胆道ドレナージ（PTBD）も可能であるが，急性期における造影は原則施行せずドレナージのみとする．

3）透視を用いたそのほかの検査

尿道造影検査	・外傷患者で外尿道口から出血がある場合，尿道損傷の可能性を考え，尿道造影を行う． ・ウログラフイン®を，カテーテルチップを用いて，外尿道口から緩徐に注入して，撮影する．
膿瘍ドレナージ	・CT検査にて腹腔内膿瘍や後腹膜膿瘍を認めた場合は，超音波ガイド下に穿刺し，透視下にガイドワイヤーを膿瘍腔に進め，ドレナージチューブを留置する．

（船曳知弘）

9 血液・生化学検査

POINT

- 病歴，既往，症状，身体所見などから必要な検査を考慮する．
- 結果を上記情報と合わせ，診断・緊急度・重症度・治療方針を総合的に判断する．

1 末梢血検査

1）赤血球

(1) 貧血症

- 末梢血液中の RBC, Hb, Hct 値のいずれかが正常より減少した病態. ただし, 急性期の出血では, 必ずしもこれらの数値は低下していないことがあるため注意が必要である.
- 貧血を認めたら MCV, MCHC により病態を評価する.
- 赤血球産生能を示す指標として, 網赤血球産生指数が用いられ, 鑑別に役立つ.

小球性低色素性貧血 (MCV≦80 fL, MCHC≦30％)	鉄欠乏性貧血, サラセミア, 鉄芽球性貧血, 慢性炎症に伴う貧血. 血清鉄, フェリチン, TIBC を参考に鑑別を行う
正球性貧血 (81≦MCV≦100, 31≦MCHC≦35)	急性出血, 溶血性貧血, 骨髄での赤血球産生能低下
大球性貧血 (MCV≧101, 31≦MCHC≦55)	ビタミン B_{12} 欠乏, 葉酸欠乏・代謝異常, DNA 合成異常, 巨赤芽球性貧血

(2) 多血症

- 末梢血液中の RBC, Hb, Hct 値が基準範囲より増加した病態.
- 見かけ上の赤血球増加(相対的多血症：嘔吐, 下痢, 熱中症, 熱傷などで脱水・血液濃縮になるため)や過剰輸血を除外する.
- 真性多血症, エリスロポエチン産生異常, 低酸素状態などで多血症となる.

2）白血球

- WBC の異常を認めたときは白血球分画を測定し, 増加もしくは減少している分画を同定する.
- 化学療法中の患者などにみられる発熱性好中球減少症(好中球数<500/μL, または<1,000/μL で 48 時間以内に 500 未満に減少することが予測され, 発熱がある)は緊急性の高い疾患として対処する.

(1) 白血球増加

造血器腫瘍性疾患	急性・慢性白血病, 骨髄増殖性疾患など
反応性の増加	感染症やその他炎症に伴う急性期反応として造血因子が産生→造血亢進もしくは白血球プールから白血球が移動

造血因子の増加	妊娠に伴う胎盤での造血因子産生,悪性腫瘍からの造血因子産生

- 白血球分画ごとの増加の原因

好中球	喫煙,運動,ストレス,ステロイド,急性感染症,熱傷,梗塞
好酸球	アトピー性皮膚炎,気管支喘息,好酸球性肺炎,好酸球性白血病,寄生虫疾患
リンパ球	リンパ球性白血病,伝染性単核球症,ウイルス感染症など
単球	化学療法後の回復期など

(2) 白血球減少

感染症	重症感染症,ウイルス感染,粟粒結核
骨髄機能異常	再生不良性貧血,骨髄異形成症候群,白血病,抗腫瘍化学療法,放射線療法後など
その他	悪性貧血,抗白血球抗体,脾機能亢進など

3）血小板
(1) 血小板減少

- 活動性の出血を認める場合には5万/μL以下,それ以外の場合は2万/μL以下で重篤な出血を起こす可能性があるため血小板輸血の適応.

産生障害	造血器腫瘍,再生不良性貧血,放射線治療後,化学療法後など
破壊亢進	ITP,SLE,薬剤性,輸血後血小板減少症,TTP,DICなど
分布異常	脾機能亢進(脾腫)など
その他	ヘパリン起因性血小板減少症,肝硬変など

ITP:特発性血小板減少性紫斑病,SLE:全身性エリテマトーデス,TTP:血栓性血小板減少性紫斑病,DIC:播種性血管内凝固症候群

(2) 血小板増加

一次性増加	CML,慢性骨髄増殖性疾患など.
二次性(反応性)増加	感染,炎症性疾患,悪性腫瘍,脾摘後,外傷や手術後,ネフローゼ症候群,薬剤性など.

CML:慢性骨髄性白血病

2 凝固系検査

- 重症外傷や敗血症などによるDICが考慮される場合,急性期

DIC 診断基準に含まれる項目のうち凝固系では，PT，FDP を測定する．その際には，フィブリノーゲンも評価することが望ましい．

PT 延長	・肝硬変 ・急性肝炎 ・DIC	・ワルファリン投与 ・ビタミン K 欠乏症(閉塞性黄疸，下痢，新生児，抗菌薬長期投与)	
APTT 延長	・肝硬変 ・急性肝炎	・DIC ・ワルファリン投与	・ヘパリン治療 ・ビタミン K 欠乏症
FDP 増加	・DIC ・血栓症 ・動脈瘤	・悪性腫瘍 ・心筋梗塞	・肝硬変 ・ウロキナーゼ投与後
D ダイマー	・DIC ・血栓症	・心筋梗塞	・白血病
	・肺血栓塞栓症の鑑別に有用(0.5μg/mL(50 歳未満)，年齢 ×0.01μg/mL(50 歳以上)をカットオフ値として) ・大動脈解離の鑑別に有用(0.5μg/mL をカットオフ値として)		
フィブリノーゲン	感染症，悪性腫瘍，脳梗塞，心筋梗塞で高値となり，外傷や線溶亢進型 DIC による消耗，肝硬変で低値となる．		

APTT：活性化部分トロンボプラスチン時間

3 生化学検査

1) Na(☞p204，205 も参照)

低 Na 血症	・血清 Na 濃度 135 mEq/L 未満をいう．細胞外液中の水分量に比べて相対的に Na が不足した状態をいう． ・血中に異常増加した蛋白，著明な脂質異常症により血漿成分が減少する偽性低 Na 血症，高血糖やマンニトール製剤による高浸透圧性低 Na 血症，水中毒，溶質不足を鑑別/除外する．その後，低浸透圧性の鑑別になる．
高 Na 血症	・血清 Na 濃度 145 mEq/L 以上をいう． ・水分欠乏や Na 過剰が原因となる．高浸透圧血症を伴う．

2) K(☞p202，203 も参照)

低 K 血症	・血清 K 濃度 3.5 mEq/L 未満をいう． ・K 摂取量低下，細胞内への K の移動，腎性 K 喪失(尿中 K＜15 mEq/日)，腎性 K 喪失(尿中 K＞15 mEq/日)から鑑別を考える．

高K血症	・血清K濃度 5.0 mEq/L 以上をいう. ・K≧6.5 mEq/L や心電図変化(テント状T波, P波の消失)がある場合には緊急治療の適応になる. 偽性高K血症を除外し, 細胞外へのKの移動, 腎排泄減少から鑑別を考える.

3) Ca(☞p207, 208 も参照)

高Ca血症	・血清Caが 10.3 mg/dL 以上をいう. ・多くは悪性腫瘍または副甲状腺機能亢進症である. 薬剤性にも注意する. ・臨床症状はイオン化Caに依存するため, 以下の補正Ca値を用いる. ・補正Ca(mg/dL)＝測定Ca(mg/dL)＋4－血清アルブミン値(g/dL)
低Ca血症	・血清Caが 8.4 mg/dL 以下をいう. テタニー, 不整脈などを認める場合には緊急治療の適応となる.

4) AST, ALT
- ASTは主に肝細胞, 筋細胞, 赤血球に存在する. これらの壊死や破壊によって, ASTが血中に逸脱し, 高値となる. ALTは主に肝細胞に存在する.
- 急性肝炎では, 急性期は AST 優位, ピークで ALT 優位に逆転.
- AMI, 筋疾患, 溶血性貧血では AST/ALT＞0.87 となる.
- 肝疾患においては, アルコール性肝炎, 肝硬変, 肝細胞癌ではAST が優位, 慢性肝炎では ALT が優位になることが多い.

5) ビリルビン
- ヘムの代謝産物. 肝臓でグルクロン酸抱合され, 間接型から直接型になる. 高値の場合, 直接型と間接型を確認する.

直接型優位	ウイルス性肝炎, アルコール性肝障害, 自己免疫性肝炎, 薬剤性肝障害, 肝硬変, 閉塞性黄疸, 体質性黄疸(Dubin-Johnson 症候群, Rotor 症候群)など
間接型優位	溶血性黄疸, シャント高ビリルビン血症, 体質性黄疸(Crigler-Najjar 症候群, Gilbert 症候群)など

6) ALP, γ-GTP
(1) **ALP**：胆汁うっ滞では, 生成亢進, 血中への逆流によって, 血中 ALP が増加する. ALP にはアイソザイムが存在するため, 胆汁うっ滞に特異的でない.

胆汁性 ALP 増加	薬剤性肝障害などの胆汁うっ滞，原発性胆汁性肝硬変症などの慢性肝内胆汁うっ滞，閉塞性黄疸
骨性 ALP 増加	成長期，癌転移，甲状腺機能亢進症などでの骨形成亢進
胎盤性 ALP 増加	妊娠後期，一部の癌
小腸性 ALP 増加	肝硬変，高脂肪酸食後

(2) **γ-GTP**：胆汁うっ滞を反映し，ALP より肝胆道系特異性が高い．飲酒でも上昇する．
- 急性胆管炎の診断基準・重症度の血液検査値については，☞p171 を参照．

7) UN
- 蛋白分解によって生じたアミノ酸の分解産物であるアンモニアが，肝の尿素サイクルで代謝され尿素となり，尿素は腎糸球体で濾過されたのちに一部再吸収される．UN は，この血中の尿素に含まれる窒素量である．
- 腎機能障害，組織の異化亢進，脱水，高蛋白食，消化管出血などで高値を示す．

8) Cr
- 筋肉中のクレアチンの最終代謝産物であり，腎糸球体で濾過されるが尿細管での再吸収や分泌が少ない．腎機能障害のほか，スポーツ選手や先端巨大症など筋肉量の増加でも軽度上昇しうる．

9) リパーゼ
- 急性膵炎の診断において最も有用な膵酵素．急性膵炎診断に対し感度 86.5〜100%，特異度 84.7〜99.0%．血中アミラーゼより感度が高く，血中 P 型アミラーゼとほぼ同等の診断的価値がある．異常高値が持続する期間も血中アミラーゼより長い．

10) アミラーゼ
- 主に膵臓(P 型)と唾液腺(S 型)に由来する．研究ごとにカットオフ値が異なり，膵炎診断に対する感度・特異度が一定しない．

高 P 型アミラーゼ血症	急性・慢性膵炎，膵癌，総胆管結石，消化管穿孔，慢性腎不全など
高 S 型アミラーゼ血症	急性耳下腺炎，Sjögren 症候群，唾石症，異所性妊娠，アミラーゼ産生腫瘍，慢性腎不全，ショックなど

11) CRP
- 感染症, 細胞や組織の障害・壊死, 手術, 外傷, 免疫反応異常による炎症や組織破壊時に増加する急性反応性物質の1つ. 血中に放出されたサイトカインの刺激により肝臓で合成される.
- 炎症, 組織障害の6時間後より増加し始め, 回復後には速やかに正常化する.

12) プロカルシトニン
- 細菌感染の診断補助に用いられる炎症バイオマーカーの1つ. 敗血症発症時にCRPより早期に濃度上昇(2～3時間), ピーク(12～24時間)に達し, 半減期はCRPより短い.
- 正常値は0.1 ng/mL未満, 敗血症と非感染性炎症との境界が0.5～2 ng/mL, 2 ng/mL以上で敗血症を強く示唆するとされるが, 総合的な判断が必要.

13) CK
- 骨格筋, 平滑筋, 心筋, 脳に多く存在する. CK-MM(骨格筋), CK-MB(心筋), CK-BB(脳)のアイソザイムがある. これらの障害で, 血液中にCKが逸脱し, 血液検査で高値を示す.
- **CK-MM上昇**:横紋筋融解症(正常の5倍以上や1,000 IU/L以上で横紋筋融解症とされることが多い. 筋損傷後2～12時間後から上昇, 24～72時間でピークに達する), 悪性症候群, 悪性高熱症, セロトニン症候群, 心筋障害, 多発筋炎, 皮膚筋炎, 甲状腺機能低下症, 運動.

14) ミオグロビン
- 骨格筋や心筋に存在. 酸素と結合し, 筋肉へ運搬, 貯蔵する蛋白. 尿中濃度>100 mg/dLで褐色尿を呈する. 横紋筋融解症では, ミオグロビンが尿細管を閉塞し, 急性腎不全を併発しうる. 筋障害による上昇では, 早期に正常値に復するため, 正常値でも横紋筋融解症を否定できない.
- ミオグロビン上昇の原因疾患は, CK上昇と同様である.
- 心筋梗塞では早期(3時間以内)から上昇するが, 心筋特異的でない.

15) 高感度TnT, I
- 心筋特異性が高く, 過去に用いられたトロポニンよりも早期(心筋梗塞発症後3～12時間)から上昇し, 24～48時間で最大となり

5〜14日で正常値に戻る．
- 腎排泄であり，腎機能低下例では偽陽性がありうる．

16) CK-MB
- 心筋に特異的な CK で，心筋梗塞では 3〜12 時間で上昇，24 時間で最大となり，48〜72 時間で正常値に戻る．
- 骨格筋にもわずかに含まれ，骨格筋障害などで上昇がみられることがあるが，通常は CK の 5% 以下である．

(前島克哉)

10 頭部緊急手術の要否判断

POINT

- 神経症状と頭部 CT 所見から緊急手術の要否を判断．
- 神経症状は，意識レベル・瞳孔所見・運動反応が重要．
- リスク評価のため，年齢・既往歴・内服歴（特に抗凝固薬・抗血小板薬）・バイタルサイン・合併損傷（外傷の場合）・心電図・血液検査をチェック．

Ⓐ 外傷性頭蓋内出血

- 主に米国のガイドラインに基づいて作成した手術適応基準を示す．

1 急性硬膜外血腫
1) 血腫量(cm³)の近似式：1/2×最大厚×前後径×(スライス数×スライス厚)

2) 手術適応基準(下記のいずれか)

- 血腫量≧30 mL(GCS スコアにかかわらず)
- 相対適応：最大厚≧15 mm，midline shift≧5 mm，GCS≦8，局所神経症状あり

3) 手術時期：瞳孔不同を伴う GCS≦8 ではただちに．

2 急性硬膜下血腫
1) 血腫量(cm³)の近似式：25×最大厚(脳表に広がる三日月形血腫

の場合)

2) 手術適応基準(下記のいずれか)

- 最大厚≧10 mm
- Midline shift≧5 mm
- GCS≦8 で GCS スコア 2 以上の悪化

3) 手術時期:ただちに.

3 外傷性脳内血腫・脳挫傷

1) 血腫量(cm³)の近似式:1/2×長径×短径×(スライス数×スライス厚)

2) 手術適応基準(下記のいずれか)

- 神経症状の進行性悪化
- ICP が制御不能(≧30 mmHg)
- 頭部 CT で mass effect あり
- 血腫量≧50 mL(≒直径 4.5 cm)
- GCS 6~8 で前頭葉または側頭葉の血腫量≧20 mL(≒直径 3~3.5 cm),かつ midline shift≧5 mm もしくは脳槽圧排所見

3) 手術時期:ただちに.

B 脳卒中

1 高血圧性脳出血

1) 手術適応除外基準(下記のいずれか)

- 血腫量 10 mL 未満の小出血
- 神経学的所見が軽度
- 意識レベルが深昏睡(JCS 300)

2) 手術適応基準

被殻出血	神経所見が中等度で,血腫量≧31 mL かつ血腫による圧迫所見が高度の場合
視床出血	脳室内穿破を伴い脳室拡大の強い場合
皮質下出血	脳表からの深さ≦1 cm
小脳出血	最大径≧3 cm で神経症状が増悪している場合,または脳幹を圧迫し水頭症を生じている場合
脳幹出血	脳室内穿破が主体で脳室拡大の強い場合
脳室内出血(成人)	急性水頭症をきたしている場合

3）手術方法

脳内出血	開頭血腫除去，神経内視鏡手術，あるいは定位的血腫除去術．特に被殻出血でJCS 20～30の意識障害では定位的血腫除去術が勧められる．
脳室内出血（視床や脳幹出血の脳室内穿破を含む）	脳室ドレナージあるいは神経内視鏡手術．

4）手術時期：ただちに．

2 クモ膜下出血

1）手術適応除外基準

- 最重症例（☞p63 の表 1「Hunt and Hess 分類」Grade V）で状態の改善がない場合

2）手術適応基準

重症でない例 ☞p63, 表1「Hunt and Hess 分類」Grade Ⅰ～Ⅲ	年齢・全身合併症・治療の難度などに制約がない場合
比較的重症例 ☞p63, 表1「Hunt and Hess 分類」Grade Ⅳ	年齢・動脈瘤の部位などにより考慮

3）手術方法：開頭による外科的治療，あるいは血管内治療．
4）手術時期：発症 72 時間以内（搬入時すでに出血後 72 時間を過ぎている場合では，遅発性脳血管攣縮の時期が過ぎるのを待ってから）．

3 脳梗塞

1）手術適応基準

一側大脳半球梗塞（中大脳動脈灌流領域を含む）	年齢 18～60 歳，NIH stroke scale（☞p528）＞15 で意識障害が軽度（覚醒しているか，簡単な刺激で覚醒），中大脳動脈領域の脳梗塞が 50% 以上か拡散強調 MRI で脳梗塞の範囲＞145 cm^3，発症後≦48 時間，のすべてを満たすとき．
小脳梗塞	水頭症による中等度の意識障害（昏迷），もしくは脳幹部圧迫による重度の意識障害（昏睡）．

2）手術方法

一側大脳半球梗塞（中大脳動脈灌流領域を含む）	硬膜形成を伴う外減圧術

小脳梗塞	水頭症に対して脳室ドレナージ，脳幹部圧迫に対して減圧開頭術

参考文献
1) 堀進悟(監)，並木淳(著):救急白熱セミナー 頭部外傷実践マニュアル．pp26-32，中外医学社，2014
2) Surgical Management of Traumatic Brain Injury Author Group：Guidelines for the surgical management of traumatic brain injury. Neurosurgery 58(3)：S7-46, 2006
3) 日本脳卒中学会脳卒中ガイドライン委員会(編):脳卒中治療ガイドライン2015. pp66, 155-159, 191-194, 協和企画，2015

(並木 淳)

11 胸腹部緊急手術の要否判断

1 概要

- 胸腹部外傷に関しては，☞p254，262を参照．本項では外傷以外の胸腹部緊急手術に関し，救急外来で遭遇する頻度が比較的高い疾患に限定して言及する．
- 患者の全身状態が非常に悪い場合でも，リスク・ベネフィットを考え，ベネフィットが大きい場合に行われるのが通常である．
- ここで言及する疾患の多くで，選択可能な治療法は緊急手術のみではない．治療方針決定には，採血結果や画像所見も重要であるが，それ以上に患者のバイタルサインや身体所見を重視すべきである．

2 緊急手術を要する可能性がある救急疾患

胸部	・気胸 ・血胸 ・大動脈解離	・大動脈瘤破裂 ・特発性食道破裂 ・感染性心内膜炎	・大量喀血 ・食道異物 ・心室自由壁破裂
腹部	・腹部感染症(虫垂炎，胆嚢炎，胆管炎，膵炎，腹腔内膿瘍) ・消化管穿孔・出血	・絞扼性イレウス ・ヘルニア嵌頓 ・腸管内異物 ・腹部大動脈解離	・腹部大動脈瘤腹腔内出血 ・上腸間膜動脈解離・閉塞症 ・異所性妊娠 ・卵巣茎捻転

3 手術理由による分類

1) 出血

- 止血を目的とした緊急手術．動脈性の出血ではIVRによる止血が試みられることも多い．

- 止血以外に感染のコントロール目的の手術操作も必要な場合には緊急手術が選択される.
- 動脈瘤破裂は症例によってステントグラフト内挿術が行われる場合もある.

2）感染
- 軽度の腹部感染症は保存的治療が選択される.
- 急性胆嚢炎のように穿刺ドレナージができる臓器もある.
- 急性胆管炎では経皮経肝胆管ドレナージ(PTCD)や内視鏡的経鼻胆道ドレナージ(ENBD)といったドレナージが行われる場合もある.
- 消化管穿孔や絞扼性イレウスも放置すれば敗血症に陥る.

3）その他

気胸	胸腔ドレーン挿入で緊急の状態が回避されることが多く，緊急手術になることはまれ.
感染性心内膜炎	救急外来で診断される場合は意識レベルや呼吸循環動態に異常があることが多いため緊急手術適応である可能性が高い. 感染コントロール目的もあるが，弁膜症による心不全や肺高血圧症，新規塞栓症を防ぐ意義もある.
大量喀血	出血性ショックに至らずとも窒息の危険性がある. 出血源が明らかで肺切除によりコントロールが可能と判断されれば手術適応となることがある.
腹部大動脈解離	下肢や臓器へ，上腸間膜動脈解離・閉塞症では臓器への血流障害により手術適応となることがある.
消化管異物	形状・大きさ・異物の種類によっては保存的治療が選択される. 自然排出が不能な(もしくは不能と考えられる)場合や，危険な場合(鋭利な異物，電池)には上部・下部消化管内視鏡での摘出が試みられるが摘出不能な場合に，手術が考慮される.
心室自由壁破裂で心タンポナーデを呈し切迫心停止の場合	心嚢ドレナージや心嚢開窓術もしくは救急室開胸のうえ心膜切開を要する. 胸部急性大動脈解離に伴う心タンポナーデでは血圧を上昇させ過ぎないように注意.

4 手術緊急度による分類
- 疾患別に分類できるものではないが一般的な分類を示す.
- いわゆる「閉塞性ショック(緊張性気胸や心タンポナーデなど)」は救急外来での処置が必要.

超緊急 (遅くとも 1時間以内)	• 出血性ショックを呈し呼吸循環動態が不安定であれば一刻を争う止血が必要である. • 出血性ショック以外でも,循環動態が安定せず,手術によってしか病状を改善しえない病態の場合は超緊急の手術適応である.
緊急 (数時間以内)	• 絞扼性イレウスや卵巣茎捻転のように,早期に手術を行えば機能を温存し臓器切除を免れる場合もある. • 感染の場合,一般的に出血の場合より緊急度は低いことが多い.敗血症に陥って(もしくは敗血症防止目的に)早期の感染巣コントロールが必要なこともある.

(栗原智宏)

第10章 救急医療関連事項

1 インフォームド・コンセント

POINT

- 医療におけるインフォームド・コンセント(informed consent)とは,「医療の一連の行為の中で, 医師が患者に十分な情報を与えて説明し, 患者がその説明を理解したうえで主体的に同意をすること」であり, 医療における意思決定の中軸と位置づけられる.
- 救急の現場では十分な説明をする時間がない中で医療行為をせざるをえないこともあり, 与えられた時間で適切な説明をする能力が求められる.

1 インフォームド・コンセントが強調される背景

- 真実を知る権利や自己決定権など, 患者の権利主張の高まり.
- 医師と患者のよりよい信頼関係の構築.
- 医療技術の高度化に伴い複数の治療法を選択しうるようになった.
- 患者の理解, 同意, 協力が治療上効果的と認識されてきた.
- インターネットの普及による患者のもつ医学知識・情報の増加.
- 説明義務違反は医療過誤訴訟の主要な争点の1つ.

2 インフォームド・コンセントが特に必要とされる場合

- 副作用の可能性が高い薬剤投与(rt-PA, 輸血など).
- すべての手術と麻酔.
- リスクを伴う治療手技(気管挿管, ベンチレーター, 中心静脈カテーテル挿入, 胸腔ドレーン挿入).
- 造影剤を使う検査やリスクを伴う検査(血管造影, 心臓カテーテル検査, 血管内治療, 造影CT, 造影MRI, 内視鏡検査, 腰椎穿刺など).

- HIV 検査，治験や臨床研究の協力依頼，予防接種(追加接種を含めて).

3 説明の範囲

- 傷病名，診断，病状
- 検査，治療法
- 検査・治療に伴う危険，苦痛の有無と程度
- それ以外に選択可能な治療方法との利害得失
- 予後

4 説明の仕方

- 医師・医療従事者と患者・家族との関係を良好に保つ努力が基本.
- 説明の目的を，医療者がまず整理しておく．目的の不明確な説明は患者に混乱を招く．
- 複数の選択肢がある場合，優先順位をもって選択肢を提示し，それぞれの利点，欠点を患者に説明したうえで，最善の処置を選択させる.
- 医学用語はできるだけ避け，平易な文章でわかりやすい説明を心がけ，患者が自由意思下に同意できるよう努力する．患者が理解，納得をせず，同意したのであれば，本来の意味での「同意」とは言いがたい．
- 「説明と同意」は原則文書で行われる．説明内容および説明を聞いた患者・家族の反応についてカルテに記録を残す必要がある．ただし緊急を要する場合(突然の心肺停止，出血性ショック，救急目的での緊急手術)には口頭で同意をとり事後に文書での手続きになることもある．
- 説明する医師以外の医師または看護師が同席して「説明と同意」の内容を確認することが原則であり，同席者は説明終了後，患者・家族に不明な点がないか再確認をすべきである．

5 インフォームド・コンセント施行上の問題点

- 「自分で選んで決めなさい」と急に言われても，自己決定権の行使に慣れない患者は戸惑うことが多い．
- 患者が「すべて医師に任せる」とか「説明を望まない」と言う場合でも，説明をして同意を得ることは必須であり，その旨の記録は必要．

- 患者の選択は，一般的に認められた医療の枠を破ったり，医師の道徳的信念を侵したりしてはならない．
- living will（生前発効遺言）：例えば，「回復の見込みがなくなった場合には延命処置をとらないでほしい」などの内容．本人の意思が明確であればそれを尊重すべきと考えられるが，立法化なしにその効力が認められるか否かは明らかではない．

6 例外の場合

1）緊急事態で，患者に説明して同意を得る時間的余裕がない場合

- 医師が施行する緊急の処置・手術は民法の緊急事務管理，刑法の緊急避難の条項により容認されると考えられる．ただし，基本的に「患者の生命，健康を維持・回復するのに必要な権限で，医学的に認められた正当な方法で行われる」ことが必要．

2）患者が未成年・精神障害・意識障害などのため，説明を受けて同意をするだけの判断能力がない場合

- 患者に代わって同意をするのに最も適当な法定代理人（親権者）に説明をして同意を求める．ただし法定代理人の同意は，本来は「説明と同意」とは相容れないものであり，患者の利益を保護するための配慮も必要．法定代理人がみつからないときには医師の判断で治療上最も優先される行為をとることはやむをえない．

3）悪性腫瘍など予後不良な傷病であり，それを説明することによって患者が治療上の悪影響を受けると考えられる場合

- ただし検査や治療によって重大な障害を招く危険性についてはこれに該当しない．

（宇田川和彦）

2 脳死判定基準

POINT

- 2010年に改正臓器移植法が施行され,本人の意思が不明の場合も家族の承諾で「脳死した者の身体」から移植目的に臓器を摘出することができることとなり,15歳未満の脳死患者からの臓器提供も可能となった.
- それまでの「臨床的脳死」という表現は多くの混乱と誤解を招いたことから,改正臓器移植法では「脳死とされうる状態」(厳密には「法に規定する脳死判定を行ったとしたならば,脳死とされうる状態」)と表現されることとなった.
- 「脳死とされうる状態」と判断した場合には,臓器提供の機会があることを家族に説明し,コーディネーターによる説明を聴くことに家族の承諾が得られた場合,日本臓器移植ネットワークに連絡する.ただし,法に基づき脳死と判定されるまでは,患者の治療に最善を尽くす.

1 改正臓器移植法の変更点

	改正前	改正後
親族への優先提供	見合わせる.	認める.
本人の意思表示	本人の書面による意思表示があり,かつ家族が拒まないまたは家族がない.	①本人の書面による意思表示があり,かつ脳死判定拒否の意思表示をしていない場合で,家族が拒まないまたは家族がない. または ②本人の意思が不明で,かつ,脳死判定拒否の意思表示をしていない場合で,かつ家族が脳死判定を書面により承諾する.
年齢	15歳以上.	15歳未満でも家族の書面による同意可能.
虐待への対応	規定なし.	虐待により死亡した児童からの臓器提供がないよう適切に対応.

2 法的脳死判定のまでの手順

1) 「脳死とされうる状態」と判定.
2) 本人が何らかの意思表示をしていたかを確認し,脳死判定拒否の意思表示がない場合には家族に臓器提供の機会があることを

説明する．
3) コーディネーターによる説明を聴くことに家族の承諾が得られた場合，ただちに日本臓器移植ネットワークに連絡する．
4) コーディネーターからの説明で家族の承諾が得られれば法的脳死判定が行われる．

3 「脳死とされうる状態」

1) 前提条件：下記のすべてを満たす．

(1) 質的脳障害による深昏睡，および自発呼吸を消失した状態．
- 自発呼吸消失は，中枢性呼吸障害により臨床的に無呼吸と判断され人工呼吸が必要な状態にあることをいい，必ずしも無呼吸テストを行う必要はない．

(2) 器質的脳障害の原疾患が確実に診断されている．
- 病歴，経過，検査(CT，MRI などの画像検査は必須)，治療などから確実な診断．

(3) 原疾患に対し行いうるすべての適切な治療を行っても回復の可能性がない．

2) 判定できない除外例

- 生後 12 週(在胎週数が 40 週未満の場合は，出産予定日から起算して 12 週未満)の者
- 急性薬物中毒による深昏睡と自発呼吸の消失
- 深部温が 32℃未満(6 歳未満では 35℃未満)
- 代謝性障害または内分泌性障害による深昏睡と自発呼吸の消失

3) 判定項目(☞ 5 「法的脳死判定の項目」で詳述)

- 深昏睡
- 瞳孔が固定し，瞳孔径が左右とも 4 mm 以上
- 脳幹反射(対光反射，角膜反射，毛様脊髄反射，眼球頭反射，前庭反射，咽頭反射，咳反射)の消失
- 平坦脳波

4 法的脳死判定

1) 前提条件

- 3 「脳死とされうる状態」の「1)前提条件」と同様．

2) 判定できない除外例

- 3 「脳死とされうる状態」の「2)判定できない除外例」に加えて，以下．

- 知的障害者などの，臓器提供に関し有効な意思表示が困難な者
- 被虐待児，または虐待が疑われる 18 歳未満の児童

- 収縮期血圧が 90 mmHg 未満の場合〔1 歳以上 13 歳未満では(年齢×2) + 65 mmHg〕未満,1 歳未満では 65 mmHg 未満〕

3) 生命徴候の確認
- 深部温が除外例に該当しない.
- 血圧が除外例に該当しない.
- 心拍,心電図の確認をして重篤な不整脈がない.

4) 脳死判定に必要な物品

・滅菌針または滅菌した安全ピンなど	・氷水(滅菌生理食塩液)100 mL 以上
・ペンライト	・50 mL 注射筒
・瞳孔径スケール	・膿盆
・綿棒または綿球	・喉頭鏡
・耳鏡	・気管内吸引用カテーテル
・外耳道に挿入可能はネラトンまたは吸引用カテーテル	・パルスオキシメーター
	・深部温が測定できる体温計

5 法的脳死判定の項目

- 下記 5 項目を,6 時間以上(6 歳未満では 24 時間以上)経過した時点で繰り返し,状態が変化せず不可逆的であることを確認する.第 2 回法的脳死判定ですべての項目が満たされた場合,法的脳死と判定する.死亡時刻は第 2 回目の判定終了時となる.

1) 深昏睡

- 判定は顔面への疼痛刺激(滅菌針または滅菌した安全ピンなどによる疼痛刺激,あるいは眼窩切痕部への指による強い圧迫刺激)により,全く顔をしかめない場合,JCS 300,GCS 3 で深昏睡と判定する.

- 注意事項

  - 頸部以下の刺激では脊髄反射による反応を示すことがあるので,刺激部位は顔面に限る.
  - 末梢性で両側性の三叉神経または顔面神経の完全麻痺が存在する場合は判定不能.
  - ▶脊髄反射,脊髄自動反射は脳死でも認められる.自発運動と判断に迷う場合は脳死判定を中止する.自発運動,除脳硬直,除皮質硬直,痙攣・ミオクローヌスは脳死では認められない.

2）瞳孔散大，固定の確認

- 室内の通常の明るさの下で測定し，左右瞳孔の最小径が 4 mm 以上（正円でない場合は最小径）であり，瞳孔が刺激に対して反応しない場合とする．経過中に瞳孔径が変化しても差し支えない．

3）脳幹反射消失の確認

対光反射	・縮瞳，瞳孔拡大や不安定な動きがないことを確認． ▶両側上眼瞼を同時に挙上して，両側瞳孔を観察する．一側瞳孔に光を照射し直接反射を，光を瞳孔よりそらせ一呼吸おいた後に再度照射し間接反射を観察する．これを両側で行う．
角膜反射	・瞬目，上下眼瞼などの眼周囲の動きがないことを確認． ▶一側上眼瞼を挙上する．綿棒，あるいは綿球先端をこより状として角膜を刺激し観察する．これを両側で行う．
毛様脊髄反射	・瞳孔散大，瞳孔の動きがないことを確認． ▶両側上眼瞼を同時に挙上して，両側瞳孔を観察可能にする．顔面に手指あるいは滅菌針や滅菌した安全ピンで痛み刺激を与え観察する．これを両側で行う．
眼球頭反射	・両方向への頭部回転で，両側眼球が固定し眼球の逆方向偏位がないことを確認． ▶両側上眼瞼を同時に挙上し，両眼を観察可能にする．患者の頭部を約 30°挙上し，正中位から急速に一側に回転させ，眼球が頭部の運動と逆方向に偏位するかを観察．これを左右両方で行う．
前庭反射	・眼球の偏位や動きがないことを確認． ▶耳鏡により両側外耳道に異物がないことを確認する（鼓膜損傷があっても検査可能）．患者の頭部を約 30°挙上し，耳の下に膿盆を当てる．両側上眼瞼を同時に挙上して，両眼を観察可能にする．一側の外耳道にカテーテルを挿入し，注射器で 20〜30 秒かけて 50 mL（6 歳未満では 25 mL）の氷水を注入する．5 分以上の間隔をおいて，対側も同様に検査を行う．
咽頭反射	・繰り返しの刺激にて，咽頭筋の収縮が認められないことを確認． ▶喉頭鏡を用いて十分に開口させる．吸引用カテーテルなどで咽頭後壁を刺激する．これを両側で繰り返し行う．
咳反射	・繰り返しの刺激にて，咳や胸郭の動きが認められないことを確認． ▶気管内チューブより十分長い吸引用カテーテルなどを挿入し，気管・気管支粘膜に機械的刺激を加える．これを繰り返し行う．

- 眼球や角膜の高度損傷や欠損がある症例においては「当面の間は脳死判定を行わない」こととなっている．

4）脳波活動の消失
- いわゆる平坦脳波（ECI）の確認．
- 10/20法による電極配置を用い，大脳を広くカバーするように取り付け，少なくとも4導出の同時記録を単極導出（基準電極導出）および双極導出で行う．各電極の距離は7 cm以上が望ましい．
- 心電図を同時に記録する．
- 標準感度 $10\,\mu V/mm$ 以上および高感度 $2.5\,\mu V/mm$ 以上の記録を必ず行う．
- 全体で30分以上の連続記録を行い，検査中に呼名（左右それぞれ大声で3回ずつ）および顔面への疼痛刺激（滅菌針での顔面皮膚刺激，あるいは強く眼窩切痕部を圧迫）を行う．
- 脳由来の電位がないECIであることを判定する．
- 法的脳死の判定にあたって聴性脳幹誘発反応の実施は必須ではないが，脳波検査に合わせて確認することが望ましいとされる．

5）自発呼吸消失の確認（無呼吸テスト）
- 1回目，2回目ともにほかの判定項目をすべて行ったあとに実施する．
- 実施前に酸素投与用カテーテル（吸引用カテーテルなど）を準備し，挿入した際にカテーテル先端が気管チューブ先端部分から気管分岐部直上の間に留置できるように何らかの方法で位置を確認しておく（6歳未満，もしくは6歳未満の体格に相当する小児では不要）．
- 実施には血圧・心拍数・SpO_2 のモニタリングが必要である．100%酸素で10分間の人工呼吸を行い，$PaCO_2$ が35～45 mmHgであることを確認する．
- 人工呼吸を中止し，事前に確認した位置へ酸素投与用カテーテルを挿入し（6歳未満，もしくは6歳未満の体格に相当する小児では気管チューブにTピースを接続し），これを通して6 L/分の100%酸素を投与する．
- 動脈血血液ガス分析を2～3分ごとに行い，$PaCO_2$ が60 mmHgを超えた時点で自発呼吸運動の有無を確認する．無呼吸が確認された時点で無呼吸テストを終了する．
- 実施中に低酸素血症，低血圧，著しい不整脈が認められた場合には中止する．いったん中止した場合には患者の状態が安定したあ

とに再度無呼吸テストを実施することは可能である．

参考文献
1）平成 22 年度厚生労働科学研究費補助金厚生労働科学特別研究事業「臓器提供施設における院内体制整備に関する研究」「脳死判定基準のマニュアル化に関する研究班」：法的脳死判定マニュアル．

(栗原智宏)

3 災害医療，DMAT

1 災害とは

定義	突然発生した異常な自然現象や人為的な原因により人間の社会的生活や生命と健康に受ける被害のこと．災害で生じた対応必要量(needs)の増加が通常の対応能力(resource)を上回った状態．
種類	自然災害(地震，台風，竜巻，津波，水害，土砂災害，噴火，干ばつ，感染症，飢餓)と人為災害(火災，爆発，交通機関の事故，建造物崩壊，毒劇物，放射能，テロ)に大別される．
災害サイクル	発災からの時間経過により超急性期，急性期，亜急性期，慢性期に分ける．

2 事業継続計画(BCP)

1）事故・災害に限らずあらゆるリスクに対して，重要業務を継続させる，あるいは中断しても許容時間内に許容水準に回復させるための取り組み．
2）病院の BCP は重要業務を絞り込むのが困難で，かつ災害時は需要が増え，求められる業務水準は高まるという特徴をもつ．災害拠点病院は BCP を整備することが義務づけられている．

3 DMAT

1）局地および広域災害において，災害・事故現場および被災地域にいち早く出動し，災害の超急性期から医療を提供するチーム(表1)．Disaster Medical Assistance Team の略．
2）防ぎえた災害死を減らすことを最大の目的として，阪神淡路大震災(1995 年)を契機に創設された．
3）日本 DMAT では医師 1 名，看護師 2 名，業務調整員(ロジスティクス)1 名がチームの基本構成である．

表1 DMATの活動

- 情報収集とEMISでの共有
- 本部活動
- 病院支援(診療支援)
- 現場活動(現場救護所,救助現場)
- 医療搬送(地域,広域)
- SCUにおける医療支援
- 病院避難支援
- 保健・公衆衛生学的活動
- その他

EMIS:Emergency Medical Information System(広域災害救急医療情報システム,(http://www.wds.emis.go.jp/)
SCU:Staging Care Unit(航空搬送拠点臨時医療施設)

表2 ABCDECrアプローチ

Airway(気道)	気道確保,気管挿管,輪状甲状靭帯切開
Breathing(呼吸)	酸素投与,胸腔ドレナージ,陽圧人工呼吸,気管内吸引
Circulation(循環)	直接圧迫止血,骨盤骨折の簡易固定,静脈路確保,薬剤投与
Dysfunction(中枢神経)	ABCの安定化
Environment(環境)	保温し低体温を避ける
Crush syndrome(圧挫症候群)	大量輸液と腎保護,高K血症の治療

4 CSCATTT(災害医療の基本コンセプト)

Command and Control(指揮・統制)	指揮命令系統がどうなっているか常に意識する.自チームだけでなく,他チーム,他組織の指揮命令系統も把握し,上層からの指示命令に従って行動する.
Safety(安全管理)	self(救助者個人),scene(現場),survivors(傷病者)の安全を確保してから活動を開始する.
Communication(情報伝達)	伝達する情報の内容,伝達手段(口頭,トランシーバー,無線,携帯電話,衛星電話,電子メール,ソーシャルメディア)を確立する.
Assessment(評価)	得られた情報を分析し,活動方針や具体的な活動戦略・戦術を立案する.
Triage(トリアージ)	災害時に発生する多数の傷病者に最善の医療を提供しなければならない状況で,傷病の緊急度や重症度を迅速に評価して,救出,現場治療,搬送の優先順位を決定する.
Treatment(治療)	災害時に現場で可能な安定化治療(処置)を表2に示す.ABCDECrアプローチという.

Transport（搬送）	搬送の優先順位/機関/手段，携行する資機材，傷病者のパッケージング方法を決定し，できるだけ早く傷病者を医療機関へ搬送する．

5 DMATが実施するトリアージ

1）トリアージが行われる条件

- 多数の患者や死者が同時に多数発生するような状況．
- 人的・物的に対応能力が不足しており，複数の患者の処置や搬送を同時に行えないために優先順位をつける必要がある状況．

2） わが国ではトリアージタッグが統一されており（図1），傷病者は以下の4段階に区分される．

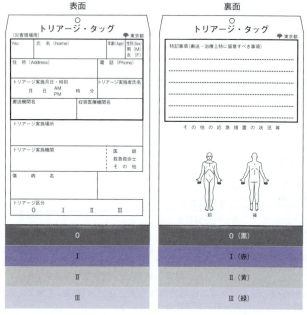

図1 トリアージタッグ

黒(区分0)	区分Ⅰ，Ⅱ，Ⅲ以外(救命困難もしくは死亡)
赤(区分Ⅰ)	緊急治療群
黄(区分Ⅱ)	非緊急治療群
緑(区分Ⅲ)	治療不要もしくは軽処置群

3) トリアージの場所や目的は各災害ごとに変わりうるが，繰り返して行うことが重要．一例として，START(Simple Triage and Rapid Treatment)法(図2)とPAT(Physiological and Anatomical Triage)法(図3)を示す．
- START法は一次トリアージで，傷病者を簡便な生理学的評価に基づいて各緊急度に迅速にふるい分ける方法．1人にかける時間は30秒以内が目標である．
- 引き続き行われるPAT法は二次トリアージで，迅速な治療につなげるために治療の優先順位を決めることが目的である．
- 近年ではSALT(Sort, Assess, Life saving interventions, Treatment and/or Transport)トリアージ(図4)も注目されている．

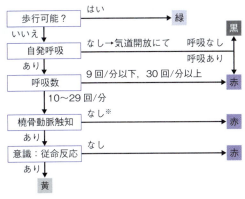

図2 一次トリアージ(START法)
※：脈の触知に加え，以下にあげる循環不全の徴候のいずれかを伴う場合．区分Ⅰ(赤)と判定することを妨げない．
1. 皮膚の蒼白，冷汗あり
2. 末梢動脈は触れるが微弱である
3. 頻脈(120回/分超)である

区分	評価内容	傷病状態/病態	優先順位の判断（トリアージ）
第1段階	生理学的評価	意識：JCS 10 以上，GCS 8 以下 呼吸：9 回/分以下または 30 回/分以上 脈拍：120 回/分以上または 50 回/分未満 血圧：収縮期血圧 90 mmHg 未満または 200 mmHg 以上 SpO_2：90% 未満 その他：ショック症状，低体温（35℃以下）	左記に該当する場合には，赤（区分Ⅰ）と判断する
第2段階	解剖学的評価	・（開放性）頭蓋骨骨折 ・頭蓋底骨折 ・顔面，気道熱傷 ・緊張性気胸，気管・気道損傷 ・心タンポナーデ，緊張性気胸 ・緊張性気胸，気管損傷 ・気胸，血気胸，フレイルチェスト ・開放性気胸 ・腹腔内出血・腹部臓器損傷 ・骨盤骨折 ・両側大腿骨骨折 ・頸髄損傷（四肢麻痺） ・デグロービング損傷 ・圧挫（クラッシュ）症候群 ・重要臓器・大血管損傷に至る穿通性外傷 ・専門医の治療を要する切断肢 ・専門医の治療を要する重症熱傷	左記に該当する場合には，赤（区分Ⅰ）と判断する
第3段階	受傷機転	・体幹部の挟圧 ・1 肢以上の挟圧（4 時間以上） ・爆発 ・高所墜落 ・異常温度環境 ・有毒ガスの発生 ・特殊な汚染（NBC）	左記に該当する場合には，一見軽症のようであっても黄（区分Ⅱ）と判断する
第4段階	災害時要援護者（災害弱者）の扱い	・小児 ・妊婦 ・基礎疾患のある患者 ・高齢者 ・旅行者 ・外国人（言葉の通じない）	左記に該当する場合には，必要に応じて黄（区分Ⅱ）と判断する
			上記以外を緑（区分Ⅲ）と考える

図3　二次トリアージ（PAT法）

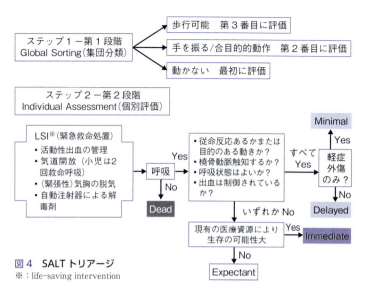

図4 SALTトリアージ
※:life-saving intervention

6 圧挫症候群(crush syndrome)

- 骨格筋が長時間圧迫(建造物や家具の下敷きになり,自力で脱出できないような状況)されることによる筋肉の虚血,そして救出により圧迫が解除されることによる再灌流障害の2つの機序で発症する.
- 筋区画内圧上昇(コンパートメント症候群)・横紋筋融解(急性腎障害,高K血症)・体液シフトによる循環血液量減少性ショックをきたす致死的な病態である.
- 救出前から細胞外液の大量輸液を行うことが重要で,救出後も尿量確保のための輸液と高K血症に対する治療が必須である.病院到着後は血液浄化療法を含めた集中治療が必要になることが多い.

7 マスギャザリング(mass gathering)

- 一定期間,限定された地域において,同一目的で集合した多人数の集団と定義される.イベントや各種スポーツ競技会,コンサート,花火大会が代表例で,群衆サイズによる定義は一定ではない.

- マスギャザリングへの医療支援の目的は傷病者へ早期に医療を提供することである．イベントごとにリスクファクターを評価し，リスクに応じた医療支援体制が求められる．医療機関・消防・警備組織同士の連携調整が不可欠である．
- 2020年の東京オリンピック・パラリンピックは代表的なマスギャザリングであり，救急災害医療に関わる各種団体がコンソーシアム(http://2020ac.com/)を組織し対応にあたる．

8 テロリズムへの対応

- 従来わが国では地下鉄サリン事件(1995年)の経験から，CBRNE〔シーバーン〕〔Chemical(化学兵器)，Biological(生物兵器/感染症)，Radiological(放射性物質)，Nuclear(核)，Explosive(爆発物)〕テロへの対応が強化されてきた．
- DMATは現状ではテロの現場に出動することはないが，今後体制が整備され，医療を展開する可能性もある．特に近年では爆発物・銃乱射・車両の暴走によるテロ(大量殺傷型テロ)が世界各地で頻発しており，爆傷・銃創への対応も迫られている．

参考文献
1) 日本集団災害医学会DMATテキスト改訂版編集委員会(編)：改訂第2版DMAT標準テキスト．へるす出版，2015

(渋沢崇行)

4 医療安全

1 医療安全の定義

- 医療安全とは，医療事故や紛争を起こさないための方策とともに，医療事故や紛争が起きた場合の対応策に取り組むことの2通りを含めることが多い．

2 医療安全の柱

患者の安全	・医療事故回避 ・納得できない治療回避	・人権侵害回避
第三者の安全	・第三者の精神障害者による暴力や迷惑の回避	・その他病院周辺住民への損害，迷惑回避

医療従事者の安全	・感染症や被曝などの回避 ・患者からの暴力回避 ・医療過誤，看護過誤などの回避	・患者からの過誤，人権侵害との指摘回避 ・患者からのその他法律違反指摘の回避
医療機関全体の安全	・医療事故による裁判への回避 ・マスコミへの情報漏洩の回避	・警察介入への回避 ・行政処分回避

3 背景

- 2007年に医療法および薬事法が改正.
- これまで病院と有床診療所に義務づけられていた医療安全管理体制が，無床診療所や薬局においても義務化された．また，新しく院内感染防止対策，医薬品安全使用および医療機器安全使用を確保するための体制の整備も義務化された．
- 2015年10月に医療事故調査制度が開始．

1) 厚生労働省令で求められている医療安全の確保

- 医療に係る安全管理のための指針を整備すること．
- 医療に係る安全管理のための委員会を開催すること．
- 医療に係る安全管理のための職員研修を実施すること．
- 医療機関内における事故報告などの医療に係る安全の確保を目的とした改善のための方策を講ずること．

2) 医療事故調査制度

- 医療事故が発生した医療機関において院内調査を行い，その調査報告を民間の第三者機関(医療事故調査・支援センター)が収集・分析することで再発防止につなげるための医療事故に係る調査の仕組みを，医療法に位置づけ，医療の安全を確保する制度．
- しかし,「秘匿性」と「不可罰性(非懲罰性)」が担保されないと,「医療安全」と「紛争解決(責任追及，説明責任)」を切り離すことはできないという声は多い．

4 医療安全のターゲット

- 医療事故調査制度から「身を守る」ためには，医療事故調査・支援センターへの報告対象を正しく選ぶことが必要である．
- 個人的な手技などによるヒューマンエラーは,「予期できるが予見できない一定の確率で必ず起きるもの」であり，これを評価するよりは「システムが機能していれば予防できた可能性が高い事故」というシステムエラーをターゲットにすることが医療安全・再発

表 1 事象発生後の対応

Ⅰ．有害事象(と思われる事象を含む)の発生時において
1) まずは，患者の救命処置を行う．
2) 引き続き患者の家族らへの連絡を行う
3) 可及的に速やかに，所属長，部門リスクマネージャー(RM)，医療安全管理室長(ジェネラルリスクマネージャー，GRM)へ報告する．

Ⅱ．医療安全管理室における事例検討
- 医療安全管理室においては，①当事者からの報告・情報を収集し，②病院長に報告する．そして収集された情報などから，③「重大」な事象であるかどうかの判断を院長・医療安全管理室長が下す．

Ⅲ．重大事象であると判断をした場合
- 院内事故調査委員会を招集する．
- 当事者からの報告などを元に院内事故調査委員会で検討・調査を行う．
- 患者・家族へ上記の医学的な状況を中心に丁寧な説明を行う．
- 上記の一連の事象については，議事録を作成する．
- 定例的に行われる医療安全管理・対策委員会(定例)へ報告する．

Ⅳ．重大事象と判断しない場合には，主治医・家族関係をそのまま維持しながら治療の続行を指示する

Ⅴ．医療安全管理・対策委員会の開催(定例)
- 定例の医療安全管理・対策委員会においては，①再発防止策の検討，②その院内への周知・徹底について議論される．③議事録に記載する，を実践する．

防止に役立つとして重要．

5 救急医学会の姿勢

- 日本救急医学会は「基本を貫く理念は professional autonomy などであり，日常的に我々が患者・家族と協働しながら行っている医療の，その延長上に院内での事故調査もあるなどというものです」として医療事故調査制度の設立に反対してきた．
- 救急医学会としては表1の流れを推奨している．

6 普段から実践すること

1) 医師賠償責任(医賠責)保険への加入

- 医療過誤が証明されたときに，患者に対し相応の賠償を行うとともに，医師に対しては経済的負担を軽減し，日常診療における安心の支柱となる．

2）義務化された医療安全研修会への出席

- 「医療従事者が安全に対する高い意識をもち，安全に医療を提供するための能力を向上させるよう図ることはとても重要なことである」として厚生労働省がすべての病院および病床を有する診療所の管理者に義務づけている．

3）情報のアップデート

(中谷宣章)

5 法医学的知識

POINT

- 異状死体と判断した場合は，医師個人が 24 時間以内に所轄警察署へ届け出を行う．
- 提供した医療に関連した予期しない死亡は，医療事故として病院の管理者が遅滞なく医療事故調査・支援センターへ報告を行う．
- 不診察での死亡診断書発行の例外規定について正しく理解する．

1 異状死体の届け出

医師法第 21 条（異状死体届け出の義務） 医師は，死体又は妊娠 4 月以上の死産児を検案して異状があると認めたときは，24 時間以内に所轄警察署に届け出なければならない．

- 上記の法律に基づき，異状死体の届け出を行う．異状死体の定義には明確な法律が存在しないため，基本的には，日本法医学会の異状死ガイドライン[1]（表1）を参考にする〔改正医療法（後述）との兼ね合いもあり，絶対ではない〕．
- 原則として，救急外来では，院外心停止，外因死（疑い含む），不詳の内因死はすべて所轄警察署へ届け出る（死亡診断書発行は診断できた内因死のみ）．
- 届け出の判断に迷う症例は，監察医制度のある地域では監察医務院の相談ダイヤルもしくは所轄警察署に，ない地域では所轄警察署に問い合わせを行う．

表1 日本法医学会の異状死ガイドライン

[1]外因による死亡(診療の有無,診療の期間を問わない)
- 不慮の事故(交通事故,転倒,転落,溺水,火災・火焰などによる障害,窒息,中毒,異常環境,感電・落雷,その他の災害),自殺,他殺,不詳の外因死.

[2]外因による傷害の続発症,あるいは後遺障害による死亡

[3]上記[1]または[2]の疑いがあるもの

[4]診療行為に関連した予期しない死亡,およびその疑いがあるもの
- 注射・麻酔・手術・検査・分娩などあらゆる診療行為中,または診療行為の比較的直後における予期しない死亡.
- 診療行為自体が関与している可能性のある死亡.
- 診療行為中または比較的直後の急死で,死因が不明の場合.
- 診療行為の過誤や過失の有無を問わない.

[5]死因が明らかでない死亡

(日本法医学会ホームページ http://www.jslm.jp/public/guidelines.html より)

表2 改正医療法に基づく患者死亡の際の報告の考え方

	医療に起因する※	医療に起因しない
予期なし	A	B
予期あり	C	D

※:疑いを含む

2 医療事故の報告

> **医療法第6条の10(医療事故報告の義務)** 病院,診療所又は助産所(以下「病院等」)の管理者は,医療事故(当該病院等に勤務する医療従事者が提供した医療に起因し,又は起因すると疑われる死亡又は死産であつて,当該管理者が当該死亡又は死産を予期しなかつたものとして厚生労働省令で定めるものをいう)が発生した場合には,厚生労働省令で定めるところにより,遅滞なく,当該医療事故の日時,場所及び状況その他厚生労働省令で定める事項を第6条の15第1項の医療事故調査・支援センターに報告しなければならない.

- 上記の法律に基づき,医療事故調査・支援センターへ医療事故の報告を行う.報告を行うのは医師個人ではなく,病院の管理者なので,医師個人は医療事故が起きた場合には院内での調査に協力する.
- 医療事故の定義は提供した医療に起因する(疑い含む)予期しない死亡(表2のA)である.医療事故には予期された死亡(表2のC)や死亡事例以外のアクシデント・インシデントや一般的な合併症は含まない.

- 医療事故は所轄警察署へ届け出る義務はない．
  ▶ 医療事故は，表1では[4]に含まれ，異状死体に分類されるが，新規施行された改正医療法に基づく報告を優先する．判断困難事例は医師個人ではなく病院単位として対応する．

3 不診察での死亡診断書発行の例外規定

- 医師による誤解釈が極めて多い規定なので，知識を整理したい．

> **医師法第19条 第2項（診断書交付の義務）** 診察若しくは検案をし，又は出産に立ち会つた医師は，診断書若しくは検案書又は出生証明書若しくは死産証書の交付の求があつた場合には，正当の事由がなければ，これを拒んではならない．

> **医師法第20条（診断書不診察交付の許容）** 医師は，自ら診察しないで治療をし，若しくは診断書若しくは処方せんを交付し，自ら出産に立ち会わないで出生証明書若しくは死産証書を交付し，又は自ら検案をしないで検案書を交付してはならない．
> <u>但し，診療中の患者が受診後24時間以内に死亡した場合に交付する死亡診断書については，この限りでない．</u>
>
> （下線は筆者）

- 上記の法律に基づき，医師には死亡診断書・死体検案書を発行する義務がある．
- 異状死体の届け出を行った場合は，所轄警察署の判断に委ねる．
  ▶ 監察医や法医学者による死体検案書の発行となる可能性．事件性がないと判断されれば臨床医が警察に死亡診断書発行を依頼される場合もあるが，監察医制度の有無により地域で異なる．
- **最終生前診察から24時間以内に死亡し，死因が診療中の疾病であれば，自ら死亡に立ち会わなくても死亡診断書を発行できる．**
  ▶ 医師法20条内下線部の例外規定．
- **自ら死亡確認を行った場合には，最終生前診察からの時間が24時間を超えていても死後診察が成立するため，死因が診療中の疾病であれば死亡診断書を発行することができる．**
- 異状死体の届け出とは全く別個の法律であるため，診療中の患者であっても死因が外因など診療中の疾病とは無関係な場合は異状死体として警察への届け出を要する．
- 診療中の患者には初診患者を含むため，救急外来での死亡でも死因が内因性の疾病と診断できた場合には死亡診断書を発行する．

- 同様の理由で入院後の経過時間も死亡診断書発行の可否にはまったく関係ない．**入院直後に死亡した初診患者でも死因が内因性の疾病と診断できた場合には死亡診断書を発行する．**

文献
1) 日本法医学会ホームページ http://www.jslm.jp/public/guidelines.html
2) 日本医療安全調査機構（医療事故調査・支援センター）ホームページ https://www.medsafe.or.jp/

（豊﨑光信）

6 感染対策

POINT

- すべての血液，体液は感染性があるとして直接接触することを避けるよう予防策を講じる（＝標準予防策）．
- 個人防護具を適切に使い自分の身を守る．
- 結核患者の救急搬送はまれではない．
- 針刺し事故に注意する．

1 救急外来の感染予防

- 救急医療現場では患者から十分な病歴聴取ができず，不十分な情報のまま侵襲的医療処置にあたることが多い．
- 一患者，一処置ごとの手洗いの励行．
- 個人防護具（PPEs：personal protective equipments）を適切に使い自分の身の安全を守る．
  ▶ PPEs＝キャップ，ゴーグル，フェイスシールド，マスク，ガウン，手袋，足袋など．
- PPEs の適切な着脱方法を理解する．
- 標準予防策に加えて，空気感染，飛沫感染，接触感染に対する感染経路別予防策が必要となる．
- 結核など空気感染の予防には N95 人工呼吸器マスクを使用する．
- 手袋のままキーボードなどさまざまな環境に触れない（病原体を拡散させるため）．
- 患者の診察・処置前後には必ず，流水と石鹸による手洗いおよび速乾性擦式手指消毒薬による手指衛生を図る．

- 特に注意を要する感染症として結核について述べる.

2 結核

- 結核患者が救急搬送されることはまれではない.
- 危険因子は高齢者,路上生活者,発展途上国外国人,医療関係者,結核既往歴.
- 免疫抑制状態〔免疫抑制薬投与中,ヒト免疫不全ウイルス(HIV)感染など〕.
- 喀血,数週間に及ぶ咳・微熱,全身倦怠感を訴えるときに疑う.
- 危険因子があれば,胸部 X 線撮影.浸潤影(上肺野主体,空洞形成は強く示唆)を認めたら,喀痰(採取不能時は胃液)の抗酸菌染色を至急に実施.
- 結核性髄膜炎・粟粒結核を見落とさない.
- 結核などの感染症患者は陰圧室での診察が望ましい.陰圧として重要なこととして以下が挙げられる(CDC ガイドラインより).

> - 独立空調として,換気回数,温度,湿度などの管理が行えること
> - 清掃しやすい構造である
> - 定期的にスモークテストなどにより空調の確認をする
> - 室内空気の再循環を行う場合は空調機に HEPA フィルターを設置する
> - 病室内空気圧の圧差 2.5 Pa 以上に維持

- 現場で働くスタッフ全員に関係することとして針刺し事故について述べる.

3 針刺し事故

- 救急医療の現場では処置で多忙なため,針刺し事故による血液感染の危険性が多い.

1) 予防法

- 手袋を装着し,針やメスを注意して扱う.感染症を有することがわかっている場合,シールド付きマスク,ガウンも適宜着用する.
- 使用した針はリキャップせず,専用容器に廃棄する.
- 真空注射器を用いて,採取した血液を別の容器に入れ替える操作を省く.
- B 型肝炎(HB)予防のため HB ワクチン接種を励行する.

2) 発生時の初期対応

- ただちに穿刺部周囲を圧迫し,血液を絞り出す.穿刺部を石鹸と

流水でよく洗う．
- 指導医に報告，指導医から患者に説明し血液検査の必要性につき理解を得る．
- 患者と医療従事者の血液検査を必要に応じてただちに行う．
  ▶ 検査項目

・HBs 抗原 ・HBs 抗体 ・HBe 抗原 ・C 型肝炎ウイルス(HCV)抗体 ・肝機能 ・脂質抗原試験(STS)	・梅毒病原体赤血球凝集反応 　(TPHA) ・成人 T 細胞白血病ウイルス 　(ATLV)抗体 ・HIV 抗体 ・HIV ウイルス量など

- 血液検査から感染の可能性を判断し，各ウイルスに対する予防投薬と経過観察を考慮する．

(安倍晋也)

資料

1 JCS と GCS

1 ジャパン・コーマ・スケール(Japan Coma Scale：JCS)

- 意識を覚醒という視点でとらえることで意識障害を評価する方法．意識清明は0と評価し，意識障害がある場合は，まずは覚醒の状態で大きく1桁～3桁の3段階に分けるが，開眼をもって覚醒と判断し，刺激を与えなくても覚醒している場合は1桁，刺激によって覚醒する場合は2桁，刺激しても覚醒しない場合は3桁とする．さらに各レベルを3段階に分け，計9段階に分類して評価する(3-3-9度方式)．

Ⅰ．刺激しないでも覚醒している状態(1桁の点数で表現) 　　(delirium, confusion, senselessness)	
大体意識清明だが，いま一つはっきりしない．	1
見当識障害がある(時，場所，人がわからない)．	2
自分の名前，生年月日が言えない．	3
Ⅱ．刺激をすると覚醒する状態(2桁の点数で表現) 　　(stupor, lethargy, hypersomnia, somnolence, drowsiness)	
普通の呼びかけで容易に開眼する．	10
大きな声または体をゆさぶることにより開眼する(開眼できない時は簡単な命令に応じる)．	20
痛み刺激を加えつつ呼びかけを繰り返すとかろうじて開眼する．	30
Ⅲ．刺激をしても覚醒しない状態(3桁の点数で表現) 　　(deep coma, coma, semicoma)	
痛み刺激に対し，はらいのけるような動作をする．	100
痛み刺激で少し手足を動かしたり，顔をしかめる．	200
痛み刺激に全く反応しない．	300

注) R：Restlessness(不穏状態)，I：Incontinence(失禁)，A：Akinetic mutism/ apallic state (無動性無言/失外套状態)
[例] 30R などと表す

2 グラスゴー・コーマ・スケール(Glasgow Coma Scale：GCS)

- 開眼，言語，運動の3項目について評価し，開眼は4段階，言語は5段階，運動は6段階に評価し，それらの合計点数で意識障害の重症度を判定する方法．重症であるほど点数は低く，最重症が3点で，3～15点までの13段階の評価となる．

評価項目	状態，反応		点数
E : eye opening (開眼)	自発的に開眼		4
	呼びかけにより開眼		3
	痛み刺激により開眼		2
	開眼しない		1
V : best verbal response (最良言語反応)	見当識あり		5
	混乱した会話		4
	不適当な発語		3
	理解不明の音声		2
	言語反応なし		1
M : best motor response (最良運動反応)	命令に応じて可		6
	(命令に応じない場合) 疼痛刺激に対し	疼痛部位への動きあり	5
		逃避反応	4
		異常な屈曲運動	3
		伸展反応(除脳姿勢)	2
		運動反応なし	1

(山口啓二)

2 改訂 長谷川式簡易知能評価スケール (HDS-R) と MMSE

- 救急患者からの病歴聴取に際し，近年急増している認知症の有無の評価は重要である．HDS-R[1]はわが国で広く用いられ，介護保険でも重視されている．一方，国際的には MMSE(Mini Mental State Examination)[2]が汎用されるため，われわれは両者を同時に採点できる表を使い，短時間で客観的な評価を行う場合もある．

HDS-R では 20 点以下を認知症，MMSE では 23 点以下を認知症とする．

HDS-R・MMSE

検査日： ____年__月__日__曜日
氏名： _____ 男 ・ 女　生年月日： ____年__月__日__歳
検査者： _____ 　　　　　　検査場所： _____

	質問	回答	HDS-R	MMSE
1	「お歳はいくつですか」（2年までの誤差は正答）		0　1	
2	「今日は何年ですか」	年	0　1	0　1
	「今日は何月ですか」	月	0　1	0　1
	「今日は何日ですか」	日	0　1	0　1
	「今日は何曜日ですか」	曜日	0　1	0　1
	「今の季節は何ですか」			0　1
3	「ここは何県ですか」			0　1
	「ここは何市ですか」			0　1
	「ここはどこですか」 5秒おいて「ここは家ですか，病院ですか，施設ですか」		0　1　2	0　1
	「ここは何階ですか」	階		0　1
	「ここは何地方ですか」			0　1
4	「私が今からいう言葉を覚えて繰り返して言って下さい」 「桜・猫・電車」「梅・犬・自動車」 「今の言葉は，後で聞くので覚えておいて下さい」		0　1 2　3	0　1 2　3
5	「100から順番に7を引いていって下さい」 　93　86　79　72　65		0　1　2	0　1　2 3　4　5
6	「私がこれからいう数字を逆から言って下さい」 「6・8・2」「3・5・2・9」		0　1 0　1	
7	「先ほど覚えてもらった言葉は何でしたか」 　ヒント　植物　動物　乗り物 自発正答2点，ヒント後正答1点		0　1　2 0　1　2 0　1　2	0　1 0　1 0　1
8	「これから5つの品物を見せます．それを隠しますので何があったか言って下さい」（相互に無関係な物）		0　1　2 3　4　5	
9	「知っている野菜の名前をできるだけたくさん教えて下さい」 0～5=0点，6=1点，7=2点，8=3点，9=4点，10=5点		0　1　2 3　4　5	
10	時計を見せながら「これは何ですか」 鉛筆を見せながら「これは何ですか」			0　1 0　1
11	「今からいう文を繰り返して言って下さい」 「みんなで力を合わせて綱を引きます」			0　1
12	「右手にこの紙を持って下さい」 「それを半分に折りたたんで下さい」 「そして私に下さい」			0　1 0　1 0　1
13	「この文を読んで，この通りにして下さい」			0　1
14	「この部分に何か文章を書いて下さい」			0　1
15	「この図形をそのまま書き写して下さい」			0　1
		合計得点		

13 「この文を読んで，この通りにして下さい」

「目を閉じてください」

14 「この部分に何か文章を書いて下さい．どんな文章でもかまいません」

15 「この図形を正確にそのまま書き写して下さい」

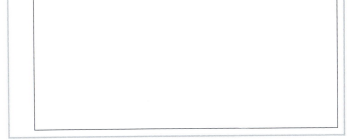

文献
1) 加藤伸司, 他：改訂長谷川式簡易知能評価スケール(HDS-R)の作成. 老年精神医学雑誌 2(11)：1339-1347, 1991
2) Mini Mental State Examination. Psychological Assessment Resourceses, Inc

(五十棲一男)

3 APACHE II

1 APACHE (Acute Physiology and Chronic Health Evaluation) II スコア

- 1985 年に Knaus らが開発した ICU 入室患者の予後予測・重症度評価の指標．同一疾患群では，スコアが重症度をよく反映する．

> APACHE II スコア ＝[A]＋[B]＋[C]
> [A]生理学的指標 12 項目を総和した acute physiology score (APS)
> [B]年齢評価ポイント (age points)
> [C]慢性疾患評価

[A] acute physiology score (APS)

生理学的指標	4	3	2	1	0	1	2	3	4
体温(℃)	<30	30〜31.9	32〜33.9	34〜35.9	36〜38.4	38.5〜38.9		39〜40.9	41≦
mean BP (mmHg)	<50		50〜69		70〜109		110〜129	130〜159	160≦
HR (/分)	<40	40〜54	55〜69		70〜109		110〜139	140〜179	180≦
RR (/分)	<6		6〜9	10〜11	12〜24	25〜34		35〜49	50≦
A-aDO$_2$ (FiO$_2$≧0.5のとき)					<200		200〜349	350〜499	500≦
PaO$_2$ (FiO$_2$<0.5のとき)	<55	55〜60		61〜70	71≦				
pH	<7.15	7.15〜7.24	7.25〜7.32		7.33〜7.49	7.5〜7.59		7.6〜7.69	7.7≦
Na(mEq/L)	<111	111〜119	120〜129		130〜149	150〜154	155〜159	160〜179	180≦
K (mEq/L)	<2.5		2.5〜2.9	3〜3.4	3.5〜5.4	5.5〜5.9		6〜6.9	7≦
Cr (mg/dL)				〜0.5	0.6〜1.4		1.5〜1.9	2〜3.4	3.5≦
Ht (%)	<20		20〜29.9		30〜45.9	46〜49.9	50〜59.9		60≦
WBC x1,000/mm^3	<1		1〜2.9		3〜14.9	15〜19.9	20〜39.9		40≦
意識	15 − GCS (Glasgow Coma Scale)								

[B] 年齢評価ポイント

年齢	0〜44	45〜54	55〜64	64〜74	75≦
age points(点)	0	2	3	5	6

[C] 慢性疾患評価

- 慢性疾患(肝硬変，重症心不全，呼吸不全，慢性透析患者，免疫不全)があった場合の緊急手術は 5 点，予定手術は 2 点，それ以

外は 0 点.

参考文献

1) Knaus WA, et al：APACHE Ⅱ：a severity of disease classification system. Crit Care Med 13(10)：818-829, 1985

(関根和彦)

4 SOFA スコア

- SOFA スコア(sequential organ failure assessment score)は臓器不全の重症度を system ごとに経時的に評価する指標[1]である. 当初, sepsis-related organ failure assessment の名で発表された[2]が, 現在は敗血症に限らず, 集中治療対象患者全般に適用されている.
- 集中治療室入室当日から「毎日算定する」のが特徴であり, 毎日測定される指標(バイタルサイン, 血液ガス分析, 血算, 生化学)を用いて各 system のスコアを出し, それらの合計点で表現する.

	0	1	2	3	4
呼吸器系 PaO_2/FiO_2(Torr)	>400	≦400	≦300	≦200 (呼吸補助下)	≦100 (呼吸補助下)
凝固系 血小板数(/μL)	>150,000	≦150,000	≦100,000	≦50,000	≦20,000
肝機能 ビリルビン(mg/dL)	<1.2	1.2〜1.9	2.0〜5.9	6.0〜11.9	>12.0
心血管系 低血圧の程度	低血圧なし	平均血圧 <70 mmHg	ドパミン≦5 または ドブタミン (用量問わず)	ドパミン>5 または アドレナリン ≦0.1 または ノルアドレ ナリン≦0.1	ドパミン>15 または アドレナリン >0.1 または ノルアドレ ナリン>0.1
中枢神経系 Glasgow Coma Scale	15	13〜14	10〜12	6〜9	<6

	0	1	2	3	4
腎機能 クレアチニン (mg/dL) または尿量	<1.2	1.2〜1.9	2.0〜3.4	3.5〜4.9 または <500 mL/日	>5.0 または <200 mL/日

注：血管作動薬は最低1時間以上投与された状態で評価すること（単位はμg/kg/分）．

計算例

呼吸器系	PaO$_2$＝88 Torr, FiO$_2$＝0.7 → P/F 比＝126	3点
凝固系	血小板数＝124,000/μL	1点
肝機能	ビリルビン＝2.2 mg/dL	2点
心血管系	ショックあり，ノルアドレナリン使用中．0.06μg/kg/分	3点
中枢神経系	GCS 8(E3VTM4)	3点
腎機能	クレアチニン＝1.8 mg/dL	1点
		計13点

quick SOFA(qSOFA)基準とは，2016年2月に発表された敗血症の定義と診断基準(Sepsis-3)[3]の中で，非ICU患者において敗血症を疑うきっかけとして用いる基準である．以下の3項目から構成され，2項目以上で敗血症を疑うとされている．

- 呼吸数≧22回/分
- 意識変容がある
- 収縮期血圧≦100 mmHg

文献
1) Vincent JL, et al：Use of the SOFA score to assess the incidence of organ dysfunction/failure in intensive care units：results of a multicenter, prospective study. Working Group on "sepsis-related problems" of the European Society of Intensive Care Medicine. Crit Care Med 26(11)：1793-1800, 1998
2) Vincent JL, et al：The SOFA(Sepsis-related Organ Failure Assessment) score to describe organ dysfunction/failure. On behalf of the Working Group on Sepsis-Related Probrems of the European Society of Intensive Care Medicine. Intensive Care Med 22(7)：707-710, 1996
3) Singer M, et al：The third international consensus definitions for sepsis and septic shock (Sepsis-3). JAMA 315(8)：801-810, 2016

（渋沢崇行）

5 TIMI リスクスコア

- TIMI リスクスコアは非 ST 上昇型急性冠症候群(NSTE-ACS)における予後予測に用いられるリスクスコアである．同じく予後予測に用いられる GRACE リスクスコア，PURSUIT リスクスコアと比較して，簡便であるという利点がある．
- 以下の 7 項目に当てはまる場合それぞれ 1 点として合計点数を算出する(0〜7 点)．

  - 年齢(65 歳以上)
  - 冠危険因子(家族歴，高血圧，糖尿病，喫煙)3 個以上
  - 既知の冠動脈有意狭窄(>50%)
  - 心電図における 0.5 mm 以上の ST 変化
  - 24 時間以内に 2 回以上の狭心症症状の存在
  - 7 日以内のアスピリンの服用
  - 心筋マーカーの上昇

TIMI リスクスコア	14 日以内の全死亡，心筋梗塞(新規または再発)，血行再建を要する再発性の重症心筋虚血の発生率
0〜1	4.7%
2	8.3%
3	13.2%
4	19.9%
5	26.2%
6〜7	40.9%

〔Antman EM, et al：The TIMI risk score for unstable angina/non-ST elevation MI：A method for prognostication and therapeutic decision making. JAMA 284(7)：835-842, 2000〕

(吉澤 城)

6 ISS(Injury Severity Score)

- ISS は重度外傷患者の予後推定や重症度評価のための指標(表 1)．
- 外傷の程度を 6 段階[注1]で解剖学的に評価する AIS〔Abbreviated

注 1) 6(maximum)は即死で実質的に救命不可のため，本書掲載時には省略した．

表1 ISSと死亡率

ISS	～15	16～25	26～30	31～45	46～60
死亡率(0～69歳)	<5%	7～25%	10～35%	20～70%	70%～
死亡率(70歳以上)	10～15%	20～45%	45～70%	70～100%	

〔Baker SP, et al：The injury severity score. J Trauma 14(3)：187-196, 1974 より〕

表2 頻度の高い外傷のAIS

AIS	1 minor	2 moderate	3 serious	4 severe	5 critical
頭頸部		脳震盪，頭蓋冠骨折	外傷性クモ膜下出血，脳挫傷(≦4 cm)，頭蓋底骨折	脳挫傷(>4 cm)，ASDH・AEDH≦1 cm, midline shift>5 mm，頸髄不全麻痺	ASDH・AEDH>1 cm，脳幹損傷，DAI，頸髄完全麻痺(C4以下)
顔面		Le Fort I/II型骨折，頬骨骨折，眼窩骨折※2	Le Fort III型骨折	上顎骨骨折(出血>20%)	
胸部		2/3本の肋骨骨折※1	片側肺挫傷，血気胸，4本以上の片側肋骨骨折※1	両側肺挫傷，縦隔血腫，両側4本以上の肋骨骨折※1，胸髄不全麻痺	緊張性気胸，胸髄完全麻痺
腹部		実質臓器損傷(I～II)，腰椎骨折(小)	実質臓器損傷(IIIa)，腸管穿孔，腰椎骨折(大)	実質臓器損傷(IIIb)，腸管断裂，腰髄不全麻痺	実質臓器高度血行断裂，腰髄完全麻痺
四肢・骨盤		鎖骨骨折，骨盤骨折※2，長管骨骨折※2	大腿骨骨折(頸部を含む)，恥骨結合離開	後腹膜血腫ありの骨盤骨折(出血≦20%)	後腹膜血腫ありの骨盤骨折(出血>20%)
体表	挫傷・挫創	出血創(出血≦20%)	出血創(出血>20%)		

ASDH：acute subdural hematoma，AEDH：acute epidural hematoma，DAI：diffuse axonal injury
※1：血・気胸がある場合は+1
※2：開放/転位/粉砕骨折がある場合は+1
〔日本外傷学会，他(監)：AIS90 update 98 日本語対訳版．へるす出版，2003〕
＊：日本外傷データバンクは，現在AIS 90 updateに基づくが，近々AIS2005 update 2008(日本語対訳版：へるす出版，2017)に変更の見込み．

Injury Scale(表2)〕を用いて6領域を評価し，上位3領域においてAISの2乗値を総和して算出する．通常，ISS 16以上が重度外傷(major trauma)と呼ばれる．

- 年齢, ISS, 生理学的重症度指標であるRTS(revised trauma score)から予測生存率(probability of survival：PS)が求められる.
- 正確なISSの評価には十分な観察期間と各種診断法(画像検査, 手術所見など)が必須. 初療時, 来院時心肺停止, 来院早期の死亡, 外傷が見逃された場合などでは, ISSは過小評価されやすい.

(関根和彦)

7 酸・塩基平衡異常に関する計算式

- 動脈血採血は必須ではないが参考として以下に示す(表1, 2).

表1 血液ガスの基準値

		pH	pCO_2(mmHg)	$[HCO_3^-]$mEq/L
基準値	動脈血	7.37〜7.43	36〜44	22〜26
	静脈血	7.32〜7.38	42〜50	23〜27

表2 血液ガスの読み方

Step1	pHからacidemiaかalkalemiaかを判定.
Step2	Step1とHCO_3^-とpCO_2から一次性の病態(代謝性アシドーシス/アルカローシス, 呼吸性アシドーシス/アルカローシス)を挙げる.
Step3	アニオンギャップ(AG)を計算する. $AG = [Na^+] - ([Cl^-] + [HCO_3^-])$　　正常：12 ± 2 mEq/L 低アルブミン血症がある場合は補正が必要 補正AG＝測定AG＋2.5×(4.4－血清アルブミン値)
Step4	下表を参考に代償反応を評価する. 代償機構が正常でない場合は, それも一次性の変化に挙げる. 補正$[HCO_3^-]$＝実測$[HCO_3^-]$＋(12－補正AG) を計算し, 異常であれば, それも一次性の変化に挙げる.
Step5	病歴・現症と併せて, 原因について考察する(表3).

一次性の病態		代償性変化の範囲		代償範囲の限界値
代謝性	アシドーシス	$\Delta pCO_2 = (1〜1.3) \times \Delta [HCO_3^-]$		$pCO_2 = 15$ mmHg
	アルカローシス	$\Delta pCO_2 = 0.6 \times \Delta [HCO_3^-]$		$pCO_2 = 60$ mmHg
呼吸性	アシドーシス	急性	$\Delta [HCO_3^-] = 0.1 \times \Delta pCO_2$	$[HCO_3^-] = 30$ mEq/L
		慢性	$\Delta [HCO_3^-] = 0.35 \times \Delta pCO_2$	$[HCO_3^-] = 42$ mEq/L
	アルカローシス	急性	$\Delta [HCO_3^-] = 0.2 \times \Delta pCO_2$	$[HCO_3^-] = 18$ mEq/L
		慢性	$\Delta [HCO_3^-] = 0.5 \times \Delta pCO_2$	$[HCO_3^-] = 12$ mEq/L

表3 酸・塩基平衡異常の原因

代謝性アシドーシス	AG正常（高Cl⁻性）	HCO₃⁻の喪失	消化管	下痢，回腸導管
			腎	近位尿細管性アシドーシス，炭酸脱水酵素阻害薬（アセタゾラミド）
		腎でのH⁺排泄障害，NH₃産生障害		遠位尿細管性アシドーシス，高K血症性代謝性アシドーシス，腎不全（〜中期）
		尿中陰イオン喪失		DMケトアシドーシス（β hydroxybutyrate），トルエン中毒（排泄された場合）
		Cl⁻過剰負荷		大量の輸液負荷，セベラマー投与，陽イオンギャップの高いアミノ酸製剤
	AG開大	不揮発性酸の産生増加と蓄積	内因性物質の代謝によるもの	L乳酸アシドーシス（ショック，痙攣，敗血症），D乳酸アシドーシス（抗菌薬，短腸症候群），ケトアシドーシス（糖尿病，アルコール，飢餓），末期腎不全
			外因性物質によるもの	メタノール，エチレングリコール，サリチル酸，トルエン（蓄積した場合）
代謝性アルカローシス		酸（H⁺）の喪失	消化管からの喪失	嘔吐，胃液吸引
			尿中への喪失	鉱質コルチコイド過剰，利尿薬，高Ca血症
			H⁺の細胞内への移行	低K血症
		HCO₃⁻の投与		大量の輸血（クエン酸），NaHCO₃の投与
		濃縮性アルカローシス		

- 一次性の変化（病的）と二次性の変化（生理的代償）を区別する．
- Step 1〜4で一次性の病態を挙げ，Step 5で原因を考察する．
- 注意点として，pHが正常域である酸・塩基平衡異常が存在すること，一次性の病態変化が1つとは限らないこと，が挙げられる．

（吉澤 城）

8 NIH Stroke Scale (NIHSS)

1 評価上の注意と意義

- 評価上の注意：リストの順に施行し各項目施行直後に結果を記載．評価の変更，推測や患者誘導による評価は不可．
- 各評価項目の合計点数が脳卒中の重症度の指標．点数が高いほど

重症(0〜40点).

- アルテプラーゼ静注療法施行の際の必須の検査項目.点数が高い場合には頭蓋内出血のリスクが高くなり,「NIHSS 26点以上」は慎重投与項目の中でも特にリスクの高いとされる4項目の1つ.

評価項目	評価法	ポイント
1a 意識水準	初めに患者を観察し,覚醒していない場合は,「声かけ」,「痛み」と刺激強度を上げて評価. 0:完全に覚醒.的確に反応. 1:簡単な刺激で覚醒し,応答,反応. 2:繰り返し刺激や強い刺激で覚醒. 3:完全に無反応.	・気管内挿管,言語的障壁,口腔外傷があり話せない場合には,患者の反応で評価. ・反射的運動,自律的反応以外には全く運動を呈さない場合のみ3点.
1b 意識障害 [質問]	「今月の月名」「年齢」を尋ねる. 0:2問とも正解 1:1問のみ正解 2:2問とも不正解	・最初の応答のみで評価(ヒントを与えてはならない). ・近似した答えは不正解と評価. ・失語症または昏迷は2点,その他の問題のために話せない場合は1点.
1c 意識障害 [従命]	「目の開閉」を命じ,続いて「手を握る・開く」を命じる. 0:両方とも可能 1:一方のみ可能 2:両方とも不可能	・手が使えない場合は,適当な1段階命令に置き換える. ・命令に反応しないときはパントマイムで示してみせる. ・最初の企図のみを評価. ・昏睡などで評価不能の場合は2点. ・実行しようとする企図がみられるが,筋力低下のために完遂できないときは可能と評価.
2 最良の注視	随意的あるいは反射的(oculo-cephalic)眼球運動を評価. 0:正常 1:部分的注視麻痺 2:「人形の目」手技で克服できない固定した偏視や完全注視麻痺	・水平眼球運動を検査. ・随意的評価が難しい場合(意識障害,失語,視野視力障害など)には,眼球頭位反射(「人形の目」手技)で評価. ・共同偏視を有するが,随意的あるいは反射的にこれを克服できれば1点. ・単一の末梢性脳神経(Ⅲ,Ⅳ,Ⅵ)麻痺は1点.

評価項目	評価法	ポイント
3 視野	単眼ずつ両眼の視野を検査.片眼を隠し,視野を右上・下,左上・下に4分割し,それぞれの領域で検者の指を動かして,指が動いているか答えてもらう(対座法). 0:視野欠損なし 1:部分的半盲 2:完全半盲 3:両側性半盲(皮質盲含む)	• 一側眼が盲の場合は健常側の視野を検査. • 患者を励ましてもよい. • 動いている指のほうを適切に向く場合は正常と評価. • 意識障害時は開眼していればthreat(4方向から眼球をつつくような動作を行って反応をみる)で評価. • 眼外傷,眼帯,病前からの盲や視力障害がある場合は反射的眼球運動で評価. • どのような理由であっても全盲は3点. • 1/4盲を含む明らかな左右差が認められた場合や,共同偏視があっても随意的,反射的に克服できれば1点. • この時点で両側同時刺激を施行(視覚の消去現象確認).
4 顔面麻痺	歯を見せる・笑う動作を行わせ,次いで額によせる動作をさせて評価(口頭かパントマイムで命令). 0:正常 1:軽度の麻痺 2:高度の麻痺 3:完全麻痺	• 顔面外傷,気管内挿管,包帯,あるいはほかの身体的障壁のため顔面が隠れているときは,できるだけこれらを取り去って検査. • 意識障害時や理解力のない患者では痛み刺激に対する渋面の左右差で評価し,反応が全くなければ3点. • 末梢性顔面神経麻痺は3点,部分麻痺は2点,正常でない場合は1点.
5 上肢の麻痺(左)	手掌を下側にして,坐位なら上肢を90°,仰臥位なら45°に挙上・保持させ,カウントをとりながら評価. 0:下垂なし(10秒間保持可能) 1:挙上・保持可能だが10秒以内に下垂 2:挙上・保持ができない 3:重力に抗する動きがみられない 4:全く動きがみられない	• 必ず手掌を下側にさせる(上肢バレーとは異なる). • 非麻痺側から順に一側ずつ両上肢を検査. • 失語症患者には声やパントマイムで示す. • 10秒以内に下垂すれば1点,完全にベッド上に落ちれば2点,即座にベッド上に落ちれば3点.

評価項目	評価法	ポイント
上肢の麻痺(右)	上肢の麻痺(左)に同じ	上肢の麻痺(左)に同じ
6 下肢の麻痺(左)	仰臥位で下肢を30°に挙上・保持させ,カウントをとりながら評価. 0:下垂なし 1:5秒以内に下垂 2:重力に抗するが落下 3:重力に抗せず即座に落下 4:全く動きがみられない	・必ず仰臥位で30°で行う(Mingazziniとは異なる). ・非麻痺側から順に一側ずつ両下肢を検査. ・失語症患者には声やパントマイムで示す. ・5秒間以内に下垂すれば1点,完全にベッド上に落ちれば2点,即座にベッド上に落ちれば3点.
下肢の麻痺(右)	下肢の麻痺(左)に同じ	下肢の麻痺(左)に同じ
7 運動失調	開眼で検査し,指-鼻-指試験,踵-膝試験を両側(計4肢)で評価. 0:なし,理解力のない患者,片麻痺の患者 1:1肢にあり 2:2肢にあり(片側上下肢含む)	・視野障害がある場合は健常側で評価し,全盲の場合は伸展位から鼻に触れさせることで評価. ・理解力のない患者,片麻痺の患者は0点. ・筋力低下の存在を割り引いても存在するときのみ運動失調ありと評価.
8 感覚	知覚または検査時の痛みに対する渋面で評価するが,意識障害や失語症患者では痛み刺激からの逃避反応をみる. 0:正常 1:軽度から中等度の障害 2:高度の障害	・半側感覚障害を正確に調べるため,できるだけ多くの身体部位(前腕,下肢,体幹,顔面)を検査. ・脳血管障害による感覚障害のみ評価. ・重篤あるいは完全な感覚障害が明白な場合,脳幹部障害で両側の感覚障害がある場合は2点. ・無反応あるいは四肢麻痺の患者,昏睡患者は2点. ・全く正常(0点)と全くわからない(2点)の中間はすべて1点.

評価項目	評価法	ポイント
9 最良の言語	絵カード，呼称カード，文書カードを使用．絵カードの中で起こっていることを尋ね，呼称カードの中の物の名前を言わせ，文章カードを読ませる．これらの反応と，これ以前の検査から失語を評価． 0：失語なし 1：軽度から中等度の失語（意思疎通は可能） 2：高度の失語（意思疎通が困難） 3：無言，全失語	・視覚障害のために検査ができないときは，手の中に置かれた物品の同定，復唱，発話を命じる． ・挿管されている患者は書字を検査． ・昏睡患者，有効な発語や聴理解が全く認められない場合は3点． ・昏迷や非協力的患者では，患者が完全に無言か，1段階命令に全く応じない場合にのみ3点． ・コミュニケーションがすべて断片的で，聞き直しや推測が必要で，患者の反応で答えを同定できなければ2点． ・明らかな流暢性・理解力の障害があり，課題に対する会話は困難だが，反応から答えを同定できれば1点．
10 構音障害	これ以前の検査から構音を評価． 0：正常 1：軽度から中等度の障害（理解可能） 2：高度の障害（理解不能）	・言語の評価を行うことを伝えてはならない． ・失語症の場合は自発語の構音の明瞭さを評価． ・全失語・昏睡で評価不能の場合は2点．
11 消去現象と無視	これ以前の検査から無視を評価． 0：異常なし 1：視覚，触覚，聴覚，視空間または自己身体に対する不注意，あるいは1つの感覚様式で2点同時刺激に対する消去現象 2：重度の半側不注意，あるいは2つ以上の感覚様式に対する消去現象	・視野検査での両側同時刺激で消去現象があれば1点． ・重篤な視覚異常がある場合には，体性感覚による2点同時刺激を行い，消去現象がなければ正常と評価． ・失語があっても両側に注意を向けているようにみえる場合は正常と評価． ・視空間無視や病態失認の存在は無視ありと判断． ・無視は存在した時のみありと評価． ・昏睡は2点，評価不能な場合は0点と評価．
合計点：	患者氏名：　　　　　評価日時：	評価者：

（山口啓二）

9 クモ膜下出血の重症度分類

1 Hunt and Kosnik の分類(1974)

- 患者の重症度を評価し,早期手術が可能かどうかを判断.

Grade	症状・意識状態
0	未破裂の動脈瘤
I	無症状か,最小限の頭痛および軽度の項部硬直を認める
Ia	急性の髄膜あるいは脳症状はないが,固定した神経学的失調を認める
II	中等度から強度の頭痛,項部硬直を認めるも,脳神経麻痺以外の神経学的失調を認めない
III	傾眠状態,錯乱状態,または軽度の巣症状を認める
IV	昏迷状態で,中等度から重篤な片麻痺があり,早期除脳硬直および自律神経障害を伴うこともある
V	深昏睡状態で除脳硬直を示し,瀕死の様相を示すもの

2 WFNS(World Federation of Neurological Surgery)の分類(1988)

- 「意識レベル」と「局所神経症状の有無」にて評価.

Grade	GCS	主要な局所神経症状(失語あるいは片麻痺)
I	15	なし
II	14〜13	なし
III	14〜13	あり
IV	12〜7	有無は不問
V	6〜3	有無は不問

(前谷和秀)

10 緊急時の髄液検査

- 手技については☞p431 参照.
- **目的**:脳脊髄液を採取し,中枢神経の感染・非感染疾患の診断を行うこと.
- **適応**:①髄膜炎,脳炎といった中枢神経感染症,②クモ膜下出血(特に病歴からクモ膜下出血が強く疑われるが,CT や MRI ではっきりしない場合).

- **禁忌**：頭蓋内圧亢進時，血小板数低値・出血傾向，硬膜外膿瘍(穿刺部付近)など．
- **色調**
  - ▶ 水様透明：正常．
  - ▶ 血性：あれば，クモ膜下出血と traumatic tap が鑑別に挙がる．
  - ▶ キサントクロミー(血清様の黄色)：赤血球に由来する間接ビリルビンの色調．または高濃度の蛋白による変化．脳炎・髄膜炎・脳出血・クモ膜下出血，脳脊髄腫瘍のいずれでもみられる．
  - ▶ 混濁：細胞数増加を示し，髄膜炎を示唆する．
- **圧**：正常は50〜180 mmCSF であり，200 mmCSF 以上なら脳圧亢進があるので髄液採取は最少必要量にとどめる(圧棒中の髄液のみを採取し，ただちに外筒を抜去，ガーゼで穿刺部の皮膚を強く圧迫する)．髄膜炎・脳炎・クモ膜下出血のいずれでも上昇する．
- **細胞数**：正常は5/mm³ 以下であり，増加は髄膜炎・脳炎と判断する．細菌性髄膜炎では 1,000〜5,000/mm³ になることが多い．
- **細胞分画**：正常は単核球優位である．多核球優位は細菌性髄膜炎を示唆するが，ウイルス性髄膜炎でも初期には多核球優位になることがある．
- **糖**：同時血糖の60%以下が異常値であり，40%以下の場合は細菌性髄膜炎が強く疑われる．ウイルス性髄膜炎の場合は低下しない．
- **蛋白量**：正常は 45 mg/dL 以下であり，種々の原因で上昇する．
- **細菌検査，細菌培養，PCR，ウイルス抗体価**：グラム染色は簡易で迅速に結果が得られる検査であり，髄膜炎を疑うすべての患者に推奨される．細菌性髄膜炎を疑った場合には，髄液培養に加えて血液培養を行うことが強く推奨される．その他の検査に関しては，可能であれば行う．
- 細菌性髄膜炎を疑った場合，上記検査を行うことで治療開始が1時間以上遅れるときには，各種検査を省略し，年齢とリスクに応じた推奨抗菌薬の投与を行う(☞日本神経学会『細菌性髄膜炎の診療ガイドライン』)．

(松岡 義)

11 慢性呼吸器疾患における息切れの程度の分類

- わが国では，主に Fletcher-Hugh-Jones 分類が用いられてきたが，最近は MRC 息切れスケールも用いられるようになってきている.

1. Fletcher-Hugh-Jones 分類（笹本により改変）

Ⅰ度	同年齢の健康者と同様に労作ができ，歩行，階段の昇降も健康者並みにできる.
Ⅱ度	同年齢の健康者と同様に歩行できるが，坂や階段の昇降は健康者並みにできない.
Ⅲ度	平地でさえ健康者並みには歩けないが，自分のペースでなら(1.6 km 以上)歩ける.
Ⅳ度	休みながらでなければ(50 m 以上)歩けない.
Ⅴ度	会話，着物の着脱にも息切れがする．息切れのため外出できない.

2. MRC（British Medical Research Council）息切れスケール

Grade 0	息切れを感じない.
Grade 1	最強度の運動で息切れを感じる.
Grade 2	平地を急ぎ足で移動する，または緩やかな坂を歩いて登るときに息切れを感じる.
Grade 3	平地歩行でも同年齢の人より歩くのが遅い．または自分のペースで平地歩行していても息継ぎのため休む.
Grade 4	約 100 ヤード(91.4 m)歩行したあと息継ぎのため休む，または数分間，平地歩行したあと息継ぎのため休む.
Grade 5	息切れがひどくて外出ができない．または衣服の着脱でも息切れがする.

（清水千華子）

12 脂肪塞栓症候群の診断基準

- 全身の微小血管が非乳化脂肪滴で閉塞し，血管炎が惹起される結果多彩な臨床症状を呈する症候群で，肺では肺高血圧症と ARDS の複合病態を呈する．
- 原因・誘因は長管骨骨折，多発骨折が代表的で，その他整形外科的手技，脂肪吸引術，胸骨圧迫，肝臓・皮下組織の外傷，全身性エリテマトーデス(SLE)，鎌状赤血球症(急性胸部症候群)，サラセミア，Sjögren 症候群，膵炎，糖尿病，急性骨髄炎，骨粗鬆症，脂肪肝，ウイルス性肝炎，てんかん，熱傷，減圧症，奇形腫，輸血，中心静脈栄養などが知られている．
- 一般血液検査では血小板減少を認めることが多く，低 Ca 血症を呈する場合もある．気管支肺胞洗浄液中に脂肪滴含有肺胞マクロファージが多数存在した場合は，診断の一助となる．
- 経食道超音波にて血液中の脂肪滴が観察可能とする報告があるが，一般的でない．画像検査では胸部 X 線上両側性に肺野末梢，肺底部主体の淡い陰影(snowstorm)，胸部 CT 上両側性すりガラス状陰影，頭部 MRI で大脳深部白質・基底核・脳梁・脳幹・小脳に散在性の T_1 強調画像上の低吸収域，T_2 強調，diffusion 画像上の高吸収域を認めることがある．
- わが国における診断には，Gurd らが 30 例をもとに作成した診断基準に自験 7 例を加えて鶴田らが作成した試案(鶴田試案)が今も用いられる[1]．大基準 2 項目以上もしくは大基準 1，中・小基準 4 以上で臨床的脂肪塞栓と診断し，中基準 1，小基準 4 以上で疑症とする．
- この試案に加えて，右室負荷所見(心電図，断層心臓超音波)も重視すべきである．
- 治療は他の ARDS に準じる．

大基準	①点状出血(網膜病変を含む) ②胸部 X 線，胸部 CT 上の肺病変("snowstorm effect") ③頭部損傷と関連づけがたい中枢神経症状(昏迷状態など)
中基準	①低酸素血症(PaO_2<70 Torr) ②ヘモグロビン値低下(Hb<10 g/dL)

小基準	①頻脈 ②発熱 ③尿中脂肪滴出現 ④血小板減少	⑤血沈の亢進 ⑥血清リパーゼ値上昇 ⑦血中遊離脂肪滴出現

文献
1) 鶴田登代志, 他:脂肪塞栓の臨床診断. 日本災害医学会誌 20(9):456-463, 1973

(清水千華子)

13 食道・胃静脈瘤内視鏡所見記載基準

	食道静脈瘤(EV)	胃静脈瘤(GV)
占居部位 (L:location)	Ls :上部食道にまで認められる静脈瘤 Lm:中部食道まで認められる静脈瘤 Li :下部食道のみに限局した静脈瘤	Lg-c :噴門部に限局する静脈瘤 Lg-cf:噴門部から穹窿部に連なる静脈瘤 Lg-f :穹窿部に限局する静脈瘤 (注)胃体部にみられるものはLg-b,幽門部にみられるものはLg-aと記載する
形態 (F:form)	F0:治療後に静脈瘤が認められなくなったもの F1:直線的で比較的細い静脈瘤 F2:連珠状の中等度の静脈瘤 F3:結節状あるいは腫瘤状の太い静脈瘤	食道静脈瘤の記載法に準じる
色調 (C:color)	Cw:白色静脈瘤 Cb:青色静脈瘤 (注)ⅰ)紫色・赤紫色に見える場合はviolet(v)を付記してCbvと記載してもよい ⅱ)血栓化された静脈瘤はCw-Th,Cb-Thと付記する	食道静脈瘤の記載法に準じる

	食道静脈瘤(EV)	胃静脈瘤(GV)
発赤所見 (RC：red color sign)	RCにはミミズ腫れ(RWM：red wale marking)，チェリーレッドスポット(CRS：cherry red spot)，血マメ(HCS：hematocystic spot)の3つがある	
	RC0：発赤所見を全く認めない RC1：限局性に少数認める RC2：RC1とRC3の間 RC3：全周性に多数認める	RC0：発赤所見を全く認めない RC1：RWM，CRS，HCSのいずれかを認める
	(注) ⅰ)telangiectasiaがある場合にはTeを付記する ⅱ)RCの内容(RWM, CRS, HCS)はRCのあとに付記する ⅲ)F0でもRCが認められるものにはRC1～3で表現する	
出血所見 (BS：bleeding sign)	出血中の所見： 　湧出性出血(gushing bleeding) 　噴出性出血(spurting bleeding) 　滲出性(にじみ出る)(oozing bleeding) 止血後間もない時期の所見： 　赤色栓(red plug)，白色栓(white plug)	食道静脈瘤の記載法に準じる
粘膜所見 (MF：mucosal finding)	びらん(E：erosion)：認めればEを付記する 潰瘍(UI：ulcer)：認めればUIを付記する 瘢痕(S：scar)：認めればSを付記する	食道静脈瘤の記載法に準じる

〔日本門脈圧亢進症学会(編)：門脈圧亢進症取扱い規約　改訂第3版．pp37-40，金原出版，2013より〕

(上野浩一)

14 急性膵炎重症度判定基準

- 「A. 予後因子」と「B. 造影 CT Grade 分類」からなる．予後因子が3点以上，または造影 CT Grade 2 以上の場合を**重症**とする．
- 原則として急性膵炎と診断後，ただちに重症度判定を行う．さらに入院後は経時的(特に48時間以内)に重症度判定を繰り返し行うことが重要である．

A. 予後因子（予後因子は各 1 点とする）：3 点以上で重症

① BE≦−3 mEq/L，またはショック（収縮期血圧≦80 mmHg）
② PaO_2≦60 mmHg（room air），または呼吸不全（人工呼吸管理が必要）
③ BUN≧40 mg/dL（または Cr≧2 mg/dL），または乏尿（輸液後も 1 日尿量が 400 mL 以下）
④ LDH≧基準値上限の 2 倍
⑤ 血小板数≦10 万/mm^3
⑥ 総 Ca≦7.5 mg/dL
⑦ CRP≧15 mg/dL
⑧ SIRS 診断基準*による陽性項目数≧3
⑨ 年齢≧70 歳

* SIRS 診断基準：1) 体温＜36℃ または＞38℃，2) 脈拍＞90 回/分，3) 呼吸数＞20 回/分，あるいは $PaCO_2$＜32 Torr，4) WBC＞1 万 2,000/mm^3，あるいは＜4,000/mm^3，または 10％を超える幼若球出現．

B. 造影 CT による CT Grade 分類：Grade 2 以上で重症

膵造影不良域＼膵外進展度	前腎傍腔	結腸間膜根部	腎下極以遠
膵周囲のみあるいは各区域*に限局	Grade 1	Grade 1	Grade 2
2 つの区域にかかる	Grade 1	Grade 2	Grade 3
2 つの区域全体あるいはそれ以上	Grade 2	Grade 3	Grade 3

* ：膵を 3 つの区域（膵頭部，膵体部，膵尾部）に分けて判定．

☐ Grade 1　☐ Grade 2　■ Grade 3

〔急性膵炎診療ガイドライン 2015 改訂出版委員会（編）：急性膵炎診療ガイドライン 2015（第 4 版），p50，金原出版，2015 より〕

（上野浩一）

15 日本外傷学会臓器損傷分類

- 本項では，救急臨床における使用頻度を考慮して実質臓器損傷のみを記載する．「日本外傷学会臓器損傷分類 2008」には，実質臓器以外に大血管や骨盤なども掲載されている．

実質臓器(肝・腎・脾・膵)の損傷分類

> Ⅰ型：被膜の連続性が保たれる損傷．被膜下血腫(Ⅰa)，実質内血腫(Ⅰb)．
> Ⅱ型：皮質の表在性損傷により，臓器外に出血を伴うもの．損傷の深さは，肝で3 cm 未満，腎・脾・膵で実質の 1/2 未満．
> Ⅲ型：被膜から深部にまでおよんでいる損傷．創の深さは，肝で3 cm 以上，腎・脾・膵で実質の 1/2 以上．組織の離断や粉砕があれば複雑深在性(Ⅲb)，それ以外は単純深在性(Ⅲa)．主膵管損傷はすべてⅢb 型とする．

〔日本外傷学会臓器損傷分類委員会：肝・脾・膵・腎損傷分類 2008(日本外傷学会)．日本外傷学会雑誌 2：262-265，2008 より〕

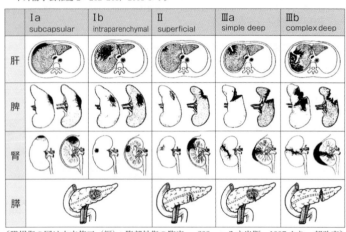

〔膵損傷の図は山本修三（編）：腹部外傷の臨床，p208，へるす出版，1997 より一部改変〕

合併損傷の併記

- 肝後面下大静脈損傷(IVC)，肝静脈(HV)，胆管損傷(B)，胆囊(GB)，脾門部血管損傷(HV)，腎茎部血管損傷(PV)，膵内胆管損傷(B)，Vater 乳頭損傷(VP)．
- 血腫(尿漏)が Gerota 筋膜内に留まる H1(U1)，Gerota 筋膜を超える H2(U2)．

損傷形態と治療方針

循環	出血傾向	Ⅰa	Ⅰb	Ⅱ	Ⅲa	Ⅲb
stable	−	NOM (TAE±)	NOM (TAE±)	NOM (TAE±)	NOM (TAE±)	NOM† (TAE±)
unstable	−	Obs	Obs	縫合	縫合 or 切除	切除#†
unstable	＋	Obs*	Obs*	縫合, PP*	PP*, 縫合*†	PP*#

NOM：nonoperative management，TAE：transarterial embolization，Obs：observation，PP：peri-organ packing，縫合：縫合術，切除：部分(または葉)切除術
＊：場合により術後 TAE を追加，#：脾・腎損傷では場合により全摘術，†：膵損傷では主膵管再建術を考慮

参考文献
1) 日本外傷学会臓器損傷分類委員会：肝・脾・膵・腎損傷分類 2008(日本外傷学会)．日本外傷学会雑誌 2：262-265, 2008
2) 山本修三(編)：腹部外傷の臨床．p208, へるす出版, 1997

(関根和彦)

16 静脈血栓塞栓症(VTE)の予防と治療

- VTE とは深部静脈血栓症(DVT)と肺血栓塞栓症(PTE)を包括した概念である．予防についてはガイドライン[1]を元に，現状使用可能な薬剤を記載した．
- 治療については別項(☞p147)も参照されたい．造影 CT あるいは下肢静脈超音波で DVT を診断した場合の治療の目標は肺血栓塞栓症への進展および静脈血栓後遺症(PTS)を予防することである．
- 最新のガイドライン[2]によれば，非担癌患者では DOAC(ダビガトランエテキシラート，リバーロキサバン，アピキサバン，エドキサバン)がワルファリンより推奨され，ワルファリンが低分子ヘパリンより推奨される．担癌患者の VTE ではワルファリンや DOAC より低分子ヘパリンが推奨される．治療期間は 3 か月かそれ以上，担癌患者では無期限が推奨される．抗凝固療法が行われている患者には下大静脈フィルターは推奨されない．DVT に対して PTS 予防目的のためのルーチンの弾性ストッキング着用は推奨されない．

カテゴリー	一般名	商品名	用法用量（治療）	用法用量（予防）	拮抗薬
DOAC（direct-acting oral anti-coagulants）	リバーロキサバン	イグザレルト®	初期3週間：1回15mg 1日2回、以降：1回15mg 1日1回	わが国での保険適用なし	なし
	アピキサバン	エリキュース®	初期1週間：1回10mg 1日2回、以降：1回5mg 1日2回	わが国での保険適用なし	なし
	エドキサバン	リクシアナ®	体重60kg超：1回60mg 1日1回、60kg以下：1回30mg 1日1回	1回30mg 1日1回(膝股関節全置換、股関節骨折手術のみ)	なし
	ダビガトランエテキシラート	プラザキサ®	わが国での保険適用なし	わが国での保険適用なし	イダルシズマブ（プリズバインド®）
VKA（vitamin K antagonist）	ワルファリン	ワーファリン®	プロトロンビン時間（PT）をモニターしながら適宜用量調節	同左	メナテトレノン（ケイツー®N）
選択的Xa因子阻害薬	フォンダパリヌクス	アリクストラ®	体重50kg未満：1回5mg 1回皮下注 50~100kg：1回7.5mg 1日1回皮下注	1回2.5mg 1日1回 皮下注（腎障害では1.5mg）下肢整形外科/腹部手術のみ	なし
UFH（unfractionated heparin）	ヘパリンナトリウム		活性化部分トロンボプラスチン時間（APTT）が対照値の2~3倍になるよう静注速度を調節	1回5,000単位(0.2mL) 1日2~3回(8または12時間ごと)皮下注	プロタミン硫酸塩
	ヘパリンカルシウム		APTTが対照値の2~3倍になるよう皮下注量を調節（12時間ごと）		
LMWH（low molecular weight heparin）	エノキサパリン	クレキサン®	わが国での保険適用なし	1回2,000IU(0.2mL) 1日2回皮下注（膝/股関節全置換、股関節骨折手術、腹部手術のみ）	プロタミン硫酸塩

文献
1) 肺血栓塞栓症/深部静脈血栓症(静脈血栓塞栓症)予防ガイドライン作成委員会：肺血栓塞栓症/深部静脈血栓症(静脈血栓塞栓症)予防ガイドライン．メディカルフロントインターナショナルリミテッド，2004
2) Kearon C et al：Antithrombotic Therapy for VTE Disease：CHEST Guideline and Expert Panel Report. Chest 149(2)：315-352, 2016

(渋沢崇行)

17 DIC 診断基準

- 播種性血管内凝固症候群(DIC)の診断には複数の診断基準が存在する．救急領域を中心に，日本救急医学会による急性期 DIC 診断基準が広く用いられている．本基準では表1の基礎疾患を有する患者で，表2の鑑別すべき疾患および病態で除外基準が示され，かつ表3の項目4点以上の場合に DIC と診断する．

表1 基礎疾患(すべての生体侵襲は DIC を引き起こすことを念頭に置く)

1. 感染症(すべての微生物による)
2. 組織損傷：外傷，熱傷，手術
3. 血管性病変：大動脈瘤，巨大血管腫，血管炎
4. トキシン/免疫学的反応：蛇毒，薬物，輸血反応(溶血性輸血反応，大量輸血)，移植拒絶反応
5. 悪性腫瘍(骨髄抑制症例を除く)
6. 産科疾患
7. 上記以外に全身性炎症反応症候群(SIRS，表4)を引き起こす病態：急性膵炎，劇症肝炎(急性肝不全，劇症肝不全)，ショック，低酸素熱中症，悪性症候群脂肪塞栓，横紋筋融解，ほか
8. その他

表2 鑑別すべき疾患および病態

1. 血小板減少
    イ) 希釈・分布異常
        大量出血，大量輸血・輸液，ほか
    ロ) 血小板破壊の亢進
        1)特発性血小板減少性紫斑病(ITP), 2)血栓性血小板減少性紫斑病(TTP)/非典型溶血性尿毒症症候群(HUS), 3)薬剤性(ヘパリン，バルプロ酸), 4)感染(CMV，EBV，HIV), 5)自己免疫による破壊(輸血後，移植後), 6)抗リン脂質抗体症候群, 7)HELLP症候群, 8)全身性エリテマトーデス(SLE), 9)体外循環，ほか
    ハ) 骨髄抑制，トロンボポイエチン産生低下による血小板産生低下
        1)ウイルス感染症, 2)薬物(アルコール，化学療法，放射線療法), 3)低栄養(ビタミンB_{12}，葉酸), 4)先天性/後天性造血障害, 5)肝疾患, 6)血球貪食症候群(HPS), ほか
    ニ) 偽性血小板減少
        1)エチレンジアミン四酢酸(EDTA)によるもの, 2)検体中抗凝固剤不足，ほか
    ホ) その他
        1)血管内人工物, 2)低体温，ほか
2. PT延長
    1)抗凝固療法，抗凝固剤混入, 2)ビタミンK欠乏, 3)肝不全，肝硬変, 4)大量出血，大量輸血，ほか
3. FDP上昇
    1)各種血栓症, 2)創傷治癒過程, 3)胸水，腹水，血腫, 4)抗凝固剤混入, 5)線溶療法，他
4. その他
    1)異常フィブリノゲン血症，ほか

表3 診断基準(4点以上の場合にDICと診断する)

点数	SIRS	血小板(mm³)[※1]	PT比[※2]	FDP(μg/mL)[※3]
0	0~2	≧12万	<1.2	<10
1	≧3	≧8万，<12万 あるいは24時間以内に30%以上の減少	≧1.2	≧10，<25
2	—	—	—	—
3		<8万 あるいは24時間以内に50%以上の減少		≧25

※1：血小板数減少はスコアの算定の前後いずれの24時間でも可能．
※2：PT比(検体PT秒/正常対照値)ISI＝1.0の場合はINRに等しい．各施設においてPT比1.2に相当する秒数の延長または活性値の低下を使用してもよい．
※3：FDPの代替としてDダイマーを使用してよい(表5参照)．

表4　全身炎症反応症候群(SIRS)の定義

項目	基準
体温	38℃以上または36℃以下
脈拍数	90回/分以上
呼吸数	20回/分以上または $PaCO_2$ が32 Torr以下
白血球数	1万2,000/μL以上または4,000/μL以下．あるいは未熟顆粒球が10%以上

〔American College of Chest Physicians/Society of Critical Care Medicine Consensus Conference : definitions for sepsis and organ failure and guidelines for the use of innovative therapies i sepsis. Crit Care Med 20(6) : 864-74, 1992 より〕

表5　Dダイマー/FDP換算表

測定キット名	FDP 10μg/mL	FDP 25μg/mL
	Dダイマー(μg/mL)	
シスメックス	5.4	13.2
日水	10.4	27.0
バイオビュー	6.5	8.82
ヤトロン	6.63	16.31
ロッシュ	4.1	10.1
第一化学	6.1	13.26

参考文献

1) 日本救急医学会DIC特別委員会：急性DIC診断基準．日本救急医学会誌 16(4)：188-202, 2007

（松岡　義）

18 抗菌薬一覧（注射）

注射用抗菌薬名	ペニシリン系						セフェム系 第一世代		セフェム系 第二世代	
	ベンジルペニシリン	アンピシリン	アンピシリン・クロキサシリン	アンピシリン・スルバクタム	ピペラシリン	タゾバクタム/ピペラシリン	セファロチン	セファゾリン	セフォチアム	セフメタゾール
略号（日本化学療法学会）	PCG	ABPC	MAPBC/CIPC	SBT/ABPC	PIPC	TAZ/PIPC	CET	CEZ	CTM	CMZ
グラム陽性菌 球菌 ブドウ球菌(MSSA)		■	■	■	■	■	■	■	■	■
ブドウ球菌(MRSA)										
溶血レンサ球菌	■	■		■	■	■	■	■	■	
肺炎球菌	■	■		■	■	■	■	■	■	
腸球菌	■	■		■	■	■				
ペプトストレプトコッカス										■
桿菌 ジフテリア菌										
炭疽菌	■									
クロストリジウム C. difficile										
クロストリジウムほか										
グラム陰性菌 球菌 淋菌	■	■					■			
髄膜炎菌	■	■								
モラクセラ・カタラーリス				■						
インフルエンザ菌		■		■	■	■			■	
大腸菌		■		■	■	■	■	■	■	■
肺炎桿菌				■	■	■	■	■	■	■
赤痢菌		■								
サルモネラ										
セラチア					■	■				
桿菌 プロテウス：インドール(-) P. mirabilis のみ		■		■	■	■	■	■	■	■
プロテウス：インドール(+) P. mirabilis 以外					■	■				■
エンテロバクター					■	■			■	
シトロバクター					■	■			■	
アシネトバクター										
緑膿菌					■	■				
バクテロイデス					■	■				■
マイコプラズマ										
レジオネラ										
スピロヘータ/トレポネーマ	■									
リケッチア										
クラミジア										
主な製品	ペニシリンGカリウム	ビクシリン®	ビクシリン®S	ユナシン®S	ペントシリン®	ゾシン®	コアキシン®	セファメジン α/セファゾリンNa	ハロスポア®/パンスポリン®	セフメタゾン®

18 抗菌薬一覧(注射)

セフェム系												カルバペネム系		
第二世代		第三世代							第四世代					
セフミノクス	フロモキセフ	セフォタキシム	セフメノキシム	セフトリアキソン	セフタジジム	ラタモキセフ	セフォペラゾン	スルバクタム・セフォペラゾン	セフピロム	セフォゾプラン	セフェピム	イミペネム・シラスタチン	ビアペネム・パニペネム/ベタミプロン	メロペネム
CMNX	FMOX	CTX	CMX	CTRX	CAZ	LMOX	CPZ	CPZ/SBT	CPR	CZOP	CFPM	IPM/CS	BP/PAPM	MEPM
	■			■				■	■	■	■	■	■	■
■	■	■		■			■							
	■			■										
■	■	■	■	■	■	■	■	■	■	■	■	■	■	■
■	■	■	■	■	■	■	■	■	■	■	■	■	■	■
■	■	■	■	■	■	■	■	■	■	■	■	■	■	■
■	■	■	■	■	■	■	■	■	■	■	■	■	■	■
メイセリン®	フルマリン®	クラフォランセフォタックス®	ベストコール®	ロセフィン®	モダシン®	シオマリン®	セフォビッドセフォペラジン®	スルペラゾン®	セフピロム硫酸塩「CMX」硫酸セフピロム「マイラン」	ファーストシン®	マキシピーム®	チエナム®	カルベニン®	メロペン®

注射用抗菌薬名	カルバペネム系		モノバクタム系	グリコペプチド系		リポペプチド系	ホスホマイシン系	アミノグリコシド系		
	ビアペネム	ドリペネム	アズトレオナム	バンコマイシン	テイコプラニン	ダプトマイシン	ホスホマイシン	ゲンタマイシン	アミカシン	イセパマイシン
略号(日本化学療法学会)	BIPM	DRPM	AZT	VCM	TEIC	DAP	FOM	GM	AMK	ISP
グラム陽性菌 球菌 ブドウ球菌(MSSA)	■	■					■	■		
グラム陽性菌 球菌 ブドウ球菌(MRSA)				■	■	■				
グラム陽性菌 球菌 溶血レンサ球菌	■	■						■		
グラム陽性菌 球菌 肺炎球菌	■	■		■						
グラム陽性菌 球菌 腸球菌	■	■								
グラム陽性菌 球菌 ペプトストレプトコッカス	■									
グラム陽性菌 桿菌 ジフテリア菌										
グラム陽性菌 桿菌 炭疽菌										
グラム陽性菌 桿菌 クロストリジウム C. difficile										
グラム陽性菌 桿菌 クロストリジウムほか										
グラム陰性菌 球菌 淋菌			■							
グラム陰性菌 球菌 髄膜炎菌	■									
グラム陰性菌 球菌 モラクセラ・カタラーリス	■	■								
グラム陰性菌 桿菌 インフルエンザ菌	■	■	■							
グラム陰性菌 桿菌 大腸菌	■	■	■					■	■	■
グラム陰性菌 桿菌 肺炎桿菌	■	■	■					■	■	■
グラム陰性菌 桿菌 赤痢菌							■			
グラム陰性菌 桿菌 サルモネラ										
グラム陰性菌 桿菌 セラチア	■	■	■					■	■	■
グラム陰性菌 桿菌 プロテウス・インドール(−)*P. mirabilisのみ	■	■	■					■	■	■
グラム陰性菌 桿菌 プロテウス・インドール(+)*P. mirabilis以外	■	■	■					■	■	■
グラム陰性菌 桿菌 エンテロバクター	■	■	■					■		
グラム陰性菌 桿菌 シトロバクター	■	■	■					■		
グラム陰性菌 桿菌 アシネトバクター	■	■								
グラム陰性菌 桿菌 緑膿菌	■	■	■					■	■	■
グラム陰性菌 桿菌 バクテロイデス	■	■								
マイコプラズマ										
レジオネラ										
スピロヘータ/トレポネーマ										
リケッチア										
クラミジア										
主な製品	オメガシン®	フィニバックス®	アザクタム®	塩酸バンコマイシン	タゴシッド®	キュビシン®	ホスミシン®S	ゲンタシン®	アミカシン硫酸塩 アミカマイシン	イセパシン® エクサシン®

アミノグリコシド系					マクロライド系	テトラサイクリン系		リンコマイシン系薬		ストレプトグラミン系	オキサゾリジノン系	クロラムフェニコール系	ニューキノロン系		
トブラマイシン	ジベカシン	アルベカシン	ストレプトマイシン	カナマイシン	エリスロマイシン	ミノサイクリン	チゲサイクリン	リンコマイシン	クリンダマイシン	キヌプリスチン・ダルホプリスチン	リネゾリド	クロラムフェニコール	レボフロキサシン	シプロフロキサシン	パズフロキサシン
TOB	DKB	ABK	SM	KM	EM	MINO	TGC	LCM	CLDM	QPR/D	LZD	CP	LVFX	CPFX	PZFX
	■			■	■			■				■	■	■	■
											■				
						■	■								
						■	■								
									■						
					■									■	
												■			
															■
■	■			■				■							
■	■					■	■								
												■			
■															
■	■			■											
						■			■						
							■								
■	■			■											
							■								
									■						
													■	■	
			■												
						■									
トブラシン® トービイ®	パニマイシン®	ハベカシン®	ストレプトマイシン	硫酸カナマイシン カナマイシン	エリスロシン®	ミノマイシン®	タイガシル®	リンコシン®	ダラシン®S クリンダマイシン「タイヨー」	シナシッド®	ザイボックス®	クロロマイセチンサクシネート	クラビット®	シプロキサン®	パシル® パズクロス®

(田熊清継)

19 抗菌薬一覧（経口）

保険適用承認菌	ペニシリン系							セフェム系		
	PC	アミノベンジルPC						第一世代		
経口用抗菌薬名	ベンジルペニシリン／ベンジルペニシリンベンザチン	アンピシリン	アンピシリン・クロキサシリン	アモキシシリン	アモキシシリン・クラブラン酸カリウム	バカンピシリン	スルタミシリン	セファレキシン	セフロキサジン	セファクロル
略号（日本化学療法学会）	GDBECPC	ABPC	MACIPC/MBPCIPC	AMPC	CAVA AMPC/	BAPC	SBTPC	CEX	CXD	CCL
グラム陽性菌 球菌 ブドウ球菌(MSSA)		■	■	■	■	■	■	■	■	■
ブドウ球菌(MRSA)										
溶血レンサ球菌	■	■			■	■	■	■	■	■
肺炎球菌	■	■				■		■	■	■
腸球菌		■		■		■				
ペプトストレプトコッカス										
ジフテリア菌										
桿菌 炭疽菌		■								
クロストリジウム C. difficile										
クロストリジウムほか										
グラム陰性菌 球菌 淋菌		■			■		■	■	■	■
髄膜炎菌										
モラクセラ・カタラーリス										
桿菌 インフルエンザ菌		■		■	■	■	■	■	■	■
大腸菌		■		■	■	■	■	■	■	■
肺炎桿菌					■			■	■	■
赤痢菌		■								
サルモネラ										
セラチア										
プロテウス：インドール(−)*P. mirabilis のみ		■		■		■		■		■
プロテウス：インドール(+)*P. mirabilis 以外					■		■			
エンテロバクター										■
シトロバクター										
アシネトバクター										
緑膿菌										
バクテロイデス					■					
マイコプラズマ										
レジオネラ										
スピロヘータ/トレポネーマ	■	■		■						
リケッチア										
クラミジア										
主な製品	バイシリン®	ビクシリン®	ビクシリン・ソルシリン®	ビクシリンS®	サワシリン・パセトシン®	オーグメンチン®	ペングッド®	ユナシン®	ケフレックス・ラリキシン®	オラスポア®／ケフラール®

セフェム系									ペネム系	グリコペプチド系	ホスホマイシン	マクロライド系		
第二世代		第三世代												
セフォチアムヘキセチル	セフロキシムアキセチル	セフジニル	セフチブテン	セフジトレンピボキシル	セフィキシム	セフテラムピボキシル	セフポドキシムプロキセチル	セフカペンピボキシル	ファロペネム	バンコマイシン	ホスホマイシン	エリスロマイシン	クラリスロマイシン	ロキシスロマイシン
CTM-HE	CXM-AX	CFDN	CETB	CDTR-PI	CFIX	CFTM-PI	CPDX-PR	CFPN-PI	FRPM	VCM	FOM	EM	CAM	RXM
■	■	■	■	■	■	■	■	■	■		■	■	■	■
■	■			■	■	■	■	■	■	■		■	■	■
■	■	■									■			
■	■											■		
											■			
■	■	■	■	■	■							■		
■	■	■	■	■	■	■	■	■				■		
■	■	■	■	■	■	■	■	■			■	■		
											■	■		
			■	■	■	■	■				■			
■	■		■	■	■	■	■							
■				■										
					■			■	■					
													■	■
												■	■	
												■		
バンスポリン®T	オラセフ®	セフジン®	セフテム®	メイアクト®	セフスパン®	トミロン®	バナン®	フロモックス®	ファロム®	バンコマイシン	ホスミシン®	エリスロシン®	クラリシッド®/クラリス®	ルリッド®

保険適用承認菌	マクロライド系			テトラサイクリン系				リンコマイシン系		ノソオキリサリジドナ系
経口用抗菌薬名	アジスロマイシン	ジョサマイシン	スピラマイシン	テトラサイクリン	デメチルクロルテトラサイクリン	ミノサイクリン	ドキシサイクリン	リンコマイシン	クリンダマイシン	リネゾリド
略号（日本化学療法学会）	AZM	JM	SPM	TC	DMCTC	MINO	DOXY	LCM	CLDM	LZD
グラム陽性菌 球菌 ブドウ球菌(MSSA)	■	■	■	■	■	■	■	■	■	
ブドウ球菌(MRSA)										■
溶血レンサ球菌	■	■	■	■	■	■	■	■	■	
肺炎球菌	■	■		■	■	■	■	■	■	
腸球菌				■	■	■	■			■
ペプトストレプトコッカス	■									
桿菌 ジフテリア菌										
炭疽菌				■	■	■	■			
クロストリジウム C. difficille										
クロストリジウムほか				■	■					
グラム陰性菌 球菌 淋菌	■									
髄膜炎菌										
モラクセラ・カタラーリス	■									
インフルエンザ菌	■			■	■	■	■			
桿菌 大腸菌				■	■	■	■			
肺炎桿菌				■	■	■	■			
赤痢菌			■	■	■	■	■	■		
サルモネラ										
セラチア										
プロテウス:インドール(-)*P. mirabilis のみ				■	■	■				
プロテウス:インドール(+)*P. mirabilis 以外				■	■	■				
エンテロバクター						■				
シトロバクター						■				
アシネトバクター										
緑膿菌										
バクテロイデス										
マイコプラズマ	■	■		■	■	■	■			
レジオネラ	■									
スピロヘータ/トレポネーマ			■							
リケッチア				■	■	■	■			
クラミジア	■			■	■	■	■			
主な製品	ジスロマック®	ジョサマイ®	アセチルスピラマイシン	アクロマイシン®	レダマイシン®	ミノマイシン®	ビブラマイシン®	リンコシン®	ダラシン®	ザイボックス®

※1：フラジール®はトリコモナス症だけでなく，*C. difficille*による感染性腸炎やその他の嫌気性菌による感染症に有効である．

19 抗菌薬一覧(経口)

ニューキノロン系										その他	
オフロキサシン	レボフロキサシン	シプロフロキサシン	ロメフロキサシン	トスフロキサシン	プルリフロキサシン	モキシフロキサシン	ガレノキサシン	シタフロキサシン	スルファメトキサゾール・トリメトプリム	メトロニダゾール
OFLX	LVFX	CPFX	LFLX	TFLX	PUFX	MFLX	GRNX	STFX	ST合剤	MNZ
■	■	■	■	■	■	■	■	■		
■	■	■	■	■	■	■	■	■		
■	■	■	■					■	■	
■	■	■	■				■	■		
	■	■		■						■
										■
■	■									
■	■	■	■	■	■	■	■	■		
■	■	■	■	■	■	■	■	■		
■	■	■	■	■	■	■	■	■		
■	■	■	■	■	■	■	■	■		
■	■	■	■	■	■	■	■	■		
■	■	■	■	■	■	■	■	■		
■	■	■	■	■	■	■	■	■		
							■			
						■	■			
	■									
	■			■		■	■	■	■	■
タリビッド®	クラビット®	シプロキサン®	バレオン®	オゼックス®・トスキサシン®	スオード®	アベロックス®	ジェニナック®	グレースビット®	バクタ®・バクトラミン®	フラジール®※1

(田熊清継)

20 抗真菌薬一覧

抗真菌薬名	ポリエンマクロライド系		トリアゾール系		
	アムホテリシンB	アムホテリシンBリポソーム製剤	フルシトシン	ミコナゾール	フルコナゾール
略語（日本化学療法学会）	AMB	L-AMB	5-FC	MCZ	FLCZ
カンジダ属	■	■	■	■	■
アスペルギルス属	■	■	■	■	■
クリプトコッカス属	■	■	■	■	■
ムコール属	■	■			
リゾムーコル属		■			
アブシジア属		■			
リゾプス属		■			
クラドスポリウム属		■			
ヒアロホーラ属		■	■		
クラドヒアロホーラ属		■			
ホンセカエア属		■	■		
エクソフィアラ属		■			
コクシジオイデス属	■			■	
皮膚糸状菌					
マラセチア属					
スポロトリックス属					
フサリウム					
スケドポリウム					
ヒストプラズマ属	■	■			
ブラストミセス属	■	■			
真菌感染が疑われる発熱性好中球減少症		■			
主な製品・剤形	ファンギゾン®（錠、シロップ、注）	アムビゾーム®（点滴静注）	アンコチル®（錠）	フロリードF（注）	ジフルカン®（錠、カプセル、静注）

20 抗真菌薬一覧

トリアゾール系			キャンディン系		アリルアミン系	その他（白癬治療薬）
ホスフルコナゾール	イトラコナゾール	ボリコナゾール	ミカファンギン	カスポファンギン	テルビナフィン	
F-FLCZ	ITCZ	VRCZ	MCFG	CPFG		GRF
■	■	■	■	■		
	■	■	■	■		
■	■	■				
					■	
					■	■
					■	
		■				
		■				
	■					
	■					
	■			■		
プロジフ®（点滴静注）	イトリゾール®（カプセル・静注）	ブイフェンド®（錠・点滴静注）	ファンガード®（点滴静注）	カンサイダス®（点滴静注）	ラミシール®（錠）	ポンシル®FP（錠）

（佐々木淳一）

21 妊娠と薬剤

薬の種類	一般名	慎重投与	有益性と危険性より判断	禁忌が望ましい	禁忌	A	B1	B2	B3	C	D	X
鎮痛薬	アセトアミノフェン		○			○						
	ロキソプロフェン		○		○1)							
	ジクロフェナク				○					○		
	ペンタゾシン		○							○		
	モルヒネ		○							○		
	セレコキシブ		○		○1)				○			
	オキシコドン		○							○		
	トラマドール		○							○		
抗菌薬	メロペネム		○						○			
	ドリペネム		○						○			
	アンピシリン		○			○						
	ピペラシリン		○					○				
	セフェム系薬		○			○2)	○					
	アミカシン, トブラマイシン, ゲンタマイシン		○								○	
	カナマイシン		○								○	
	シプロフロキサシン		○3)	○						○		
	レボフロキサシン		○3)	○					○			
	クロラムフェニコール		○					○				
	イソニアジド		○					○				
	リファンピシン			○						○		
降圧薬	ヒドララジン		○							○		
	ニトロプルシド		○							○		
	ニトログリセリン		○					○				
	プロプラノロール			○						○		
	ニフェジピン		○4)		○5)					○		
	アムロジピン		○							○		
	ジルチアゼム		○							○		
	エナラプリル		○								○	
	ビソプロロール		○							○		
	カルベジロール		○							○		
	オルメサルタン		○								○	
	レセルピン		○									
利尿薬	フロセミド	○6)								○		
	D-マンニトール		○					○				

1) 妊娠末期の女性は禁忌.
2) ケフレックス®
3) 炭疽などの重篤な疾患に限り, 治療上の有益性を考慮して投与.
4) 妊娠20週未満または妊娠している可能性のある女性は禁忌.
5) 妊娠20週以降の妊婦.
6) 妊娠初期または妊娠している可能性のある女性.
7) 出産予定日12週以内の妊婦は禁忌.
8) 慎重投与の記載なし. 妊娠した場合, あるいは妊娠が予測される場合には医師に知らせるよう指導.
9) ノボラピッド®, ヒューマログ®
10) アピドラ®, ランタス®, レベミル®
11) イソミタール®
12) 添付文書に記載なし.

薬の種類	一般名	添付文書(妊婦への投与)				オーストラリア分類						
		慎重投与	有益性と危険性より判断	禁忌が望ましい	禁忌	A	B1	B2	B3	C	D	X
昇圧薬	ドパミン									○		
	ドブタミン		○					○				
	ノルアドレナリン				○	○						
	アドレナリン			○		○						
抗不整脈薬	アトロピン			○		○						
	ジゴキシン		○			○						
	リドカイン		○			○						
	ジソピラミド			○				○				
	ベラパミル				○					○		
	ピルシカイニド		○									
	アミオダロン			○						○		
気管支拡張薬	アミノフィリン		○			○						
	サルブタモール		○			○						
	プロカテロール		○									
抗血小板薬	クロピドグレル		○				○					
	プラスグレル		○				○					
	アスピリン		○		○[7]					○		
抗凝固薬	ヘパリン		○							○		
	ワルファリン			○								○
	エドキサバン	○										
	リバーロキサバン			○						○		
	アピキサバン		○							○		
	ダビガトランエテキシラート		○							○		
血糖降下薬	インスリン	○[8]				○[9]			○[10]			
	メトホルミン			○						○		
	グリメピリド			○						○		
麻酔薬	プロポフォール			○						○		
	ミダゾラム			○						○		
	ケタミン		○							○		
抗不安薬	バルビツール酸剤	○[11]	○							○[11]		
	ベンゾジアゼピン系製剤		○							○		
抗精神病薬	オランザピン		○							○		
	リスペリドン		○							○		
副腎皮質ホルモン薬	メチルプレドニゾロン		○			○						
	デキサメタゾン		○			○						
	ヒドロコルチゾン		○			○						
制酸薬	ファモチジン		○				○					
	オメプラゾール		○						○			
	ランソプラゾール		○						○			
	ボノプラザン		○									
抗てんかん薬	フェニトイン		○								○	
	フェノバルビタール		○								○	
	レベチラセタム		○						○			
脳圧降下薬	グリセオール[12]											
鎮痙薬	ブチルスコポラミン	○					○					
中毒治療薬	炭酸水素ナトリウム[12]											
	フルマゼニル		○									
	アセチルシステイン		○					○				

(山口雅也)

索引

◆ 和文（欧文は p575）

あ

悪性症候群，薬物中毒による　313
アクチバシン®　64
アシクロビル　83, 116, 350
アジスロマイシン　142, 294
亜硝酸ナトリウム　298
アスピリン　38, 65, 67
アセタゾラミド　331, 332
アセトアミノフェン　116, 160, 163, 167, 170, 198, 337
アセリオ®　160, 163, 167, 170
亜脱臼，歯　382
アダラート®　371
アダラート®L　331
アタラックス®-P　95, 101, 152
圧挫症候群　507
圧支持　405
圧迫止血　386
圧迫包帯　391
アデノシン三リン酸　101, 119, 343
アデホス®-L　101, 119, 343
アトニン®-O　370
アドレナリン　32, 51, 123, 135, 292, 295, 341, 346, 411
アトロピン　123, 314, 316, 358

アトロベント®　135
アナフィラキシー
――，上気道閉塞　32
――，輸血による　442
アナフィラキシーショック　50
――，小児の　346
アニリン系除草剤，農薬中毒　316
アネキセート®　187
アピキサバン　68, 542
アプレゾリン　213, 371
アミオダロン　39, 110, 119, 121, 132
アミサリン®　118, 120, 121
アミノフィリン　134, 342
アミノレバン®　75
アミラーゼ，救急検査　486
アメナメビル　116
アメナリーフ®　116
アモキシシリン　88, 360
アモキシシリン・クラブラン酸　142
アラームの設定，人工呼吸器　406
アラセナ　116
アリクストラ®　542
アリナミンF　89
アルガトロバン　65
アルコール性ケトアシドーシス　321
アルコール離脱症候群　323

――，精神科救急　353
アルテプラーゼ　64
アルフェンスシーネ固定　278
アルブミン製剤
――，低容量性ショック　41
――，輸血　439
アルプラゾラム　88
アルボ®　225
アレビアチン®　89, 355
アレルギー反応，輸血による　442
アレルギー様食中毒　229
アロプリノール　225
アンカロン®　39, 110, 119, 121, 132
安定型骨盤輪骨折　288
アンピシリン　81, 88, 370
アンピシリン・スルバクタム　160, 170, 294
アンヒバ®　337

い

胃・十二指腸潰瘍，胸背部痛　105
胃癌，腹部超音波　468
息切れの程度の分類，慢性呼吸器疾患における　535
イグザレルト®　68, 542
移行帯，12誘導心電図　448
意識障害　55
――，呼吸困難　124

意識障害
　——，産科　371
　——，低 Na 血症　206
　——，低血糖　217
　——，電撃傷による　305
医師の応召義務　2
異常 Q 波，12 誘導心電図　448
異常呼吸音　125
異状死体の届け出　511
異所性妊娠　369
胃洗浄，薬物中毒　311
イソミタール®　355
一次救命処置　20
一次性頭痛　85
一次的縫合，創閉鎖　389
胃腸炎，産科　369
一過性意識障害　92
　—— の鑑別　57
一過性脳虚血発作　67
一酸化炭素中毒　317
一側性急性感音難聴　365
胃動脈瘤破裂，止血　186
犬山分類，肝性脳症　74
イノバン®　54, 112, 123, 131
異物誤飲，小児の　346
異物による気道閉塞　24
イプラトロピウム　135
イミグラン®　88
イミペネム・シラスタチン　177
医療・介護関連肺炎　139, 141
医療安全　508
医療事故調査制度　509
医療事故の報告　512
医療面接　7
イレウス管挿入　427
陰茎折症　377
咽喉頭炎，急性　362
インスリン　214
インテバン®　191

インテバン®SP25　224
インデラル®　112, 118, 119
咽頭異物　363
咽頭痛　362
インドメタシン　191, 224
院内肺炎　139, 141
陰嚢外傷　378
陰嚢症，急性　195
陰嚢水腫　196
インフォームド・コンセント　494
　——，例外　496

う

ウィーニング，人工呼吸器　407
ヴィーン®F　36, 297, 300
ウイルス性食中毒　226
ウイルス性髄膜炎　81
ウェルシュ菌，食中毒　228
右季肋部叩打痛　158
烏口突起骨折　283
右室圧負荷，心臓超音波　461
右室負荷，失神　93
うっ血性心不全，低容量性ショックによる　42
うっ滞性乳腺炎，産科　372
ウテメリン®　370
ウリアデック®　226

え

鋭的外傷，腹部　266
エキザルベ　303
壊死性軟部組織感染症　232
エストロゲン・プロゲスチン配合薬　373
エスラックス®　29, 398
エタノール　314

エダラボン　64, 65
エチゾラム　324
エデト酸カルシウムニナトリウム　314
エドキサバン　68, 542
エノキサパリン　542
エピペン®　292, 295, 346
エフィエント®　38, 110
エフオーワイ®　479
エラスポール®　146
エリキュース®　68, 542
エルカトニン　208
エルゴタミン　88
エルシトニン　208
塩化カリウム　204
塩酸プロカイン　248
塩酸メトクロプラミド　191
塩素酸ナトリウム，農薬中毒　316

お

横隔膜損傷　261, 268
嘔気，産科　369
応召義務，医師の　2
黄色ブドウ球菌，食中毒　227
嘔吐
　——，産科　369
　——，小児の　344
　——，食中毒　227
横紋筋融解症，薬物中毒による　313
オーグメンチン®　294
オキサプロジン　225
オキシトシン　370
オキシトロピウム　135
オキシブプロカイン　356
オクトレオチド　73
オザグレルナトリウム　65
オノアクト®　132
オピオイド　167
オフロキサシン　359

オランザピン 351, 352
オルプリノン 131

か

外果骨折，足 284
回帰熱 198
外固定，骨折 274
外耳道異物 366
外傷，胸部単純X線 453
外傷，歯 381
外傷性気胸 261
外傷性鼓膜穿孔 365
外傷性視神経症 357
外傷性窒息 258
外傷性頭蓋内出血，緊急手術の要否判断 488
外傷性脳内血腫，緊急手術の要否判断 489
外傷性変化
——，頭部CT・MRI 470
——，腹部CT 476
回旋性眼振，後半規管型BPPV 99
回転性めまい 96, 97
開放性気胸 258
開放創，四肢外傷 272
開放療法，創閉鎖 391
ガウンテクニック 302
化学外傷，眼科 358
下顎骨骨折 380
化学性食中毒 229
化学損傷 307
かかと膝試験 11
過換気症候群 136, 149, 150, 350
下気道閉塞，小児の 340
顎下腺唾石 364
顎関節脱臼 379
角膜異物 359
角膜上皮障害，紫外線曝露による 360
下肢虚血，PCPS 416
ガスター® 67, 301

仮性動脈瘤，産科 372
ガソリン，化学損傷 309
下大静脈径，心臓超音波 459
下大静脈フィルタ挿入 150
下腿部の骨折 284
カタクロット® 65
喀血 153
——と上部消化管出血の鑑別 155
顎骨骨折 380
活性炭，薬物中毒 312
カテコールアミン 131
化膿性乳腺炎，産科 372
下腹部痛，婦人科 373
下部消化管穿孔 160
下部消化管内視鏡 480
ガベキサート 479
カリメート 203
カルチコール® 202, 208, 210, 308
カルディオバージョン 120
カルテの書き方 17
カルバマゼピン 340
カルペリチド 130
カルボキシヘモグロビン 317
ガレノキサシン 142, 143
カロナール® 116, 198
川崎病 350
簡易酸素マスク 394
眼科，救急 356
眼外傷 356
眼窩底骨折，迷走神経反射を伴う 251
眼窩壁骨折 357
眼窩蜂窩織炎 360
肝癌破裂，腹部CT 476
換気回数，人工呼吸器 406

換気回数低下，アラームの設定 406
眼球運動制限 12, 251
眼球破裂 357
換気量低下，アラームの設定 406
間欠型CO中毒 319
間欠的強制換気 405
間欠熱 198
眼瞼裂傷 357
肝硬変
——，腹部CT 476
——による肝性脳症 75
寛骨臼骨折 288
患者処遇 18
眼振 11
肝～腎の異常像，腹部超音波 467
冠性T波，12誘導心電図 449
肝性脳症 73
——の昏睡度分類 74
関節炎，痛風 224
間接声門視認型硬性喉頭鏡 398
関節穿刺 434
感染管理，ALS 30
感染症迅速検査，小児の 337
感染性角膜潰瘍 359
感染性心内膜炎
——，緊急手術の要否判断 492
——，心臓超音波 461
完全脱臼，歯 382
感染(防御)対策 14, 514
肝損傷 267
肝濁音界の消失 158
浣腸の投与量，小児の 344
眼痛 358
眼動脈閉塞症 361
嵌頓包茎 376

肝の異常像, 腹部超音波 465
カンピロバクター, 食中毒 228
顔面外傷 249
顔面筋の麻痺 10
顔面神経麻痺 365
顔面表情筋, 顔面外傷 252

き

機械的循環補助, 心原性ショック 39
気管・気管支損傷, 胸部外傷 259
気管支鏡 154, 408
気管支喘息 133
——, 小児の 342
気管支動脈塞栓術, 喀血 154
気管切開 401
気管挿管 137, 395
——, 頭部外傷 247
気胸 113
——, 胸背部痛 105
——, 緊急手術の要否判断 492
器質的心疾患, 失神 94
キシロカイン® 248, 252, 393, 398
帰宅の判断 18
気道確保, CPR 21
気道内圧上昇(低下), アラームの設定 406
気道熱傷 303
気道閉塞, 胸部外傷 255
機能性子宮出血, 婦人科 373
キノコ類中毒 230
奇脈, 心タンポナーデ 255
虐待, 小児の 348

脚ブロック, QRS 波の形 447
吸気：呼気時間比, 人工呼吸器 406
救急患者の転送 5
救急室開胸 255
救急蘇生法 20
球後視神経炎 360
吸収の阻害, 薬物中毒 311
急性アルコール中毒 320
急性咽喉頭炎 362
急性陰嚢症 195
急性肝障害に伴う肝性脳症 75
急性冠症候群 107
急性高山病 330
急性喉頭蓋炎 362
——, 上気道閉塞 32
——, 小児の 341
急性硬膜外(下)血腫, 緊急手術の要否判断 488
急性呼吸促迫症候群 144
急性心筋虚血, 失神 93
急性心筋梗塞 107, 148
——, 胸背部痛 105
急性膵炎 176
——, 腹部 CT 477
急性膵炎重症度判定基準 538
急性精巣上体炎 196
急性声門下喉頭炎 362
急性前立腺炎, 尿閉 193
急性大動脈解離 110, 149
——, 胸背部痛 105
急性胆管炎 160, 171
急性胆道炎 171
急性胆嚢炎 160, 172
急性虫垂炎 160, 168
——, 小児の 345
急性膣炎, 産科 371
急性副腎不全 222

急性薬物中毒, 精神科救急 354
急性緑内障, 頭痛 88
急性緑内障発作 359
吸入抗コリン薬 135
吸入損傷 303
キュビシン® 231
胸郭運動, 呼吸困難 124
胸郭包み込み両母指圧迫法 21
胸腔ドレーン 424
胸腔内出血 265
狂犬病 294
凝固系検査, 救急検査 483
胸骨圧迫, CPR 20
胸骨骨折 261
胸骨左縁短軸像, 心臓超音波 457
胸骨左縁長軸像, 心臓超音波 457
強制利尿, 薬物中毒 312
橋中心脱髄症候群 207
胸背部痛 103
——, 突然発症の 111
胸部 CT 472
胸部外傷 254
胸腹部の感染, 緊急手術の要否判断 492
胸腹部の出血, 緊急手術の要否判断 491
胸部打診, 呼吸困難 124
胸部単純 X 線, 救急検査 452
胸部聴診, 呼吸困難 124
胸部突き上げ法 24
——, 乳児に対する 25
胸膜炎 115
——, 胸背部痛 105
胸膜摩擦音 125
虚血性胸痛 107
虚血性心疾患, 心臓超音波 459

距骨骨折 284
起立性低血圧，失神 94
筋損傷，四肢外傷 273
緊張型頭痛 88
緊張性気胸 113, 257
　——，胸背部痛 103
　——，閉塞性ショック 44
筋肉損傷，電撃傷による 306

く

偶発性低体温 326
クエチアピン 353
クサウラベニタケ，キノコ毒 230
クプラ結石症，水平半規管型BPPV 99
クモ膜下出血 68
　——，緊急手術の要否判断 490
　——，頭痛 87, 88
　——，頭部CT・MRI 471
　——の重症度分類 63, 533
　——を疑うべき臨床診断基準 84
グラスゴー・コーマ・スケール 518
クラビット® 160, 232, 359, 373
クラブラン酸・アモキシシリン 294
クリアクター® 45, 149
グリセオール® 65, 88, 270
クリッピング術，クモ膜下出血 69
グリホサート，農薬中毒 316
クループ症候群 341
グルカゴン 72, 314
グルコースインスリン療法 202

グルコン酸カルシウム水和物 202, 208, 210, 308
クレキサン® 542
クロダミン 52
クロルピクリン，農薬中毒 316
クロルフェニラミン 52

け

ケイキサレート® 203
経口エアウェイ 393
脛骨近位部骨折 285
憩室炎，腹部超音波 468
経静脈ペーシング 414
経鼻エアウェイ 393
経皮経肝胆管ドレナージ，胆道 175
経皮経肝胆嚢ドレナージ 175
経皮的心肺補助(PCPS) 45, 415
経皮的心肺補助法 415
経皮ペーシング 412
頸部腫脹 363
頸部リンパ節炎 364
稽留熱 198
痙攣 89
　——，産科 371
　——，小児の 338
　——，低Na血症 206
　——，熱 325
ゲーベン® 303
劇症肝炎 75
下血 183
血圧管理
　——，クモ膜下出血 68
　——，脳血管障害 65
　——，脳出血 67
血液ガスの基準値 527
血液検査 481
血液浄化 436
　——，薬物中毒 313
血液透析 436

血液培養の取り方，セプシス 47
結核，感染対策 515
血管造影 478
血管損傷 290
　——，電撃傷による 306
血管内治療，クモ膜下出血 69
血管内溶血，輸血による 442
血管の異常像，腹部CT 477
血気胸 114, 261
血胸 261
血行動態モニタリング，心原性ショック 39
月状骨周囲脱臼 279
楔状骨骨折 283
血小板減少，救急検査 483
血小板製剤，低容量性ショック 41
血小板増加，救急検査 483
血小板濃厚液，輸血 438
結晶誘発性関節炎 224
血栓回収療法 64
血栓塞栓症，PCPS 416
血栓溶解療法，肺血栓塞栓症 149
血尿，肉眼的 374
血便，小児の 344
結膜異物 359
血流閉塞による臓器虚血治療，血管造影・IVR 479
解毒拮抗薬 314
下痢，食中毒 227
減圧症 332
幻覚，精神科救急 352
肩関節周囲の骨折 282
肩甲上腕関節窩骨折 283
肩甲骨の骨折 283
肩鎖関節脱臼 283

腱損傷, 四肢外傷 273
ゲンタマイシン 81, 143

こ

コアテック® 131
誤飲, 小児の 346
高 Ca 血症 207, 485
高 K 血症 202, 485
高 Na 血症 204, 484
高 Mg 血症 210
高 P 血症 209
硬貨, 異物誤飲 347
光覚弁, 視力 12
後果骨折, 足 284
交感神経亢進, 頻呼吸 152
高感度 TnT, I, 救急検査 487
高気圧酸素療法 319
抗凝固薬の選択, 血液浄化 437
抗凝固療法
── , AF 131
── , 肺血栓塞栓症 149
── における禁忌 149
抗菌薬一覧(経口) 550
抗菌薬一覧(注射) 546
口腔外科, 救急 379
口腔内出血 383
口腔軟部組織の損傷 382
高血圧緊急症 211
高血圧性脳出血, 緊急手術の要否判断 489
高血圧切迫症 212
抗血栓療法 65
高血糖緊急症 213
構語障害 10
高山病, 急性 330
甲状腺機能亢進症 218
甲状腺機能低下症 220
甲状腺クリーゼ 218
抗真菌薬一覧 554

高浸透圧高血糖症候群 215
高体温, 薬物中毒による 313
高地脳浮腫 330
高地肺水腫 330
高張性脱水 201
公的救急体制, 精神科救急 356
喉頭蓋炎
── , 急性 362
── , 小児の 341
高尿酸血症 224
後腹膜出血 265
後腹膜の異常像, 腹部 CT 477
興奮, 精神科救急 351
絞扼性腸閉塞 167
誤嚥性肺炎, 薬物中毒による 313
コーヒー残渣様, 吐物 184
コールタール, 化学損傷 309
コカール® 116
股関節周囲の骨折 285
呼気終末陽圧換気 406
呼吸管理, 心原性ショック 38
呼吸器疾患, 小児の 340
呼吸筋麻痺による低換気 151
呼吸困難 124
呼吸自己抑制の指導 152
呼吸数, 呼吸困難 124
呼吸性アシドーシス 124
呼吸中枢障害, 頻呼吸 152
黒色のタール便 184
コスパノン® 160
骨折
── , 虐待 349
── , 四肢外傷 274

骨盤外傷 288
骨盤内炎症性疾患, 婦人科 373
骨盤部の異常像, 腹部 CT 477
骨盤部の異常像, 腹部超音波 466
骨盤輪骨折 288
後半規管型 BPPV 99
コルヒチン 225
混合性脱水 201
コンスタン® 88
コンタクトレンズ障害 359
昆虫, 外耳道 367
コンパートメント症候群
── , 四肢外傷 276
── , 薬物中毒による 313

さ

サージカルマスク 153
サードスペース 41
サーフロー®針 399
災害医療 502
細気管支炎, 小児の 341
細菌性食中毒 226
細菌性髄膜炎 80
再膨張性肺水腫, 胸腔ドレーン 426
サイレース® 324, 351, 353
ザイロリック® 225
酢酸リンゲル液 170, 297, 300
避けられた外傷死 237
裂けるような疼痛 111
鎖骨遠位端骨折 283
鎖骨下静脈穿刺法, CVカテーテル 421
鎖骨骨幹部骨折 283
鎖骨骨折 261
左心不全 136

擦過傷，創閉鎖が困難な場合 391
殺菌消毒薬，化学損傷 309
サルブタモール 134, 342
サルモネラ，食中毒 228
サワシリン® 88, 360, 365
酸・アルカリによる眼球への曝露 308
酸・塩基平衡異常
―― に関する計算式 527
―― の原因 528
産科，救急 368
三叉神経・自律神経性頭痛 85
酸素吸入 318
酸素投与量の調節，肺性脳症 78
酸素濃度，人工呼吸器 406
酸素療法 393
サンドスタチン® 73
サンピロ 88, 359
サンリズム® 120

し

ジアゼパム 55, 68, 82, 83, 89, 95, 101, 152, 234, 323, 339, 351, 353
シアノキット® 298
シアンセリン塩酸塩 353
シアン中毒 297
シーネの巻き方 276
―― ，四肢外傷 276
シーバーン(CBRNE) 508
歯科，救急 379
ジギタリス製剤 131
子宮・付属器炎，婦人科 373
子宮悪性腫瘍，婦人科 373
子宮筋腫，婦人科 373

子宮内膜炎
―― ，産科 372
―― ，婦人科 373
子宮内膜不全，産科 372
子宮留膿症，婦人科 373
事業継続計画(BCP) 502
シグマート® 130
ジクロフェナク 191, 198
止血処置，顔面外傷 250
止血法 386
ジゴキシン(ジゴシン®) 118, 120, 132
自殺企図，精神科救急 354
四肢外傷 272
四肢血管外傷 290
四肢の運動失調 11
四肢の運動麻痺 10
歯周組織の炎症 384
視神経管骨折 250
ジスロマック® 294
耳石置換法 102
自然気胸 149
自然毒食中毒 230
刺創，軟口蓋 382
持続牽引，骨折 275
持続の気道陽圧 405
持続の血液濾過透析 436
持続勃起症 378
ジソピラミド 118, 120
死体検案書 513
市中肺炎 139, 141
弛張熱 198
歯痛 384
耳痛 364
膝蓋骨骨折 285
膝関節周囲の骨折 285
膝関節穿刺・外側法 434
膝関節穿刺・前方法 435
失語 10
失神 92
―― ，一過性意識障害の鑑別 57

―― ，電撃傷による 306
―― ，熱 325
失神性めまい 96, 98
自動体外式除細動器 20
ジノプロスト 370
自発呼吸消失の確認，法的脳死判定 501
耳鼻咽喉科，救急 362
ジフェニドール 101
ジプレキサ® 351, 352
シプロフロキサシン(シプロキサン®) 177
ジプロヘプタジン 349
シベノール® 118, 120
シベレスタット 146
シベンゾリン 118, 120
死亡確認，患者の 4
死亡診断書 513
脂肪塞栓症候群の診断基準 536
ジャクソンリース回路 392
視野障害 361
尺骨近位部骨折 281
尺骨茎状突起骨折 279
尺骨鉤状突起骨折 281
ジャパン・コーマ・スケール 518
シャルコー3徴 171
シャント治療，血管造影・IVR 479
十字靱帯付着部剝離骨折 285
重症外傷患者の初期治療 237
舟状骨骨折 279, 283
重症熱性血小板減少症 293
手関節周囲の骨折 278
踵骨骨折 284
手根骨骨折 279
手指衛生5つのタイミング 15

出血
　——，PCPS　415
　——，胸腔ドレーン　426
　——，腹腔穿刺による　431
出血傾向，低容量性ショックによる　42
出血傾向，副作用　150
出血性ショック　40
　——，血管造影・IVR　478
出血予防，血管造影・IVR　479
手動弁，視力　11
循環器疾患，小児の　343
常位胎盤早期剥離，産科　370
消化管異物　188
　——，緊急手術の要否判断　492
消化管穿孔　162
消化管造影検査　481
消化管内視鏡　480
消化管の異常像，腹部CT　477
消化器疾患，小児の　344
上顎骨骨折　381
消化性潰瘍予防，脳出血　67
上気道閉塞　31, 136
　——，小児の　340
硝酸イソソルビド　130
硝酸薬　130
　——の禁忌　108
上室性頻拍　121
上腸間膜動脈塞栓症　167
小腸閉塞　166
小児科，救急　335
小児用バファリン®　108
小脳出血，外科的治療　68
上部消化管出血　155, 187
　——と喀血の鑑別　155
上部消化管穿孔　160
上部消化管内視鏡　480

静脈血栓塞栓症の予防と治療　541
静脈脂肪乳剤，薬物中毒　312
小離脱症状，アルコール　323
上腕骨遠位部骨折　280
上腕骨近位部骨折　283
上腕部の骨折　281
食中毒　226
食道・胃静脈瘤内視鏡所見記載基準　537
食道炎，胸背部痛　105
食道静脈瘤破裂，止血　186
食道損傷，胸部外傷　260
除細動，CPR　23
ショック　33
　——の5徴候　183
　——の分類　34
除脳・除皮質姿勢，頭部外傷　245
徐脈，不整脈　122
徐脈＋ショック，小児の　344
視力低下，急激な　361
ジルチアゼム　87, 110, 119, 121, 213
腎外性喪失，体液　200
腎機能障害，尿路結石　192
心筋梗塞　107
　——，12誘導心電図　448
　——，胸背部痛　105
神経因性膀胱，尿閉　193
神経学的所見　9
神経起因性，失神　94
神経原性ショック　53
神経損傷，四肢外傷　273
深頸部膿瘍　364
心原性TIA　67
心原性ショック　37
心原性肺水腫　148

人工呼吸　137
　——，ARDS　145
　——，（口対口），CPR　22
人工呼吸器　405
人工ペーシング　412
進行流産　369
腎後性乏尿・無尿　194
深昏睡，法的脳死判定　499
心室期外収縮，12誘導心電図　446
心室細動（VF）　39, 122
　——，12誘導心電図　445
心室性不整脈，致死的　39
心室肥大，12誘導心電図　448
心室頻拍（VT）　39, 121
　——，12誘導心電図　445
侵襲的陽圧換気　133
滲出性胸水　115
浸潤影　154
腎性喪失，体液　200
腎性乏尿・無尿　194
腎前性乏尿・無尿　194
振戦せん妄，アルコール　324
新鮮凍結血漿
　——，低容量性ショック　41
　——，輸血　439
心尖部三腔像，心臓超音波　458
心尖部四腔像，心臓超音波　458
心尖部二腔像，心臓超音波　458
心臓カテーテル検査，緊急　131
心臓震盪　259
心臓超音波，救急検査　457
迅速導入気管挿管　154, 398

親族への対応と説明・同意 3
腎損傷 268
身体所見 8
靱帯損傷，四肢外傷 274
心タンポナーデ
—，胸部外傷 254
—，心臓超音波 462
—，閉塞性ショック 43
心電図異常，失神 93
浸透圧性脱髄症候群 207
心嚢穿刺 426
心肺蘇生法 20
心拍コントロール，AF 132
シンビット® 118, 121
真皮縫合，顔面外傷 253
深部静脈血栓症 541
心不全 127
心房期外収縮，12誘導心電図 446
心房細動 119
—，12誘導心電図 445
心房粗動 117, 118
—，12誘導心電図 445
心房頻拍 118
—，12誘導心電図 445
心房負荷，12誘導心電図 448
心膜炎，胸背部痛 105
蕁麻疹
—，小児の 349
—，輸血による 442
診療記録の書き方 17

す

髄液検査 80, 83
—，緊急時の 533
髄液採取 433
膵炎 176
—，腹部超音波 466
水欠乏性脱水 201
膵損傷 268
垂直マットレス縫合 389
水痘，小児の 349
水痘・帯状疱疹ウイルス 115
水分バランス管理，ARDS 146
水平半規管型BPPV 99
水平マットレス縫合 389
髄膜炎 79
—，小児の 338
—，頭痛 88
髄膜刺激症状 79
スキサメトニウム 398
スタンダード・プリコーション 15
頭痛 84
ステロイド，短時間作用型 134
スピードトラック牽引 275
スマトリプタン 88
スルバクタム・アンピシリン 142, 143
スルペラゾン® 174
スローケー® 204

せ

生化学検査 481
性器出血
—，産科 368, 369, 371
—，婦人科 373
整形外科的疾患，胸背部痛 105
精索捻転 376
精神科，救急 350
精神保健福祉法，精神科救急 355
精製ヒアルロン酸 360
精巣炎 196
精巣腫瘍 196
精巣捻転症 196
声門下喉頭炎，急性 362
脊髄高位診断 13

脊髄損傷 269
—，神経原性ショック 53
—の麻痺評価 271
脊椎損傷 269
—の損傷型分類 270
脊椎麻酔に伴う神経原性ショック 54
石油，化学損傷 309
赤血球，救急検査 482
赤血球濃厚液，輸血 438
切断肢(指) 274
切迫脳ヘルニアを疑うCT所見 247
切迫流産 368
切迫流早産，産科 370
説明と同意 495
セファゾリン(セファメジン®α) 160, 231
セファドール 101
セフェピム 143
セフォペラゾン・スルバクタム 174
セプシス 45
セプティックショック 45
セフトリアキソン 81, 142, 143, 160, 234, 360
セフメタゾール(セフメタゾン®) 160, 163, 170
セフメノキシム 359
セルシン® 55, 68, 82, 83, 89, 95, 101, 152, 234, 323, 339, 351, 353
セレウス菌，食中毒 227
セレネース® 351-354
セロクエル® 353
遷延縫合 390
潜函病 332
閃輝暗点 361
穿孔性眼外傷 356
全身麻酔 137
潜水病 332

喘息性気管支炎, 小児の 342
前置胎盤, 産科 370
前房出血, 外傷性 357
せん妄, 精神科救急 352
前立腺癌, 尿閉 193
前立腺肥大, 尿閉 193
前腕部の骨折 279

そ

臓器移植法, 改正 497
早期離脱症状, アルコール 323
創処置 388
創閉鎖 389
——— が困難な場合（擦過傷など）391
足関節骨折 284
足趾周囲の骨折 283
側頭動脈炎, 頭痛 88
足部の骨折 283
鼠径部ヘルニア嵌頓 165
鼠径部膨隆 157
鼠径ヘルニア 196
———, 腸間膜動脈血行不全 182
ゾシン® 160, 163, 174, 232, 294
ソセゴン® 84, 87, 160, 163, 167, 170, 191
ゾビラックス® 83, 116, 350
ゾメタ® 208
ソリタ® 101
ソル・コーテフ® 219, 221, 223, 342, 346
ソル・メドロール® 52, 134, 146, 270, 342, 346
ソルアセト® 170
ソルデム®1 205
ゾレドロン酸 208
損傷脊髄対策 270

た

ターニケット 387
タール便 184
ダイアップ® 339
ダイアモックス® 331, 332
体温管理, ALS 30
体温管理療法 28
体外循環式心肺蘇生 415
大血管損傷, 腹部 268
対光反射, 頭部外傷 244
対座法 12
代謝性アシドーシス 149
———, 頻呼吸 151
代謝性脳症 70
大酒家突然死症候群 322
代償性換気 149
帯状疱疹 115
———, 胸背部痛 105
大腿骨遠位部骨折 285
大腿骨顆上骨折 285
大腿骨顆部骨折 285
大腿骨近位部骨折 285
大腿骨頸部骨折 285
大腿静脈穿刺法, CVカテーテル 421
大腿部の骨折 285
大腿ヘルニア, 腸間膜動脈血行不全 182
大腸癌, 腹部超音波 468
大腸閉塞 167
大動脈解離
———, 急性 110
———, 胸背部痛 103, 105
———, 心臓超音波 460
———, 腹部超音波 467
大動脈損傷, 胸部外傷 259
大動脈弁狭窄症, 心臓超音波 460
大動脈瘤, 腹部超音波 467

胎盤遺残, 産科 372
胎盤ポリープ, 産科 372
ダイビング, 減圧症 333
代用血漿剤, 低容量性ショック 41
大離脱症状, アルコール 324
大量喀血, 緊急手術の要否判断 492
大量血胸 257
唾液腺腫脹 364
多形性心室頻拍 122
———, 12誘導心電図 445
多血症, 救急検査 482
タケプロン® 67
多臓器不全 146
———, CO中毒による 320
タゾバクタム・ピペラシリン 142, 143, 160, 163, 174, 232, 294
脱臼, 四肢外傷 274
脱臼, 指 278
脱臼整復, 四肢外傷 275
脱水 199
———, 小児の 347
ダニ, 虫刺症 292
タバコ誤飲, 小児の 346
ダビガトランエテキシラート 68, 542
ダプトマイシン 231
タリビッド® 359
ダルテパリン 437
胆管炎 171
胆管ステンティング 175
単結節縫合 389
炭酸水素Na 202, 215
単純X線, 救急検査 450
単純ヘルペス脳炎 82
胆石症, 胸背部痛 105
断続性ラ音 125
胆道疾患 171
胆道造影検査 481

胆道ドレナージ 175
胆道の異常像，腹部超音波 465
胆囊炎 172
——，胸背部痛 105
胆囊摘出術 175
タンボコール® 120

ち

チアノーゼ，呼吸困難 124
チアマゾール 219
チウラジール® 219
チエナム® 177
チオペンタール 90, 120, 275
チオ硫酸ナトリウム 298
チザニジン 88, 101
窒息サイン 24
チモロール（チモプトール®） 359
肘関節周囲の骨折 280
中耳炎，急性 365
虫刺症 292
中手骨基部（頸部，骨幹部）骨折 278
中心静脈カテーテル 419
虫垂炎 168
——，産科 369
——，腹部超音波 468
中枢神経感染症，小児の 338
中枢神経症状，低 Na 血症 206
中枢性めまい 101
中足骨骨折 283
肘頭骨折 281
腸炎ビブリオ，食中毒 228
超音波ガイド下穿刺法
——，右鎖骨下静脈 422
——，右大腿静脈 423
——，右内頸静脈 420

腸管壊死 181
腸管ガス正常像，腹部単純 X 線 454
腸管虚血 162
腸管穿孔 167
腸管穿刺，腹腔穿刺による 431
腸管損傷 268
腸間膜動脈血行不全 180
腸管麻痺 165
腸重積
——，小児の 345
——，腹部超音波 468
腸閉塞 165
チョークサイン 24
直腸指診 158
直流除細動 410
チラーヂン®S 221
鎮静
——，クモ膜下出血 68
——，頭部外傷 247
鎮静薬，過換気症候群 152
鎮痛，クモ膜下出血 68

つ

痛風発作 223
ツキヨタケ，キノコ毒 230
槌指 278
ツツガムシ病 293

て

低 Ca 血症 208, 485
低 K 血症 203, 484
低 Na 血症 205, 484
低 Mg 血症 210
低 P 血症 209
低換気，呼吸筋麻痺による 151
低血糖 213, 216
低血糖性昏睡 71
低酸素，頻呼吸 151

低酸素脳症，溺水による 330
低体温 326
——，薬物中毒による 313
低体温予防，熱傷 298
低張性脱水 201
ディナゲスト® 373
ディプリバン® 28, 87, 90, 120, 247, 275, 315
低容量性ショック 39
デカドロン® 80, 223, 331, 341
デキサメタゾン 223, 331, 341
デキサメタゾンリン酸エステルナトリウム 80, 331
溺水 328
テグレトール® 340, 355
デトキソール® 298
テトラミド® 353
テトロドトキシン 230
手の骨折 278
デパケン® 92, 355
デパス® 324
デフェロキサミン 314
デブリドマン，創処置 389
テルネリン® 88, 101
デルモベート® 303
電解質異常 202
——，低容量性ショックによる 42
電解質補正，ALS 29
てんかん重積状態 90
電気軸，12 誘導心電図 448
電気的除細動 410
電気による熱傷 305
電撃傷 304
伝染性単核球症 362
転送，救急患者の 5
転倒 102

電流斑　305

と

頭位挙上，頭部外傷　248
頭蓋内圧亢進症状　245
頭蓋内疾患，眼科　361
同期的間欠的強制換気法
　　405
瞳孔径，頭部外傷　244
瞳孔散大，固定の確認，法的脳死判定　500
橈骨遠位端骨折　279
橈骨近位部骨折　281
橈骨頸部骨折　281
橈骨頭骨折　281
洞性頻脈　117
洞性不整脈，12誘導心電図
　　445
等張性脱水　201
洞調律，12誘導心電図
　　445
洞調律へのコンバージョン，AF　132
疼痛，頻呼吸　152
糖尿病性ケトアシドーシス
　　214
糖尿病治療薬による低血糖
　　72
頭皮の創傷処置　248
頭部 CT　469
　——，外傷　246
　——，髄膜炎　80
頭部 MRI　469
頭部外傷　243
　——，CT・MRI　470
　——，虐待　349
頭部緊急手術の要否判断
　　488
頭部後屈顎先挙上法　21
洞不全症候群　122
　——，12誘導心電図　446
頭部単純 X 線，救急検査
　　450

動物咬創　293
動脈穿刺　417
動脈損傷，四肢外傷　273
動脈ライン　418
トキシドローム　311
毒キノコ　230
毒素性ショック症候群
　　233
ドクツルタケ類，キノコ毒
　　230
特発性陰囊浮腫　196
吐血　183
徒手筋力検査　9
徒手整復，骨折　274
突発性発疹，小児の　349
ドパミン
　　54, 112, 123, 131
トピロキソスタット　226
ドブタミン（ドブトレックス®）　131
トラゾドン　353
トラネキサム酸（トランサミン®）　358
トリアージ　6, 504
トリガー感度，人工呼吸器
　　406
トリプタン　88
ドリペネム　143
トルサード・ド・ポワント
　　122
　——，12誘導心電図　445
ドルミカム®
　　87, 90, 398, 315, 339
鈍的外傷
　——，眼科　357
　——，腹部　266
鈍的心損傷　260

な

内果骨折，足　284
ナイキサン®　88, 224
内頸静脈穿刺法，CVカテーテル　421

内視鏡的ドレナージ，胆道
　　175
内ヘルニア，腸間膜動脈血行不全　182
ナトリウム欠乏性脱水
　　201
ナファモスタット
　　437, 479
ナプロキセン　88, 224
ナロキソン　187, 314
軟口蓋の刺創　382
難聴，急性　364

に

ニカルジピン　65, 67, 68, 84, 87, 106, 111, 213
肉眼的血尿　374
ニコランジル　130
二次救命処置　25
二次性頭痛　85
ニトプロ®　87, 213
ニトロール®　130
ニトログリセリン
　　87, 106, 112, 130, 213
ニトロプルシド　87, 213
ニフェカラント　118, 121
ニフェジピン　331
ニフラン®　224
日本外傷学会臓器損傷分類
　　539
日本紅斑熱　293
入院・帰宅の判断　18
乳酸値の測定，神経原性ショック　53
乳酸リンゲル液
　　95, 297, 300
ニューモバックス®NP
　　267
尿酸生成抑制薬　225
尿酸排泄促進薬　225
尿道狭窄，尿閉　193
尿道造影検査　481
尿毒症性脳症　76

尿閉 192
尿路結石 190
妊娠悪阻, 産科 369
妊娠高血圧症候群, 産科 371
妊娠と薬剤 556
妊娠判定 367

ね

ネーザルハイフロー 395
ネオフィリン® 134, 342
ネコひっかき病 294
熱射病 326
熱傷 296
——, 虐待 349
熱傷指数 300
熱傷深度 298
熱傷面積 298
熱性痙攣, 小児の 338
熱中症 325
粘液水腫性昏睡 220

の

脳炎, 小児の 338
脳幹反射消失の確認, 法的脳死判定 500
脳幹部障害, 神経原性ショック 54
脳血管疾患, 失神 94
脳血管障害 61
——, 産科 371
脳血管病変, CT・MRI 471
濃厚赤血球, 低容量性ショック 41
脳梗塞 63
——, CT・MRI 471
——, 緊急手術の要否判断 490
脳挫傷, 緊急手術の要否判断 489
脳死とされうる状態 498
脳死判定基準 497

脳出血 67
——, CT・MRI 471
脳卒中, 緊急手術の要否判断 489
脳内出血, 頭痛 87, 88
脳波活動の消失, 法的脳死判定 501
脳浮腫 65
——, 溺水による 330
脳ヘルニア徴候 245
脳保護療法 64, 65
農薬中毒 314
膿瘍ドレナージ 481
ノーベルバール® 90, 339
ノボリン® 202
ノルアドレナリン 29, 36, 54, 110, 131
ノロウイルス, 食中毒 228

は

バイアスピリン® 38, 65, 67
肺炎 138
——, 胸背部痛 105
——, 溺水による 330
肺炎球菌ワクチン 267
敗血症 45, 139
敗血症性ショック 45
肺血栓塞栓症 147, 541
——, 閉塞性ショック 44
肺挫傷 259
肺水腫, 低容量性ショックによる 42
肺性脳症 77
排泄の促進, 薬物中毒 312
肺塞栓
——, 胸背部痛 105
——, 胸部単純X線 453
バイタルサイン 8
肺病変, 小児の 341

背部叩打法, 乳児に対する 25
ハイムリック法 24
橋本病 220
播種性血管内凝固症候群 543
破傷風 234
長谷川式簡易知能評価スケール, 改訂 519
破折, 歯 382
ハチ刺症 292
ばち指, 呼吸困難 124
バッグバルブマスク換気 392
白血球減少, 救急検査 483
白血球増加, 救急検査 482
抜糸のタイミング, 縫合後 391
発熱
——, 産科 372
——, 小児の 335
——, 成人の 197
——, 頻呼吸 152
鼻カニューラ 126, 394
鼻指鼻試験 11
歯の外傷 381
ハブ, ヘビ毒咬創 295
パム® 314, 317
パラコート, 農薬中毒 316
パラシクロビル 116, 366
パラマイシン® 303
針刺し事故, 感染対策 515
バルトレックス® 116, 366
バルプロ酸 92
バレー徴候 10
ハロペリドール 351-354
半規管結石症, 水平半規管型BPPV 99

バンコマイシン
　81, 142, 143, 231, 360
汎発性腹膜炎による腸管麻
　痺　167
ハンプ®　130

##

非 ST 上昇型急性冠症候
　群, 胸背部痛　104
非 ST 上昇型急性心筋梗塞
　　107
ヒアレイン®　360
非回転性めまい　96, 98
被殻出血, 外科的治療　68
皮下出血, 腹部　157
被虐待児症候群　348
鼻腔異物　366
ビクシリン®　88, 370
肥厚性幽門狭窄症, 小児の
　345
皮質下出血, 外科的治療
　　68
非手術的治療, 腹部外傷
　　266
鼻出血　154
非静脈瘤性出血, 止血
　　186
非心原性 TIA　67
非侵襲的陽圧換気
　78, 126, 133, 405
ヒスタミン魚中毒　229
脾損傷　267
肥大型心筋症, 心臓超音波
　460
ビタミン B$_1$　89
ビダラビン　116
ヒドララジン　213
ヒドロキシジン
　95, 101, 152
ヒドロキソコバラミン
　298, 314

ヒドロコルチゾンコハク酸
　エステル　134, 219, 221,
　223, 342, 346
泌尿器科, 救急　374
皮膚・軟部組織感染症　231
ヒポクラテス法　379
百日咳, 小児の　343
ヒューマリン®R　214
病院前救護　237
非溶血性発熱, 輸血による
　　442
病原性大腸菌, 食中毒
　　228
標準予防策　15
病歴の取り方　7
ビリルビン, 救急検査
　　485
ピルシカイニド　120
ピレスロイド, 農薬中毒
　　316
疲労, 熱　325
ピロカルピン　88, 359
貧血症, 救急検査　482
頻呼吸　151
頻拍, 不整脈　117
頻脈 + QRS 幅狭(幅広),
　小児の　343

ふ

ファモチジン　301
ファロペネム(ファロム®)
　　232
不安, 精神科救急　350
不安定型骨盤骨折　288
フィゾスチグミン　314
フィブリノーゲン, 救急検
　査　484
フェニトイン　89
フェノール, 化学損傷
　　309
フェノバール®　234, 355
フェノバルビタール
　90, 234, 339

フェブキソスタット　226
フェブリク®　226
フェンタニル　28, 84, 87,
　160, 167, 191, 298, 398
フェントラミン　213
フォンダパリヌクス　542
不完全脱臼, 歯　382
復温, 低体温　327
腹腔鏡下胆嚢摘出術　175
腹腔穿刺　429
副雑音　125
複視　251, 361
副腎クリーゼ　222
副靱帯損傷, 指側　278
腹水漏出, 腹腔穿刺による
　　431
フグ中毒　230
腹痛　156
　——, 産科　368
　——, 小児の　344
副鼻腔炎, 頭痛　88
腹部 CT　474
腹部外傷　262
腹部大動脈解離, 緊急手術
　の要否判断　492
腹部単純 X 線
　——, 救急検査　454
　——, 腹痛　159
腹部超音波　463
腹部突き上げ法　24
腹部膨隆　157
腹壁静脈怒張　157
腹壁瘢痕ヘルニア, 腸間膜
　動脈血行不全　182
腹壁ヘルニア, 腸間膜動脈
　血行不全　182
腹膜炎, 急性　161
腹膜刺激症状　158
フサン®　437, 479
婦人科, 救急　372
ブスコパン®
　　160, 167, 191
不整脈　117

不整脈
　——，電撃傷による　306
　——による失神　93
付属器膿瘍，婦人科　373
付属小体捻転症　196
ブチルスコポラミン　167, 191
ブプレノルフィン　160, 163, 167, 170, 176, 298
フラグミン®　437
プラザキサ®　68, 542
プラスグレル　38, 110
プラノバール®　373
プラノプロフェン　224
プラリドキシムヨウ化物　317
プリンペラン®　95, 192
フルコート®　303
フルニトラゼパム　324, 351, 353
フルマゼニル　187, 314
フルマリン®　372, 373
フレイルチェスト　256
フレカイニド　120
プレドニゾロン（プレドニン®）　88, 135, 208, 225, 366
プロカインアミド　118, 120, 121
プロカイン塩酸塩　248, 252
プロカテロール　134
プロカルシトニン，救急検査　487
プロスタルモン・F　370
フロセミド　130, 146, 203, 208
プロタノール®　122, 123
プロタミン　314
プロピオチオウラシル　219
プロプラノロール　112, 118, 119

プロベネシド　225
プロポフォール　28, 87, 90, 120, 247, 275, 315
フロモックス®　372, 373

へ

閉鎖孔ヘルニア，腸間膜動脈血行不全　182
閉鎖創，四肢外傷　272
閉塞性ショック　43
閉塞性動脈硬化症，腹部超音波　467
ペースメーカー調律，12誘導心電図　446
ペーパーバッグ再呼吸　152
ベクロニウム臭化物　398
ベゲタミン®　355
ベストロン®　359
ベタヒスチン　101
ペチジン　167
ベネシッド®　225
ベネトリン®　134, 342
ベノキシール®　356, 359
ヘパリン　65, 67, 110, 437
ヘパリンNa　38, 45, 132, 542
ヘビ毒咬創　295
ベラパミル　118, 119, 121
ペリアクチン®　349
ペルジピン®　65, 67, 68, 84, 87, 106, 111, 213, 371
ヘルニア，鼠径　182
ヘルペスウイルス　115
ヘルベッサー®　87, 110, 119, 121, 213
片頭痛　88
ベンズブロマロン　225
ペンタジン®　68, 160
ペンタゾシン　68, 84, 87, 160, 163, 167, 170, 191
ベンチュリマスク　126, 395

ベンチレーターからの離脱　407
扁桃炎　362
扁桃周囲炎　362
扁桃周囲膿瘍　362
片麻痺，頭部外傷　245

ほ

法医学的知識　511
蜂窩織炎　232
方向交代性眼振，水平半規管型BPPV　99
縫合止血　387
膀胱留置カテーテル　130
房室回帰性頻拍　118
房室結節内リエントリー性頻拍　118
房室ブロック　123
　——，12誘導心電図　446
法的脳死判定　498
乏尿　193
補充収縮/調律，12誘導心電図　446
ホスフェニトイン（ホストイン®）　82, 83, 89, 339
ホスホジエステラーゼ阻害薬　131
ボスミン®　32, 123, 135, 341, 411
ボタン型電池，異物誤飲　347
発作性上室性頻拍　118
　——，12誘導心電図　445
発作性夜間呼吸困難　127
発疹性疾患，小児の　349
ボツリヌス菌，食中毒　227
ホリゾン®　339
ボルタレン®　191, 198, 373

ま

マグネゾール®
　　122, 211, 371
麻酔, 創処置 388
マスギャザリング 507
末梢血検査 482
末梢性めまい 101
マムシ, ヘビ毒咬創 295
慢性呼吸器疾患における息切れの程度の分類 535
慢性膵炎急性増悪, 腹部CT 477
慢性頭痛 85
マンニットール®
　　248, 270, 359

み

ミオグロビン, 救急検査 487
ミオコール® 106, 108
右鎖骨下静脈, CV カテーテル 422
右大腿静脈, CV カテーテル 423
右内頸静脈, CV カテーテル 420
ミダゾラム
　　87, 90, 315, 339, 398
未分画ヘパリン 38
ミリスロール®
　　87, 112, 130, 213
ミルリノン(ミルリーラ®)
　　131
ミンガツィーニ徴候 11

む

無ガス性イレウス, 腹部超音波 468
無呼吸, アラームの設定 406
無呼吸テスト, 法的脳死判定 501

無尿 193
無熱性痙攣, 小児の 338
ムンプス耳下腺炎 364

め

メイアクト® 365
迷走神経刺激法, 不整脈
　　119
メイロン® 202, 215, 314
メコバラミン(メチコバール®) 101
メチルエルゴメトリン
　　370
メチルチオニニウム 316
メチルプレドニゾロンコハク酸エステル 52, 134, 146, 270, 342, 346
メチレンブルー 314, 316
メトクロプラミド 95
メプチン® 134
めまい 95
メリスロン® 101
メルカゾール® 219
メロペネム(メロペン®)
　　142, 143, 160, 163, 174, 232, 360

も

妄想, 精神科救急 352
網膜中心動脈閉塞症 361
盲目的経鼻挿管 398
モルヒネ 110, 167
モンテプラーゼ 45, 149

や

薬剤性尿閉 193
薬物中毒 310
──, 精神科救急 354
薬物療法, 心原性ショック
　　39
ヤマカガシ, ヘビ毒咬創
　　295

ゆ

有機リン, 農薬中毒 316
有毒化学物質の経口摂取
　　308
有毒ガスの吸引 308
輸液療法, 心原性ショック
　　39
輸血 438
輸血関連急性肺水腫 442
揺さぶられ症候群, 虐待
　　349
ユナシン® 372, 373
ユナシン®-S
　　160, 170, 294, 372, 373
指2本法, 胸骨圧迫 21
指周囲の骨折 277
ユリノーム® 225

よ

ヨウ化カリウム 219
腰椎穿刺 80, 83, 431
腰椎穿刺後頭痛 433
腰痛, 産科 371
溶連菌性毒素性ショック症候群 233
予後熱傷指数 300

ら

ラ音 125, 154
ラクツロース 75
ラクテック® 95, 297, 300
ラジカット® 64, 65
ラシックス®
　　130, 146, 203, 205, 208
ラボナ® 355
ラボナール® 90, 120, 275
ラメルテオン 353
ランジオロール 132
卵巣出血, 婦人科 373
卵巣腫瘍茎捻転 369
──, 産科 369
──, 婦人科 373

り

リーマス® 355
リクシアナ® 68, 542
リザーバーバッグ付き酸素マスク 126, 394
リスパダール® 351-353
リスフラン関節脱臼骨折 283
リスペリドン 351-353
リスモダン® 118, 120
立方骨骨折 283
リドカイン 121, 248, 252, 393, 398
リドカイン中毒, 気管支鏡 410
リトドリン塩酸塩 370
リパーゼ, 救急検査 486
リバーロキサバン 68, 542
硫酸アトロピン 37
硫酸マグネシウム 122, 137, 211
リュープリン® 373

良性発作性頭位めまい症 99
緑内障発作, 急性 359
リンゲル液 36
輪状甲状間膜切開 31, 399
輪状甲状間膜穿刺 399
リンデロン® 303
リンパ節炎 364

る

ルナベル® 373

れ

レイノルズ5徴 171
レートコントロール, 心房細動 119
レギチーン® 213
レスリン® 353
裂孔原性網膜剥離 361
レペタン® 160, 163, 167, 170, 176, 298
レボチロキシン 221

レボフロキサシン 142, 143, 160, 232, 359
連続性ラ音 125, 133

ろ

ロード＆ゴー 237
ロキソプロフェン（ロキソニン®） 88, 373
ロクロニウム 290, 398
ロセフィン® 160, 234, 360
ロゼレム® 353
肋骨骨折 261
ロラゼパム 351, 353

わ

ワーファリン® 120, 131, 542
ワイパックス® 351, 353
ワセリン 303
ワソラン® 118, 119, 121
ワルファリン 542
ワルファリンカリウム 131

◆ 欧文(和文はp558)

数字・ギリシャ文字

0.5%塩酸プロカイン 248, 252
1%キシロカイン® 248, 252
1m指数弁, 視力 11
1回換気量, 人工呼吸器 406
3%亜硝酸ナトリウム 298
4-ヒドロキシクマリン誘導体, 農薬中毒 316
4メチルピラゾール 314
Alvaradoスコア 168
5の法則(小児用), 熱傷 299
7%炭酸水素ナトリウム 202
8.5%グルコン酸カルシウム 202, 208, 210, 308
9の法則(成人用), 熱傷 299
12誘導心電図 107
——, 検査 444
——, 失神 93
20%マンニトール® 248, 270, 359
100%酸素吸入 318
β_2刺激薬, 短時間作用型 134
γ-GTP 486
γ-グロブリン療法 234

A

A-DROP 139, 140
AAD, 胸背部痛 105
ABCDEアプローチ 238
ACS 107
——, 胸背部痛 105
active external rewarming 327
active internal rewarming 328

AED(自動体外式除細動器) 20
AF 119
——, 12誘導心電図 445
——, DC 411
AFL 117
——, 12誘導心電図 445
——, DC 411
AKA 321
ALP 485
ALS(二次救命処置) 25
ALT, 救急検査 485
Alvaradoスコア 168
AMI 107, 148
——, 胸背部痛 105
AMPLE, 病歴 241
anatomical snuff box 279
APACHE Ⅱ 522
APTT延長, 救急検査 484
ARDS 144
ASPECTS score 62
AST, 救急検査 485
AT 118
——, 12誘導心電図 445
ATP 343
AV block 123
AVNRT 118
AVRT 118

B

BAL® 314
Barrè徴候 10
Basedow病 218
Beckの3徴, 心タンポナーデ 255
Bell麻痺 366
Berlin定義, ARDS 144
BI 300
blood accessの確保, 血液浄化 437
BLS(一次救命処置) 20

BPPV 99
Brugada型心電図, QRS波の形 447
BSA 298

C

CAP 139, 141
CBRNE 508
Charcot 3徴 171
CHDF 436
Child-Pugh分類 74
CK-MB, 救急検査 488
CK-MM上昇, 救急検査 487
CK, 救急検査 487
CM関節脱臼骨折 278
CO中毒 317
coffee beans徴候 159
COHb 317, 318
confrontation試験 12
COPD 136
CPAP 405
CPR, 心肺蘇生法 20
Cr, 救急検査 486
CRP, 救急検査 487
crush syndrome 507
CSCATTT 503
Cullen徴候 157
Curling胃潰瘍予防 301
CVA叩打痛 158
CVカテーテル 419

D

D-マンニトール 248, 270, 359
DC 410
DDK 11
DIC診断基準 543
disposition 18
Dix-Hallpike法, 後半規管型BPPV 99
dizziness 98

E

DKA 214
DMAT 502
DOAC 542
dog's ears 徴候 159
Douglas 窩液体貯留 159
DVT 541
D ダイマー 148
　――，救急検査 484

E

ECPR 415
EFAST 241
ENBD 175
Epley 法，後半規管型 BPPV 102
ERT 255

F

Fab フラグメント 314
faintness 98
FAST 240
FDP 増加，救急検査 484
FFP，輸血 439
Fletcher-Hugh-Jones 分類，息切れ 535

G

GCS 518
GI 療法 202
Glasgow Coma Scale 518
Glasgow-Blatchford スコア 187
Grey-Turner 徴候 157

H

HACE 331
HAP 139, 141
HAPE 331
hard signs，血管損傷 290
HBO 319
HD 436

HDS-R 519
head jolt 徴候 79
Heel drop 徴候 168
Heel-Shin 試験 11
Heimlich 法 24
HFP 229
HHS 215
Hippocrates 法 379
Howship-Romberg 徴候 158, 181
Hunt and Hess 分類，クモ膜下出血 63
Hunt and Kosnik の分類，クモ膜下出血 533
Hunt 症候群 366
hyper acute T，12 誘導心電図 449

I

I-ROAD 139, 140
I：E 比，人工呼吸器 406
IABP，心原性ショック 39
IMV 405
IPPV 133
ISS 525
IVR 478

J

J 波，QRS 波の形 447
Jackson-Rees 回路 392
Jacoby 線 432
Japan Coma Scale 518
JATEC 237
JCS 518
Jolt accentuation of headache 79
JPTEC 237
JTAS 6

K

KCL® 204
Kerckring 襞の消失 159

key muscles 13
key sensory points 13
Kussmaul 徴候，心タンポナーデ 255

L

l-イソプレナリン 122, 123
lactate の測定，神経原性ショック 53
landmark 法
　――，右鎖骨下静脈 423
　――，右大腿静脈 423
　――，右内頸静脈 422
Lanz 圧痛点 168
LBO 167
Load & Go 237
Lund & Browder の図表，熱傷 299

M

Mallet 指 278
MANTRELS スコア 168
McBurney 圧痛点 158, 168
Mingazzini 徴候 11
MIST 238
MMSE 519
MMT（徒手筋力検査） 9
MODS 146
　――，CO 中毒による 320
MOF 146
MRC 息切れスケール 535
Murphy 徴候 158
M モード，心臓超音波 458

N

N-アセチルシステイン 314
N95 マスク 153

Na 欠乏性脱水 201
narrow QRS tachycardia 117
Nasal High Flow™ 395
NHCAP 139, 141
NIH Stroke Scale 528
NIHSS 528
Nohria-Stevenson の分類, 心不全 128
NOM, 腹部外傷 266
NOMI 180
Nose-Finger-Nose 試験 11
NPPV 78, 126, 133, 136, 405
NPWT 273
NSAIDs パルス療法 223
NSTE-ACS, 胸背部痛 104
NSTEMI 107
NYHA 分類, 心不全 128

O

obturator 徴候 168

P

PAC, 12 誘導心電図 446
passive rewarming 327
PAT 法, トリアージ 505
PBI 300
PCI, 心原性ショック 38
PCPS 45, 415
——, 心原性ショック 39
PDE 阻害薬 131
PE, 胸背部痛 105
PEEP 406
Pel-Ebstein 熱型 198
PND 127
PPEs 514
presyncope 98
Primary Survey 238
PS, 人工呼吸器 405
psoas 徴候 158, 168

PSVT 118
——, 12 誘導心電図 445
——, DC 411
PTBD 175
PTCD 175
PTD 237
PTE 541
PTGBD 175
PT 延長, 救急検査 484
pulseless VT, DC 411
PVC, 12 誘導心電図 446

Q

qSOFA 46, 524

R

Rapid Sequence Intubation 398
Reynolds 5 徴 171
Rosenstein 徴候 158, 168
Rovsing 徴候 158, 168
RSI 154, 398
rt-PA 静注療法 64
Rubenstein 分類 122
RUSH 35

S

SBO 166
Secondary Survey 241
sentinel loop 徴候 159
SFTS 293
SIMV 405
sinus arrhythmia, 12 誘導心電図 445
sinus rhythm, 12 誘導心電図 445
SOFA スコア 523
soft signs, 血管損傷 290
sonographic Murphy 徴候 159
SSS 122
——, 12 誘導心電図 446
standard precaution 15

Stanford 分類 A 型 112
START 法トリアージ 6
STEMI 107
——, 胸背部痛 104
STSS 233
ST 上昇, 12 誘導心電図 448
ST 上昇型急性心筋梗塞 107
ST 上昇型心筋梗塞, 胸背部痛 104
supine roll 法, 水平半規管型 BPPV 99
S 状結腸軸捻転 166

T

T-LOC 94
TACs 88
tapping pain 168
TIA 67
TIMI リスクスコア 108, 525
torsade de pointes 122
——, 12 誘導心電図 445
traumatic tap, 腰椎穿刺 434
TSLS 233
TSS 233

U

UN, 救急検査 486

V

vertigo 96, 97
VF 122
——, 12 誘導心電図 445
——, DC 411
VT 121
——, 12 誘導心電図 445
——, DC 411
VTE の予防と治療 541

W

warming, 熱傷 298
wet dressing 273

WFNS(世界脳神経外科連合)分類, クモ膜下出血 63, 533

wide QRS tachycardia 121
WPW症候群, QRS波の形 447